麻醉学问系列丛书

总主审　曾因明　邓小明
总主编　王英伟　王天龙　杨建军　王　锷

# 普外
# 泌尿麻醉

主　审　米卫东　左志义
主　编　李　洪

# General Surgery and
# Urology Anesthesia

中国出版集团有限公司

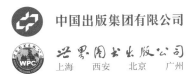
世界图书出版公司
上海　西安　北京　广州

**图书在版编目(CIP)数据**

普外泌尿麻醉 / 李洪主编. —上海：上海世界图
书出版公司，2024.1
（麻醉学问系列丛书 / 王英伟总主编）
ISBN 978-7-5232-0814-4

Ⅰ. ①普… Ⅱ. ①李… Ⅲ. ①泌尿系统外科手术—麻
醉学—问题解答 Ⅳ. ①R699-44

中国国家版本馆 CIP 数据核字(2023)第 174802 号

| 书　　名 | 普外泌尿麻醉 |
| --- | --- |
| | Puwai Miniao Mazui |
| 主　　编 | 李　洪 |
| 责任编辑 | 李　晶 |
| 出版发行 | 上海世界图书出版公司 |
| 地　　址 | 上海市广中路 88 号 9-10 楼 |
| 邮　　编 | 200083 |
| 网　　址 | http://www.wpcsh.com |
| 经　　销 | 新华书店 |
| 印　　刷 | 杭州锦鸿数码印刷有限公司 |
| 开　　本 | 787mm×1092mm　1/16 |
| 印　　张 | 28.75 |
| 字　　数 | 500 千字 |
| 版　　次 | 2024 年 1 月第 1 版　2024 年 1 月第 1 次印刷 |
| 书　　号 | ISBN 978-7-5232-0814-4/ R·677 |
| 定　　价 | 200.00 元 |

# 总主编简介

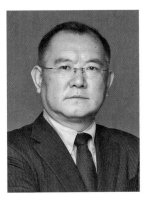

**王英伟**

复旦大学附属华山医院麻醉科主任，教授，博士研究生导师。

中华医学会麻醉学分会常委兼秘书长，中国医学装备协会麻醉学分会主任委员，中国神经科学学会理事兼麻醉与脑功能分会副主任委员，中国研究型医院学会麻醉学分会副主任委员，中国药理学会麻醉药理分会常务委员。

以通讯作者发表 SCI 论文 60 余篇。作为项目负责人获得国家 863 重点攻关课题、科技部重点专项课题，以及国家自然科学基金 7 项其中包括重点项目。主编《小儿麻醉学进展》《小儿麻醉学》《临床麻醉学病例解析》《神奇的麻醉世界》《麻醉学》精编速览(全国高等教育五年制临床医学专业教材)、《麻醉学》习题集(全国高等教育五年制临床医学专业教材)等专著。

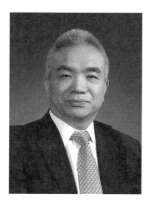

**王天龙**

　　首都医科大学宣武医院麻醉手术科主任医师,教授,博士研究生导师。

　　中华医学会麻醉学分会候任主任委员,中华医学会麻醉学分会老年人麻醉学组组长,国家老年麻醉联盟主席,中国医师协会毕业后教育麻醉专委会副主任委员,北京医学会麻醉学分会主任委员,中国研究型医院麻醉专业委员会副主任委员,欧洲麻醉与重症学会考试委员会委员。

　　擅长老年麻醉、心血管麻醉和神经外科麻醉,发表 SCI 论文 90 余篇,核心期刊论文 300 余篇。领衔执笔中国老年人麻醉与围术期管理专家共识/指导意见 9 部。主译《姚氏麻醉学》第 8 版,《摩根临床麻醉学》第 6 版中文版;主编国家卫健委专培教材《儿科麻醉学》等。

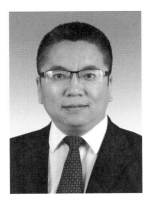

**杨建军**

郑州大学第一附属医院麻醉与围手术期及疼痛医学部主任,郑州大学神经科学研究院副院长,教授,博士研究生导师。

中华医学会麻醉学分会常务委员,中国精准医学学会常务理事,中国老年医学学会麻醉学分会副会长,中国神经科学学会麻醉与脑功能分会常务委员,中国神经科学学会感觉与运动分会常务委员,教育部高等学校临床医学类专业教学指导委员会麻醉学专业教学指导分委员会委员,河南省医学会麻醉学分会主任委员。

主持国家自然科学基金 6 项。发表 SCI 论文 283 篇,其中 32 篇 IF＞10 分。主编《麻醉相关知识导读》《疼痛药物治疗学》,主审《产科输血学》,参编、参译 30 余部。

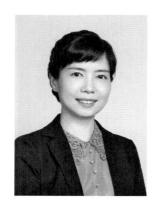

## 王 锷

一级主任医师,二级教授,博士生导师。

中南大学湘雅医院麻醉手术部主任,湖南省麻醉与围术期医学临床研究中心主任,国家重点研发计划项目首席科学家,中华医学会麻醉学分会常委,中国女医师协会麻醉学专委会副主委,中国睡眠研究会麻醉与镇痛分会副主委,中国心胸血管麻醉学会心血管麻醉分会副主委,中国超声工程协会麻醉专委会副主委,中国医师协会麻醉科医师分会委员,中国医疗器械协会麻醉与围术期医学分会常委,湖南省健康服务业协会麻醉与睡眠健康分会理事长,湖南省麻醉质控中心副主任。《中华麻醉学杂志》《临床麻醉学杂志》常务编委。

# 麻醉学问系列丛书

## 总主审

曾因明　邓小明

## 总主编

王英伟　王天龙　杨建军　王　锷

## 总主编秘书

黄燕若

## 分册主编

| | | |
|---|---|---|
| 麻醉解剖学 | 张励才 | 张　野 |
| 麻醉生理学 | 陈向东 | 张咏梅 |
| 麻醉药理学 | 王　强 | 郑吉建 |
| 麻醉设备学 | 朱　涛 | 李金宝 |
| 麻醉评估与技术 | 李　军 | 张加强 |
| 麻醉监测与判断 | 于泳浩 | 刘存明 |
| 神经外科麻醉 | 王英伟 | |
| 心胸外科麻醉 | 王　锷 | |
| 骨科麻醉 | 袁红斌 | 张良成 |
| 小儿麻醉 | 杜　溢 | |
| 老年麻醉 | 王天龙 | |
| 妇产科麻醉 | 张宗泽 | |
| 五官科麻醉 | 李文献 | |
| 普外泌尿麻醉 | 李　洪 | |
| 合并症患者麻醉 | 王东信 | 赵　璇 |
| 围术期并发症诊疗 | 戚思华 | 刘学胜 |
| 疼痛诊疗学 | 冯　艺 | 嵇富海 |
| 危重病医学 | 刘克玄 | 余剑波 |
| 麻醉治疗学 | 欧阳文 | 宋兴荣 |
| 麻醉学中外发展史 | 杨建军 | 杨立群 |
| 麻醉学与中医药 | 苏　帆 | 崔苏扬 |

# 编者名单

## 主　审

米卫东　中国人民解放军总医院第一医学中心麻醉科
左志义　美国弗吉尼亚大学麻醉科

## 主　编

李　洪　陆军军医大学第二附属医院（新桥医院）

## 副主编

易　斌　陆军军医大学第一附属医院（西南医院）
龚亚红　中国医学科学院北京协和医院
白福海　陆军军医大学第二附属医院（新桥医院）
龙宗泓　陆军军医大学第二附属医院（新桥医院）

## 编　委

包晓航　陆军军医大学第二附属医院（新桥医院）
毛庆祥　陆军特色医学中心
傅　洪　重庆大学附属中心医院
岳　维　山西医科大学第二附属医院麻醉科
魏　珂　重庆医科大学附属第一医院
范　丹　四川省人民医院
杨丽芳　西安交通大学附属儿童医院麻醉科
林　云　华中科技大学同济医学院附属协和医院
李　鹏　四川省人民医院

赵　磊　首都医科大学宣武医院

苏振波　吉林大学中日联谊医院麻醉科

陆智杰　海军军医大学附属东方肝胆医院

徐　波　中国人民解放军南部战区总医院

张　益　遵义医科大学第二附属医院

## 参编人员

黄　露　陆军军医大学第二附属医院（新桥医院）

胡译文　陆军军医大学第二附属医院（新桥医院）

王　卓　陆军军医大学第二附属医院（新桥医院）

张　敬　陆军军医大学第二附属医院（新桥医院）

吴宪峰　陆军军医大学第一附属医院（西南医院）

## 主编秘书

白福海　陆军军医大学第二附属医院（新桥医院）

# 总　序

　　我投身麻醉学专业 60 余年,作为中国麻醉学科从起步、发展到壮大的见证者与奋斗者,欣喜地看到 70 余年来,特别是近 40 年来,我国麻醉学专业持续不断的长足进步。新理论、新观念、新技术、新设备、新药品不断涌现,麻醉学科工作领域不断拓展,人才队伍的学历结构和整体实力不断提升,我国麻醉学事业取得了历史性成就。更令人欣慰的是,我国麻醉学领域内的后辈新秀们正在继承创新,奋斗于二级临床学科的建设,致力于学科的升级与转型,为把我国的麻醉学事业推至新的更高的平台而不懈努力。

　　麻醉学科的可持续发展,人才是关键,教育是根本。时代需要大量优秀的麻醉学专业人才,优秀人才的培养离不开教育,而系列的专业知识载体是教育之本。"智能之士,不学不成,不问不知"。"学"与"问"是知识增长过程中两个相辅相成、反复升华、不可缺一的重要层面。我从事麻醉学教育事业逾半个世纪,对此深有体会。

　　欣悉由王英伟、王天龙、杨建军、王锷教授为总主编,荟集国内近百位著名中青年麻醉学专家为主编、副主编及编委的麻醉学问丛书,历经凝心聚力的撰著终于问世。本丛书将麻醉教学中的"学"与"问"整理成册是别具一格的,且集普及与提高为一体,填补了我国麻醉学专著中的空白。此丛书由 21 部分册组成,涉及麻醉解剖、麻醉生理、麻醉药理和临床麻醉学各专科麻醉,以及麻醉监测、治疗等领域,涵盖了麻醉学相关的基础理论及临床实践技能等丰富内容,以问与答的形式为广大麻醉从业者开阔思路、答疑解惑。这一丛书以临床工作中常见问题为切入点，编撰时讲究文字洗练，简明扼要，便于读者记忆和掌握相关知识点，减少思维冗杂与认知负荷。

值此丛书出版之际，我对总主编、主编和编委，以及所有为本丛书问世而辛勤付出的工作人员表示衷心的感谢！感谢你们为了麻醉学事业的发展、为了麻醉学教育的进步、为了麻醉学人才的培养所做出的不懈努力！"少年辛苦终身事，莫向光阴惰寸功"，希望有更多出类拔萃、志存高远的后辈们选择麻醉学专业作为自己奋斗终生的事业，勤勉笃行、深耕不辍！而此丛书无疑是麻醉学领域传道授业解惑的经典工具书，若通读博览，必开卷有益！

（丛书总主审：曾因明）

徐州医科大学麻醉学院名誉院长、终身教授

中华医学教育终身成就专家获得者

2022 年 11 月 24 日

# 前　言

　　麻醉学问系列丛书是我国麻醉学知识载体建设适应围手术期医学快速发展的一项重要举措。这项工作于 2022 年启动,期间广泛征集了国内著名专家和教授的意见与建议,最终集聚全国优秀力量编撰出版此系列丛书。《普外泌尿麻醉》作为该系列丛书之一,全书以基础理论、临床麻醉和围手术期管理为主线,内容全面且新颖、基础与临床相结合,内容涵盖了相关解剖学、病理生理学、诊断学、治疗方法,以及麻醉和围手术期处理等知识,具有重要的临床实践参考价值。

　　随着医学技术的进步,合并复杂疾病的手术患者逐渐增多,同时普外科和泌尿外科践行快速康复外科理念的落地实施,对其专科手术麻醉、围手术期监测及疼痛诊疗等方面提出了更高的要求,广大围手术期医生急需相关的理论知识更新并指导临床实践,帮助麻醉医生走出手术室,向围手术期医生的转变和外科未来的进一步发展。鉴于此,我们组织陆军军医大学第二附属医院、陆军军医大学第一附属医院、中国医学科学院北京协和医院、陆军军医大学第三附属医院、重庆大学附属中心医院、山西医科大学第二附属医院、重庆医科大学附属第一医院、四川省人民医院、西安交通大学附属儿童医院、华中科技大学同济医学院附属协和医院、首都医科大学宣武医院、吉林大学中日联谊医院、海军军医大学附属东方肝胆医院、中国人民解放军南部战区总医院和遵义医科大学第二附属医院这 15 家医院的麻醉学专家,在已有工作基础上结合普外科、泌尿外科手术麻醉、疼痛诊疗领域的新技术、新进展,并参考国内外最新专著与相关文献,同时汇集参编专家丰富的临床工作经验共同编写本书。旨在将国内外有关普外科、泌尿外科疾病的相关诊断、围术期麻醉处理,尤其是微创诊疗方法等近十年来的最新进展奉献给各位同道,为我国普外泌尿麻醉学进一步发展尽绵薄之力。

在本书编写过程中,编委们付出了艰辛的劳动,尽管进行多次校对,但是难免有各种疏漏,更兼我们的水平所限,一定会有许多有待完善之处,恳请读者们批评指正,多提宝贵意见,以作为下一版编写的参考。

最后,我真诚地感谢米卫东教授和左志义教授对本书撰写给予的宝贵建议和精心指导,感谢各位编委对本书编写所作出的重大贡献,感谢世界图书出版上海有限公司的支持和努力。

# 目　录

# 甲状腺手术麻醉

**1. 甲状腺的解剖结构是怎么样的？**

甲状腺是成年人最大的内分泌腺，位于颈前部，棕红色，呈"H"形，重约 25 g；由左右两叶、峡部及锥状叶组成。甲状腺左右叶呈锥体形（右叶稍大），贴于喉和气管的侧面，上端达甲状软骨的中部，下端抵第 4 气管环，其内侧面借外侧韧带附着于环状软骨。甲状腺峡连接左右叶，位于第 2～4 气管软骨环前方。

**2. 甲状腺的血液是怎样供应的？**

甲状腺由甲状腺上动脉和甲状腺下动脉各一对供给血液。甲状腺上动脉发自颈外动脉或颈总动脉，伴喉上神经外支下行至甲状腺上极以上 1～2 cm 处，分为 2～3 条腺支分布于腺体。甲状腺下动脉发自甲状颈干，经颈总动脉后方至甲状腺左、右两叶的后面，分支进入腺体。但动脉的分支与神经交叉者多见。甲状腺的静脉在腺体的表面吻合成丛，由甲状腺上、中、下三对静脉引流，分别汇入颈内静脉和头臂静脉。

**3. 甲状腺的神经支配是怎样构成的？**

甲状腺下动脉与喉返神经关系密切，左侧的动脉多位于左喉返神经的前方，右侧的动脉行经右喉返神经的后方；甲状腺接受交感神经和副交感神经双重支配，前者主要是来自颈部交感神经节的节后纤维，后者来自迷走神经。

**4. 甲状腺激素的调控过程是怎样的？**

甲状腺激素的分泌受下丘脑、腺垂体和血浆中甲状腺激素水平的调节，以维持血浆激素水平的动态平衡，这就是下丘脑-垂体-甲状腺轴系统。促甲状腺激素（TSH）是垂体前叶分泌的一种糖蛋白，它受下丘脑的促甲状腺激素释放激素

(TRH)刺激而释放,血清 T4、T3 水平的增高则可抑制 TSH 的分泌,称为负反馈。甲状腺尚有一种自主调节功能。碘化物的摄入量对甲状腺的功能起直接调节作用,故甲状腺对缺碘状态有一定程度的自身调节代偿作用。

**5. 甲状腺激素的生理作用有哪些?**

　　① 氧化、生热及温控作用:甲状腺激素增加细胞的氧化速率,产生热量。② 物质代谢作用:促进糖、脂肪和蛋白质的代谢,促进生长发育。甲状腺激素促进细胞增多,体积增大,于是机体生长,软骨骨化和牙齿发育,大脑成熟。

**6. 什么是病态甲状腺功能正常综合征?**

　　术后恢复期间、创伤后、广泛烧伤后以及脓毒症期间(即非甲状腺性急性疾病期间),甲状腺内稳态发生显著变化,表现为血清 T3 浓度降低、T4 浓度降低或正常、游离 T4 正常、反向 T3 增加以及 TSH 水平正常。

**7. 甲状腺疾病有哪几类?**

　　甲状腺疾病主要分为内科治疗的甲状腺疾病和外科治疗的甲状腺疾病两大类。内科治疗的甲状腺疾病主要包括甲状腺功能亢进症(简称甲亢)和甲状腺炎症(包括急性、亚急性和慢性甲状腺炎症)。外科治疗的甲状腺疾病包括甲状腺肿和甲状腺肿瘤。

**8. 内、外科治疗的甲状腺疾病有什么区别?**

　　内、外科治疗的甲状腺疾病的主要区别在于对甲状腺功能的检查,前者甲状腺功能检查有异常而后者甲状腺功能检查基本正常。但两者并不是绝对孤立的,两者之间可以相互转变,特别是内科性的甲状腺疾病也可能需要外科治疗。

**9. 甲状腺肿有哪些分类?**

　　不同原因引起的慢性甲状腺肿大,称之为甲状腺肿。甲状腺肿可分为单纯性甲状腺肿和甲状腺功能亢进症两类。前者又可分为弥漫性甲状腺肿和结节性甲状腺肿。

**10. 单纯性甲状腺肿如何治疗?**

　　单纯性甲状腺肿的病因与饮食中缺碘(如山区)和在某些情况下(如妊娠期、生长发育期)对碘的需求量增加有关。单纯性甲状腺肿不需手术治疗,补充甲状腺素制剂治疗即可。

**11. 结节性甲状腺肿如何治疗?**

结节性甲状腺肿是最常见的一种甲状腺疾病,病因不是十分清楚,可能与内分泌紊乱、高碘饮食、环境因素、遗传因素和放射线接触史等有关。结节性甲状腺肿如果要治愈,只有手术治疗。

**12. 什么是甲状腺功能亢进?**

甲状腺功能亢进多见于中青年女性。临床表现主要由循环中甲状腺激素过多引起。甲状腺功能血 T3、T4、FT3、FT4 常增高,TSH 降低(一般<0.1 mIU/L)。甲状腺摄取功能试验:碘-131 摄取率增高,摄取高峰前移。B 超检查提示甲状腺弥漫性肿大,血供增多;部分患者甲状腺内可发现结节。

**13. 如何治疗甲亢?**

甲亢治疗主要采用以下 3 种方式:抗甲状腺药物(ATD)、碘-131 治疗和手术。

**14. 什么是甲状腺功能亢进性心脏病?**

甲状腺功能亢进性心脏病是指在甲状腺功能亢进时,甲状腺激素对心脏的直接或间接作用所致的心脏扩大、心房纤颤、心肌梗死、心力衰竭、病态窦房结综合征和心肌病等一系列心血管症状和体征的一种内分泌代谢紊乱性心脏病。其对患者生命和健康的影响仅次于甲亢危象,是导致甲亢患者死亡的重要原因之一。

**15. 甲状腺良性肿瘤有哪些临床表现?**

甲状腺良性肿瘤以甲状腺腺瘤为主,多发生于青壮年。临床表现多为颈前肿块,肿瘤生长缓慢,无自觉症状。体检肿块表面光滑,质地软或韧,边界清楚,可随吞咽动作上下活动。如腺瘤内出血,肿块可迅速增大,伴局部疼痛,这些症状一般可在 1~2 周内消失。

**16. 甲状腺良性肿瘤如何治疗?**

直径 10 mm 以下的甲状腺腺瘤一般建议观察并定期 B 超随访。如果腺瘤近期增大迅速或出现压迫症状或随访过程中有恶变倾向或确诊为高功能腺瘤可以考虑手术。

**17. 甲状腺恶性肿瘤有哪几种？如何治疗？**

甲状腺恶性肿瘤可分为分化型甲状腺癌包括甲状腺乳头状癌和甲状腺滤泡状癌，低分化型甲状腺癌如髓样癌和未分化型甲状腺癌。甲状腺癌的手术治疗包括甲状腺本身的手术以及颈淋巴结的清扫。

**18. 甲状腺乳头状癌手术的切除范围如何界定？**

甲状腺乳头状癌手术可根据肿瘤的分期、各地的医疗条件和患者对疾病的认识程度实行个体化方案，但至少要切除患癌侧腺叶及峡部。

**19. 甲状腺滤泡状癌的手术方案有哪些？**

甲状腺滤泡状癌的手术方案是行双侧甲状腺的全或近全切除和患侧中央组淋巴结清扫，然后行碘-131治疗。

**20. 甲状腺滤泡状癌的手术切除范围如何界定？**

手术切除范围要包括双侧甲状腺全切以及患癌侧中央组淋巴结清扫；如术前发现有颈侧区淋巴结的转移，则必须行颈侧区淋巴结清扫。

**21. 甲状腺未分化癌如何治疗？**

由于甲状腺未分化癌恶性程度高，易侵犯周围的器官组织。因此，患者就诊时往往已是晚期，无法手术切除，只能行放射治疗和化学治疗，仅在气管受压或阻塞时才行甲状腺峡部切除或气管切开。

**22. 什么是甲状腺危象？**

在甲亢未经控制或难以良好控制时，由于应激使甲亢病情突然加剧的状态即为甲状腺危象。甲状腺危象是一种危重综合征，危及甲亢患者的生命，常因内科疾病、感染、精神刺激、分娩、手术、创伤、$^{131}$I治疗、甲状腺受挤压等原因而诱发。其发生率可占甲亢患者的2%～8%，病死率高达20%～50%。

### 23. 围手术期甲状腺危象有哪些表现？

围手术期出现高热（＞39℃）、心动过速（＞140 次/分，与体温升高不成比例）、收缩压增高、中枢神经系统症状（激动、谵妄、精神病、癫痫发作、极度嗜睡、昏迷）以及胃肠道症状（恶心、呕吐、腹泻、黄疸）等，应警惕甲亢危象的发生。与手术有关的甲亢危象可发生于术中或术后，多见于术后 6～18 小时。由于甲状腺危象酷似恶性高热、神经安定药恶性综合征、脓毒症、出血及输液或药物反应，应注意鉴别。

### 24. 如何治疗甲状腺危象？

保持呼吸道通畅，增加吸入氧浓度，充分给氧。对高热者积极降温，必要时进行人工冬眠，抑制中枢及自主神经系统兴奋性，稳定甲状腺功能，降低基础代谢率。冬眠药物可强化物理降温效果，但应避免水杨酸盐降温，因大量水杨酸盐也会增加基础代谢率。纠正水、电解质和酸碱平衡。注意保证足够膜透析成血液透析热量及液体补充（每日补充液体 3 000～6 000 mL）。

### 25. 如何预防甲状腺危象？

作好充分的术前准备，去除诱发甲亢危象的因素；术中保证充分的镇静镇痛，避免交感神经兴奋；手术操作轻柔，避免过度挤压甲状腺；预防性使用肾上腺皮质激素；积极处理甲亢危象的先兆症状，制止病情发展。

### 26. 甲状腺功能亢进患者临床表现有哪些？

性情急躁、容易激动、失眠、双手平行伸出时出现震颤；食欲亢进，但体重减轻，怕热、多汗、皮肤潮湿；脉搏快而有力、脉压增大，病程长者可出现甲亢性心脏病；突眼征常发生于原发性甲状腺功能亢进症患者，表现为双侧眼球突出、眼裂开大、上下眼睑不能完全闭合以致角膜受损，严重者可发生溃疡甚至失明；甲状腺弥漫性对称性肿大，严重者可压迫气管，可扪及震颤并闻及血管杂音；内分泌紊乱、无力、易疲劳等。

### 27. 甲状旁腺的解剖是怎样的？

甲状旁腺来源于内胚层，上下甲状旁腺分别发生于第Ⅳ和第Ⅲ咽囊。一般情况下，共 4 个甲状旁腺，它们通常位于甲状腺的外科囊内，紧密附着于左右两叶甲状腺背面的内侧。每个甲状旁腺的体积长 5～6 mm、宽 3～4 mm、厚 2 mm，重 30～45 mg。

**28. 甲状旁腺的血液供应是什么？**

甲状旁腺的血液供应一般来自甲状腺下动脉。甲状旁腺分泌甲状旁腺素，其生理作用是调节体内钙磷代谢，与甲状腺滤泡旁细胞分泌的降钙素一起维持体内钙磷平衡。

**29. 甲状旁腺的病理生理有哪些？**

引起原发性甲状旁腺功能亢进症的甲状旁腺病变有腺瘤、增生和腺癌。甲状旁腺功能亢进症在临床上可分为 3 种类型：① 肾型甲状旁腺功能亢进症，约占 70%，主要表现为尿路结石，与甲状旁腺功能亢进症时尿中磷酸盐排出较多容易形成结石有关；② 骨型甲状旁腺功能亢进症，约占 10%，表现为全身骨骼广泛脱钙及骨膜下骨质吸收；③ 肾骨型甲状旁腺功能亢进症，约占 20%，为二者的混合型，表现为尿路结石和骨质脱钙病变。

**30. 甲状旁腺功能亢进症有哪些临床表现？**

常见的甲状旁腺功能亢进症症状包括倦怠、四肢无力等神经肌肉系统症状，食欲缺乏、恶心、呕吐、便秘、胃十二指肠溃疡等消化系统症状，烦渴、多尿、肾结石、血尿等泌尿系统症状，骨痛、背痛、关节痛、骨折等骨骼系统症状，伴随症状有皮肤瘙痒、痛风、贫血、胰腺炎和高血压等。也有少数患者无症状。

**31. 如何诊断甲状旁腺功能亢进症？**

甲状旁腺功能亢进症起病缓慢，早期往往无症状或仅有非特异的症状。诊断主要依据临床表现和实验室检查，高钙血症、低磷血症和高尿钙是诊断甲状旁腺功能亢进症的主要依据。近年来，测定甲状旁腺激素（PTH）有助于判断高钙血症是否由甲状旁腺功能亢进症所引起。

**32. 如何治疗甲状旁腺功能亢进症？**

手术切除过多分泌甲状旁腺激素（PTH）的肿瘤或增生的甲状旁腺组织是治疗甲状旁腺功能亢进症最有效的手段。

**33. 什么是高钙血症危象？**

血钙异常增高是甲状旁腺功能亢进症特征性表现的病理生理学基础。在血浆总蛋白为 65 g/L 的患者，血清钙$>3.75$ mmol/L 即有诊断意义。血钙达 3 mmol/L

时,患者一般均能很好地耐受。血钙>3.75 mmol/L 即可发生高钙血症危象。

### 34. 高钙血症危象有哪些临床表现?

高钙血症危象的临床表现包括患者出现精神症状如幻觉、狂躁甚至昏迷,抑郁、四肢无力、纳差、呕吐、多饮、多尿,广泛的骨关节疼痛及压痛等。X 线片可见纤维囊性骨炎、虫蚀样或穿凿样改变。高钙血症危象若抢救不力,有发生高钙猝死的风险。

### 35. 什么是甲状腺功能减退症?

甲状腺功能减退症(简称甲减或甲低)是由各种原因引起的甲状腺激素合成与分泌减少或其生物效应不足,导致以全身新陈代谢降低为特征的内分泌疾病。该病女性多于男性。

### 36. 甲状旁腺功能减退症有哪些类型?

临床将甲状旁腺功能减退症分为特发性和继发性甲状旁腺功能减退症两种,前者可为遗传性或散发性,临床较罕见;后者多为甲状腺手术误将甲状旁腺切除或甲状腺周围手术损伤,以及颈部放射性治疗所致,临床较多见。此外,也可由机体靶细胞对甲状旁腺激素反应缺陷而引起,临床称之为假性甲状旁腺功能减退症。

### 37. 甲状腺功能减退症的病理改变有哪些?

甲状腺功能减退症的主要病理改变为黏液水肿,各组织间隙内(如皮肤、心肌、脑组织、骨骼肌等)含大量的黏液性物质。它是由于酸性黏多糖分解减慢所致,可引起器官、组织受损与功能障碍。

### 38. 甲状旁腺功能减退症有哪些临床表现?

甲状旁腺功能减退患者的临床主要表现为低钙血症及高磷血症,机体钙离子浓度降低可使神经细胞膜电位的稳定性发生变化,从而导致神经肌肉兴奋性增高。临床典型特点为手足搐搦、惊厥、癫痫样发作等;甲状旁腺功能减退症的临床症状取决于低钙血症的程度与持续时间,但血清钙下降的速度也具有重要作用。

### 39. 降钙素生理作用有哪些?

降钙素是由甲状腺的滤泡旁细胞(又称 C 细胞)合成与分泌的多肽激素,其受体主要分布在骨骼和肾脏;降钙素基本作用是降低血液中的血钙和血磷,其直接通过抑制破骨细胞的活性,增加尿中钙、磷的排出,从而实现对血钙、血磷的调节;降钙素的分泌主要是受血钙浓度的调节,如血钙浓度升高可使降钙素的分泌增加。

**40. 甲状腺旁切除术有哪些适应证? 常规治疗包括什么?**

有症状的高钙血症(或血钙＞11 mg/dL),存在肾石症或肾脏功能受损的表现,骨密度减低,首先手术治疗;辅助检查确诊并定位后的单发腺瘤可行微创手术;多发腺瘤或甲状旁腺增生可行常规颈部切口,双侧颈部探查,找到全部 4 个腺体,切除病变腺体,保留单个腺体部分组织或在前臂进行自体移植以保留部分甲状旁腺功能。

**41. 甲状腺疾病手术患者应进行哪些术前评估?**

有慢性甲状腺疾病的患者需要在术前进行甲状腺功能测试。如果症状和治疗无改变,术前 6 个月进行测试即可。择期手术需要推迟至患者甲状腺激素水平正常。对于未治疗或严重甲状腺功能不全的患者,手术、压力或疾病可能诱发黏液水肿或甲状腺危象。如果临床甲状腺功能不全患者的手术紧急,应考虑请内分泌医生术前评估。若为手术紧急的甲亢患者,应给予阻滞剂、抗甲状腺药物和类固醇药物治疗。

**42. 甲状腺手术的术前准备包括哪些?**

甲状腺手术前准备包括:完善各项检查,如血常规、甲状腺功能、甲状腺彩超、肝功能、肾功能、病毒学检测、心电图、胸透、腹部彩超等;血糖高者控制好血糖后做手术;停服抗血小板/抗凝药物如阿司匹林等;合并甲亢者,积极治疗甲亢,心率低于 100 次/分;进行颈部功能锻炼;与患者沟通,解除其紧张情绪。

**43. 甲状旁腺功能亢进症术前评估与准备有哪些?**

术前应注意血尿素氮、肌酐及尿比重,以评估肾功能损伤情况及相应的电解质失衡对心血管系统的影响;甲状旁腺功能亢进症患者多因长期厌食、恶心、呕吐和多尿等原因导致严重脱水和酸中毒,术前应尽可能予以纠正;术前应注意预防和处理高钙血症危象;由于甲状旁腺激素(PTH)可动员骨钙进入血液循环,造成骨组织内钙含量下降,引起骨质疏松,同时患者亦可能存在病理性骨折,因此在搬运、安置患者体位及麻醉插管操作时,应注意操作轻柔,避免给患者造成意外伤害。

**44. 甲状腺功能亢进症手术气道评估包括什么？**

通过影像学检查,可了解气管有无移位或是否受压或两者兼有,以便选择粗细适宜的气管导管和确定气管插管方法。通常无呼吸道结构异常者,可选择快速诱导气管插管全麻。若气管受压移位、变窄,应首先选择呼吸道充分表面麻醉下清醒气管插管,可适当静脉注射小剂量镇静、镇痛药。

**45. 甲状腺功能亢进症手术麻醉前需准备哪些药物？**

药物准备是术前降低基础代谢率的重要措施。有两种方法：先用硫脲类药物降低甲状腺素的合成,并抑制机体淋巴细胞产生自身抗体,从而控制因甲状腺素升高而引起的甲亢症状。待甲亢症状被基本控制后,改用碘剂 1～2 周,再行手术。

**46. 甲状腺功能亢进症手术麻醉前如何选用药物？**

根据甲状腺功能亢进症症状控制的情况和将采用的麻醉方法综合考虑,一般地说,镇静药用量较其他病种要大。可选用巴比妥类或苯二氮䓬类药物,对某些精神高度紧张拟选择气管内麻醉的患者,可加用芬太尼 0.1 mg、氟哌利多 5 mg 肌内注射,增强镇静、镇痛、抗呕吐的作用。为减少呼吸道分泌物,可加用 M 受体阻滞药,一般选用东莨菪碱。应该强调的是,对于有呼吸道压迫或梗阻症状的患者,麻醉前镇静或镇痛药应减少用量或避免使用。

**47. 甲状腺手术的麻醉体位对患者的眼压有什么影响？**

甲状腺手术的颈过伸垂头仰卧体位会阻碍颈部血液的正常回流,导致头部面部静脉回流障碍、静脉淤血以及静脉压上升等。手术过程中的挤压或牵拉会使交感神经异常兴奋,儿茶酚胺释放增加,导致颅内压、血压、眼压快速上升以及心率过快。绝大多数情况下,眼内静脉通过眶裂回流至颅内海绵窦。颅内压的快速上升,会阻碍眼静脉的正常回流,使上巩膜静脉压升高,影响房水循环,造成眼压大幅度上升。

**48. 甲状腺手术对通气有什么影响？**

甲状腺手术时需头后仰位,以尽可能暴露手术部位,便于术者进行手术操作。但这种体位无疑会对口咽气道的正常解剖曲度和咽前后壁距离产生影响。有研究显示,头后仰 45°可在一定程度上降低 3 种声门上气道装置如喉罩的密封压,可能是因为头后仰增加了咽前后壁的距离。但密封压仍在 20 cm $H_2O$ 以上,可满足一般手术的正压通气需求。

**49. 甲状旁腺功能亢进症手术的麻醉诱导与气管插管需要注意什么？**

　　由于高钙血症使神经肌肉兴奋性下降、胃肠平滑肌蠕动减弱，加上高钙血症可刺激胃泌素分泌使胃酸增多，在麻醉诱导与苏醒期易引起反流、误吸。该类患者的麻醉应按"饱胃"处理，术前可服用非颗粒状制酸剂或给予 $H_2$ 受体拮抗剂提高胃液 pH。同时应适当延长禁食时间，采用快诱导插管或清醒气管插管；全身钙盐沉着可引起下颌与颈椎活动度下降，加上甲状旁腺癌瘤等使气管受压、移位，有困难气道的风险。

**50. 甲状腺功能亢进症患者全身麻醉诱导时气管插管应注意哪些事项？**

　　困难气管内插管常发生于甲状腺手术者，麻醉前应有思想和技术准备，包括不同内径的气管导管、不同型号的喉镜，必要时准备纤维支气管镜。对于有呼吸道压迫症状者，宜选择表面麻醉下清醒气管内插管。对于大多数甲状腺功能亢进症患者，若症状控制较好，且不伴有呼吸道压迫症状者，可采用快速诱导气管内插管。但必须注意，凡具有拟交感活性或不能与肾上腺素配伍的全麻药均不宜用于甲状腺功能亢进患者。

**51. 甲状腺功能亢进性心脏病围手术期麻醉要点是什么？**

　　甲状腺功能亢进性心脏病麻醉中重要的是注意麻醉应达到足够的深度，避免出现交感神经系统的过度反应，尽量避免使用刺激交感神经系统的药物，局麻药中应避免使用肾上腺素；建立有创动脉监测，使实施全身麻醉的全过程和外科所有操作步骤均在严密的血流动力学监测下进行；麻醉诱导力求平稳，降低患者的应激反应，应使用足量的镇静、镇痛及肌松等麻醉药，达到理想的麻醉效果。

**52. 甲状腺手术有哪些麻醉特点？**

　　甲状腺手术实施麻醉时应考虑以下特点，包括甲状腺疾病的性质和手术范围；甲状腺功能状况；有无声带麻痹，气管、大血管和神经受压及对通气功能影响；患者全身状况及其他并发症；患者的精神状况和合作程度。

**53. 特殊患者的甲状腺手术麻醉方式如何选择？**

　　对于不伴有呼吸道压迫症状的甲状腺功能亢进症的患者，可采用局部浸润麻醉或颈丛神经阻滞,对病情复杂或伴有全身器质性疾病或不合作者选用气管内全身麻醉。

**54. 甲状旁腺功能亢进症手术有哪些麻醉选择?**

对定位明确、无异位甲状旁腺、无气管压迫患者,身体状况较好可选用局麻或颈神经丛阻滞。对于全身情况差、严重肾功能不全、电解质紊乱或心功能障碍患者,局麻和颈丛阻滞影响更小。对探查性手术或多发性肿瘤,以及有气管压迫与恶心呕吐的患者,宜选择全身麻醉。气管内插管全身麻醉具有保持气道通畅、充分给氧和防止二氧化碳蓄积的优点。

**55. 甲状旁腺功能亢进症手术的麻醉管理有哪些注意事项?**

应避免使用加重肾功能损害的药物。全身情况较重者往往对麻醉药物敏感,应适当减少剂量;麻醉监测及并发症防治除常规监测外,应连续观察心电图变化,及时治疗可能出现的严重心律失常;监测动脉血气或血电解质变化,预防手足抽搐、甚至喉痉挛等并发症的发生。必要时可静脉注射葡萄糖酸钙。

**56. 术中如何处理高钙血症危象?**

输液扩容,纠正脱水(补充生理盐水 2 000～4 000 mL/d,静脉滴注);在恢复正常血容量后,可给予呋塞米 40～80 mg/2～4 h,利尿并抑制钠和钙的重吸收;应用糖皮质激素;依据生化检测结果,适量补充钠、钾和镁。必要时可行血液透析或腹膜透析降钙。在严重高钙血症或一般降钙治疗无效时,可静脉给予二磷酸盐(如羟乙膦酸钠)或依地酸二钠(EDTA)或硫代硫酸钠等。

**57. 术前存在气道受压的巨大甲状腺切除术患者应如何处理?**

对于术前存在气道受压的患者,应选择清醒局部喉阻滞、静脉全麻诱导、保留自主呼吸的吸入诱导、采用辅助通气的吸入诱导、清醒或镇静下纤维支气管镜插管、清醒放置气管导管和喷射通气、清醒局麻下气管切开等。无论选择哪种技术,都应该与外科医师讨论并制定预案,以应对困难气道。

**58. 甲状腺功能减退症手术注意事项有哪些?**

严重甲状腺功能减退症的患者必须延迟手术,直至甲状腺素替代治疗使患者基本恢复正常,否则麻醉术中易发生严重性心血管功能衰竭,以及引发黏液性水肿昏迷。甲减患者对麻醉与手术的耐受力明显下降,尤其术前未经治疗的患者或无症状的患者其麻醉手术风险颇大,因对麻醉类药物较敏感,容易产生对心血管功能的抑制,故应根据全身状况减少术前药物和全麻药的用量。

**59. 甲状旁腺功能减退症与麻醉有什么关系?**

原发的甲状旁腺功能减退症者较为罕见,多继发于甲状腺全切除术或颈部手术误伤甲状旁腺、甲状旁腺切除术或颈部放射诊疗所致。该类患者的麻醉管理取决于血钙的浓度,严重低血钙者术毕可出现肢体抽搐性痉挛,甚至拔出气管插管后发生喉痉挛。因此,遇此现象可静脉缓慢注射 10% 葡萄糖酸钙 10～20 mL 则能纠正,必要时给予咪达唑仑或超短效肌肉松弛剂制止喉痉挛。

**60. 甲状旁腺功能减退症手术有哪些注意事项?**

血清钙离子浓度受温度和 pH 的影响,代谢性酸中毒时钙离子与蛋白质结合减少(离子钙增加),而碱中毒时钙离子与蛋白质结合增加(离子钙减少)。由于高钙患者对肌松药的反应无法预期,故应谨慎使用肌松药。若患者术后出现喘鸣且逐渐发展为喉痉挛,有可能是低钙血症的早期症状。合并骨质疏松者术中摆放体位时须十分小心。

**61. 为了防止甲亢术后发生甲状腺危象应选择什么样的麻醉方式?**

全麻效果优于局麻,手术期间机体基础代谢率(BMR)升高的幅度明显低于局麻,对甲状腺危象的预防有较好的效果。

**62. 哪种麻醉方式能够有效降低甲状腺癌患者术后疼痛及有利于免疫功能?**

甲状腺癌患者围手术期疼痛应激会对免疫、神经、内分泌等功能造成影响,从而影响疾病的转归。采用完善的围手术期镇痛可维持机体内环境稳定、降低围手术期并发症发生率、预防肺栓塞的发生,有利于早期康复。其中颈丛神经阻滞可显著降低甲状腺联合根治术的术后疼痛、不良反应,有利于术后免疫功能的恢复。

**63. 甲状腺手术可采用哪几种麻醉方式?**

目前临床上可用于甲状腺手术的麻醉方法有颈丛阻滞、全身麻醉、局部麻醉以及联合麻醉。在这些麻醉方式中,全身麻醉能够给患者带来更好的手术条件,但由于在手术过程中患者无法发音,因此无法确定喉返神经是否有在手术中受到损伤,同时全身麻醉的费用较高,而联合麻醉较全身麻醉更高,因此不能被所有患者所接受。采用颈丛阻滞麻醉,并配合适当的镇痛镇静是完全可以满足手术需要的,并且也可以满足患者在手术中保持清醒的需要,因此受到欢迎。

**64. 甲状腺手术的高位硬膜外阻滞有什么特点?**

高位硬膜外阻滞,因操作技术难度大,阻滞效果欠完善而应用受限。虽然采用颈丛阻滞也颇有争议,但因操作简单,全身影响较小、费用低等优点仍被采用,尤其对表浅部位的单纯甲状腺腺瘤或伴有糖尿病、肝肾功不全的甲状腺部分切除术患者,采用颈丛阻滞配合小剂量的镇静镇痛药仍为较适宜的麻醉选择。但颈丛阻滞可使交感神经兴奋,心率增快,血压升高。

**65. 甲状腺手术的全麻有什么特点?**

全麻能有效抑制手术刺激引起的交感神经反应,消除由于牵拉产生的不适,而且可以保持呼吸道通畅,增加手术的安全性。全身麻醉中的喉罩通气不同于气管插管,由于不接触声带和气管,从而避免了对声带和气道的机械损伤,在置入和拔出时生理影响较轻,优势明显。

**66. 高位硬膜外阻滞在甲状腺手术中有什么优点?**

交感神经阻滞,血管容量扩张,有效循环量减少,血压下降多见,高位硬膜外阻滞后颈段静脉系扩张但贮存血液少,有效循环量下降不明显,因而血压变化较小;甲状腺疾病患者,特别是甲状腺功能亢进症患者心率较快。硬膜外阻滞后交感神经阻滞,内源性儿茶酚胺的合成及释放均受抑制,心脏交感神经阻滞,迷走神经张力增加,使心率减慢,两种效应互相抵触,其结果是心率趋于稳定;颈段高位硬膜外阻滞范围局限颈部和上胸部,对呼吸肌的动力影响小。

**67. 甲状腺功能亢进症手术的区域神经阻滞有什么特点?**

对于轻度甲亢患者、轻度甲状腺腺肿患者或肿瘤大且无呼吸道压迫症状,通常睡眠状态其上呼吸道可维持正常,并能主动配合手术的患者,考虑采用局部浸润麻醉或实施颈神经丛阻滞,该麻醉方法配以适宜的镇静、镇痛药,则能取良好的麻醉效果,但术中必须加强呼吸管理。

**68. 甲状腺功能亢进症手术颈神经丛阻滞有哪些缺点？**

患者知晓可致患者紧张；手术中牵拉甲状腺和周围组织可引起患者不适；手术时间长时，患者会有疼痛感觉，术中需重复阻滞或局麻；术中需用较大量镇静止痛药，可导致呼吸抑制；喉返神经阻滞，引起声嘶或失音，影响术中的判断；发生双侧膈神经阻滞，出现呼吸困难等。

**69. 甲状腺功能亢进症手术全身麻醉适用哪些患者？**

精神紧张、情绪不稳定、甲亢控制不满意的患者；颈神经丛、硬膜外阻滞操作困难或镇痛效果不理想的患者；年老体衰，全身状况差的患者；甲状腺较大或胸骨后甲状腺有气管压迫的患者；合并有甲亢性心脏病、重症肌无力的患者。

**70. 甲状腺功能亢进症手术中全身麻醉有哪些缺点？**

诱导及拔管时应激反应大；无法判断喉返神经是否损伤；手术操作时，气管和声带与导管管壁之间摩擦，引起声门、喉头、气管损伤性炎症，同时手术操作可使导管扭曲、移位，导致通气阻力增加。

**71. 甲状腺功能亢进症手术气管内插管全麻的适应证有哪些？**

甲状腺功能亢进症手术气管内插管全麻适用于各种甲状腺手术患者，包括胸骨后有气管压迫症状的甲状腺肿瘤，以及精神极度紧张的甲状腺手术患者或甲状腺功能亢进症其病情尚未完全控制而须紧急手术的患者。

**72. 甲状腺功能亢进症手术气管内插管全麻有哪些优点？**

全麻可完全消除手术、环境因素所致患者情绪的变化，以及区域神经阻滞不全所引起的镇痛不足或手术牵拉不适而导致的其他负面影响。气管受压、移位者，全麻插管则能保障呼吸道通畅，增加患者术中安全，但估计或预测气管插管困难患者，应备好纤维支气管镜，必要时可借助来完成气管插管。全身麻醉可提供足够的麻醉深度，能降低或避免手术刺激造成的交感神经过度兴奋。

**73. 什么样的甲状腺手术适用局部浸润麻醉？**

局部浸润麻醉可采用于症状轻病程短或经抗甲状腺药物治疗后，病情稳定，无气管压迫症状，且合作较好的患者特别适应于微创手术。

**74. 甲状腺手术应用局部浸润麻醉有哪些注意事项？**

　　选择恰当浓度的局麻药，一般不加肾上腺素，以免引起心率增快，甚至心律失常。充分皮内、皮下浸润注射，虽然可完全消除手术所致疼痛刺激，但由于甲状腺功能亢进症患者精神紧张状态确非一般，加上甲状腺手术体位和术中牵拉甲状腺组织引起不适反应，术中必须静脉注射镇痛或镇静药，故现在已极少采用局部浸润麻醉用于甲状腺功能亢进症患者。

**75. 什么样的甲状腺手术选择颈丛神经阻滞或连续颈部硬膜外阻滞？**

　　颈丛神经阻滞的麻醉效果较局部浸润麻醉优良，一般可获得较好的麻醉效果，但仍未摆脱局部麻醉的缺点，如手术牵拉甲状腺时患者仍感不适。此外，若手术时间较长者，麻醉作用逐渐消退，需要加用局部浸润麻醉或重新神经阻滞等。颈部硬膜外阻滞能提供最完善的镇痛效果，同时因阻滞心脏交感神经更利于甲状腺功能亢进症患者，可用于防治甲状腺危象，更适应于手术前准备不充分的患者。

**76. 甲状腺手术选择颈丛神经阻滞或连续颈部硬膜外阻滞有哪些注意事项？**

　　术中可适量辅以镇痛药及镇静药，如芬太尼及氟哌利多等，以减轻术中牵拉甲状腺所致的不适反应。手术中可能因硬膜外阻滞平面过广、静脉辅助药作用等出现呼吸抑制。故麻醉期间需严密观察患者呼吸功能变化，避免呼吸道梗阻及窒息发生，同时准备气管插管用具。

**77. 什么样的甲状腺手术选择气管内麻醉？**

　　气管内麻醉是目前采用最广泛的麻醉方法。适合于甲状腺较大或胸骨后甲状腺肿，伴有气管受压、移位、术前甲状腺功能亢进症状尚未完全控制或精神高度紧张不合作的患者。气管内麻醉能确保患者呼道通畅，完全消除手术牵拉所致的不适，增加了手术和麻醉安全性。

**78. 甲状腺手术选择气管内麻醉有哪些注意事项？**

　　术中无法令患者配合以确定是否损伤喉返神经。此外，若患者术中发生甲状腺危象则体征可能不够明显，必须予以重视。总之，应根据病情选择合理的麻醉药物和麻醉诱导方式并完成气管内插管术，且采用必要的监测技术，使患者平稳度过手术期。

**79. 甲状腺手术的全身麻醉维持药物选择？**

优先使用对甲状腺功能几乎无影响，且对心血管功能干扰小，对肝、肾功能影响小的麻醉药物。至于麻醉作用较弱的麻醉药物，对甲状腺功能亢进症的患者可能有麻醉难以加深的可能，必须增加其他药物或复合以恩氟烷或异氟烷吸入或异丙酚静脉点滴。而乙醚、氟烷和氯胺酮则禁用或慎用于甲状腺功能亢进症患者。

**80. 甲状腺占位性病变手术应如何麻醉？**

甲状腺占位性病变的麻醉主要为颈神经丛阻滞和全身麻醉，其选择则根据病变大小、全身状况、患者耐受程度、手术复杂性以及是否压迫呼吸道而决定。麻醉选择通常对于无气管压迫和上呼吸道梗阻的甲状腺腺瘤可选择颈神经丛阻滞，因该麻醉方法的优点在于患者术中神志清醒可随时检查声带发声，以避免喉返神经损伤。

**81. 甲状腺占位性病变手术什么情况下选择气管插管全身麻醉？**

有以下情况者需选择气管插管全身麻醉：巨大甲状腺腺瘤且存在气管受压或仰卧位可出现呼吸困难症状；患者肥胖且颈部粗短者；胸骨后甲状腺占位性病变；疑有气管受侵软化现象；不予合作或要求全身麻醉者等。

**82. 甲状腺占位性病变手术麻醉管理应注意哪些事项？**

估计患者存在气管插管困难者不宜贸然采取全麻快速诱导，以避免反复气管插管失败而促发呼吸功能危象，可采取镇静且在充分呼吸道表面麻醉下清醒气管插管或借助纤维支气管镜引导经口腔或鼻腔插管；存在明显气管压迫者，气管插管后应使管尖越过气管受压段。一般而言，绝大多数甲状腺占位性病变患者即使存在气管受压和移位，以及呼吸困难者，均可在全麻诱导下完成气管插管，但必须对呼吸道评估准确。

**83. 甲状腺肿瘤手术最常见并发症是什么？**

患者全身麻醉诱导时，呼吸道阻塞是最常见和最可怕的并发症。必须注意，气管支气管受压通常发生在所插入气管内导管的远端，麻醉诱导时一旦塌陷，气管导管是不可能强行通过气道的。患者如有仰卧位时呼吸困难或咳嗽病史，则提示该患者诱导时可能发生气道阻塞。儿童由于常无症状，可发生致命的并发症。其他主要并发症有继发于心脏或大血管受压引起的心血管衰竭。仰卧晕厥症状提示血管受压。

**84. 甲状腺肿瘤围手术期有哪些风险？**

巨大甲状腺块可能压迫气道、引起气道异位或声带麻痹；颈动脉窦操作可引起血压下降、心率下降、心脏停搏；术后并发症：神经伤嗝气、气胸、气管软化和拔管后气管塌陷、血肿或喉头水肿从而导致气道损伤；双侧运动神经损伤需行气管切开；喉上神经损伤导致误吸；不慎切除或损伤甲状旁腺可导致 $Ca^+$ 浓度下降。

**85. 甲状旁腺切除术围手术期有哪些风险？**

中重度高钙血症，会引起心脏传导异常、心律失常、高血压、肌无力、恶心、抑郁；围术期死亡罕见；术后并发症风险包括：甲状旁腺功能低下<5％，喉返神经损伤/声带麻痹<2％，低钙血症<1％，颈部血肿<1％。

**86. 甲状旁腺切除术围手术期有哪些关注重点？**

择期甲状旁腺切除术前应治疗并控制有症状的高钙血症（扩容、纠正电解质紊乱、呋塞米利尿剂、双磷酸盐、降钙素/皮质激素）；围手术期单侧喉返神经损伤导致同侧声带麻痹（声嘶、误吸风险）；双侧颈部手术，存在双声带麻痹和术后气道完全梗阻的风险；一过性或永久性甲状旁腺功能低下，引起低钙血症；术后出血和（或）颈部血肿，可能引起气道狭窄。

**87. 甲状旁腺切除术可能出现哪些问题？**

术中喉返神经损伤后引起的声带麻痹、颈部血肿、声门水肿有导致术后气道梗阻的风险；术后监测血清钙水平：腺瘤成功切除后 24 小时内下降，3～7 天降至最低点。同时监测血磷、血镁、PTH；未治疗的低钙血症可引起抽搐喉痉挛、癫痫（静脉补充钙剂）；Chvostek 征（叩击面神经引起面部肉收）和 Rousseau 征（血压计压引起腕足痉）是经典因低钙血症引起的抽搐的前兆。

**88. 甲状腺切除术治疗甲亢的围手术期有哪些风险？**

即使患者术前甲状腺功能已经正常，甲亢危象的风险仍在增加；术后气道受损的风险；偶见由于术中对甲状旁腺的切除或者损害造成的迟发性抽搐（术后 2～3 天）；死亡率<0.3％；甲状旁腺功能低下 2％～3％。

**89. 甲状腺切除术治疗甲亢的围手术期有哪些关注重点？**

评估甲状腺功能状态；如果甲状腺肿大明显或者压迫气管，需要保证气道安全;术后神经受损的风险(即刻出现的喉鸣需要立即重新气管插管);隐匿性出血(在离开恢复室之前仔细检查伤口)和甲亢危象(如果没有急性病或者超过术后 3 天,则不常见)。

**90. 甲状腺切除术治疗甲亢围手术期的气道管理应注意哪些事项?**

偶见由于甲状腺肿导致的解剖结构,气管环受累,由甲状腺炎继发的炎症考虑清醒纤支镜插管;如果气管环受累,可以考虑使用加强管或者类似设备。

**91. 甲状腺切除术治疗甲亢围手术期监测哪些内容?**

温度(在手术床上放置降温毯来应对可能出现的甲亢危象);如果心血管系统严重受累,可以考虑有创监护;如果是头高位,注意气栓监护及治疗;如果是微创手术,可以用呼末二氧化碳和便携式超声来监测气胸。

**92. 甲状腺切除术治疗甲亢可能出现哪些问题?**

甲亢危象是一种危及生命的疾病,主要表现为高热、心动过速以及神智的显著改变;出血可影响气道功能;喉返神经损伤可以导致收肌纤维受累,表现为声音嘶哑。双侧损伤可以导致声门狭窄固定而造成气道吸气相堵塞(喉鸣)无法发音、存在误吸风险,需要立即行气管切开。

**93. 甲状腺术中超声引导患侧颈深丛＋双侧颈浅丛阻滞麻醉的应用效果如何?**

超声引导用于神经阻滞,不仅可为麻醉医生提供准确、清晰的结构解剖学定位,提高麻醉阻滞效果及成功率,还能弥补传统麻醉中"盲穿"的不足,减少盲穿引起的麻醉并发症。在超声引导下患侧颈深丛＋双侧颈浅丛阻滞麻醉,能提高麻醉效果、增强患者舒适度,缩短苏醒时间及住院时间,有效减少或有效避免因全麻引起恶心、呕吐、咽喉不适等并发症。

**94. 全身麻醉复合双侧颈浅丛神经阻滞用于甲亢手术有哪些优点?**

双侧颈浅丛神经阻滞提高了术区局部麻醉效果,减轻清醒期气管导管对气管的刺激以及切口疼痛所引起的患者躁动,可以提前减少或停用全麻药,患者术后麻醉清醒更平稳,拔管时间提前,有助于手术医生了解是否有喉返神经损伤,增加了手术麻醉的安全性。可以减轻清醒期气管导管对气管的刺激、以及切口疼痛所引起的患者躁动,降低患者的应激反应,减少并发症,有利于患者血压、脉搏、呼吸各项生命体征平稳,较好地保护患者围手术期间的安全。

**95. 麻醉镇痛预防甲状腺功能亢进症术后甲状腺危象有什么效果?**

术后应用麻醉镇痛药可降低中枢敏感化,减轻伤害性刺激的传入,抑制交感神经兴奋引起去甲肾上腺素释放,使血浆中的浓度下降,机体的痛阈提高,同时也使脉率减慢、血压下降,达到预防甲状腺危象发生的目的。

**96. 腔镜甲状腺手术麻醉中应用 Proseal 喉罩的可行性与安全性如何?**

Proseal 喉罩下全麻,可有效且安全地维持甲状腺手术中气道畅通,整体上来看其通气情况良好,术中气道峰压、血氧饱和度与气管插管相比差异不大,与气管插管全麻的麻醉效果大致相同,且术中、术后不会对患者生命体征造成较大影响,并发症发生率较低。此外,还能减少对气管壁、咽部软组织带来的机械刺激。

**97. 针刺麻醉复合静脉靶控输注对甲状腺手术患者血流动力学有什么影响?**

针刺麻醉可以根据反应情况,调整电流刺激的频率和强度以提高麻醉效果,联合应用的靶控输注技术在计算机系统自动给药的基础上进行麻醉处理,能够促使麻醉药物的浓度精确程度更高,因此其治疗安全性和效果等方面优势突出。

**98. 瑞芬太尼复合丙泊酚麻醉用于甲状腺癌根治术效果如何?**

瑞芬太尼与丙泊酚联合应用可获得良好的麻醉效果,具有控制麻醉力强、术后恢复快、术后并发症少的优点。联合丙泊酚具有减缓患者呼吸和镇痛的作用,可以快速诱导麻醉,在气管插管期间和手术期间能较好地保持患者的血流动力学稳定。

**99. 低浓度罗哌卡因颈浅丛阻滞复合全麻用于甲状腺切除术有什么效果?**

超声引导下以小剂量、低浓度罗哌卡因行颈浅丛神经阻滞可为甲状腺切除术提供安全、有效的术中镇痛,明显减少术中的阿片类药物的应用,因而最大限度地避免了因阿片类药物带来的不良反应。再者,颈浅丛神经阻滞解剖标志清晰、浅表,定位容易,操作简单,对颈短或肥胖患者同样具有优越性,值得临床上推广应用。

**100. 甲状旁腺亢进症手术的术后处理包括哪些内容?**

术后应注意呼吸道通畅、适当给氧和严密观察病情,以防止喉返神经损伤、血肿压迫等因素导致的术后呼吸道梗阻;术后 2~3 天内仍需注意纠正脱水,;术后

2～3 天内继续低钙饮食,并密切监测血钙变化,血钙于术后 1～3 天内降至过低水平,患者可反复出现口唇麻木和手足搐搦,应每日静脉补给 10％葡萄糖酸钙 30～50 mL。症状一般于 5～7 天改善。若低钙持续 1 个月以上,提示有永久性甲状旁腺功能低下,则必须按甲状旁腺功能减低症进行长期治疗。

### 101. 甲状腺手术进行气管拔管应注意什么?

由于出血、炎症、手术等诸多因素,拔除气管导管后,患者可突然发生急性呼吸道梗阻。为预防此严重并发症,必须等患者完全清醒后,首先将气管导管退至声门下,并仔细观察患者的呼吸道是否通畅,呼吸是否平稳,如果通畅,则可考虑完全拔除气管导管,并继续观察是否出现呼吸道梗阻。如果一旦出现呼吸道梗阻则应立即再施行气管插管术,以保证呼吸道通畅。

### 102. 甲状腺切除术治疗甲亢围手术期的诱导应注意哪些?

如果心血管可以耐受,预先进行水化;除非存在气道异常或者心血管系统或者甲功异常,都可以考虑常规诱导。

### 103. 甲状腺手术后患者出现血肿怎么办?

在甲状腺或颈动脉手术后出现血肿的情况下,应力图通过解除伤口夹子或缝线,并清除血肿,以缓解气道压迫。如果大量液体或(和)血液已经浸润入咽壁组织层,这种方法将不能有效地解除气道压迫。如果需要紧急气管插管,重要的是要准备好处理困难气道的设备;如果条件合适,手术时行紧急气管切开术。如果此时患者能自主呼吸,则首选清醒插管技术,因为直接喉镜下可能很难看见声门。

### 104. 甲状腺手术有哪些并发症?

甲状腺手术的并发症包括:呼吸困难和窒息,喉返神经或喉上神经损伤,手足抽搐,甲状腺危象,颈动脉窦反射。

## 参考文献

［1］ 邓小明,曾因明,黄宇光. 米勒麻醉学［M］. 北京:北京大学医学出版社,2017.
［2］ HSIEH T C, KATZ J A. Images in anesthesiology:thyroid cancer invading the trachea

［J］. Anesthesiology，2010，113(4)：961.

［3］ SUN X，CHANG T，XU Y，et al. Effects of different doses of cisatracurium on intraoperative nerve monitoring in thyroid surgery：a randomised controlled trial［J］. Br J Anaesth，2021，127(2)：67 - 69.

［4］ STEHLING L C. Anesthetic management of the patient with hyperthyroidism［J］. Anesthesiology，1974，41(6)：585 - 595.

［5］ MAYHEW D，SAHGAL N，KHIRWADKAR R，et al. Analgesic efficacy of bilateral superficial cervical plexus block for thyroid surgery：meta-analysis and systematic review ［J］. Br J Anaesth，2018，120(2)：241 - 251.

［6］ FENNESSY P，DREW T，HUSAROVA V，et al. Emergency cricothyroidotomy：an observational study to estimate optimal incision position and length［J］. Br J Anaesth，2019，122(2)：263 - 268.

# 第二章

# 乳腺手术麻醉

## 第一节 疾病与手术基础

**1. 乳腺的解剖和生理的主要特点有哪些？**

成年未婚妇女乳房呈半球形，位于胸大肌浅面，在第 2～6 肋骨水平的浅筋膜浅、深层之间。乳腺有 15～20 个腺叶，每个腺叶分成很多腺小叶，腺小叶由小乳管和腺泡组成，是乳腺的基本单位。小乳管汇至乳管，乳管开口于乳头。乳腺是许多内分泌腺的靶器官，其生理活动受垂体、卵巢及肾上腺等内分泌腺的影响。妊娠及哺乳期乳腺明显增生，腺管延长，腺泡分泌乳汁。乳房的淋巴网丰富，淋巴液最后输出至锁骨下淋巴结、胸骨旁淋巴结、肝脏及对侧乳房。

**2. 乳房的神经支配有哪些？**

胸壁前、外侧皮肤大部分由肋间神经支配，部分由锁骨上神经支配。乳房的支配神经为 T3～T5 肋间神经，胸部肌肉的神经支配主要来源于胸内侧神经和胸外侧神经及胸长神经，它们均起源于臂丛的内侧束和外侧束，由颈神经 C5～C8 和胸神经 T1 前支的大部分组成。

**3. 乳房淋巴液回流有哪些特点？**

乳房大部分淋巴液(75％)经胸大肌外侧缘淋巴管流至腋窝淋巴结，再流向锁骨下淋巴结。部分乳腺上部淋巴液可流向胸大小肌淋巴结(Rotter 淋巴结)，直达锁骨下淋巴结。通过锁骨下淋巴结后，淋巴液继续流向锁骨上淋巴结。部分乳房内侧的淋巴液通过肋间淋巴管流向胸骨旁淋巴结。两侧乳房间皮下有交通淋巴管,一侧乳房的淋巴液可流向另一侧。乳房深部淋巴网可沿腹直肌鞘和肝镰状韧带通向肝。

**4. 什么是男性乳腺增生症?**

又称为男性乳房发育症。好发于青春期前后及老年期,病理表现为腺管增生而无腺泡增生,一般可分为原发性和继发性两大类。原发性主要为内源性雌激素一过性升高或雄激素下降所致,常可自行消退,继发性者常见于肝脏疾病、睾丸疾病、肾上腺疾病、甲状腺疾病、糖尿病以及神经系统的肿瘤。长期服用雌激素、利血平、异烟肼、洋地黄、氯丙嗪等也会引起乳房发育,停药后可消退。另外,两性畸形和先天性睾丸发育不良也会导致乳房肥大。

**5. 青春期男性乳腺增生有哪些原因?**

青春期乳腺增生的确切原因还不清楚,可能有以下 2 种原因:伴乳腺增生症的男孩平均血浆雌二醇水平较高,在男孩血浆睾酮达到成人水平之前,血浆雌二醇浓度已达到成人水平,因而雌激素/雄激素比值增高;青春期阶段乳房局部的芳香化酶作用增强,局部雌激素形成增多,导致青春期男性乳腺增生症。

**6. 男性乳腺增生手术适应证有哪些?**

乳房体积大而又长时间不能消退者;乳房体积过大,明显影响外观者;应用药物治疗无效者;心理负担过重,本人强烈要求手术者;患者恐癌或乳腺有恶变者。

**7. 男性乳腺增生手术有哪些术式?**

① 单纯进行乳房吸脂术:方法简单,瘢痕极小,但仅能去除脂肪,不能切除腺体组织;② 切除增生的乳腺组织:同时切除多余的皮肤,效果明确,但瘢痕明显,甚至出现乳房畸形,多用于老年患者;③ 乳晕横行切口:切口短,乳头乳晕血运有保障,缺点是暴露不够充分,影响组织的切除;④ 腋前切口:胸前不会遗留瘢痕,缺点是腺体切除较为困难,往往切除不够充分。

**8. 什么是乳腺癌?**

乳腺癌是女性颇为常见的恶性肿瘤之一,其病因尚不清楚,20 岁前发病者少见,20 岁后发病率迅速上升,尤其 45～50 岁年龄段高发,即使绝经后其发病率仍较多。该病早期表现是患侧乳房出现单发小肿块,通常于无意中发现,晚期可侵犯周边组织,甚至发生淋巴系统转移;外科手术切除是乳腺癌主要治疗方法之一,而且也是首选。

**9. 乳腺癌疾病类型有哪些?**

① 非浸润性癌:又称为原位癌,是指病变仅局限于原发部位,未发生转移,可分为小叶原位癌、导管原位癌和乳头湿疹样乳腺癌。② 浸润性癌:指癌细胞发生浸润,并广泛侵犯周围组织,容易发生癌灶转移,又分为浸润性非特殊癌和浸润性特殊癌。浸润性非特殊癌包括浸润性导管癌、浸润性小叶癌、硬癌、单纯癌等,此型最常见,约占80%。浸润性特殊癌包括乳头状癌、大汗腺癌、鳞状细胞癌、髓样癌、腺样囊腺癌、黏液腺癌等。

**10. 什么是乳腺癌的保留乳房手术?**

手术切除范围为肿瘤及肿瘤周围1～2 cm的组织。适用于早期乳腺癌,且有保留乳房需求的患者,一般适用于Ⅱ期,肿瘤最大径≤3 cm,且术后能够保留适宜的乳房体积和良好的乳房外形的患者。保乳术的局部以及区域控制率、长期生存率,与根治术和改良根治术相同,是治疗早期乳腺癌的主要方式之一。如果出现复发,还能够采取补救性全乳切除术,其生存率仍然能够与改良根治术基本相同。

**11. 什么是乳腺癌的全乳房切除术?**

手术切除范围为整个乳房,包括腋尾部及胸大肌筋膜。适用于原位癌、微小癌及年迈体弱不宜做根治术的患者。

**12. 什么是乳腺癌的根治术和扩大根治术?**

乳腺癌根治术切除范围包括整个乳房、胸大肌、胸小肌、腋窝所有淋巴结。扩大根治术除上述范围外,还须切除胸廓内动静脉及周围的淋巴结。因切除范围太大,现已少用。

**13. 什么是乳腺癌的改良根治术?**

乳腺癌根治术与改良根治术的区别是在于是否切除胸大肌和(或)胸小肌。改良根治术保留胸肌,术后外观效果较好,是目前常用的手术方式。

**14.** **乳腺癌手术切除范围如何界定？**

一般根据明确乳腺癌的临床分期，综合权衡患者健康状况和个人意愿予以确定。通常乳腺癌早期（如很小肿块）可在局部麻醉下稍扩大切除即可；而乳腺癌根治手术一般需要切除整个乳房、胸大肌、胸小肌，以及腋窝或锁骨下淋巴结清除，该根治手术一般需要全身麻醉。

**15.** **什么是乳房假体填充？**

该手术是通过植入医用材料（假体）致使女性乳房体积增大、丰满、对称、形态美观，从而改善女性体型，因此是造就女性特有曲线美的一种手术。目前隆胸手术切口基本有 3 种方法，即乳房下皱襞切口、乳晕缘切口以及腋窝处切口。随着人们物质生活的提高，现今女性因乳房发育欠佳而要求实施隆胸术者有明显增多的趋势，但该手术必须在局部麻醉或全身麻醉下实施，而后者（全身麻醉）更能创造手术操作条件。

**16.** **什么是巨乳症？**

巨乳症又称乳房肥大或巨乳房，是指女性乳房过度发育，其腺体及脂肪组织过度增生，从而导致乳房体积与躯体比例显著失调。巨乳症由于乳房体积显著增大，甚至下垂可达脐部，故可压迫胸廓，通常仰卧位睡眠易导致呼吸费力，而坐位或站立则可致使肩部酸痛，且时常引起乳房下部皱褶处皮肤糜烂、感染等。巨乳症治疗主要通过手术而缩小乳房组织，重塑乳房形态，并且为乳房整体美观重新调整乳头位置。

**17.** **什么是乳腺导管内病变？**

乳腺导管内病变一般是指患者发生了导管扩张并伴有导管内乳头状瘤。10％的女性存在自发性乳头溢液。多数乳头溢液患者并无导管内占位性病变，导管内占位性病变只占乳头溢液患者的 48％，但是血性溢液中 96％为乳管内占位性病变引起。

**18.** **乳管镜检查有什么作用？**

乳管镜检查可确定病变范围，能直接观察乳头溢液患者乳腺导管管腔结构和走向、上皮性病变及腔内新生物情况，明确病理性乳头溢液的来源。乳腺导管扩张症、乳腺导管内乳头状瘤和乳腺癌等在乳管镜下均有特征性图像改变，且可部分活检，是一种直观、准确的诊断方法，可同时达到乳头溢液病因诊断和定位的目的。

**19. 乳管镜协助硬膜外麻醉导管引导定位切除乳管内病变有哪些优点？**

采用乳管镜检查诊断定位，乳管镜协助硬膜外麻醉导管引导定位，硬膜外麻醉导管探入深度与进镜深度基本相等，这也为不同层面的定位、准确切除病变提供了方向。由于硬膜外麻醉导管与导管镜直径相等或小于导管镜鞘，而且硬膜外麻醉导管光滑、有刻度，插入长度容易掌握。病灶约在硬膜外麻醉导管前方，切除时应将病变导管以及病灶远端相连的导管和少量腺体一并切除，以达到彻底切除的目的。

**20. 什么是乳腺微创旋切术？**

对于乳腺纤维瘤的手术治疗，传统手术方法不但创伤大，手术并发症多，而且还容易导致乳头周围留下明显瘢痕，严重影响了女性患者胸廓美观，同时也给患者带来了较大的心理上和精神上的压力及障碍。体检及超声发现的乳房内良性肿瘤（尤其是同一乳房内多发肿瘤）及超声发现的乳房内不可触及病灶，超声引导下乳腺微创旋切术可以准确可靠地切除瘤体，明确诊断，减少漏诊或避免过度手术，操作简单，术后美容效果好。

**21. 什么是乳房活检？**

乳房可触及的肿块、乳头分泌物或者乳房 X 射线检查异常发现是手术的指征。切开活检能够将良性肿瘤全部切除，乳腺肿物切除能够将恶性组织全部切除，并且切缘无瘤组织。注射染剂（蓝色活体染剂或低放射性的示踪剂）进行前哨淋巴结活检。乳腺癌最近的淋巴结阳性预测非前哨淋巴结转移的准确性为 97%。直径大于 0.2 mm 的阳性淋巴结需要行腋窝淋巴结清扫。

**22. 乳房活检手术的注意事项有哪些？**

如果肿物直径 2.5 cm 以下，与周围组织无粘连者，应完整切除；如果肿瘤与皮肤粘连，在活体组织检查时应将皮肤作菱形切除；如肿物的体积较大并与周边粘连，又怀疑恶性者，在切除肿物时，要尽可能地切除病变明显处及不同部位的组织 2～3 块，做病理切片；如肿块远离乳头，切取活检标本时，皮肤应以乳头为中心作辐射状切口；如肿块与乳头较近，要尽可能沿乳晕与乳房皮肤交界处作环状切口。在切取乳房可疑组织时必须达到足够的深度，以免影响病理组织学诊断。

**23. 乳腺的功能调节是怎样进行的？**

青春期前，乳腺发育缓慢。青春期雌激素水平增加，乳腺发育加快，乳腺增大。成年后随着月经周期卵巢内分泌的变动，乳腺有轻微的周期性变化。妊娠时，孕激素促使腺泡发育。分娩后，催乳激素刺激乳汁分泌。室旁核的神经分泌细胞生成催产素，经垂体后叶释入血流。垂体能持续分泌催乳激素，使腺细胞不断分泌乳汁。断乳后，吸吮的刺激消失，催产素生成停止，腺腔内的乳汁不能排出，泌乳停止。

**24. 什么是乳腺纤维瘤？**

乳腺纤维腺瘤是由腺上皮和纤维组织 2 种成分混合组成的良性肿瘤，好发于青年女性，与患者体内性激素水平失衡有关。当肿瘤构成以腺上皮增生为主，而纤维成分较少时，称为纤维腺瘤；若纤维组织在肿瘤中占多数，腺管成分较少时，称为腺纤维瘤；肿瘤组织由大量腺管成分组成时，则称为腺瘤。乳腺纤维腺瘤好发于乳房外上象限，呈圆形或卵圆形，生长缓慢，妊娠或哺乳期时可急骤增长。

**25. 什么是乳腺纤维腺瘤手术中的传统手术？**

乳腺纤维腺瘤手术，大致分传统的切口手术和微创手术 2 种类型。传统的切口手术多数把切口选择在乳晕边缘，利多卡因注射液局部麻醉皮肤、皮下，依次切开皮肤、皮下组织，钝性分离暴露纤维腺瘤，切除瘤体后依次缝合皮肤，可以选择皮内美容缝合。

**26. 什么是乳腺纤维腺瘤手术中的微创手术？**

乳腺的微创手术选择乳腺麦默通旋切手术，主要适用于直径 2 cm 以下的乳腺肿瘤，手术切口和肿瘤周围组织局部浸润麻醉，皮肤切 0.5 cm 长的切口，采用彩色多普勒超声定位肿瘤，手术刀先进入肿瘤下方，依次逐渐切除肿瘤，切除组织送病理检查。

**27. 乳腺纤维瘤手术的微创手术有什么优缺点？**

与传统手术相比较，微创手术有其优势和劣势。微创手术的优势在于，可以在极小的创口下进行手术，术后留下的瘢痕很小，术后恢复快。微创手术的劣势在于仅适用于较小的纤维瘤。另外，所需的仪器和器具都更加精密，因此费用较传统手术更高。

**28. 什么是副乳房?**

　　副乳房是指在正常两个乳房以外的多余乳房,医学又称之为多乳房。副乳房最常见的部位是腋窝部,极个别的妇女也可能见于身体其他部位,如胸部、腹部等部位。副乳房虽然是一种发育的异常现象,一般对人体健康没有影响。

**29. 副乳房的病因是什么?**

　　胚胎发育期间,人体腹侧两旁自腋窝至腹股沟线上有6～8对局部隆起的乳腺始基,由于人一般只生育一胎或双胎,不需要许多乳腺,所以仅胸前的一对乳腺始基继续发育,形成乳头芽。到胚胎3个月时,形成乳腺管,其余的乳腺始基一般于胚胎第9周后逐渐消退。如退化不全,甚至继续发育,则在出生以后形成多余的乳房,医学称为副乳房或多乳房。

**30. 巨乳症整形手术有哪些注意事项?**

　　此类手术的患者常合并高血压、糖尿病、肥胖症等疾病,围麻醉期需要关注这些疾病的相关问题。术毕患者需弹力绷带缠绕胸廓包扎双侧乳房组织,应注意是否影响呼吸功能。术后送入麻醉恢复室或病房,应将病床头端抬高,使患者处于头高足低位,这样患者横膈下移可使胸腔容积增大、肺容量增多、胸肺顺应性增强,从而提高呼吸交换量,以消除缺氧与二氧化碳蓄积隐患。

**31. 乳房活检围术期的术前准备和麻醉应注意哪些事项?**

　　患者可能处于焦虑状态,考虑术前镇静;术后恶心呕吐发生率高,可预防性给予止吐药物。麻醉方法可采用局部麻醉加镇静药静脉注射、全身麻醉、椎旁阻滞麻醉、神经阻滞麻醉。

**32. 乳腺切除术麻醉的关注点有哪些?**

　　根据患者病情和手术需求选择合适的麻醉方式;术前抗焦虑治疗,行针头定位或整形外科医生做手术标记之前保持患者清醒合作;防治患者的合并症;避免因体位导致臂丛神经受损;做好眼睛角膜保护;注意无创血压袖带位置,$SpO_2$传感器位置和静脉通路不与手术部位同侧。

**33. 乳腺切除术围术期的术前准备有哪些注意事项?**

　　积极围术期治疗,改善全身合并症;预防性应用抗生素,预防恶心、呕吐,适当的抗焦虑治疗,积极补液。术前停用华法林等抗凝药物、口服降糖药物,并进行相应的桥接治疗。

**34. 什么是乳腺后间隙神经阻滞麻醉?**

该方法的解剖基础是乳腺后间隙的存在和乳腺神经支配的特殊性。乳腺浅筋膜深层与胸大肌之间的疏松结缔组织间隙为乳腺后间隙,麻醉药物在该间隙可迅速、均匀扩散。乳腺的神经支配是肋间神经穿支支配。第2~6肋间神经发出的穿支由前胸壁经乳腺后间隙后分布于乳房、乳头及乳晕区域。因此,麻醉药物在乳腺后间隙阻滞乳腺支配神经,达到手术区的麻醉效果。

**35. 什么是肿胀麻醉?**

肿胀麻醉就是在皮下注射大量的含肾上腺素的稀释的利多卡因溶液使皮下组织肿胀。肿胀技术可以对大量的皮下脂肪提供局部浸润麻醉,从而达到在局部浸润麻醉下吸脂的目的。肿胀技术可以减少对全身麻醉中静脉注射镇痛麻醉药物、镇静药物的用量。这种技术以很低的利多卡因浓度即可达到局部麻醉的效果,还可以减少术后疼痛,出血少,创伤小,由于大量液体注入皮下,减少了经静脉输液的必要性。

**36. 乳腺肿瘤切除术麻醉方式有哪些?**

乳腺良性肿瘤切除术可选择保留自主呼吸快通道静脉全身麻醉;高位硬膜外麻醉操作相对复杂,有时出现镇痛不全,需用其他药物辅助,也有可能发生全脊麻或损伤脊髓致高位截瘫等严重并发症,因此并不是常规的麻醉方式;乳腺癌手术可选择气管插管全身麻醉。

**37. 门诊乳腺手术麻醉建议使用什么麻醉药?**

建议使用瑞芬太尼和丙泊酚。瑞芬太尼可被血浆和组织中非特异性酯酶迅速水解为无药理性的代谢产物,具有起效快、清除快、持续输注半衰期短及长时间输注无蓄积作用等优点,麻醉诱导和术中大剂量使用不影响术后的苏醒。并且其代谢不受肝肾功能的影响。丙泊酚是超短效的静脉注射麻醉药,适合靶控输注给药。两药联合应用 TCI 可很好地适应门诊手术麻醉苏醒快而且术后并发症少的要求。但应在术前给予阿托品及术后进行完善的镇痛。

### 38. 什么是经皮穴位电刺激？

经皮穴位电刺激就是在针灸镇痛作用的基础上发展而来，将经皮电神经刺激与针灸穴位相结合，通过皮肤将特定的低频脉冲电流刺激达到镇痛目的。有研究显示，经皮穴位电刺激辅助麻醉对减少麻醉并发症和提高麻醉恢复质量有着积极的影响。

### 39. 什么是静吸复合全身麻醉？

静吸复合全身麻醉是临床常规麻醉方案，它结合了静脉麻醉药起效快、无空气污染等优势，以及吸入麻醉药排出迅速的优势。可以发挥麻醉药物间相互协同作用，减少单种麻醉药物用量，减少药物残余导致的并发症。如果麻醉深度掌控不好，可能会影响麻醉及镇痛效果，且易增加术中血流动力学波动幅度，延缓术后恢复时间。

### 40. 乳腺癌手术应如何选择麻醉方式？

乳腺癌手术可以选择静脉吸入复合全身麻醉、胸段硬膜外阻滞麻醉、区域神经阻滞，肋间神经阻滞、局部浸润麻醉加基础麻醉等。胸段硬膜外阻滞可满足大部分乳腺手术麻醉，但是对需要腋窝淋巴结清扫的患者往往镇痛不全，麻醉药浓度和用量不当，可导致呼吸肌抑制。静脉吸入复合麻醉手术期间循环系统稳定，减少单个麻醉药用量，麻醉深度可控性好，与硬膜外阻滞相比，镇痛效果好。静脉吸入复合麻醉是呼吸循环功能不全患者的首选麻醉方法。对于高龄患者行乳腺癌全乳单切术可施行区域神经阻滞，肋间神经阻滞或考虑局部浸润麻醉加基础麻醉。

### 41. 哪些乳腺手术可以选择局部浸润麻醉？

适用于手术范围小而配合手术的患者，如乳房纤维腺瘤切除、疑有癌变的乳房肿瘤活检等。

### 42. 局部浸润麻醉在乳腺肿块切除术中有哪些缺点？

局部浸润麻醉即在肿物周围及底部多点注射，在腺体内形成包绕肿物的麻醉带，达到术区麻醉阻滞的目的。本法主要存在以下缺点：造成肿物周围组织水肿，影响术中对肿物的鉴别，尤其直径＜1 cm 的肿物；多点穿刺造成腺体内血肿可能性增加，造成腺体内囊肿，影响疾病诊断；对于性质不明确的肿物，如为恶性肿瘤，可造成多针道种植转移；麻醉药物在腺体内扩散较慢，首次麻醉不满意时，易过量给药,导致不良事件的发生。

### 43. 什么样的乳腺手术可选择硬膜外阻滞麻醉?

硬膜外阻滞适用于手术范围大或不适宜行全身麻醉的乳癌根治手术患者。一般选择 T3～T5 间隙穿刺向头侧置管,选择 0.25% 的罗哌卡因,适当控制容量,最大限度地减少对运动神经纤维的阻滞从而减轻对呼吸的抑制。麻醉期间必须加强对呼吸功能的监测,避免发生呼吸抑制。

### 44. 哪些乳腺手术可选择全身麻醉?

产后哺乳的妇女患急性乳腺炎或脓肿,需行切开引流术,可选择不插管静脉麻醉,如丙泊酚 2～2.5 mg/kg,或氯胺酮 2 mg/kg,辅以麻醉性镇痛药如芬太尼 2～4 μg/kg 静脉注射。麻醉期间保持呼吸道通畅,预防喉痉挛、呼吸抑制等并发症。乳腺癌根治术特别是需扩大清扫范围者,常选择气管插管全身麻醉,静脉快速诱导后插入喉罩或气管导管,控制或辅助呼吸,术中加强对失血量的监测,必要时输血。

### 45. 全身麻醉复合胸段硬膜外阻滞麻醉对乳腺癌手术有哪些优点?

全身麻醉复合胸段硬膜外阻滞麻醉能够维持良好的镇痛效果,减少术中阿片类药物和镇静药物用量,有助于术后快速苏醒,降低麻醉药物残留的风险。胸段硬膜外阻滞可以阻断手术造成的神经系统应激反应,减少应激反应对内分泌系统的不良影响。硬膜外置管持续给予局麻药物可为围术期提供良好的镇痛效果。

### 46. 乳腺后间隙神经阻滞麻醉有哪些优点?

乳腺后间隙麻醉具有独特优势。麻醉药物在乳腺后间隙迅速作用于乳腺支配神经,麻醉效果产生快。由于注射点单一、位置确定、药物分布快,因此,减少了麻醉药物的用量及不良反应。操作过程中避开肿物进行穿刺,不会造成肿物周围腺体水肿,降低了术中的不确定性,即使肿物为恶性肿瘤,也不会造成针道种植转移。

### 47. 胸椎旁阻滞用于乳腺手术麻醉有什么优点?

胸椎旁阻滞胸椎旁躯体及交感神经,阻断外周伤害性刺激的传导,可有效阻滞患者乳房及胸壁等大部分的神经,抑制术中疼痛应激反应。术前行胸椎旁阻滞麻醉,能减少术中、术后阿片药物用量。乳腺手术全身麻醉后恶心、呕吐发生率高达 84%。胸椎旁阻滞后恶心、呕吐的发生率较低,与减少阿片药物引起的恶心、呕吐有关,还能有效减轻患者的术后疼痛。

### 48. 胸椎旁神经阻滞麻醉用于乳腺手术有什么缺点?

胸椎旁神经阻滞对局部的交感神经造成阻滞,可以抑制心率和血压。胸椎旁神经阻滞局麻药物有可能向硬膜外间隙扩散,造成硬膜外阻滞,可能会抑制呼吸和循环系统,造成严重不良反应。胸椎旁神经阻滞还可能穿刺失败,使麻醉药物进入蛛网膜下隙而造成全脊麻,或者损伤血管造成局部血肿。

### 49. 神经刺激仪引导胸椎旁神经阻滞用于乳腺区段切除术麻醉有哪些优点?

胸椎旁神经阻滞常采用阻力消失法进行神经阻滞定位,但穿刺失败率较高,且容易导致患者发生神经损伤及气胸等并发症。神经刺激仪引导胸椎旁神经阻滞,通过观察肌肉活动判断穿刺针与神经距离,可有效地提高神经阻滞定位的准确性,避免发生神经损伤麻醉,减少局麻药用量。

### 50. 神经阻滞联合静脉复合麻醉在乳腺癌根治手术中有何优势?

乳腺癌根治手术应用神经阻滞联合静脉复合麻醉,可减少麻药用量,且苏醒较快。静脉麻醉多采取复合应用,故又称静脉复合麻醉,是药物注入经静脉,通过血液循环作用于中枢神经系统,产生全身麻醉的一种方法,是为发挥各个药物特点,达到不良反应少、对生理扰乱轻、麻醉平稳、苏醒快的效果。该方法诱导迅速,对呼吸道无刺激。椎旁神经阻滞通过脊髓背根神经节阻滞,而阻断痛觉神经传导通路,控制炎性反应。

### 51. 吸入麻醉联合静脉复合麻醉用于乳腺癌根治术有何优势?

在乳腺癌根治术中,吸入麻醉起效快、对循环与呼吸影响小。但是对于乳腺癌根治术这种创伤较大、要求较高的手术来说,镇痛与抑制应激反应的能力不足。静脉麻醉,给药剂量精准、不良反应少,镇痛与镇静效果显著,可有效减少患者应激反应,合理搭配镇痛药物,能够大大降低术后并发症率。将吸入麻醉与静脉麻醉联合应用可以有效控制麻醉深度,有效发挥麻醉药物间相互协同作用,减少单种麻醉药物用量,从而药物蓄积减少,大大减少不良反应。

### 52. 全身麻醉下行乳腺癌改良根治手术有什么缺点?

全身麻醉是乳腺癌改良根治手术的常用麻醉方式,此麻醉方法可以满足手术需求,但此方式仅能抑制下丘脑皮质投射与大脑皮质边缘系统,不会彻底阻断外界伤害刺激对神经系统的影响,患者术中可产生强烈应激反应。另外,全身麻醉还会给患者机体本身带来一定的影响,尤其是对免疫系统的影响,不利于患者的术后快速康复。

### 53. 哪类乳腺癌不适合全麻日间手术?

患有基础性疾病,包括心脏病、脑血栓、呼吸道感染、肺部疾病和未经治疗高血压;需要行乳房重建术的。

### 54. 局部麻醉可以降低乳腺癌术后复发风险吗?

基础研究发现全身麻醉中使用的各类药物会对患者免疫系统、肿瘤局部血管生成、其他与肿瘤局部复发和远处转移相关的因素产生影响,增加肿瘤进展或远处转移的风险;而局部麻醉不仅可减轻全身麻醉所需要的药物用量,减少麻醉对免疫系统的负面影响,而且通过其抗炎作用,可能会进一步降低癌症复发和转移风险。但是,临床研究尚未确认局部麻醉下,实施乳腺癌手术患者的肿瘤复发率低于全身麻醉者。

### 55. 伴有冠心病的患者行乳腺手术的围术期有何风险?

根据美国心脏病学会/美国心脏协会(ACC/AHA)指南,缺血性心脏病患者行乳腺手术为心脏低风险。主要心血管不良事件(心血管病死亡,心肌梗死、卒中)的发生率低于 $1\%$。

## 第二节 术中麻醉管理

### 56. 全身麻醉复合胸段硬膜外阻滞麻醉对乳腺癌手术患者免疫功能的影响比常规全身麻醉小的原因有哪些?

全身麻醉复合胸段硬膜外阻滞麻醉可减少麻醉药物用量,隔断外周神经的创伤疼痛信号传入,抑制神经末梢中儿茶酚胺分泌,产生有效的阻滞作用;同时可通过神经传导与内分泌途径,对手术创伤产生的应激反应进行抑制,进而减少手术对乳腺癌患者免疫功能造成的不良影响,加快患者术后苏醒,促进术后更快康复。

**57. 超声引导下前锯肌平面阻滞联合胸横肌平面阻滞有何阻滞范围？**

胸横肌平面位于胸横肌和肋间内肌的肌间隙，与腹横肌平面相延续，T2～T6肋间神经前支从此处穿出，支配乳腺内侧区域皮肤的感觉。前锯肌平面阻滞分为浅层和深层阻滞，浅层为位于前锯肌与胸大肌（或胸小肌）之间的潜在筋膜间隙，深层为前锯肌与肋骨或肋间外肌之间的潜在筋膜间隙，局部麻醉药到达该间隙后，阻滞同侧 T2～T9 肋间神经、胸长神经，达到镇痛效果。

**58. 超声引导下前锯肌平面阻滞联合胸横肌平面阻滞与胸椎旁阻滞在乳腺良性肿瘤手术麻醉效果有何区别？**

相比胸椎旁阻滞，超声引导下前锯肌平面阻滞联合胸横肌平面阻滞效果更优，增加阻滞时效，并发症少。前锯肌平面联合胸横肌平面阻滞，阻滞的靶神经是胸段和颈段脊神经的远端延伸。胸椎旁阻滞主要阻滞胸段神经，并且可以阻滞相应节段邻近的交感神经。

**59. 乳腺区段手术麻醉维持阶段常用静脉麻醉药物有哪些？**

目前临床常用的静脉麻醉是瑞芬太尼和丙泊酚。丙泊酚起效迅速、持续输注后体内无蓄积、苏醒快且完全。瑞芬太尼也是一种起效快、持续输注后体内无蓄积，镇痛效果强的短效静脉麻醉药物。丙泊酚联合瑞芬太尼可提高患者的痛阈，加强镇痛作用，减少丙泊酚等镇静药物的用量，但二者对机体循环均存在一定程度的抑制作用，静脉注射会对机体血流动力学稳定性产生影响，导致心动过缓、低血压等的发生。

**60. 门诊乳腺区段手术使用局部浸润麻醉有哪些优点？**

局部浸润麻醉操作简便，可以满足位置局限的小手术需求。局部使用局麻药物对全身影响较小，有利于患者快速康复。

**61. 门诊乳腺区段手术使用局部浸润麻醉有哪些缺点？**

药物直接注入致密的腺体组织困难，导致药量不足、药物弥散范围小；麻醉药物进入腺体后引起组织肿胀，术者有时会丢失手术目标的位置，进而消耗麻醉的有效时间；首次麻醉不满意后易过量给药，导致不良事件的发生。

**62. 门诊乳腺区段手术使用肋间神经阻滞法有哪些优点?**

肋间神经阻滞法直接阻滞肋间神经外侧皮支的浅出点,镇痛效果明显;镇痛持续时间长;局麻药注药量少,不容易引起局麻药中毒。

**63. 门诊乳腺区段手术使用肋间神经阻滞法有哪些缺点?**

肋间神经阻滞要求较高,需要操作者精确控制针头方位和深度,为肥胖患者实施较为困难。一旦进针不准易引起麻醉失效,如果误入血管引起毒性反应或误穿入胸膜引起气胸。

**64. 门诊乳腺区段手术使用乳腺后间隙局部区域阻滞有哪些优点?**

乳腺后间隙局部区域阻滞麻醉药物在间隙内局限,从而形成一定的静水压,增强阻滞痛觉感受器产生的生物电传导,所以效果明显、镇痛时间长;麻醉药物不直接进入乳腺,注药后于术区不会肿胀,操作中层次突破感明显,易定位进针。

**65. 门诊乳腺区段手术使用乳腺后间隙局部区域阻滞有哪些缺点?**

需要多点进针,实施时间长;麻醉药物在间隙层迅速弥散,局麻药用量过大,可发生局麻药中毒等不良事件;患者乳房厚度各有不同,进针浅则麻醉无效,深则刺破胸膜。

**66. 巨乳症整形手术的麻醉要点是什么?**

巨乳症整形手术通常采取全身麻醉,需要建立人工气道实施机械通气,避免巨乳对胸廓压迫造成的呼吸功能不全。该类患者常伴有肥胖症,可能存在面罩通气和气管插管困难,术前应详细气道评估,并制定气道管理预案。巨乳症手术操作时间较长,故选择全凭静脉全身麻醉或静-吸复合全身麻醉均可,由于乳房组织本身松弛特点,术中可减少肌肉松弛剂用量,降低术后体内肌肉松弛剂残余风险,避免呼吸抑制。

**67. 乳房活检围术期的监护和气道管理应注意哪些事项?**

常规监测心电图、血压和脉搏氧饱和度。注意心电图导联放置远离手术区域,非手术侧静脉输液和测量无创血压。气道管理:手术术野的范围可能阻碍气道管理;常规给予鼻导管或面罩吸氧;对睡眠呼吸暂停患者实施镇静可能需要气道工具(口咽通气道、鼻咽通气道等);如需全身麻醉可考虑使用喉罩或者气管插管。

**68. 乳房活检围术期的麻醉诱导和维持应注意哪些事项？**

全身麻醉通常采用门诊麻醉方案，输注丙泊酚加抗焦虑药物（如咪达唑仑），应用复合短效阿片类药物。根据患者气道情况使用面罩或喉罩。麻醉维持可以使用丙泊酚加短效阿片类药物，便于快速苏醒。

**69. 超声引导下胸椎旁神经阻滞联合喉罩全身麻醉在早期乳腺癌术中有什么效果？**

超声引导下胸椎旁神经阻滞联合喉罩全身麻醉可维持术中血流动力学稳定。胸椎旁神经阻滞具有阻滞面广等特点，可充分满足患者术中和术后的镇痛需求。超声引导可有效避开神经周围的血管和重要器官组织，减少穿刺并发症，提高麻醉安全性。喉罩全身麻醉可以弥补胸椎旁神经阻滞不全造成的不适感，避免使用或仅使用少量肌松药，术后苏醒迅速，有利于术后快速康复。

**70. 超声引导下胸神经阻滞用于乳腺癌手术有何效果？**

胸神经阻滞（pecs）作为一种新兴的区域阻滞技术，采用一针两点注射方法，将局麻醉药液分别注入胸大肌、胸小肌、前锯肌之间筋膜间隙。超声下容易定位胸大、小肌和前锯肌，操作简单，且能完善、有效地阻滞乳腺手术相关感觉及运动神经，无硬膜外自控镇痛及椎旁阻滞相关的交感神经阻滞，起效快，镇痛效果确切，不易刺破胸膜及血管，并发症少。并能减少术中、术后阿片类药物用量，显著降低疼痛评分。

**71. 乳腺癌手术全身麻醉是否需要使用肌松药？**

该手术选择全凭静脉全身麻醉或静-吸复合全身麻醉均可，但该手术操作涉及胸大肌和腋窝淋巴组织的切除，这需要全身麻醉辅助肌肉松弛剂；由于全身麻醉辅助肌肉松弛剂，故需建立人工呼吸道进行机械通气，而放置喉罩较气管插管更能避免对喉及气管的刺激而产生的心血管应激反应。乳腺癌手术多为电刀切割，为尽量避免电刺激所致肌肉颤动，术中需要使用肌肉松弛药。术毕可拮抗肌肉松弛药残余作用，以保障患者术后恢复期呼吸功能无隐患。

**72. 肿胀麻醉微创治疗有哪些优点？**

由于年轻人皮肤收缩率高，因此不需切除多余皮肤，可使其自行收缩，术后乳晕瘢痕不明显，疗效确切，外形良好，手术中采用肿胀麻醉技术。此手术肿胀技术主要起液压分离、放大组织间隙的作用。在脂肪层及乳腺后间隙内注入大量肿胀麻醉液,增大了分离间隙,使手术层次更加清晰,减少了深层组织损伤的可能,手术创伤小,操作安全,麻醉效果好。切口沿乳晕下半圆,根据范围的大小可调切口长短。在直视下切除乳腺组织,清除干净,止血也彻底。

### 73. 乳房假体填充手术选择全身麻醉有何优点?

乳房假体填充的医用材料主要有硅胶和"水囊"两种之分,而后者当不需要时则可完整取出,但该假体植入前需在乳房周边较隐蔽处做一小切口,分离胸大肌,游离出一个容纳假体的腔隙,以便将假体放置在乳腺后平面或胸大肌后平面之下。使用肌肉松弛剂使得胸大肌松弛,分离时可减少渗出血;胸大肌与胸壁间的腔隙增大,有利于假体顺利安置到位,从而解决局麻条件下水囊假体植入困难和假体容易挤破的问题。

### 74. 乳房假体填充手术全身麻醉药物如何选择?

对于麻醉药物选择,临床一般采用短效静脉全身麻醉药物(如丙泊酚)与麻醉性镇痛药物(如芬太尼、瑞芬太尼等)以及中短效非去极化类肌松药(如罗库溴铵、阿曲库铵、维库溴铵等)复合,实施全凭静脉全身麻醉。如同时在皮肤切口处加用小剂量局麻药封闭,其麻醉效果更佳,可在稍浅的全身麻醉状态下完成隆胸术,而且术毕患者苏醒迅速。

### 75. 乳房假体填充手术全身麻醉围麻醉期管理应注意哪些事项?

全身麻醉诱导后以放置喉罩实施机械通气为宜。麻醉术中喉罩通气适合于乳房下皱襞切口与乳晕缘切口隆胸术。全身麻醉术毕隆胸者神志清醒且自主呼吸恢复正常或满意,先清除(吸引)口咽腔内分泌物后再拔出喉罩或气管插管,并观察生命体征无异常后方可护送至病房。隆胸术患者返回病房后需将病床头端抬高30°,以利于膈肌下移而肺容量增加,同时给予面罩或鼻导管持续吸氧;如术后胸部创面疼痛明显可给予静脉自控镇痛泵镇痛。

### 76. 如何对乳房假体填充手术患者实施局部浸润麻醉复合全身麻醉?

首先给予芬太尼和咪唑安定静脉注射,使患者充分镇静。用1%利多卡因液进行切口局部浸润麻醉后开始手术,在剥离胸大肌下间隙时需要在胸大、小肌之间进行剥离,并切断穿胸小肌至胸大肌的胸内侧神经,同时将胸大肌在肋骨的附着点离断,这时应用丙泊酚进行全身麻醉。丙泊酚和芬太尼等药物联合应用时,可发挥协同作用。丙泊酚可使心率减慢、血压下降、呼吸抑制,与芬太尼联合应用应注意监测生命体征尤为重要。

**77. 男性乳腺增生手术中应用肿胀液有什么作用?**

既保证患者麻醉效果的确切,又使得局部麻醉中出血少,术后疼痛感轻,方法简单。减少出血主要有两个原因:盐酸肾上腺素的缩血管作用;肿胀液准确注入脂肪与乳腺组织之间,组织膨胀,有利于剥离时减少损伤。肿胀液术后镇痛时间较长的机制:肿胀液中肾上腺素的缩血管作用和肿胀液对组织中细小血管的压迫作用会延缓利多卡因的吸收,使其血浆浓度高峰值推迟,延长镇痛时间。

**78. 超声引导下肋间神经阻滞与胸椎旁阻滞对于乳腺手术镇痛效果有什么不同?**

胸椎旁神经阻滞一般在 T3~T5 间隙单点或两点穿刺注射药物,还可以放置导管进行术后镇痛;局麻药可以阻滞交感神经。肋间神经阻滞单次穿刺注射只能阻滞单根神经,多个肋间阻滞时需要多次穿刺,而且无法留置导管实施持续镇痛;肋间神经阻滞给药位置距离胸膜近,气胸风险较大;肋间神经阻滞后,局麻药容易吸收入血,因此要注意控制阻滞所需的局麻药剂量和浓度。超声引导下的穿刺操作可以提高 2 种方法的成功率,减少并发症。

**79. 超声引导下肋间神经阻滞对乳腺肿物手术麻醉有哪些优点?**

超声引导下肋间神经阻滞的优点包括:穿刺点远离椎旁区域,不易发生局麻药向硬膜外扩散而导致双侧阻滞或者低血压;注射局麻药相对集中,作用充分,镇痛效果较好;超声引导下肋间神经阻滞,可以清晰指引针尖位置,误伤胸膜致气胸的风险降低。肋间神经阻滞可以根据乳腺肿物所在位置选择阻滞的节段。

**80. 硬膜外复合全身麻醉在乳腺癌切除同期乳房再造的麻醉效果有什么不同?**

全身麻醉复合应用多种短效麻醉药物和吸入性麻醉药物,具有起效快、代谢快、可控性好等特点。全身麻醉复合硬膜外麻醉具有良好的肌松效果和镇痛效果,同时降低麻醉药的使用剂量,从而也降低麻醉药物的相关并发症。复合麻醉可显著降低儿茶酚胺等血管活性物质的释放,具有明显减少机体应激反应的优势。

**81. 肿胀麻醉有哪些优点?**

安全性高,组织损伤少;失血少,术中一般无需输血;止痛效果好,术中基本无痛,麻醉时效长;术后感觉良好,恢复快;可以单独作为一种麻醉使用而不需要全身麻醉或区域阻滞麻醉,从而可避免全身麻醉或其他麻醉的风险;不需要由专业麻醉医师来实施,可完全由手术医生独立完成,尤其适合在中小型的美容整形专业机构应用。

**82. 腋横纹小切口肿胀麻醉法腋窝副乳房切除术与传统的手术方式相比有哪些优点?**

利用肿胀麻醉技术,使住院手术改为门诊手术,患者乐于接受;切口小,在腋部,术后瘢痕隐蔽,外观好;此方法采用切除腺体四周皮肤缝线,包堆包扎,然后穿特制紧身衣或应用 8 字绷带加压的方法彻底消灭死腔,不用放置引流条,术后 7 天拆线,缝针痕迹不明显;出血少,创伤小,操作简便,安全;避免全身麻醉或静脉麻醉的不适和风险。

**83. 副乳腺切除术中气管插管有哪些缺点?**

全身麻醉时,气管插管一直作为传统的首选方法,为了提高插管成功率,需最大程度显露声门,常尽可能上挑舌体和会厌,同时由于导管置入气道过程中的强烈刺激等,均可引起剧烈的心血管反应。尤其遇到困难气道患者,表现为心率增快、血压升高或心律失常,严重影响患者血流动力学稳定。加深麻醉可以不同程度减轻插管反应,但对心血管系统会产生抑制作用,尤其是危重患者更容易发生意外。

**84. 喉罩较气管插管相比,在副乳腺切除术有哪些优点?**

喉罩作为一种新型上呼吸道通气装置,与传统气管插管相比,喉罩置入无需喉镜显露声门,不置入气管内,减少了呼吸道损伤和黏膜刺激,置入过程中应激较小。因其操作简易置管成功率高,且患者血压及心率较稳定,术后拔除喉罩后并发症发生率低,其有效性及安全性有保障。喉罩和气管插管一样,均可进行有效的正压通气;置入喉罩后,患者耐受性、依从性好,可有效减少对咽喉部的损伤,保持气道的通畅。

**85. 局部浸润联合肿胀麻醉在隆乳术的麻醉操作包括什么?**

麻醉的范围为乳房切口周围,内侧紧贴胸骨体旁,外侧至腋前线范围内。具体操作方法如下：离层面浸润麻醉,在胸骨体旁的下限与腋前线下限为 2 个进针点,并确保针进入分离腔穴的层面,向需浸润的范围内呈放射状交叉缓慢均匀注射,直至浸润完全为止;重点在胸骨体旁、腋前线和胸大肌止点的范围增加药量;将肿胀麻醉液用吸脂专用注水针头,从胸大肌外侧缘在胸大肌后间隙平行于肋骨表面,在所需剥离范围区均匀注入肿胀液,于胸大肌后剥离隆乳所需腔隙。

**86. 局部浸润联合肿胀麻醉应用于隆乳术麻醉有什么优点？**

因肌肉内的感觉神经明显丰富于脂肪组织,单纯将肿胀抽脂术的麻醉配方运用于隆乳术,效果欠佳。由于布比卡因药效长,加上肾上腺素收缩血管和局麻药超量灌注对细小血管的压迫作用可延缓局麻药吸收,使得镇痛时间进一步延长。应用肿胀麻醉液使手术涉及的各个层次都能达到满意的麻醉效果,使组织剥离达到理想的范围,较容易形成假体置入腔隙,且肿胀麻醉液镇痛时间长,术后只需给予口服镇痛药即可缓解疼痛。

**87. 哪种麻醉方式对乳腺癌患者循环肿瘤细胞、免疫功能及预后的影响最小？**

麻醉药物对免疫系统具有抑制作用,不同麻醉方式及药物对免疫系统产生不同影响,进而影响肿瘤患者预后。T 淋巴细胞是肿瘤免疫应答的主要细胞,有研究发现,全身麻醉复合硬膜外麻醉与全凭静脉麻醉组患者术后各 T 淋巴细胞亚群数量下降,且全凭静脉麻醉组下降更显著。全身麻醉复合硬膜外麻醉对乳腺癌患者术后 1 年内循环肿瘤细胞具有抑制作用,对手术免疫抑制具有保护作用,有助于改善预后。

**88. 不同剂量氯胺酮静脉麻醉对乳腺手术后血流动力学有何影响？**

氯胺酮通过阻断 NMDA 受体发挥镇痛作用,还有拟交感兴奋作用。小剂量氯胺酮被定义为静脉注射小于 1.0 mg/kg。小剂量氯胺酮麻醉能产生良好的镇痛作用,又无呼吸抑制的危险,可适度兴奋循环系统,能更好地维持术中血流动力学稳定,减少阿片类药物的用量和减轻其引起的恶心呕吐等不良反应。给予大剂量氯胺酮后患者会出现明显的心率增快、血压增高。

**89. 乳腺区段手术麻醉可否选择七氟醚？**

七氟醚吸入麻醉也是乳腺区段手术患者的一种全身麻醉方式。吸入麻醉不会造成注射部位疼痛,同时七氟醚具有血和组织中溶解度低、起效快、恢复迅速、对呼吸道无刺激、对呼吸循环干扰小等优点。研究发现，相比丙泊酚的不良反应，七氟醚不会对血管平滑肌和心肌产生直接松弛作用和负性变力作用，不会引起患者血流动力学的较大波动，麻醉效果稳定。

**90. 硬膜外腔阻滞麻醉可否用于乳腺癌改良根治术患者？**

　　胸段 T4～T5 硬膜外腔阻滞麻醉可以用于乳腺癌改良根治术患者。但是高位胸段硬膜外腔穿刺难度较高，风险较大；如果阻滞平面过高，会影响患者的呼吸功能；如果误伤脊髓可造成高位截瘫。

**91. 全凭静脉麻醉可否用于乳腺癌改良根治术？**

　　全凭静脉麻醉可以用于乳腺癌改良根治术。操作较为简易，可联合使用短效静脉麻醉药物，阿片类药物和肌松药实施麻醉。静脉麻醉药物代谢依赖肝肾功能，各种原因导致的静脉麻醉药物残留会造成患者苏醒期延长。

**92. 全凭吸入全身麻醉可否用于乳腺癌改良根治术？**

　　吸入全身麻醉可以用于乳腺癌改良根治术。吸入麻醉药中大多数吸收快，起效迅速；同时具备镇静和制动作用；停药后排泄迅速，不受肝肾功能影响；术后苏醒较快。但患者会更多地出现伤口疼痛、无法耐受气管插管等情况。

**93. 乳腺切除术围手术期监测有哪些？**

　　常规心电图、无创血压、脉搏氧饱和度监护。全身麻醉者可监测呼气末二氧化碳和体温；伴有心血管并发症者，选择相应的有创监测。

**94. 乳腺切除术围手术期麻醉方法/诱导有哪些？**

　　麻醉监护治疗（MAC）：由外科医生进行局部麻醉，同时给予适当静脉注射镇静药物。区域麻醉：T2～T6 肋间神经阻滞或 T4～T5 椎旁阻滞。气管插管或放置喉罩实施全身麻醉。推荐预防性应用足量止吐药物；应用辅助镇痛药物可能是有益的。

**95. 全身麻醉下行乳腺癌根治术的缺点有哪些？**

　　全身麻醉常常会使用阿片类药物，术后恶心、呕吐发生率较高。全身麻醉是乳腺癌根治手术的常用麻醉方式，但是麻醉药物不会彻底阻断外界伤害刺激对神经系统的影响,患者在接受手术时会产生强烈应激反应。另外,阿片类药物可以对免疫系统造成抑制效应,不利于患者的术后快速康复。

### 96. 乳房美容手术的麻醉要点有哪些?

常见手术有乳房增大或缩小手术。施行硬膜外麻醉时,可经 T3~T5 间隙穿刺向头侧置管,阻滞平面控制在 T2~T8 为宜,采用较低浓度的局麻药、避免使用过量的镇静镇痛药以减少对呼吸、循环的抑制;阻滞平面超过 T4 时,心交感神经会受到抑制,出现心率减慢伴不同程度的血压下降,可用阿托品及血管收缩药治疗;乳房增大手术在经腋窝小切口分离胸大肌时,易发生气胸,术中应注意严密观察。

### 97. 喉罩通气全身麻醉应用于乳腺癌根治术有哪些优点?

喉罩通气是通过选择适合患者的喉罩,将患者喉头密封包裹,以达到将氧气完全通入患者体内的目的。该方案与传统的插管通气相比,不会对患者造成过多生理上的不适,并且能保证更大的通气量,从而能够有效维持患者体内的血压和血气指标,并降低术后出现不良反应的可能性。在全身麻醉乳腺癌根治术中应用喉罩通气,喉罩通气的患者其收缩压、舒张压、$PaCO_2$、$PaO_2$ 均优于气管插管患者,且不良反应发生率也低于气管插管患者。

### 98. 静脉麻醉在乳腺微创旋切术中的应用效果如何?

静脉麻醉能发挥各种药物的特点,达到麻醉平稳、不良反应少、苏醒快等优点而采取复合应用,因此又称为静脉复合麻醉。在乳腺微创旋切术中应用静脉麻醉能提高麻醉效果,降低不良反应发生率,镇痛效果良好,可提高患者满意度和耐受率,具有较好的临床疗效。在静脉麻醉时,需要密切关注血压、血氧饱和度、心电监护工作,做好吸氧、气管插管等工作,要预防患者呕吐窒息、咳嗽等。

### 99. 乳腺后间隙麻醉在乳腺肿块微创旋切术有哪些优点?

在乳腺肿块微创旋切术患者中应用乳腺后间隙麻醉,优点是麻醉药物不会直接进入乳腺,注入药物后乳腺也不会发生肿胀。此外,通过乳腺后间隙麻醉,便于操作中对进针进行控制,且在 B 型超声引导下进行手术,观察方便,极大地缩短了手术时间,降低手术时间过长给患者带来的损伤;还能减少麻醉药物的使用量,同时缩短了麻醉时间和手术时间,降低不良反应的发生率。

**100.** 乳腺肿块微创旋切术使用乳腺后间隙麻醉的不良反应和注意事项有
哪些?

虽然采用乳腺后间隙麻醉的不良反应发生率明显低于传统局部麻醉,但是依
然存在一定的不良反应,如恶心、心悸、冒汗、头晕等。此类不良反应可能与麻醉药
物有关,需立即采取措施予以处理,必要时暂停手术,保障患者安全;在应用乳腺后
间隙麻醉时,操作人员需熟练掌握相应操作技术,如进针速度和角度、麻醉药物用
量的控制等,控制得当可最大限度地降低不良反应的发生率。

**101.** 如何在乳腺良性肿瘤切除术中实施保留自主呼吸快通道静脉麻醉?

丙泊酚镇痛作用弱,对呼吸和循环的抑制强。氯胺酮具有良好的镇痛作用,对
呼吸几乎无影响,对心血管具有兴奋作用,可以逆转丙泊酚对心血管的抑制作用。
将亚麻醉剂量的氯胺酮与丙泊酚联合使用可优势互补。小剂量舒芬太尼可以提供
有效的镇痛而对呼吸和循环影响轻微。舒芬太尼、丙泊酚和亚麻醉剂量氯胺酮联
合应用,可以实施保留自主呼吸的快通道静脉全身麻醉,在乳腺良性肿瘤切除术中
具有镇静镇痛完善、对循环和呼吸影响轻微的特点。

**102.** 保留自主呼吸快通道静脉全身麻醉用于乳腺区段手术的效果如何?

将保留自主呼吸快通道静脉全身麻醉应用于乳腺良性肿瘤切除术,以丙泊酚
联合芬太尼静脉麻醉用于乳腺短小手术具有操作简便、患者诱导及清醒快、麻醉维
持较平稳等特点,但给药后必须持续面罩给氧及辅助呼吸,否则容易发生呼吸
抑制。

**103.** 上胸段硬膜外麻醉用于乳腺区段手术的效果如何?

上胸段硬膜外麻醉对呼吸、循环干扰明显且往往阻滞不全,麻醉药物浓度的选
择较关键,需要辅助其他镇痛药物才能完成手术,对穿刺技术要求较高。

**104.** 喉罩下全身麻醉用于乳腺区段手术的效果如何?

喉罩下全身麻醉与以往的气管内插管全身麻醉比较,不仅术后护理负担减轻,
麻醉医生操作也简便。喉罩下全身麻醉虽然在经济上对患者有一定负担,但该方
式有成功率高、置入时引起的心血管反应轻微等优点,其有效性和安全性有明显提
高,不失为乳腺区段切除手术较安全的一种麻醉方法。

**105. 超声引导下前锯肌平面阻滞用于乳腺手术有什么效果？**

前锯肌平面阻滞（SPB）通过阻滞肋间神经外侧皮支、胸长神经以及胸背神经达到完全的半胸阻滞，随着加速康复外科理念的深入理解，围术期镇痛成为其关键部分，良好的围术期镇痛可以大大减少额外镇痛用药，有助于患者早日下床，促进术后恢复。SPB作为一种新颖的区域神经阻滞技术，其在乳腺区域手术中的有效性已被研究证实，且相对于其他镇痛方法，操作更加简单、安全，超声可视化技术更是增加了其安全性和有效性，应用前景广泛。

# 第三节　术后注意事项

**106. 乳腺手术后应注意什么？**

手术结束后应将患者送至苏醒室，密切观察直至呼吸、循环功能稳定。因乳房手术后有许多因素影响呼吸功能，如高位硬膜外阻滞对呼吸影响，全身麻醉药的残余作用，胸部敷料包扎压迫等均影响患者肺通气与换气功能。此外，必要时可提供术后镇痛，有利于患者早日康复。

**107. 乳腺切除后有哪些疼痛综合征表现？**

乳腺切除后疼痛综合征包括乳腺切除后出现在前胸、腋窝、上臂的中央和后部的持续疼痛。经常发生在根治性乳腺切除和腋窝淋巴结清扫后，也可发生在小的手术如乳腺肿块切除术后。疼痛发生率在 $4\% \sim 6\%$，临床表现：前胸、腋窝和臂的中、后部出现压迫感、收缩感、烧灼性疼痛感；在损伤神经分布的区域疼痛常伴随阵发性撕裂性疼痛，感觉异常，感觉过敏；上臂淋巴水肿；一些患者可产生反射性交感神经萎缩症。

**108. 经皮穴位电刺激辅助麻醉对乳腺癌患者术后疼痛有什么作用？**

一般选择合谷穴，在麻醉诱导前给予目标穴位一定强度电刺激持续 30 min，能增强中枢神经系统的镇静作用，在一定程度上抑制应激反应，减轻交感神经的兴奋性，同时通过电刺激可促进神经系统释放镇痛化学物质，一定程度上可抑制疼痛感，使患者的疼痛阈值提高，而且通过这种辅助麻醉方法能减少麻醉药物用量。

**109. 超声引导下 PECS－Ⅱ 用于乳腺炎术后的镇痛效果怎么样？**

乳腺炎是多发于育龄女性群体的乳腺慢性炎症疾病。其切开引流术为Ⅲ类污染切口，术中过氧化氢反复冲洗伤口，术后创面不行Ⅰ期缝合，伤口局部物理及炎性刺激均严重。此类患者术后疼痛明显，局部炎症是术后慢性疼痛的危险因素。Ⅱ型胸神经阻滞（PECS－Ⅱ）是近年来一项新兴的神经阻滞技术。全身麻醉联合 PECS－Ⅱ 下行乳腺炎切开引流术，可以为患者提供更好的术后镇痛，减少阿片类药物使用量，降低术后恶心呕吐发生率。

**110. 女性月经对乳腺肿瘤患者术后麻醉苏醒质量有什么影响？**

女性在月经周期中的黄体期，血浆孕激素水平处在高值，而在卵泡期时血浆孕激素水平比较低，其中黄体期的明显特征为孕酮水平高。孕酮及其代谢产物与麻醉镇静相关。全身麻醉的复苏取决于患者对于镇静药物的敏感性和药物的配置，孕酮通过改变中枢神经细胞元的兴奋性对大脑产生镇静和催眠作用，并可减少吸入麻醉药物和静脉麻醉药的用量。

**111. 乳腺癌术患者发生术后恶心、呕吐的影响因素有哪些？**

术后恶心、呕吐（PONV）是指术后 24 h 内发生的恶心、干呕及呕吐的现象，是术后常见并发症之一，其影响因素诸多，主要包括麻醉因素、手术因素、患者自身因素等。按照 Apfel 危险因素分级，乳腺癌全麻手术 PONV 风险较高，若术后使用阿片类药物镇痛，PONV 风险将进一步增加，不利于患者术后的早期康复。因此，麻醉医生应根据患者个体情况及手术需要来合理选择麻醉方法及药物，最大限度地降低 PONV 发生。

**112. 超声引导竖脊肌间隙阻滞与胸椎旁神经阻滞治疗乳腺癌术后急性疼痛的效果为何？**

两种阻滞方式均可为乳腺癌手术患者提供有效镇痛，并通过减少镇痛药物用量以减少恶心、呕吐等不良反应的发生，但胸椎旁神经阻滞可能会引发气胸。竖脊肌间隙阻滞主要借助超声引导对肌筋膜间隙进行阻滞，结合注射间隙的差异可分别为胸部或腹部节段性神经支配区提供镇痛。主要从 T3、T4 及 T5 横突与竖脊肌筋膜间隙进行局部麻醉药物注射，药物沿筋膜间隙渗入至胸椎旁空间，从而对脊神经的前支及后支进行阻断。

**113.** 超声引导下筋膜间神经阻滞治疗乳腺癌术后疼痛的入路有哪些？

包括胸神经阻滞、前锯肌平面阻滞、胸横肌平面阻滞、胸骨旁胸大肌肋间肌平面阻滞、菱形肌-肋间肌-低位前锯肌平面阻滞、肋间臂神经阻滞、椎旁平面神经阻滞(椎板阻滞、竖脊肌平面阻滞、横突-胸膜中点阻滞和肋横突孔阻滞)。

# 肝脏手术麻醉

**1. 肝脏的血管及血流动力学是怎样分布的?**

肝脏是人体唯一具有双重血液供应器官:一是门静脉,主要接收来自胃肠脾脏血液;另一是腹腔动脉分支的肝固有动脉。门静脉和肝动脉入肝后反复分支,在肝小叶间形成小叶间动静脉到达肝窦,再经中央静脉注入肝静脉,最后进入下腔静脉回心脏。正常人心排血量 25% 入肝,其中 70%～80% 来自门静脉;20%～30% 来自肝动脉,供给肝脏所需氧量 60%～80%。

**2. 肝脏的解剖位置特点是什么?**

肝脏是位于右季肋下、上腹部大部和左季肋部可变部分的赤褐色飞镖样腺体。肝脏在右腋中线上的范围是第 7 肋到第 11 肋之间;胆囊位于第 9 肋软骨下。肝脏富含血管、易碎和易撕裂,其呈海绵状而使它与相邻不易变形的结构相适应。采用化学药品原位硬化后,肝脏形状像直角三棱镜(边缘),伴圆形直角,三棱镜的三个面为肝脏的上、下和后表面。

**3. 肝脏的传统解剖是什么?**

传统或经典肝脏解剖将肝脏分为 4 个叶:左叶、右叶、尾状叶和方叶。从肝脏前面和上表面观察,镰状韧带将肝脏分为左右叶;在肝脏背侧面的下部观察,左矢状面窝(静脉韧带和肝圆韧带)在背侧面的表面将左右叶分开,肝门形成了方叶的背侧边界和尾状叶的前缘边界;右侧边界对方叶来说是胆囊窝,对尾状叶来说是下腔静脉;左侧边界对方叶来说是圆韧带(脐静脉窝),对尾状叶来说是静脉韧带裂(静脉导管凹)。

**4. 什么是肝小叶？**

　　肝脏的基本单位是传统小叶、门小叶或肝窦。理想化的传统肝小叶是一个包含有位于其中心的中央静脉和 6 个垂直门管的六棱体。每个门管包括结缔组织基质、周围神经纤维、淋巴管和肝门三管系统，后者包括门静脉和肝动脉的终末支及一个胆小管。成人肝一般由 50 000～100 000 个肝小叶组成。

**5. 肝脏的血流量是怎么调节的？**

　　内源性和外源性机制都对肝脏血流量的调节发挥重要作用。外源性机制是指迷走神经、膈神经和内脏神经纤维（T5～T11 的交感神经节后纤维）作用于内脏血管的神经调节作用以及包括胰高血糖素、血管紧张素 II 和血管升压素等体液因素的调节作用。内源性机制，包括肝动脉缓冲系统（HABR）、代谢调节、压力-流量自动调节等，独立于神经体液因素之外发挥作用。

**6. 肝脏的血液循环对体循环有哪些意义？**

　　肝脏是一个巨大的贮血器官，肝静脉阻力的升降往往伴随肝内血容量的急剧变化，这种贮血功能受交感神经调节。例如大出血时肝脏可以在 30 秒内"挤出"500～1 000 mL 额外的血液进入体循环。如果突发功能异常，也可能导致血量减少（10%～15%），而发生严重的低血压。

**7. 什么是肝动脉缓冲反应？**

　　肝动脉的缓冲反应（HABR）是主要的内源性肝血流调节器。门静脉的血流量变化与肝动脉血流量改变成反比，即当门静脉血流量下降，HABR 通过增加肝动脉血流量进行代偿，反之亦然。HABR 机制包括合成与清除门静脉周围区域的腺苷（一种血管扩张剂）：当门静脉血流下降，门静脉周围区域的腺苷蓄积，小动脉阻力降低，从而使肝动脉血流量增加；相反，当门静脉血流量增加，门静脉周围区域的腺苷被清除，小动脉阻力增加，肝动脉血流量下降。

**8. 肝动脉缓冲反应的生理学意义？**

　　HABR 最大可使肝动脉血流量增加 1 倍，所以当门静脉血流量下降 50% 以上时，HABR 并不能使肝血流量完全恢复正常，但由于肝动脉血携带的氧含量高于门静脉，与保护肝血流量相比，HABR 能够更有效地保证肝的氧供。由于肝脏缺少压力-流量自动调节功能，全身动脉压降低可导致门静脉血流量减少，HABR 诱发肝动脉血流补偿性增加,在肝的总血流量减少的情况下仍能维持肝脏的氧供。HABR 的病理性紊乱可增加肝脏对低氧损害的敏感性。

**9. 神经系统对肝脏血流有什么调节作用?**

迷走神经、膈神经和内脏神经纤维(T5～T11 的交感神经节后纤维)由肝门进入肝,随肝血管和胆管分布。当交感张力下降时,内脏储血量增加;相反,交感张力增加时,血液从内脏储血库进入体循环,可以在数秒内将多达 80% 的肝血量(400～500 mL)排到体循环中。肝动脉血管壁含有 $\alpha_1$、$\alpha_2$ 和 $\beta_2$ 肾上腺素能受体,而门静脉只有 $\alpha$ 受体。

**10. 体液因素对肝脏血流有何调节作用?**

机体内分泌体液也对肝脏血流有重要的调节作用,如胰高血糖素可剂量依赖性松弛肝动脉平滑肌,并能够阻断各种生理性缩血管剂对肝动脉的影响;而血管紧张素 Ⅱ 可以收缩肝动脉、门静脉,药理剂量的血管紧张素 Ⅱ 可同时显著减少肠系膜动脉和门静脉血流量,从而导致肝血流量减少。另外,血管升压素在升高内脏动脉阻力时可以降低门静脉阻力,因此血管升压素可以有效治疗门静脉高压。

**11. 肝脏内的微循环是怎么分布的?**

肝腺泡是肝脏的微血管单位,有 3 个不同的循环区域:1 区是门静脉周围区,2 区为中间带,3 区为中心周围区。1 区靠近肝窦,其血液供应富含氧和营养物质。相反 3 区在腺泡外周,其供血已经流过 1 区和 2 区的肝细胞,血液内氧含量低。

**12. 肝腺泡的生理学意义是什么?**

腺泡的微血管结构提高了底物利用和代谢废物清除的效率。尿素循环酶存在于 1 区和 2 区,这些区域的肝细胞将氨基酸转化为酮酸和氨,鸟氨酸循环(尿素循环)提取氨并合成尿素。谷氨酰胺合成酶只在 3 区表达的,有利于从谷氨酰胺底物中捕获剩余的氨,从而提高临近中心区域的肝细胞的血氨清除效率,否则氨将进入中心循环系统。

**13. 肝细胞的生物转化能力的区域分布差别与生理学意义是什么?**

门静脉周围的肝细胞含有最高密度的线粒体,是氧化代谢和糖原合成的主要场所;而中心周围肝细胞含有丰富的滑面内质网、还原型烟酰胺腺嘌呤二核苷酸磷酸(NADPH)和细胞色素 P450(CYP),是无氧代谢和外源性物质生物转化的主要场所。显然,中央周围的肝细胞更易受到外源性物质代谢和低氧的损害。临床资料显示,中心小叶区域的缺血损伤或坏死降低了肝清除多种药物和其他外源性物质的能力。

**14. 肝脏细胞坏死最常见的原因是什么?**

低氧或缺氧是肝脏细胞死亡的最常见原因。缺氧可引起细胞内的 ATP 下降,并诱发一系列反应,包括调节细胞内液体和电解质平衡的能量依赖性的离子泵功能衰竭、浆膜功能失调、肝细胞迅速肿胀破裂,最终坏死。肝细胞坏死后释放各种物质进入周围组织,包括细胞残骸、酶、反应性化学物质,如醛、脂质过氧化物和类花生酸类物质,诱发炎症反应,释放细胞因子和趋化因子,并对循环中的中性粒细胞具有化学趋化作用,可增强肝脏的炎性反应。

**15. 肝脏有哪些生化和生理功能?**

肝脏的生化和生理功能包括脂质、糖类和蛋白质的代谢,胆汁的代谢和肝肠循环,凝血酶原和调节纤溶与凝血的蛋白质的合成,红细胞生成和增多,胆红素的代谢,内分泌,免疫和炎症反应以及外源性化学物质(药物、毒素等)的代谢和排泄。

**16. 肝脏对于内分泌激素有何调节作用?**

肝是人体最大的腺体,在激素和激素结合蛋白的代谢中起着重要作用。首先,肝合成许多内分泌物质,包括血管紧张素原、血小板生成素、胰岛素样生长因子 1。其次,肝细胞摄取甲状腺分泌的主要产物甲状腺素(T4),并将其激活为三碘甲腺原氨酸(T3)或灭活。最后,肝灭活许多其他激素,包括醛固酮、抗利尿激素、雌激素、雄激素和胰岛素。胰腺生成的胰岛素几乎一半被肝降解而不能到达体循环。

**17. 肝脏对免疫和炎症反应有哪些调节作用?**

肝是人体最大的网状内皮器官。肝巨噬细胞(库普弗细胞)约占肝的 10%。库普弗细胞保护机体免受外来物质的入侵,对进入体循环前的内脏静脉血进行过滤,降解毒素、处理抗原和吞噬细菌。还对炎症反应发挥重要的调节作用,通过清除血液中的刺激物质而减轻炎症反应,也可以通过生成和释放促炎症反应因子,增加肝白细胞聚集而诱发和强化炎症反应,包括各种细胞因子、趋化因子、白三烯、蛋白酶、硝基自由基和还原氧自由基。

**18. 肝脏对凝血系统有哪些调节作用？**

除凝血因子Ⅲ、Ⅳ和Ⅷ外，肝合成大多数的凝血因子前体，及调节纤溶和凝血的蛋白质，包括C蛋白、S蛋白、Z蛋白、纤溶酶原激活物抑制剂（PAI）和抗凝血酶Ⅲ。Z蛋白促进凝血因子Xa降解，S蛋白是激活C蛋白的辅助因子，活化的C蛋白可灭活Ⅷa和Ⅴa复合物、S蛋白缺乏增加静脉血栓形成的风险。PAI-1是间接的纤维蛋白溶解抑制剂。

**19. 肝脏的净化减毒功能有哪些？**

肝脏一方面利用库普弗细胞完成"血液净化"作用，从门静脉血液中清除一些颗粒，包括在正常情况下穿过肠壁的很多结肠细菌；另一方面利用CYP450途径和其他酶来清除来源于内脏或外源性物质、毒素和其他物质转化为无害的化合物。肝代谢外源性物质经过两个阶段：第一阶段为代谢阶段，包括氧化和CYP450介导的一些反应；第二阶段包括酯化反应，将代谢产物与一些分子连接，包括硫酸盐、葡萄糖醛酸、氨基酸等。

**20. 外源性的化学物质（药物）的代谢和排泄过程是什么样的？**

外源性化学物质与机体接触后在体内经历吸收、分布、生物转化、排泄等4个基本过程，少量通过机体（肺、肝、肾、肠道和皮肤）存留在组织。

**21. 肝脏内的药物代谢途径有哪些？**

肝清除药物的各种化学反应可分为三大类相。第一相代谢（如氧化、还原和水解反应）通过CYP（细胞色素P450）和混合功能氧化酶插入极性基团（如羟基、氨基、巯基），或移除非极性基团改变药物的极性。第二相代谢将外源性化学物质（或其代谢产物）与内源性亲水底物（如葡糖醛酸、醋酸盐等）结合增加极性，使生物效能更低、毒性更小、亲水性更强，更容易通过胆汁或尿液排出。第三相代谢通过能量依赖性运载体将药物排到胆小管，加快排泄。

**22. 药物代谢的决定因素有哪些？**

药物的剂量相关反应在个体和群体中常存在很大差异，主要原因是药物分布与代谢的不均一性，受遗传和环境因素影响。遗传控制CYP同工酶的表达，环境因素（例如药物或其他化学药物）影响基因表达而改变药物的生物转化。许多条件和疾病能够改变CYP蛋白的产生，例如肥胖、禁食和糖尿病可导致CYP2E1上调，而全身炎症反应、发热、无氮或富氮溶液、肝硬化、甲状腺功能减退、垂体功能低下等可以选择性地下调 CYP1A 和 CYP3A4。

**23. 药物清除灌注模型的主要有哪些类型？**

药物清除灌注模型通常关注 3 个主要参数，即肝脏固有的清除率、肝血流和蛋白质结合程度。摄取率（ER）等于药物的肝脏固有清除率/肝脏血流量，是肝脏摄取或清除某一药物相对有效性的一个指标。低 ER 的药物，肝脏清除率具有容量限制性，可随肝脏固有清除率或蛋白质结合程度的改变而改变，但对肝脏血流量的变化不敏感；高 ER 的药物，其肝脏清除率对肝脏血流量有高度依赖性和直接相关性，而不受蛋白结合率和药物代谢酶活性的影响。

**24. 肝功能的血液学检查包括哪些内容？**

肝功能的血液学检查包括肝细胞性损害的检测（转氨酶、乳酸脱氢酶、谷胱甘肽 S-转移酶）、肝蛋白合成的评估（血清白蛋白、凝血酶原时间）、胆汁淤积性异常的检测（碱性磷酸酶、5′-核苷酸酶和谷氨酰转肽酶、血清胆红素）、特殊疾病的检查（检测病毒、细菌和自身免疫病的血清学试验，诊断遗传性代谢性疾病的遗传学试验和确定肝恶性肿瘤的肿瘤标志物的检测）。

**25. 肝血流量测定方法有哪些？**

肝脏血流量测定方法分为 3 类：清除率测定法，指示剂稀释测定法和直接测量法。清除率测定法是使用间接 Fick 定律的提取法粗略计算肝脏血流量，适用于肝固有清除率和全身清除率都高的物质。指示剂稀释测定法是将放射性标志物（如碘标记白蛋白）注入脾脏后，通过肝静脉持续采血或外置计数器确定指示剂稀释曲线来计算肝脏血流量，注射前指示剂应混合均匀，肝脏不能代谢清除指示剂。直接测定法是指电磁血流探头通过肝动脉和门静脉直接测定血流量。

**26. 肝脏疾病对药物清除有哪些作用？**

肝疾病可通过改变蛋白质结合、降低血清白蛋白和其他药物结合蛋白的水平、因腹水和全身含水量增加而改变机体的分布容积以及肝细胞功能异常导致代谢降低等因素，从而对药物代谢和药动学产生显著影响。长期饮酒对肝酶的诱导作用也可影响肝硬化患者药物的最终效应。严重肝脏疾病可影响许多药物的清除，半衰期延长，不良反应发生率增加，这些药物须慎用于各种原因所致肝硬化或终末期肝脏疾病的患者,剂量和方法均应作相应调整。

**27. 药物引发的肝脏损伤分为哪几类?**

药物诱发的肝损伤分为两大类:剂量相关性毒性和药物诱发的特异性损害。前者随着药物剂量的增加可以发生在所有人身上,具有可预测性。后者罕见,亚临床剂量的药物即可诱发,很可能是免疫介导性损害,只有很少一部分用药者出现这种情况。机体对这些分子干扰的反应决定了药物诱发损害的类型,但这 2 种分类既存在明显的差异,也有惊人的相似性。例如,都涉及与内源性大分子共价结合,使重要的酶类失活,导致细胞内抗氧化剂耗竭和脂膜的过氧化。

**28. 酒精诱发的肝脏疾病有哪些?**

酗酒($\geqslant$5 g/d)可引起多种类型的肝脏损害,包括显著的脂肪变性(脂肪肝)、酒精性肝炎和肝硬化。尽管几乎所有长期酗酒者都发展成脂肪肝,但只有 10%~20%发展成肝硬化。与一般人群相比,酒精性肝病的患者更易出现与健康相关的疾病,如营养不良、免疫功能低下、水和电解质失衡。这些患者术后继发出血、败血症或心肺功能失代偿(源于酒精性或肝硬化性心肌病)的风险增加,患者的术后死亡风险明显增加。

**29. 缺氧性和酒精性肝损伤有哪些相似之处?**

缺氧性肝损伤促进促炎症细胞因子、TNF - $\alpha$、IL - 1、IL - 6 的释放,诱导黏附分子表达,降低白细胞流速,增加白细胞边聚和血小板黏附,导致肝血流量减少。肝肠缺血释放细胞因子和黄嘌呤氧化酶,导致补体的激活,既增强局部炎症反应,又引发全身性炎症反应,继而引起心肺损伤。酒精相关性肝损伤同样促进促炎症反应介质的释放,并显著增加肝脏的氧耗,易诱发肝脏低氧性损伤,早期主要发生在小叶中央区域,该区域乙醇脱氢酶含量最高,氧供最少。

**30. 什么是肝硬化? 肝硬化的病因有哪些?**

肝硬化是正常肝脏组织被纤维瘢痕组织或再生结节取代的慢性疾病。肝硬化可以以一种隐匿无痛苦的方式形成和发展。肝细胞的纤维化和血管的畸变导致持续不断的、累积的肝功能的丧失。可能在肝破坏 70%时,患者才出现临床症状。此时,肝固有的强大的生理储备能力被耗竭,机体已无法代偿更多的肝细胞的损失。常见的病因包括酒精中毒、病毒性肝炎和家族遗传病。

### 31. 门静脉高压的发病机制有哪些？

门静脉高压发病机制的假说包括不相互排斥的"反流理论"（backward theory）和"前流理论"（forward theory）。"反流理论"认为纤维组织增生诱发肝硬化，增加门静脉阻力，最终引起门静脉压力增高（即门静脉血流稳定时）。"前流理论"（forward theory）认为由于肝硬化改变了全身和内脏动脉循环，从而导致了门脉高压的形成。

### 32. 腹水的发病机制是什么？

肝硬化诱发的门脉高压引起全身含水量大量增加、水肿和腹水，原因是肾脏过度钠潴留，驱动机制有泛溢学说或充盈不足学说。前者认为肝硬化释放刺激肾脏钠潴留的化学物质引起血容量扩张，而肝不能产生足够的白蛋白以纠正低蛋白血症，血浆胶体渗透压降低和门静脉液体静水压增加。后者认为稳态反射与肾协同密切调节血管内容量，肝硬化使有效循环血容量下降，肾脏钠潴留是其正常生理反应，刺激内环境稳态机制而保留水和钠离子。

### 33. 什么是胆汁淤积性疾病？常见的原因有哪些？

胆汁淤积指胆汁流动障碍，其发病机制复杂。遗传或后天获得性肝内胆汁淤积的常见原因是胆汁转运体功能异常，而肝外胆汁淤积的主要原因是机械性胆道阻塞。胆汁淤积后胆汁组分在血中浓度增加，其中非结合性胆红素毒性最大，浓度较高时可破坏细胞代谢途径，造成细胞膜功能障碍。临床表现依赖于胆汁淤积的严重程度和发病机制，主要有瘙痒、黄疸、粪便颜色变淡、尿液颜色变深。

### 34. 什么是阻塞性黄疸？手术风险指标有哪些？

梗阻性黄疸的常见原因是胆结石、肿瘤或瘢痕。如果一个肝管阻塞，相应的肝细胞会由于滞留的胆汁的毒性作用而萎缩，其他的肝管将代偿性地产生所需的胆汁。如果胆总管或胆管阻塞，胆汁不能排除，则会出现黄疸、瘙痒和腹痛等症状。手术死亡率的预测指标为术前红细胞比容小于 30%、直接胆红素 $\geq 200\ \mu mol/L$、恶性肿瘤，如果以上 3 种情况都存在，则死亡率可高达 60%。术后会发生肾衰竭的发生率约为 8%，应用胆盐或乳果糖可以降低发病率。

### 35. 询问肝炎患者病史应注意什么？

患者可能自诉许多年前患有肝炎，但是详细信息未知。医师术前必须详细询问病史,以确认发病前后的情况(如输血、旅行、暴露于危险条件),以及是否有慢性肝炎的并发症。划分这一阶段处于术中或术后即刻发生很重要,尽管如今临床很少应用氟烷,但是之前有氟烷性肝炎的患者可能有发生其他氟化挥发性物质交叉敏感性的风险。

**36. 对患有肝病的患者术前访视时应考虑哪些方面?**

术前病史需明确肝病的病因、治疗情况、相关并发症以及肝功能障碍严重程度。肝脏疾病会影响肝细胞和(或)胆道系统功能,以及影响蛋白质合成(包括凝血因子和白蛋白)、胆汁调节,以及药物和毒物代谢。

**37. 肝病患者的术前肝功能评估和准备应包括哪些方面?**

首先询问症状、社会史、家族史及疾病史,明确近期用药情况。其次为实验室检查,包括全血细胞计数、凝血功能、电解质、肝功能以及病毒、免疫学相关检查;对于有重度肝功能衰竭的患者需行心电图、超声心动图检查,通气功能异常者需进一步评估肺功能;对可能存在的食管胃底静脉曲张还需行胃镜检查。外科医师应明确出血风险及应对手段,以及是否需长时间阻断重要血管,尤其是下腔静脉,以做好循环容量补充及有效循环灌注压维持的准备。

**38. 对于肝病患者如何选择合适的手术时机?**

严重肝病的患者围手术期病死率增加。择期手术应推迟至肝炎急性期之后或慢性病恶化期缓解,或新发现的肝脏异常诊断建立之后,可能对患者有益。对于急性或暴发性肝病患者,包括酒精性、病毒性或不明原因性肝炎,禁忌立即进行择期手术。严重肝病或高危患者术前最好由肝病专家进行优化调整。

**39. 在手术麻醉前,肝功能损害患者自身需要做哪些准备?**

肝功能损害患者需经过一段时间保肝治疗,包括:高碳水化合物,高蛋白质饮食,以增加糖原储备和改善全身情况,必要时每日静脉滴注 GIK 极化液;间断补充外源性白蛋白;小量多次输新鲜全血,以纠正贫血和提供凝血因子;适当补充 B 族维生素、维生素 C、维生素 K;改善肺通气,若并存胸水,腹水或肢体水肿,应适当限制钠盐,应用利尿药和抗醛固酮药,必要时术前放出适量胸腹水,同时注意水电解质平衡,并补充血容量。

**40. 肝脏手术麻醉需要哪些准备？**

一般情况仅需要一条运行良好的外周静脉通路，严重肝功能衰竭伴凝血障碍患者行深静脉通路时，要输入新鲜冰冻血浆和（或）血小板以减免可能的严重出血风险。血流动力学波动较大的患者需建立动脉监测以保证术中的器官灌注，对于大出血，需监测电解质、血红蛋白/血容量指导输血治疗和电解质补充。通气困难（如肝肺综合征）时需检查动脉血气以保证氧合和通气。维持合适的室温（22～25℃）及主动加温措施以防体热流失严重导致患者低体温。

**41. 肝脏手术麻醉需要注意哪些特殊事项？**

外科医生对肝脏进行操作时常需要测量中心静脉压，控制其在较低水平（2～5 mmHg）可以显著减少术中出血。严重肝功能衰竭并发肝肺综合征或者肺动脉-门静脉高压的患者，或者预计行门静脉或下腔静脉阻断（如肝移植时），术中前后负荷可能有显著波动，需要肺动脉导管来进一步监测血流动力学。经食管超声心动图与肺动脉导管联合使用，可用于术中评估心肺功能状态，预估术中心功能不全或心力衰竭，但禁用于未经治疗的严重食管静脉曲张患者。

**42. 门脉高压症手术麻醉有哪些适应证？**

手术麻醉指征主要取决于肝损害程度、腹水程度、食管静脉曲张程度、有无出血或出血倾向。为做好手术前评估准备和降低死亡率，我国特有的武汉分级将门脉高压症的肝功能情况归纳为三级，Ⅲ级肝功能患者不适于手术麻醉，应力求纠正到Ⅰ或Ⅱ级。Ⅰ、Ⅱ级术后死亡率约为5%，Ⅲ级者死亡率甚高。国际通用Child-Pugh分级进行肝脏储备功能评估，C级患者的手术风险性高。

**43. 肝脏手术中，麻醉药物的应用有哪些注意事项？**

肝脏是多种麻醉药代谢的主要场所，而多数麻醉药都可使肝血流量减少，故用药的主要原则是选用最小有效剂量。应使收缩压维持在80 mmHg以上，否则肝脏将丧失自动调节能力，并可加重肝细胞损害。麻醉前用药大量应用阿托品或东莨菪碱可使肝血流量减少，一般剂量时则无影响。镇静镇痛药均在肝内代谢，门脉高压症时分解代谢延迟，可导致药效增强、作用时间延长，故应减量或避用。

**44. 肝脏手术术中吸入麻醉药物的应用有哪些注意事项？**

麻醉药氧化亚氮在无缺氧的情况下，对肝脏无直接影响。氟烷使肝血流量下降约 30％,术后可有谷丙转氨酶一过性升高,因此原有肝损害或疑有肝炎者宜禁用。恩氟烷是否存在肝损害,尚未定论,但用药后一周内 ALT 可上升至 100 U 以上,故最好避用。异氟烷、七氟烷、地氟烷、氙气等在体内降解少,对肝功能影响轻微,都可考虑选用。

### 45. 肝脏疾病时,肌肉松弛麻醉药物的应如何选择?

先评估肝功能受损程度,明确肌松药在体内的主要代谢途径。肝硬化患者的胆碱酯酶/假性胆碱酯酶活性减弱,琥珀酰胆碱、米库氯铵等的作用增强和时限延长,易发生呼吸恢复延迟;主要经肝肾代谢的药物,如维库溴铵、哌库溴铵、罗库溴铵等,易出现蓄积并加重肝肾负担,应避免应用。肝硬化患者宜选用不经肝肾代谢的肌松药,如阿曲库铵、顺阿曲库铵等,但要注意内环境改变对 Hofmann 消除过程,及其代谢产物(N-甲基四氢罂粟碱)代谢的影响。

### 46. 肝脏疾病的麻醉药物应用有哪些注意事项?

肝损害时血浆蛋白量减少,应用巴比妥类药时,因分解代谢减缓,使血内游离成分增加,药效增强,但巴比妥类对肝脏尚无影响。氟哌利多、芬太尼虽在肝内代谢,但麻醉常用量尚不致发生肝损害,可用于门脉高压症手术的麻醉,对严重肝损害者应酌情减量。酯类局麻药由血浆胆碱酯酶分解,而血浆内胆碱酯酶均来自肝脏,酰胺类局麻药都在肝内代谢,所以肝硬化患者应用局麻药可因其分解延缓,易于蓄积,故忌大剂量使用。

### 47. 肝脏手术中的麻醉有哪些注意事项?

监测 ECG、有创血压、$S_PO_2$、中心静脉压、尿量等维持出入量平衡,维持有效循环血量、每搏输出量、血细胞比容、血红蛋白及氧解离曲线的正常,出血量在 2 000 mL 以上者宜血液回收与成分输血,适量血浆代用品,适时血气分析以及时纠正氧供、水电解质和酸碱失衡;提高白蛋白≥25 g/L 以维持血浆胶体渗透压和预防间质水肿,必要时测定血浆及尿渗透压;补充凝血因子、新鲜血、血小板、新鲜冰冻血浆和维生素 K,发现异常出血要复查凝血功能;完善镇痛可避免过度应激。

### 48. 肝移植中活体供体的麻醉要求和原则是什么?

术前应详细询问病史,仔细体检以及完善各项术前检查,客观评价各器官功能,评估供体患者对手术及麻醉的耐受性,尤其要评价失去整个或部分器官后对机体的影响。麻醉选择以保证供体安全、不损害供体器官功能以及有利于手术操作为原则，可采用全麻和(或)连续硬膜外麻醉，麻醉用药应避免使用对移植器官有不良反应的药物。

### 49. 肝移植中尸体供体有何麻醉要求？

目前选用的供体一般是脑死亡的患者，在宣布脑死亡至取器官的这段时间，应尽量维持和改善呼吸和循环功能，施行气管内插管通气，维持正常的 $PaO_2$ 和 $PaCO_2$。器官摘除术本身不需要麻醉药，但有时供体因脊髓反射性兴奋，可出现肌肉收缩、心率加快和血压增高等反应，妨碍供体器官的摘除，可酌情给予少量肌松药、芬太尼或硝普钠，以利供体器官的摘除，但避免使用强效血管收缩药物。

### 50. 急性肝功能衰竭的发病原因和治疗措施是什么？

急性肝功能衰竭(fulminant hepatic failure，FHF)又称暴发性肝衰竭，指无既往肝病史的患者在发病 8 周内出现的以肝性脑病为主的急性肝功能失代偿表现。FHF 的病因很多，包括病毒感染、药物中毒、Wilson 病；在中国则主要是乙型肝炎。对 FHF 的保守治疗包括重症监护和呼吸机辅助通气、降低颅内压等，对于病情危重者的治疗效果极差，肝移植几乎是唯一能够挽救患者生命的治疗措施。

### 51. 急性肝功能衰竭的临床表现有哪些？

急性肝功能衰竭最主要的临床表现在神经系统方面的损害。80％的 FHF 患者伴有脑水肿和颅内高压，进而可形成脑疝，死亡率约 90％，是急性肝功能衰竭致死的首要原因，超过 40％的患者在术前会出现颅内压显著性的升高。另外，爆发性急性肝功能衰竭后可伴有心血管功能不稳定、严重的离子紊乱与酸碱失衡、门脉高压、严重凝血功能障碍等，而急性肾功能衰竭是其最常见的死因。

### 52. 什么是肝脏移植？

各种病因引起的终末期肝病经各种治疗无效者，通过手术方式植入一个健康的肝脏，使受体者的肝功能得到良好的恢复，称为肝移植术。这也是目前治疗失代偿期肝硬化、无法手术切除的原发性肝癌、急性肝衰竭和代谢性疾病等终末期肝脏疾病的唯一有效方法。

**53. 肝移植的适应证有哪些?**

在我国,肝脏的原发性恶性肿瘤是主要的适应证之一,但随着肝移植的迅速发展,原则上,所有终末期肝病用其他各种内外科方法不能治愈、预计在短期内无法避免死亡的患者,都是肝移植的适应证。常见的有经内科治疗和手术治疗无效的严重的黄疸、胆汁淤积、肝脏合成功能明显受损、难治性静脉曲张出血和难以控制的肝性脑病等,即可考虑肝移植术。小儿接受肝移植者以胆道闭锁最多见,对年龄超过 4 个月患胆道闭锁并肝脏硬变的大婴儿,推荐肝移植作为主要治疗措施。

**54. 肝移植的绝对禁忌证有哪些?**

肝移植的绝对禁忌证是指在一定的临床情况下,肝移植的疗效或预后极差而不应该成为治疗方式予以选择。包括存在难以控制的全身性真菌、细菌、病毒感染,如 HBsAg 和 HbeAg 均为阳性的肝硬化、艾滋病病毒感染、活动性肺结核等;还包括在肝胆以外存在难以根治的恶性肿瘤、难以戒除的酗酒或吸毒、难以控制的心理变态或精神病、对肝移植无充分理解者、持续性低氧血症患者。另外,如果除肝外的重要器官如心、肺、肾功能不全或衰竭也属禁忌证。

**55. 肝移植的相对禁忌证有哪些?**

肝移植的相对禁忌证是指患者在一定的临床情况下,虽然肝移植可能会产生高的并发症和死亡率,但在某些情况下亦可取得满意的长期存活率,主要包括:受者年龄超过 65 岁、曾经复杂肝胆道或上腹部手术史(特别是右上腹部)、既往有精神病史、慢性酒精中毒者(戒酒不够半年者)、腹主动脉瘤、无并发症的糖尿病、HBeAg 阳性或 DNA 阳性或有活动性病毒复制的慢性乙型肝炎患者、肝门静脉血栓或栓塞者。

**56. 肝移植手术术前用药有哪些注意事项?**

术前应充分考虑麻醉相关的因素和麻醉方案的选择。术前应注意对胃病患者应用雷尼替丁、胃复安或质子泵拮抗剂;有脑病并发症者应禁用苯二氮䓬类药物;凝血功能障碍的患者应禁止肌肉内注射等。

**57. 肝脏手术术后呼吸管理有何必要性和哪些呼吸管理措施?**

肝功能衰竭患者行大而复杂的手术后,首要注意的便是呼吸功能,常有因肺水肿而术后延迟拔管。术中大量输血后 1～3 天可能出现输血相关性肺损伤,使原本就有肺内分流患者的通气变得更加困难和复杂。常规的容量控制通气可能不足以维持氧合并可能导致肺泡内高压，呼气末正压若大于 8 cmH$_2$O 会阻碍肝脏的静脉回流，导致肝脏充血、出血甚至肝移植手术失败，应选择压力模式并允许一定范围内的高碳酸血症（60～70 mmHg），以防止肺泡气压伤或容量伤。

**58. 为什么肝脏手术必须要完善的术后镇痛？**

肝脏大手术后的镇痛治疗很重要，因为腹痛会妨碍患者充分通气和深呼吸，炎症因子也会延缓伤口的愈合和机体恢复。椎管内麻醉已成功应用于肝功能衰竭患者并且效果良好。此时，患者自控静脉镇痛可以发挥最大效益，即使是对阿片类药物代谢功能下降的患者，也不用担心意外用药过量。

**59. 肝移植手术后有哪些并发症？**

手术后早期并发症包括术后出血、引流液漏和血管血栓形成，如多发于儿科受体的肝动脉血栓形成，常见于心脏死亡捐赠肝脏的肝移植后胆漏；术后极早期，免疫抑制剂的应用是造成感染风险的主要原因，这也是首要的死亡原因。另外，也会增加移植受体对恶性肿瘤的易感性；常见的感染源有长期的气管插管、保留中心静脉导管和导尿管，故这些设备应尽早去除，糖尿病和肾功能不全等合并症会增加感染的风险。

**60. 肝硬化有哪些临床症状？**

肝硬化是大多数肝毒性疾病的最终结果。首先，发生门脉高压伴脾肿大，上下腔静脉系统曲张，腹水和胸腔积液，自发性细菌性腹膜炎可能发生于腹水患者，使围手术期死亡率增加。其次，肝脏合成蛋白质和凝血因子或清除毒素和药物障碍，发生出血，PT 延长和血小板减少症。再次，可能有肝性脑病、肺动脉分流导致缺氧和肺高压、低灌注导致肝肾综合征，甚至有肾功能不全或肾衰竭的危险。最后，晚期肝病患者可能发生高心排血量状态。

**61. 肝移植患者应做哪些术前评估？**

肝脏疾病的病情发展和移植手术本身都会使患者发生巨大的病理生理改变，因此麻醉前必须对患者各个器官系统进行全面准确的评估。先要重点关注循环和呼吸系统的功能，这与围手术期死亡率密切相关，同时也对肾功能再次评估。国外一些大的肝移植中心用于评估受者和手术预后的标准主要包括 Child 肝功能分级、UNOS 分级、终末期肝病模型 MELD 评分等。另外，要特别注意健康状况的变化、住院、最初和后续的心肺功能的细节改变及肾功能评估等。

**62. 麻醉前进行肝功能测定有何必要性和哪些指征？**

肝功能测定并非麻醉术前常规评估的必需项目，这需要根据既往肝脏损伤病史和体格检查决定是否进行肝功能检查。指征包括病毒性、酒精性或药物性肝炎、黄疸、肝硬化、门脉高压症、肝胆系统疾病、肝毒性药物应用史、肿瘤、免疫损伤、出血疾病等。

**63. 肝移植手术前对供肝的选择应注意哪些问题？**

手术前需要考虑的主要问题是移植肝脏的大小，既要保证满足患者的需要，又要为供体留下足够的肝脏。通常用几个计算公式（包括移植物-受体体重比、移植物占标准肝脏重量的百分比）来确定供肝大小，以保证供体和受体的肝脏都能够维持必要的功能。

**64. 儿童肝移植手术的供肝部位应如何选择？**

儿童 LDLT 通常只需要切除成人供体的肝左叶的外侧段（Ⅱ、Ⅲ段）或做完全的肝左叶切除术（Ⅱ、Ⅲ、Ⅳ段）即可提供足够的肝脏。这种移植物可随患者的成长而一起生长，从外科医生的角度来说，肝左叶切除相对简单，因而手术时间也较短。

**65. 肝移植手术后的镇痛方式有哪些？**

与其他腹部大手术相比，肝移植患者术后对镇痛药的需求明显减少。术后镇痛一般经静脉使用阿片制剂或曲马多行患者自控静脉镇痛，或经硬膜外导管行患者自控硬膜外镇痛，但应注意后者可能会出现的硬膜外血肿及感染的风险。如果事先存在或在围手术期发生凝血功能障碍，禁止选择硬膜外镇痛。

**66. 肝移植手术中患者的体位是怎样的？**

术中患者处于仰卧位，通常一臂（右或左）置于身旁，另一臂外展。

**67. 终末期肝病的主要并发症是什么？**

肝硬化是终末期肝病的最终临床转归，是慢性肝实质细胞炎性坏死的最终结果,导致肝结构纤维化和破坏,血流受阻导致门脉高压和门静脉与体循环静脉间形成分流。门静脉和肝静脉之间的压差超过 10～12 mmHg 时为重度门脉高压,可出现腹水、食管静脉曲张出血、肝性脑病、肝肾综合征、凝血功能障碍等并发症,肝硬化失代偿期几乎可以影响全身各器官系统。

**68. 肝移植术的麻醉方式如何选择?**

静吸复合麻醉是目前广泛采用的麻醉方法,国内有主张使用静吸复合麻醉加硬膜外麻醉。肝移植患者围手术期可能发生严重凝血功能障碍而发生硬膜外血肿,应严格选择硬膜外麻醉适应证。

**69. 在肝移植术的麻醉中,肌松剂的应用原则有哪些?**

一般来说肝移植麻醉时肌松药选用阿曲库铵和顺式阿曲库铵比选择维库溴铵更合适,因为前者主要经过 Hofmann 消除,无需经过肝脏代谢和肾脏清除,且组胺释放少。而肝移植期间维库溴铵、罗库溴铵等代谢发生了很大变化。术中对肌松恢复情况、血浆药物浓度的监测对移植肝的肝功能和成活情况具有指示性意义,所有恢复时间超过 150 min 的患者,都提示发生了移植肝功能不良。如果术中有肌松监测,所有的非去极化肌松药如罗库溴铵、哌库溴铵等都可以放心使用。

**70. 在肝移植术麻醉中,麻醉诱导应采用什么方法?**

麻醉诱导提倡采用改良的快速诱导方案,因为患者经常出现明显的腹水或胃排空延迟,易发生反流误吸。一般使用舒芬太尼或芬太尼、复合丙泊酚或依托咪酯加琥珀酰胆碱,或罗库溴铵行快速诱导气管插管。另外,患者外周血管阻力低并且容量相对不足,所以诱导后可以出现严重的低血压,常需要使用小剂量的血管收缩药(如苯肾上腺素)。

**71. 肝移植手术中静吸复合麻醉辅以硬膜外阻滞的可行性如何?**

如术前无明显凝血功能障碍的患者,可于胸 7～8 间隙行硬膜外穿刺置管,行硬膜外阻滞再复合静吸麻醉。该方法可减少全身麻醉药用量,使麻醉更趋稳定安全,还可提供更优良的术后镇痛。但肝移植患者围手术期可能发生严重凝血功能障碍而发生硬膜外血肿,应严格选择适应证。

**72. 肝移植术中应如何选择麻醉维持方式？**

麻醉维持可采用静吸复合或全凭静脉的麻醉方式，术中始终要保持术中血流动力学的稳定。既可以采用吸入挥发性麻醉药，联合阿片类药物的平衡麻醉方法；也可联合使用阿片类药、苯二氮䓬类药、丙泊酚等复合进行全凭静脉麻醉的方法；芬太尼、舒芬太尼、阿芬太尼和瑞芬太尼都可以选择。除氟烷外，其他吸入性麻醉药都可安全用于活体肝移植，不影响肝再生和移植肝功能的恢复，但避免使用$N_2O$，因其易于产生肠腔胀气，无肝期前可能会增加肠腔淤血和循环不良。

**73. 肝移植术的监测设备应如何选择？**

除常规监测如心电图、血压、$SpO_2$、体温、呼吸功能、尿量、麻醉深度、肌松监测外，还应监测有创动脉压、中心静脉压、肺动脉压等；必要时进行连续心排血量监测和经食管超声心动图，但放置 TEE 探头有导致食管静脉破裂的危险；颅内压监测适用于脑水肿的患者，可经颅骨超声多普勒测定脑血流，或脑室置管直接测量，但会增加颅内出血的风险；通过颈静脉球部和脑动脉血氧饱和度监测术中以及术后脑代谢，也可监测颅内氧分压了解脑功能情况。

**74. 肝移植术留置胃管时应注意哪些事项？**

在留置胃管时，必须注意患者伴有严重的凝血功能障碍引起的严重出血。患者在肝移植期间偶尔会出现无法控制的上消化道大出血，这时需要放置一个 Minnesota 或塞-布导管。

**75. 肝移植术应如何监测凝血功能？**

一般术中运用最多的指标为凝血酶原时间、INR、部分凝血活酶时间、纤维蛋白原和血小板计数等。大约 33% 的移植中心在肝移植术中使用血栓弹力图监测，18% 的中心监测了激活凝血时间。血栓弹力图比标准实验室检查更准确预测肝移植术后出血。

**76. 肝移植手术如何分期？**

肝移植手术一般分为 3 个阶段：无肝前期、无肝期和新肝期。无肝前期指手术开始至下腔静脉阻断。无肝期始于下腔静脉阻断止于肝门静脉血流开放。新肝期也称再灌注期，从肝脏的血液循环重新建立到手术结束。

第三章

### 77. 肝移植手术无肝前期有哪些注意事项?

无肝前期主要是游离肝脏,主要处理因失血引起的心排血量减少、血压下降以及快速输血引起的高钾、低钙等并发症。在此期间充分补液至关重要,并早期开始利尿治疗,既有利于术中液体管理,对无肝期相对缺血的肾脏也有一定的保护作用。同时重点评估凝血功能,除非有过多的失血,否则不应过度纠正凝血障碍。另外,密切观察可能伴有腔静脉或肝静脉内的血栓在游离肝脏时脱落,出现肺动脉栓塞、严重的肺动脉高压和右心衰竭。

### 78. 肝移植手术的无肝期有哪些注意事项?

首先,为减轻无肝期血流动力学的剧烈波动,在无肝期前应给予一定量的液体负荷,必要时应用小剂量的血管收缩药。其次,因为无肝脏产热、冰冷供肝的置入、大量输血输液及长时间大面积的腹腔暴露,都可使中心温度下降 2～3℃,所以应采取积极措施维持适宜的体温。第三,在准备移植肝血管开放前对血电解质、酸碱平衡、容量状况及凝血功能重新进行检测、评估和及时处理,需要大量输血时应预防枸橼酸和血中钙离子结合而导致的严重的低钙血症。

### 79. 静脉-静脉转流技术在肝移植中有什么优缺点?

很多肝脏移植中心在无肝期会采用静脉-静脉转流技术(venous-venous bypass,VVBP),把股静脉和门静脉的血引流到腋静脉、锁骨下静脉或颈静脉,然后回流到上腔静脉。其优点在于能够增加血流动力学稳定、改善无肝期各器官特别是肾脏的灌注压、改善腹腔脏器的静脉回流、减少输血输液降低代谢障碍和减少肺水肿的发生;缺点是可使体温进一步降低并增加空气栓塞及血栓形成的危险。对于某些合并有严重的心脏疾病、血流动力学明显不平稳的患者建议使用 VVBP。

### 80. 肝移植手术新肝期有哪些注意事项?

新肝期最危险的时刻是移植肝血管开放后即刻,在瞬间或几分钟内常发生剧烈的血流动力波动,可能会出现严重的低血压、高钾血症、严重的酸中毒、体温过低、凝血功能障碍,甚至有时心搏骤停。

### 81. 肝移植手术中再灌注综合征如何诊断及有哪些处理措施?

再灌注综合征是指肝门静脉再灌注 5 分钟内体循环血压下降 30%,肺动脉压升高并持续≥1 分钟,特征为平均动脉压、全身血管阻力、心肌收缩力降低,而肺血管阻力和肺毛细血管充盈压升高。严重的低血压通常在 5～10 分钟内缓解，但有时持续时间较长，需要使用正性肌力药物和加快输液。再灌注综合征的治疗可用血管收缩药（如去氧肾上腺素）和肾上腺素能受体激动剂（如肾上腺素），逐渐增加剂量可以维持平均动脉压在一定的水平及增强心肌收缩力。

## 82. 肝移植手术中再灌注综合征的预防措施有哪些？

预防再灌注综合征的方法有：在进入新肝期前纠正低钙血症，提高碱剩余值（BE）；适当增加血容量和提高平均动脉血压；纠正和预防低体温；通过肝下腔静脉放出一定量供肝和门静脉内的血液；调整通气参数，维持 $PaCO_2$ 在正常水平；尽量减少无肝期时间。

## 83. 如何处置肝移植再灌注期出现的凝血功能紊乱？

再灌注期可能出现凝血功能紊乱而导致出血或广泛渗血，主要原因是供肝内残余的肝素释放、凝血因子的稀释和消耗、血小板聚集、内源性肝素样物质生成等，可借助血栓弹力图或 Sonoclot 评估凝血功能状态并指导治疗。根据凝血成分的缺失补充输注新鲜冰冻血浆、血小板、冷沉淀、凝血酶原复合物、纤维蛋白原等；如存在纤维溶解亢进，可用氨甲环酸、氨基己酸等拮抗；如怀疑残余肝素作用可用鱼精蛋白拮抗。对于供肝创面严重出血，应仔细止血。

## 84. 在肝移植的新肝期出现血糖升高应如何处置？

新肝期因供肝内糖原分解释放葡萄糖以及手术的应激反应、术中应用糖皮质激素、大量输血等原因，可能出现一过性的血糖升高。轻度的一过性的血糖升高通常不需要处理，但如果血糖水平超过 12 mmol/L 应积极处理，可皮下或静脉应用胰岛素，尤其是对中枢神经系统并发症的患者。

## 85. 肝移植患者术中液体管理有哪些原则？

终末期肝病的患者在术前可能已经存在严重的内环境紊乱和容量异常状态，部分合并肾功能不全、肝肾综合征、脑水肿等问题。术中应根据患者的具体情况、临床需要、监测指标和实验室检查结果指导输血、输液。晚期肝病患者的内脏和体循环血管扩张，有效动脉血容量下降，严格以 CVP 和 PAWP 的变化指导输液，最好输入不含乳酸的液体。使用渗透性利尿剂和袢利尿剂可使患者有足够的尿量，对无尿的患者，可持续运用静脉血液透析去除多余的容量。

**86. 肝移植患者术中输血应怎样管理?**

应根据实验室结合凝血功能的监测结果来选择成分输血。术中应维持血红蛋白在 90 g/L 以上,输入大量含枸橼酸的血液制品会导致枸橼酸中毒,出现严重的低钙血症,可静注氯化钙或葡萄糖酸钙纠正。在无肝期尽量不输库血,以减缓酸中毒、高血钾和低血钙的发生。大量输血包括血浆能导致输血相关性急性肺损伤,并使肺动脉压增高导致术后早期发生肺水肿。自体血回收技术可明显减少库血量,也提高了急性大出血的处理效率,但禁用于恶性肿瘤患者。

**87. 肝移植患者术中控制性低中心静脉压怎样管理?**

在肝移植中为达到减少手术出血和输血的目的,控制性低中心静脉压(CLCVP),通常是在 3～5 cm $H_2O$ 水平,同时维持动脉收缩压大于或等于 90 mmHg 及心率稳定,从而使手术中出血量明显减少的技术。通过控制性地降低中心静脉压可以增加肝静脉回流、减轻肝脏淤血,在无肝前期可减少游离肝脏时的出血量,在新肝期可以避免移植肝因肝瘀血导致的肝肿胀。

**88. 肝移植患者术中如何应用控制性低中心静脉压?**

为达到控制性低中心静脉压,一方面要限制液体的输入和使用利尿剂,另一方面可应用如硝酸甘油等扩张血管的药物,还可通过加深麻醉如增大吸入麻醉药浓度来达到扩张血管的目的。降低中心静脉压时难免会出现低血压,为维持正常血压,可以应用血管活性药物增加心输出量或全身血管阻力。应用控制性低中心静脉压时应注意可能出现的并发症,包括肾功能损害、静脉空气栓塞等。

**89. 持续硬膜外麻醉复合气管内吸入全麻用于肝胆手术的麻醉的优点是什么?**

布比卡因在较高浓度时肌松作用相当好,术中几乎不加肌松药;避免单纯硬膜外阻滞麻醉过浅出现肌松差及明显的牵拉反应,或由于硬膜外阻滞麻醉过深引起的明显呼吸抑制,也避免单纯全麻中使用较多肌松药引起呼吸抑制及麻醉终止时因伤口疼痛引起的躁动,方便术后止痛,利于患者恢复。

**90. 肝移植术后患者接受其他手术时的麻醉应如何选择?**

肝移植受体通常按正常方式代谢药物,但其功能必须评估,凝血酶原时间或 INR 是很好的肝合成功能指标。凝血异常可用维生素 K 或新鲜冰冻血浆纠正;腹水用利尿剂、白蛋白或穿刺引流治疗;脑病用乳果糖治疗,慎用镇静剂。评估并小心处理肾功能,以避免加重相关损伤。另外,应避免使用使肝血流量减少的药物如高血压药普萘洛尔。凝血功能较好时可选择区域麻醉,以减轻全身影响。

### 91. 肝移植术后,拔除气管导管最佳时机是什么?

拔管和终止术后机械通气的时间不确定,但在拔管前要确定移植物有功能的清晰迹象。如果没有明显的呼吸功能障碍和气道阻塞现象,移植的新肝功能良好,血流动力学稳定,血气监测提示呼吸功能良好,一般 24 小时内可拔除气管导管,或者在手术后即刻拔管也是可行的,术后并发症很少。如果术前患者有明显的全身衰竭,气管插管时间可以适当延长。应加强雾化吸入及胸部理疗,以防发生肺不张及肺炎。国外的一些移植中心报道在手术室拔除气管导管。

### 92. 肝移植的术后并发症有哪些?

肝移植手术并发症,如胆汁漏可导致继发性感染,包括腹膜炎和肝脓肿,标准术式肝移植后的腹腔脓肿常发生在胆道附近,特别是进行了 Roux-en-Y 胆肠吻合的胆道重建患者。标准术式肝移植伴肾衰、输血、再次移植、术后再次开腹以及 Roux-en-Y 胆肠吻合的患者,真菌感染的风险增加。术中肺动脉栓塞的发生率为 4.0%,术中和院内死亡率分别达到 30% 和 45%。

### 93. 活体肝脏移植术供体者的麻醉管理有哪些要求?

供体者大都是无器质性疾病且全身状况良好的健康人,虽其麻醉实施无特殊性,其麻醉风险较小,但正因为供体者是自主肝脏贡献者且身体健康,更需要保障供体者绝对安全。充分重视麻醉前访视与各项相关准备,并给予心理疏导和降低紧张焦虑情绪。麻醉术中既要防止各种不良反应,也要避免术中知晓和术毕苏醒延迟。术后给予有效的镇痛以及良好的护理措施。

### 94. 活体肝脏移植术受体患者的麻醉管理有哪些?

受体患者接受的是供体者的右半肝脏移植,该活体肝除体积较全肝移植小外,其术中吻合的各血管也较细小,相对而言更容易形成血栓,故应给予多方面关注。调控无肝期机体容量,注重血管活性药物维持血流动力学的稳定,避免新肝开放后容量过多。虽肝移植后再灌注综合征发生率低,且肝功能恢复较全肝移植早,但新肝功能恢复早期应保持凝血功能处在可允许范围内为妥,不宜及早纠正至正常,以避免移植肝血管血栓形成。

**95. 新生儿肝脏的药物代谢有什么特点?**

新生儿肝脏功能未完全成熟,虽然药物代谢所需的大部分酶系已经发育,但其活性尚未被底物诱导或刺激,有些直到 1 岁以后才能达到成人水平。细胞色素 P450 系统负责亲脂类成分药物的 I 相代谢,出生时该系统活性接近成人的 50%,所以一些药物如咖啡因等的代谢能力偏低。II 相反应涉及结合反应,使药物的水溶性增加从而能够从肾脏排除,但在新生儿中通常较弱,导致出现黄疸(胆红素降解减少)和药物(如吗啡和苯二氮䓬类)半衰期延长。

**96. 如何选择肝病儿童的麻醉药物?**

尽量选择不完全依赖肝肾代谢、长时间应用无明显蓄积的麻醉药物。常用吸入麻醉药有七氟醚和地氟醚,体内代谢率低。瑞芬太尼起效快、作用时间短、不依赖肝脏代谢,可术中维持;舒芬太尼和芬太尼虽经过肝脏代谢,术中可按需追加,术后也可进行静脉自控镇痛。输注咪达唑仑 1 d 后易蓄积,总量≥60 mg/kg 有严重撤药症状。新生儿地西泮半衰期长达 80 h,禁用于 6 个月龄以下或肝脏代谢途径尚不成熟的患儿。

**97. 患有肝肾疾病的儿童应如何选择肌松剂?**

肝肾功能障碍时,药物代谢和排泄受阻,体内水钠潴留导致分布容积大,血浆胆碱酯酶活性降低导致突触间隙中乙酰胆碱清除率下降,表现为肌松药起效时间延长,初始计量增加。对主要经肝肾代谢的维库溴铵、罗库溴铵、琥珀胆碱、米库氯铵等,应延长给药间隔,推荐肌松监测下指导用药。阿曲库铵和顺式阿曲库铵较少依赖肝脏代谢,而经特殊途径 Hofmann 消除,可优先用,特别适用于新生儿和肝肾疾患儿童,但会受到严重内环境紊乱的影响(pH、温度等)

**98. 发生在肝脏的恶性肿瘤有哪些种类?**

发生在肝脏的恶性肿瘤有肝细胞癌、胆管细胞癌、继发性肝癌和肉瘤。肝癌分为原发性肝癌和继发性肝癌。前两者肝细胞癌、胆管细胞癌又合称为原发性肝癌。

**99. 肝癌如何分型?**

分为三型:单纯型:临床和化验检查无明显肝硬化表现者;硬化型:有明显的肝硬化临床和化验表现者;炎症型:病情发展迅速,伴有持续癌性高热或血清谷丙转氨酶升高 1 倍以上者。

## 100. 肝癌是如何分期的？

Ⅰ期：无明显的肝癌症状与体征者；Ⅱ期：介于Ⅰ期与Ⅲ期之间者；Ⅲ期：有黄疸、腹水、远处转移或恶液质之一者。

## 101. 如何选择肝癌治疗方案？

根据肝癌的不同阶段酌情进行个体化综合治疗，是提高治疗肝癌疗效的关键。手术是治疗的首选，也是最有效的方法，包括根治性肝切除，姑息性肝切除等。对不能切除的根据具体情况，采用术中肝动脉结扎、肝动脉化疗栓塞和（或）门静脉置泵（皮下埋藏灌注装置）作区域化疗栓塞等，也可行射频、冷冻、激光、微波、化疗和放射治疗等方法。对一般情况较好，癌肿较局限，尚无远处转移而又不适于手术切除或手术后复发者，可采用放射为主的综合治疗。

## 102. 什么是门脉高压症？

门静脉系统是腹腔脏器与肝脏毛细血管网之间的静脉系统。当门静脉的压力因各种病因而高于 $25\ cmH_2O$ 时，可表现一系列临床症状，统称门脉高压症。门脉高压症可引起侧支循环开放、脾肿大和脾功能亢进以及腹水等三大临床表现。门静脉高压的进展会增加局部一氧化氮产生，加剧内脏血管扩张。高压的侧支血管破裂是门静脉高压的一种高度致命和可怕的并发症。

## 103. 门脉高压症的主要病理生理特点是什么？

肝硬变及肝损害；高动力型血流动力学改变：容量负荷及心脏负荷增加，动静脉血氧分压差降低，肺内动静脉短路和门、体静脉间分流；出凝血功能改变：有出血倾向和凝血障碍，原因为纤维蛋白原缺乏、血小板减少、凝血酶原时间延长、第Ⅴ因子缺乏、血浆纤溶蛋白活性增强；低蛋白血症：腹水、电解质紊乱、钠和水潴留、低钾血症；脾功能亢进；氮质血症、少尿、稀释性低钠、代谢性酸中毒和肝肾综合征。

## 104. 门脉高压症手术有哪些适应证？

门脉高压症手术麻醉的适应证，主要取决于肝损害程度、腹水程度、食管静脉曲张及有无出血或出血倾向。为做好手术前准备和估计，降低死亡率，根据 Child-Pugh 肝功能分级标准可将门脉高压症的肝功能情况归纳为三级。A、B 级术后死亡率约为 5%，C 级肝功能者手术死亡率更加，不适于手术麻醉，应当尽量避免，力求纠正到 A 或 B 级。

### 105. 门脉高压症手术麻醉前需要哪些准备?

重点针对肝损害程度及其病理生理改变,改善肝功能、出血倾向、增加肝糖原、减少蛋白质分解代谢及全身状态的准备:给予高糖、高热量、适量优质蛋白质、低脂肪饮食,必要时静脉注射葡萄糖胰岛素溶液;有出血倾向者可给予维生素 K 等纠正,如第 V 因子合成功能低下,应输新鲜血或血浆;有大量腹水时,纠正低蛋白血症,并利尿、补钾、限制摄水量,多次小量放出腹水,并输用新鲜血或血浆;凡伴有水、电解质、酸碱平衡紊乱者,麻醉前应逐步纠正。

### 106. 门脉高压症手术麻醉的肝保护原则是什么?

肝脏是多种麻醉药代谢的主要场所,而多数麻醉药都可使肝血流量减少。麻醉选择与处理的主要原则是选用其最小有效剂量,使收缩压维持在 80 mmHg 以上,否则肝脏将丧失自动调节能力,并可加重肝细胞损害。

### 107. 老年门静脉高压症手术时,如何选择麻醉方案?

对门静脉高压症患者常采用全身麻醉、连续硬膜外阻滞或复合麻醉。凝血功能正常和全身情况尚好的,可选用连续硬膜外麻醉,经胸 T7~T8 或胸 T8~T9 间隙穿刺,头向置管,置管前用热盐水将硬膜外导管软化,以免刺破血管引起硬膜外血肿,术中需增加局麻药或辅助药物的用量,以缓解内脏牵拉反应,但容易引起呼吸循环抑制,难以维持血流动力学和内环境的稳定;老年人存在棘上韧带钙化等使穿刺困难的因素,多数患者需采用气管内全身麻醉。

### 108. 门脉高压症手术麻醉前用药有哪些注意事项?

大量应用阿托品或东莨菪碱可使肝血流量减少,一般剂量时则无影响。镇静镇痛药均在肝内代谢,门脉高压症时分解代谢延迟,可导致药效增强、作用时间延长,故应减量或避免使用。

### 109. 如何选择门脉高压症手术中的麻醉药物?

氧化亚氮在无缺氧的情况下,对肝脏无直接影响。氟烷使肝血流量下降约 30%,部分术后可有 GPT 与 BSP 一过性升高,安氟烷用后 1 周内 GPT 可上升至 100 IU 以上,因此宜禁用或避免使用。异氟烷、七氟烷、地氟烷在体内降解率少,对肝功能影响轻微,可考虑选用。巴比妥类药因分解代谢减缓,血内游离成分增加,药效增强,但睡眠量巴比妥类对肝脏尚无影响。舒芬太尼、芬太尼虽在肝内代谢,但麻醉常用量不发生肝损害,可安全应用,但对严重肝损害者应酌情减量。

## 110. 肝硬化患者麻醉中肌松剂的使用应注意哪些事项?

先评估肝功能受损程度,明确肌松药在体内的主要代谢途径。肝硬化患者的胆碱酯酶/假性胆碱酯酶活性减弱,琥珀胆碱、米库氯铵等作用增强和时限延长,易呼吸恢复延迟;主要经肝肾代谢的药物,如维库溴铵、哌库溴铵、罗库溴铵等,易蓄积并加重肝肾负担,应避免应用或肌松监测指导应用。此类患者宜选用不经肝肾代谢的肌松药,如阿曲库铵、顺阿曲库铵等,但要注意内环境改变对 Hofmann 消除过程,及其代谢产物(N-甲基四氢罂粟碱)代谢的影响。

## 111. 对肝硬化患者麻醉时应用局麻药应注意哪些事项?

酯类局麻药由血浆胆碱酯酶分解,而血浆内胆碱酯酶均来自肝脏,酰胺类局麻药都在肝内代谢,所以肝硬化患者应用局麻药可因其分解延缓,易于蓄积,故禁忌大剂量使用,以防发生中毒反应。

## 112. 什么情况下肝硬化患者可以选择硬脊膜外或蛛网膜下隙阻滞麻醉?

凝血功能正常或已得到纠正和全身情况尚好的门静脉高压症患者,可以选择硬膜外麻醉用于腹部以下手术,可明显减少选择单纯全身麻醉而使用的各种麻醉药物所加重的肝功能影响,但需避免阻滞平面过广所致低血压而对肝血流的影响。巨脾切除术、脾破裂修补术及多数分流手术须采用气管内插管全麻为宜。

## 113. 挥发性全麻药对肝硬化手术中肝功能的影响机制是什么?

吸入麻醉对肝血流量和肝功能的影响是复杂的,不仅受到患者肝功能不全严重程度、高龄、外科操作、外科应激等的影响,还与挥发性麻醉药本身特性有关:挥发性麻醉药能够不同程度地改变门静脉和肝动脉的血管阻力,即由维持肝总血流量恒定的自身调节机制介导的肝动脉缓冲反应;所有的挥发性麻醉药都可导致心排血量、平均动脉压和内脏交感神经张力降低,从而肝血流供应改变。

## 114. 如何选择肝硬化患者麻醉中应用的挥发性全麻药?

研究表明,七氟烷、地氟烷、异氟烷比氟烷或恩氟烷能更好地维持肝血流量和肝功能。在一定最低肺泡有效浓度范围内,氟烷和恩氟烷引起的门静脉血流量、肝动脉血流量和肝总血流量的降低比异氟烷和七氟烷明显。因为氟烷打破了肝动脉缓冲反应这种代偿机制,而七氟烷和异氟烷则能保持;七氟烷还可进一步抑制肝动脉血管收缩,更有效地维持肝动脉血流量、肝氧供和氧供需平衡,甚至七氟烷还优于异氟烷。

### 115. 肝硬化患者麻醉中,静脉全麻药对肝血流量有何影响?

依托咪酯和硫喷妥钠可降低肝血流量,原因是肝动脉血管阻力增加,也可能是心排血量和血压降低;氯胺酮对肝血流量几乎没有影响;丙泊酚既对内脏血管有显著的扩张效应,既增加肝动脉血流量,也增加门静脉血流量,故肝总血流量增加,而且肝手术和原位肝移植术中使用后都会产生抗氧化效应,但对缺血再灌注损伤的最终作用可能是有限的。总之,当血压和心排血量维持良好时,静脉麻醉药对肝血流量只有轻度影响,对术后肝功能也没有明显的不良影响。

### 116. 肝硬化手术麻醉术中管理有哪些注意事项?

肝硬化患者麻醉管理的关键是避免肝缺氧、缺血,为此应给予高浓度吸氧气吸入,并积极防治低血压。术中积极控制出血量,如有大量失血、渗血,提倡自体血回输,并在凝血机制和CVP的监测指导下输新鲜全血、新鲜冰冻血浆增加凝血因子、血小板、纤维蛋白原,并适当应用抗纤溶药物。长期服用糖皮质激素,术中如出现不明原因的低血压或休克,可能是发生了急性肾上腺皮质功能不全。伴有腹水的患者,禁忌一次性大量放腹水,以防休克或肝性脑病。

### 117. 门脉高压症手术麻醉中循环系统的处理要点有哪些?

维持有效循环血量,避免不足或过多,限量晶体液,预防低血压、间质性肺水肿、右心功能不全、急性肾功能衰竭;大量出血在 2 000 mL 以上者,采用血液回收与成分输血,适量血浆代用品,输浓缩红细胞确保氧的输送能力;须保持血容量、每搏输出量、红细胞比积、血红蛋白及氧离解曲线的正常;低蛋白血症患者麻醉时应提高到 25 g/L 以上,以维持血浆胶体渗透压和预防间质水肿;输血、输液时应注意补充细胞外液、纠正代谢性酸中毒、充分供氧及适量补钙。

### 118. 门脉高压症手术麻醉中凝血系统的处理要点有哪些?

术前有出血倾向的可给予维生素 K 和其他凝血药物,纠正维生素相关因子缺乏引起的凝血功能障碍、出凝血时间、凝血酶原时间。纤维蛋白原、凝血酶原、X 因子缺乏时,麻醉前可用新鲜全血、新鲜冰冻血浆来补充。脾切除后会出现血小板反跳性骤升,所以尽在血小板过低影响凝血功能时适当补充血浆;麻醉中一旦发生异常出血,应即时检查各项凝血功能、Sononclot 和血栓弹力图等,作针对性处理;注意维护正常体温,以防低温对凝血的不利影响。

**119. 肝功能障碍患儿的麻醉药物选择需要注意哪些问题?**

应尽量选择对肝功能影响较小的麻醉药物,所有麻醉药都可引起肝血流减少。吸入麻醉药除氧化亚氮外,氟烷、恩氟烷和异氟烷都减少肝血流,其中异氟烷影响相对较小;静脉麻醉药中氟哌利多、氯胺酮、芬太尼、劳拉西泮对肝功能无明显影响,可以选用;硫喷妥钠、哌替啶、地西泮、咪达唑仑、依托咪酯、丙泊酚等静脉麻醉药,均须减量使用或慎用。

**120. 肝功能障碍的患儿的麻醉要点有哪些?**

肝病患儿有肝功能受损或在肝炎急性期,麻醉手术后并发症多,死亡率高,需充分准备后方可实施。术前准备主要是纠正凝血功能障碍、预防感染和防止术中低氧血症和低血压;如果条件允许,肝病患儿麻醉前还应给予高蛋白、高糖和低脂肪饮食,增加血浆蛋白,增加肝糖原储备,有利于保护肝脏。

**121. 肝功能障碍患儿的麻醉要点有哪些?**

术中处理重点是维持患儿体温、充分供氧和防止低血压;麻醉应尽量选对肝功能影响较小的局麻、神经阻滞、椎管内阻滞或复合浅全麻;部位麻醉可在基础麻醉下实施,术中可辅助镇静和基础麻醉;诱导前充分供氧,预计术中出血的患者应开放两条静脉;因患儿血浆胆碱酯酶含量及活性降低,应注意局麻药使用剂量;有出血倾向的患者应避免使用硬膜外阻滞麻醉;术后送 ICU,待完全清醒后拔管,此间注意血压、尿量、神志的监测,并预防急性肾功能不全。

**122. 对肝功能障碍的患儿麻醉时要注意什么?**

术中严格避免低氧血和 $CO_2$ 蓄积,避免低血压;出血患者给予新鲜血和新鲜血浆;注意减少麻醉药用量,注药速度应缓慢,以预防心肌抑制;避免插管应激反应;手术结束后,应送 ICU 继续呼吸支持和维持血流动力学稳定,如果患儿未能及时清醒,应警惕肝昏迷的可能。

**123. 减少或阻断术中乙肝病毒传染的措施有哪些？**

工作人员皮肤伤口接触 HBsAg 阳性物质，应于 7 d 内注射乙肝免疫球蛋白（HBIg）；乙肝母亲的新生儿出生后 24 小时内及生后 1、4、12 个月时各注射 1 次 HBIg，或乙肝疫苗与 HBIg 一起注射。

**124. 老年肝病手术危险性如何评估？**

肝病患者在施行麻醉和手术前应进行肝功能试验和肝储备能力试验，以指导麻醉方法的选择和围手术期治疗方案的确定，Child-Turcotte-Pugh 肝病储备能力记分可作为术前判断肝病手术危险性的标准。

**125. 吸入麻醉药对肝功能有哪些影响？**

氟烷可降低肝血流量 30%，有潜在的肝细胞毒性，所以禁用于肝功能不全的患者。氟烷的体内转化率为 20%，在低氧条件下产生还原代谢无机氟化物，能引起肝细胞脂质成分等过氧化反应而损伤；氧气充足时产生氧化代谢产物三氟氯乙基与肝细胞结合形成新抗原，诱导免疫性肝细胞损伤。

**126. 吸入性麻醉药物对肝血流有何影响？**

挥发性麻醉药导致的肝血流量改变，部分是由维持肝总血流量恒定的自身调节机制介导的，即肝动脉缓冲反应，可使门静脉血流量的降低与肝动脉血流量的增加相匹配，在严重低血容量、腹部大手术的间接效应或大出血时，该反应维持肝总血流量稳定。氟烷打破了这种代偿反应，而七氟烷和异氟烷则能保持肝动脉缓冲反应，七氟烷还可进一步抑制肝动脉血管收缩，因此在维持肝动脉血流量、肝氧供、氧供需平衡方面，七氟烷和异氟烷是等效的，或者更优。

**127. 静脉麻醉药镇静药对肝功能有哪些影响？**

一次静脉注射很少引起明显的肝功能改变。氯丙嗪多次应用可造成肝胆汁淤积，临床表现为黄疸，组织学证实有毛细血管和胆小管内胆汁淤积，其机制认为是炎性免疫反应。在临床常用的静脉麻醉药中，唯氯胺酮可引起轻度肝酶增加，发生率为 10%～40%，而黄疸发生率仅为 0.1%～0.5%。其组织学改变包括肝窦充血、肝细胞变性、库佛细胞增生等，但体外研究显示，大于临床剂量 10 倍以上的氯胺酮对肝细胞仍属安全。

**128. 肝功能障碍对局麻药应用有哪些影响?**

如普鲁卡因、丁卡因、氯普鲁卡因等在体内主要由血浆和肝内的胆碱酯酶和假性胆碱酯酶水解,酰胺类局麻药如利多卡因、布比卡因等在肝内通过微粒体氧化酶和酰胺酶进行代谢,肝病患者对两类药物代谢减慢,应适当减少剂量,以防中毒。

**129. 肝功能不全对肌松药应用有哪些影响?**

去极化肌松药琥珀胆碱由血浆胆碱酯酶水解,肝病时胆碱酯酶合成减少,因而药效延长。肝病患者应用非去极化肌松药如泮库溴铵、维库溴铵时,由于细胞外液量增多,使药物的表观分布容积增大,为达到适宜的肌肉松弛,肌松药的首次剂量应加大,同时由于消除减慢,维持剂量应减少。阿曲库铵和顺式阿曲库铵通过Hofmann 消除和血浆酯酶降解,其代谢基本不受肝功能的影响。

**130. 临床麻醉中可导致肝血流量减少的原因有哪些?**

继发于缺氧引起的 $\alpha$ 肾上腺素能神经兴奋;继发于应用 $\beta$ 受体阻滞剂后 $\alpha$ 受体占优势;某些麻醉药物使肝血流量下降;正压通气导致胸内压升高,因腔静脉回流受阻引起肝静脉压升高,使肝血流量减少;右心衰竭时,可因腔静脉压升高而引起肝静脉压上升,肝脏淤血肿大,肝血流量减少;椎管内麻醉范围过广可引起血压急剧下降,肝血流量也相应减少;手术牵拉和挤压内脏、失血失液过多等均可使肝血流减少引起继发性肝损伤。

**131. 在肝脏手术麻醉中采用低中心静脉压技术有哪些要点?**

减少术中出血量主要依靠细致的手术操作技术,采用低中心静脉压技术也有明显效果。在病肝分离期中心静脉压可控制在 $3\sim5$ $cmH_2O$,同时酌情使用 $\alpha$ 受体激动剂类血管活性药(如麻黄碱、去甲肾上腺素或去氧肾上腺素),在一定范围内调整 CO 和 SVR,以利于保障血流动力学的稳定;同时要具备快速补容条件及快速输注系统,如大口径的静脉通道、快速输液仪、输液加压袋,以便于突发大出血情况下能及时有效维持有效血容量;禁忌在短时间增加中心静脉压。

**132. 老年患者的肝肾功能病理生理有哪些变化?**

随着年龄的增长,肝脏体积减小将近 $20\%\sim40\%$,70 岁以上时可减小至 $40\%$,肝血流量则几乎每 10 年减少 $10\%$。老年患者肝细胞再生、储备、解毒能力以及蛋白合成能力均降低,尤其快速代谢药物的维持剂量需求可因肝血流量的减少而减少。同样随年龄的增长,也出现肾硬化,但与肾小球滤过率下降无关,40 岁以后肾血流量几乎每 10 年下降 10％,肌酐清除率随年龄的增长逐渐下降。

### 133. 老年肝病手术的麻醉前有哪些准备?

重点了解肝脏的储备能力,特别应注意有无黄疸、腹水、转氨酶增高、凝血酶原时间延长等,必要时给予针对性治疗,如术前适量补充血浆、白蛋白、维生素 K 等。对右半肝或肝右三叶切除患者,术前要备足血源。

### 134. 老年患者的肝脏功能变化对麻醉用药的影响?

随着年龄的增长,肝脏体积和血流量减少,同时肝代谢药物的固有能力也下降,以 I 相反应的改变最为明显,所以快速代谢药物的维持剂量需求可因肝血流量的减少而减少,而慢速代谢药物的药动学主要受肝本身能力的影响而非肝血流量的影响。麻醉期间经肝脏代谢的麻醉药物生物转化速度减慢,药物作用时间明显延长,全身麻醉后苏醒延迟。

### 135. 老年患者的肝肾功能变化对选择麻醉用药有何影响?

由于老年人肝、肾功能降低,所以部分或全部依赖肝脏、肾脏代谢、排泄的麻醉药与肌肉松弛药的药效则增强,其作用及清除时间可延长,因此已存在肝、肾功能不全的老年人更需慎用、少用经肝、肾脏代谢和排泄的麻醉药物,必要时可在相关的密切监测下使用。

### 136. 老年肝脏肿瘤手术应选择什么麻醉方案?

肝脏肿瘤及肝血管瘤患者的手术一般行肝叶或肝大部切除术,由于肝脏性质的特点,肝组织切除出血较多,尤其右叶肝脏位于肋骨深面,手术暴露受限,如切除范围较大,为便于麻醉术中管理,以选择气管插管静-吸复合全麻较适宜。若伴有肝肾功能不良,但全身状况尚可且实施左侧肝叶切除的老年患者,也可尝试硬脊膜外阻滞麻醉,以利于麻醉术中及术毕意识始终处于清醒状态,必要时还可采取全麻与硬脊膜外阻滞联合麻醉。

### 137. 老年肝脏肿瘤手术应如何选择麻醉药物?

由于老年患者自身特点,加之大多静脉药物均在肝脏代谢,因此尽量选用经肝内代谢少、对肝血流影响小的麻醉方法和药物。吗啡术后与芬太尼术后静脉镇痛相比,前者硬膜外镇痛与癌症复发和死亡增加,可能与肝脏代谢有关。与地氟烷麻醉相比,丙泊酚全凭静脉麻醉可能与更长的生存期,和远处转移和局部复发减少相关。

### 138. 急性肝衰竭的手术麻醉如何处理?

急性肝衰竭时手术属抢救性质,麻醉方案根据术式而定,能用局麻最为安全,如为昏迷、肠道出血者为防误吸,应全麻插管,宜先行气管插管,后给予麻醉药物,或快速诱导。麻醉维持以吸入为主,氧化亚氮的镇静和遗忘作用即可满足要求。其他吸入性麻醉药物如恩氟烷、异氟烷、七氟烷等对循环抑制比较明显,且有一过性肝损害报道,不建议使用。静脉麻醉药物的作用时间可能延长,而且昏迷患者对中枢神经系统抑制药特别敏感,要小心或减量应用。

### 139. 急性肝衰竭的手术麻醉中肌松药如何选择?

肌松药可便利手术操作,选择肌松药时要考虑肝肾双方因素,尽可能避免应用肝内代谢、肾脏排泄的药物,阿曲库铵和顺式阿曲库铵为优先选择。由于血浆胆碱酯酶的半衰期为 14 天,因此急性肝衰竭时琥珀胆碱和米库氯铵的时效未必延长,因为二者均依赖胆碱酯酶分解。

### 140. 肝切除术式有哪些?

肝切除术是将肝脏的局部性病变切除,而保留足以维持功能的正常肝组织。肝脏血流丰富,手术中有效控制出血是肝切除成功的关键。依据控制肝出血的方法分为规则性和非规则性两类。目前肝切除术式有:肝楔形切除术、肝部分切除术、肝叶切除术、半肝切除术、中肝叶切除术和肝二叶切除术等,与开放式手术相比,腹腔镜下肝切除手术可以获得同等或更好的结果。肝切除术后常见并发症有:出血、肝功能衰竭、胆汁瘘、感染等。

### 141. 肝切除手术的指征有哪些?

肝脏肿瘤(良性肿瘤中的海绵状血管瘤、肝囊肿);原发性肝癌;转移癌,例如由结肠癌转移至肝脏的肿瘤;肝脓肿需作肝切除的患者,全身情况可能较差,消瘦;肝包囊虫病的病理改变,视囊肿大小及是否压及邻近组织而定;肝外伤,较少作肝切除。

### 142. 肝切除手术的麻醉可能会碰到哪些困难？

对此类患者麻醉处理较困难，术前应做好准备。因为此类患者失血多，易有失血性休克；若并发其他外伤，则病死率较高；如发生感染则病情急剧加重，麻醉更应慎重；因肝内胆管结石而需作肝切除时，可能伴有胆管脓肿、胆道大出血等对麻醉不利的情况。

### 143. 肝切除范围如何评估？

肿瘤≥4.0 cm，肝脏切缘离肿瘤 1.0 cm 尚不能达到根治性切除，切缘应到距肿瘤 2～3 cm，术后再化疗，肝硬化者不宜过多扩大肝切除范围。对伴肝硬化的右叶小肝癌，宜采用局部切除或亚肝段切除，而非传统肝叶切除。对 5 cm 左右的肝左叶癌，可切除左半肝或肝叶，因右半肝常有足够的代偿能力；而对同样的右叶肝癌，应部分或局部切除，慎重选择右半肝切除，除非左叶代偿性肥大且无肝硬化。

### 144. 麻醉药物引起急性肝功能衰竭的原因有哪些？

药物是引起急性肝功能衰竭的常见原因。肝脏在药物代谢中起极其重要的作用，大多数药物在肝内经过生物转化而清除。氟烷麻醉后，血清胆红素、血清转氨酶升高，严重者可产生氟烷性肝炎。其机制长期以来一直存在争议，目前认为氟烷性肝炎本身存在两种类型，Ⅰ型可能与其还原代谢中间产物介导的脂质过氧化反应有关，Ⅱ型可能是免疫介导的暴发性肝损害。有报道认为，短时间持续输注氯胺酮可能引起肝损伤，因此也要密切监测肝酶。

### 145. 肝豆状核变性病理与临床表现有哪些？

本病是一种常染色体隐性遗传性铜代谢障碍疾病，基因定位在 13 号染色体长臂，发病机制尚不完全清楚，可能与肝细胞内缺乏排泄铜所需的 P 型 ATP 酶有关。肝脏向胆汁排铜是机体排铜的主要途径，虽肠道对铜吸收并不增加，但肝脏排铜障碍，导致肝、脑、肾、心、眼、骨骼等多器官铜沉积，并引起器官损害与功能障碍。发病率为 1/(3～4)万，无性别差异，年龄 5～50 岁，随年龄不同而症状不同，小儿期多为肝损害型，青春期以后神经损害型伴肝损害型增多。

### 146. 肝豆状核变性的麻醉管理有哪些特殊注意事项？

患者常合并肝、肾、中枢神经系统、血液及循环系统异常，术前应对全身器官功能进行详细的检查与评估，并采取相应的对策。本病无特殊禁忌的麻醉药，但应选择对肝肾功能及脑神经影响小的麻醉药与方法,同时加强肝、脑、心、肾脏保护。七氟烷、异氟烷、异丙酚、芬太尼等均可安全应用,但应慎用氟哌啶等,因其可诱发锥体外系症状。合并重症肌无力时慎用肌松剂,术后应准备人工呼吸设备。精神障碍、神经肌肉病变时患者不能配合穿刺,或血小板减少及合并凝血功能障碍者,均禁忌椎管内麻醉。

### 147. 老年肝脏手术中的生理状态变化对麻醉用药的影响?

麻醉药物在肝脏的清除率与肝血流量、肝血窦摄取及胆汁排泄密切相关,而麻醉药导致的血流动力学改变,使肝血流量下降,影响麻醉药物清除率;术中缺氧也使肝解毒或降解功能显著减退,并加重麻醉药物对肝功能的损害,尤其已存在肝功能障碍者;同时还降低胆汁分泌、减少纤维蛋白原与凝血酶原合成、肝糖原储量不足、减弱肝药酶活性等,导致全麻后苏醒延迟;随年龄增长而肝血流量和功能降低,肝药酶生成减少或活性降低,故清除率下降。

### 148. 肝转氨酶增高对麻醉有何影响?

转氨酶偏高在临床上是很常见的现象,若其转氨酶偏高或严重异常,需麻醉与手术前还需要评估其他检测指标,如总胆红素、血浆白蛋白、凝血酶原时间、血红蛋白、血小板计数、血清电解质、血尿素氮等,明确总的肝功能状态对实施麻醉和降低患者严重并发症及死亡率至关重要。此外,哌替啶与吗啡可使胆管内压力上升,两者可使谷丙转氨酶(ALT)升高。

### 149. 麻醉前肝转氨酶增高时应如何评估肝功能?

ALT活性变化与肝脏病理性组织改变缺乏一致性,有时严重肝损害患者其ALT并不升高或升高不明显,因此肝功能损害需要综合其他情况来判断;肝细胞受损或肝功能障碍者其血清中某些酶可发生改变,临床上检测相关酶的变化可衡量肝脏功能,以了解肝细胞受损程度以及胆道系统阻塞情况;引起肝转氨酶升高的因素非常多见,但肝转氨酶升高只能作为肝脏受损的参考指标之一,还必须结合临床来判断肝细胞受损的情况。

### 150. 胆红素增高对麻醉有什么指导意义?

通过测定胆红素可判断肝脏受损情况,凡黄疸患者术中、术后都有可能发生凝血功能障碍;胆道系统疾病其病情与体质差异颇大,如单纯性胆囊结石患者大多与常人无特殊,而胆总管结石,尤其反复性发作且伴有梗阻性黄疸者,常合并不同程度的肝功能受损与血清胆红素、胆酸增高,并对植物神经系统、中枢神经系统、心血管系统等有不同程度影响,对该患者群无论选择全身麻醉,还是采取硬脊膜外隙脊神经干阻滞,均应做好麻醉管理,以防不测。

### 151. 对总胆红素增高患者麻醉应注意什么?

黄疸患者麻醉术中迷走神经张力往往增高,易出现胆-心反射而致心动过缓,严重者甚至心搏停止,故需注意防范;合并胆道蛔虫症患者麻醉诱导时或术毕拔出气管插管后可能出现恶心、呕吐,此现象应考虑是否蛔虫返回口内而引起,返回口内的蛔虫还有可能引起急性呼吸道梗阻;肝胆系统疾病常存在水、电解质与酸碱平衡紊乱或伴有贫血、低蛋白血症、营养不良等病理生理改变,术前应尽可能予以纠正。

### 152. 血浆白蛋白及球蛋白对麻醉用药有何影响?

大多数麻醉药进入血液后一部分与血浆白蛋白结合,另一部分处于游离状态而具有药理活性。如白蛋白水平降低,可使进入体内的麻醉药物与血浆白蛋白结合率减少,而使游离的活性成分明显增多,故可致使临床常规药物剂量即可出现过量,造成药效明显增加或药物"敏感"现象;球蛋白增高的患者,应用非去极化肌松药时其敏感性降低,其机制是非去极化肌松药与球蛋白的结合率增高,致使该药的药理活性降低,临床效果减弱,需增加剂量才能达到满意肌松效果。

### 153. 检测血浆白蛋白及球蛋白对麻醉有什么指导意义?

麻醉前若患者血浆白蛋白≤25 g/L,提示其肝功能出现严重障碍或营养极度不良,全麻用药务必慎重。另外,在评估术前测定结果时,还应考虑外源性白蛋白的影响;肝病晚期由于门静脉高压及低蛋白血症等诸多因素,腹水则是临床常见症状,通常这类患者麻醉处理主要是局限控制水和钠盐的摄入、应用利尿剂、纠正有效循环血量不足、静脉输入血浆或人体白蛋白等。

### 154. 肝脏手术中的硬膜外麻醉或镇痛的适用范围和作法要点有哪些?

适用于手术范围只限于腹内、横膈以下,患者一般情况较好,估计能耐受此类麻醉和主动配合。术前凝血功能正常的肝脏切除术患者,也有近一半出现凝血异常,所以硬膜外镇痛对于接受小型肝切除术的患者是安全的,而对接受大肝脏切除术和(或)术前凝血异常和/或既往肝硬化的患者,由于术后导管可能移位,所以硬膜外镇痛的安全性尚不确定。术前和术后血栓弹力测定有助于更好地确定血栓形成能力、实际出血风险以及硬膜外镇痛的适用性。

### 155. 肝脏手术中的硬膜外置管操作要点有哪些?

硬膜外导管连续,向头方向置管 3 cm;麻醉平面在胸 4~12 的范围,即可得到切口及肝脏操作无痛、腹肌松弛的要求;麻醉药,最好少量、分次给予,以免血压发生过大波动;对血压的控制,亦如其他硬膜外麻醉,可用输液量及升压药以达到稳定血压的目的;患者面罩吸氧,如紧张可适量加用辅助剂,如哌替啶、异丙嗪、咪达唑仑、或少量氯胺酮。

### 156. 肝脏手术的全身麻醉适用范围包括哪些?

手术范围较广(特别是右半肝或右三叶肝的切除),需作胸腹联合切口;或作腹内有关脏器广泛切除;估计有大量失血风险;患者精神紧张、情绪不稳,估计无法用硬膜外麻醉完成手术;一般情况差,合并心、肺、脑等重大病变;硬膜外麻醉失败。

### 157. 肝脏手术选择什么全麻诱导方案?

择期手术患者,可用常规慢诱导气管插管,静注丙泊酚或依托咪酯+芬太尼+肌松剂+咽喉局麻,及慢静脉注入,待患者睫毛反射消失,作气管插管。诱导前后,皆须用面罩吸入纯氧。有呕吐误吸风险的患者,选择快速诱导插管,充分预吸氧后,采用丙泊酚或依托咪酯+芬太尼+琥珀胆碱/罗库溴铵,1 分钟左右完成气管插管,无面罩加压吸氧过程,减少误吸风险。

### 158. 肝脏手术的全麻维持方案有哪些?

一般选择以吸入为主的麻醉维持方案:异氟烷(或七氟烷、地氟烷等)+氧化亚氮+氧气(后两者的浓度比为 1:1,氟烷类浓度在 0.5~1 MAC)+区域神经阻滞,强刺激时立即静脉注入芬太尼,一般则以浅全麻即满足,适当追加丙泊酚、芬太尼、肌松药、依托咪酯、右旋美托咪啶等,肌松剂首选顺式阿曲库铵,或在神经检测下选择维库溴铵、罗库溴铵等非去极化肌松剂。最好机械控制呼吸,以免发生缺氧或二氧化碳潴留,但亦须避免低碳酸血症。

### 159. 什么是肝脏手术中的低温麻醉?

肝脏手术中的低温麻醉应在全麻的基础上实施,将中心体温降至30℃,肝门及全肝血流即使完全阻断1小时,仍能耐受。可用体表降温技术,也可在开腹切肝时,腹内灌入大量1～10℃的灭菌冰水,使腹内深部的局部达到2～10℃,再按需用冷或温水调控;如手术时间较长,需继续降温,加入冰水即可腹内降温,在手术结束后,利用患者自身产热即可逐渐将体温回升,无需特别升温。但降温麻醉,要特别注意血液凝固障碍、心肾并发症等,必须作好防范,才能安全完成麻醉。

### 160. 肝血流阻断的目的和分类有哪些?

目的在于减少失血,并使术野清晰,但也带来生理干扰。按阻断部位分为肝门阻断和全肝无血。肝门阻断,即在门静脉及肝动脉入肝处(亦称第一肝门),暂时阻断肝脏的来血。可同时将肝静脉主干入下腔静脉处(即第二肝门,或称之为下腔静脉肝上段)及下腔静脉肝下段,分别阻断,也可将膈下主动脉予以阻断,使全肝的血运几乎全部被断流,包括侧支,即全肝无血,该方法通常用于肿瘤巨大或肿瘤侵及肝静脉主和下腔静脉的患者。

### 161. 肝血流阻断时限有多长时间?

肝血流阻断后,肝脏处于缺血缺氧状态,故存在阻断安全时限问题。通常在功能正常时,常温下阻断20分钟,肝细胞足可耐受。但肝功能严重受损或肝硬化患者,常温下以阻断10分钟为限。不管是门阻,还是全肝血运阻断,都是同样的时限。

### 162. 延长肝血流阻断时限有哪些处理方法?

一种是到达阻断时限时,将阻断带松开,使肝血流恢复,经3～5分钟再重新阻断,如此反复,直至手术完成。此法简便、易行,肝脏损害亦少,只是术者须中断手术操作,是其不足。另一种是应用低温,即将肝血流阻断后,在门静脉近肝门处置管以灌注冷平衡液(4℃,灌速为100～120 mL/min),再在下腔静脉肝上部分置管以引流灌注液,冷灌液不断注入直至达到目标温度,这种方法可起到保护肝脏的作用。

### 163. 肝血流阻断部位与血流动力学改变对麻醉有什么影响?

同样是肝门阻断,硬脊膜外麻醉与全身麻醉相比较,作硬脊膜外麻醉而需肝门阻断,不如全麻安全,如作硬脊膜外麻醉,须用输液及 α 受体兴奋剂作为调控血压的手段。关于肝门阻断与全肝血流阻断的比较,同样是全身麻醉患者,则全肝血流阻断对血流动力学变化的影响与单纯肝门阻断不同,全肝血流阻断后的血压可升可降,与不同的病情、不同的麻醉处理等因素有关,但阻断松开后,都会出现明显的血压迅降。

#### 164. 麻醉如何处理肝血流阻断带来的影响?

肝血流由阻断至开放,是肝脏从缺血到再灌注的一次经历,必然引起肝组织的损害,能够或迟(损害较重)或早(损害较轻)地恢复。首先,在肝血流阻断开始时静注地塞米松,可能减轻肝组织在血流开放后的淤血,有助于微循环的改善;其次,预防应用如自由基的清除药物或钙通道阻滞剂等,但尚缺乏有力的临床依据。另外,在肝血流阻断的肝切除术中,低剂量氨力农可增强术中肝功能,右美托咪定也可能对肝血流阻断期提供肠道和肝脏的保护。

#### 165. 与气管插管比较,喉罩在腹腔镜下肝脏部分切除术的麻醉中有何优缺点?

气管插管能够使气道维持工作更加容易,提高通气效率、改善血氧饱和度,减少漏气率及手部疲劳等优势。喉罩同气管插管全身麻醉比较,前者麻醉操作更为快捷简便,起效快,有效降低气管、喉头的机械刺激,保证气道纤毛运动反射不受任何影响,手术中及手术后气道能够继续自洁,置入时不需要使用喉镜来将声门暴露,气道受到的阻力较小,且不易对患者循环系统及眼内压造成影响,耐受性高,手术后患者苏醒快,且并发症发生率低。

#### 166. 肝切除术的术前评估有哪些事项?

病史和体检包括常规的麻醉前病史采集;包括问诊与评估和肝合成功能直接相关的问题;以及整体和局灶的神经系统状态。例如,应观察有无肝性脑病的情况,可根据患者或陪床人员的描述进行评估。明显的肝性脑病预示着肝切除或门静脉转流术后神经系统状态进一步恶化。术前询问有无局灶性神经系统障碍(如身体局部感觉、运动或痛觉异常),因为手术要求长时间制动,可能引起体位性损伤。

#### 167. 与一般患者比较,肝叶切除术患者的全麻苏醒质量有什么特点?

全身麻醉是大规模、长时间手术操作的必要前提,但针对肝叶切除术患者而言,肝脏功能异常本身可对麻醉药物代谢与发挥生物学活性产生不可预估的影响,因此肝脏外科手术患者麻醉深度更难于控制。给药剂量不足可导致术中知晓,给患者带来不良的手术体验;而给药剂量过大易引起药物蓄积,继而术后苏醒时间有所延长。

**168. 全麻联合硬膜外麻醉在腹腔镜肝切除术中的围术期血流动力学管理中有哪些优点?**

全麻联合硬膜外麻醉下的腹腔镜左半肝切除术患者无论麻醉情况或者麻醉之后的安全性均显著优于单纯全麻的患者,单纯全麻方式会引发患者机体的血流动力学产生较大波动,需要追加麻醉药物剂量,进而难以控制应激反应,无法保障术后镇痛作用。全麻、硬膜外麻醉两者联合能够阻断伤害性刺激传导过程,控制麻醉药物剂量,在高效的前提下也保障了安全性。

**169. 硬膜外复合全身麻醉对肝叶切除术患者的意识管理有什么优点?**

硬膜外麻醉复合全身麻醉可结合 2 种麻醉方法的优势,双向调控麻醉深度,进而有效降低患者麻醉维持过程中追加药物剂量,减少肝脏代谢负担,且对苏醒过程有利。硬膜外麻醉阻滞效果虽然能基本满足手术需要,但患者通常保持在清醒状态,面对手术极有可能产生恐惧、担忧等情绪障碍而干扰手术的正常进行,且针对操作精度要求较高的肝叶切除术而言,单纯硬膜外麻醉常无法达到手术要求,故而复合全身麻醉是很必要的。

**170. 椎旁阻滞麻醉对肝切除术后疼痛及恢复有什么优缺点?**

有文献报告,椎旁阻滞麻醉可减少患者术后镇痛药物的需求量,术后恢复快,不良反应少。且椎旁阻滞麻醉患者在术后重新恢复进食和行走所需的时间均显著短于单纯应用全身麻醉患者。在肝切除手术中与硬膜外麻醉相比,胸椎旁神经阻滞发生硬膜外血肿的风险低很多。同时,在超声引导下,椎旁阻滞可准确地确定穿刺部位,减少了因穿刺失败而导致的低血压、恶心、呕吐等情况的发生率。

**171. 肝脏术后如何进行血流动力学管理?**

术后要维持平均动脉压≥100 mmHg,有利于维持正常的肝脏血流灌注,保护器官功能。若血红蛋白<80 g/L 时,可酌情输注 1~2 IU 红细胞悬液,用于改善组织的氧合状态。同时,在维持液体平衡的前提下,对低血压患者可静脉给予小剂量

的苯肾上腺素或去甲肾上腺素以维持满意的血压。

## 172. 肝脏手术术后如何进行呼吸管理？

手术结束后患者转入监护病房,在未拔出气管插管时可给予 5 cmH$_2$O 呼气末正压通气(PEEP)作为保护性通气策略。同时积极清理呼吸道分泌物,避免肺不张。随着麻醉的清醒,应采用辅助自主呼吸模式,如同步间歇指令通气(SIMV)＋压力支持通气(PS),或双水平气道正压通气(BiPAP),以协助患者自主呼吸的恢复。建议肝切除术后在呼吸循环稳定的前提下,尽早拔除气管插管。

## 173. 肝脏手术术后疼痛管理有何必要性,有哪些镇痛方案？

肝脏手术后的疼痛非常剧烈,严重时可引起术后肺部并发症增加、下床活动延迟、胃肠道功能的恢复延迟。术后良好镇痛可提高患者的生活质量,缓解紧张和焦虑,提高早期进食、早期活动的依从性,加快机体功能恢复。术后主张预防、按时、多模式的镇痛策略,首选硬膜外注射吗啡联合自控静脉镇痛方案。对于未行硬膜外镇痛的患者,术后采用自控静脉镇痛或腹横肌膜神经阻滞(TAP)等方案。48 小时后可根据患者的疼痛程度给予非甾体类抗炎药,使患者运动和静止疼痛评分VAS＜3 分。

## 174. 肝脏手术后进行硬膜外镇痛的优缺点是什么？

连续硬膜外镇痛可提供最好的肝脏手术后镇痛效果,但是在凝血功能有障碍时硬膜外穿刺置管和拔管都有导致硬膜外血肿的危险,术中失血、肝实质切除、剩余肝脏的凝血因子产生能力、血小板减少等均是影响术后硬膜外镇痛的风险因素。另一个选择是术前单次硬膜外注射长效镇痛药如吗啡和氯胺酮,可提供 24 小时的镇痛,但目前临床上对硬膜外镇痛的有效性和安全性仍然存在争议。

## 175. 肝脏手术后恶心、呕吐的原因、危害和防治方案有哪些？

术后恶心、呕吐可原因是胃肠道刺激,硬膜外麻醉后迷走神经张力增加和术后阿片类药物的使用导致。严重恶心、呕吐可造成切口裂开,水电解质酸碱平衡紊乱,影响患者恢复,导致住院时间延长。成年患者推荐 5－HT3 受体拮抗剂＋地塞米松方案,严重的患者采用 5－HT3 受体拮抗剂＋氟哌利多＋地塞米松的三联治疗。

**176. 肝脏手术术后液体管理原则是什么？**

可根据患者的引流量、尿量和中心静脉压补充液体，维持液体出入量平衡，避免过度输液。根据动脉血气分析、血红蛋白和乳酸等指标评估患者的内环境状态，并及时应对。控制性输液和适度补充人工胶体溶液，对维持有效循环容量，控制过度炎症反应，降低血管通透性具有积极的作用。

# 参考文献

［1］ WANG Z X，HUANG C Y，HUA Y P，et al. Dexmedetomidine reduces intestinal and hepatic injury after hepatectomy with inflow occlusion under general anaesthesia：A randomized controlled trial［J］. British journal of anaesthesia，2014，112（6）：1055－1064.

［2］ ORII R，SUGAWARA Y，HAYASHIDA M，et al. Effects of amrinone on ischaemia-reperfusion injury in cirrhotic patients undergoing hepatectomy：a comparative study with prostaglandin E1［J］. British Journal of Anaesthesia，2006，（3）.

［3］ LAI H-C，LEE M-S，LIN C，et al. Propofol-based total intravenous anaesthesia is associated with better survival than desflurane anaesthesia in hepatectomy for hepatocellular carcinoma：a retrospective cohort study［J］. British journal of anaesthesia，2019，123(2)：151－160.

［4］ EJAZ A，PAWLIK T M. Review of the Southampton Consensus Guidelines for Laparoscopic Liver Surgery［J］. JAMA surgery，2020，155(7)：659－660.

［5］ JACQUENOD P，WALLON G，GAZON M，et al. Incidence and Risk Factors of Coagulation Profile Derangement After Liver Surgery：Implications for the Use of Epidural Analgesia A Retrospective Cohort Study［J］. Anesthesia and Analgesia：Journal of the International Anesthesia Research Society，2018，126(4)：1142－1147.

［6］ KELLIHER L，JONES C，DICKINSON M，et al. Epidural anaesthesia and analgesia for liver resection［J］. Anaesthesia：Journal of the Association of Anaesthetists of Great Britain and Ireland，2014，69(2)：184－185.

［7］ SAKAI T，MATSUSAKI T，DAI F，et al. Pulmonary thromboembolism during adult liver transplantation：Incidence，clinical presentation，outcome，risk factors，and diagnostic predictors［J］. British journal of anaesthesia，2012，108(3)：469－477.

［8］ NA. Rocuronium Plasma Concentrations During Three Phases of Liver Transplantation & colon；Relationship with Early Postoperative Graft Liver Function［J］. Survey of Anesthesiology，2003，47(2)：115－116.

［9］ JUNG K-W，KIM W-J，JEONG H-W，et al. Impact of Inhalational Anesthetics on Liver Regeneration After Living Donor Hepatectomy：A Propensity Score-Matched Analysis［J］. Anesthesia and Analgesia：Journal of the International Anesthesia Research Society，

2018，126(3)：796－804.

［10］　HO A M-H，KARMAKAR M K，CHEUNG M，et al. Right thoracic paravertebral analgesia for hepatectomy［J］. British Journal of Anaesthesia，2004，(3).

［11］　DOETSCH T M，DIRKMANN D，BEZINOVER D，et al. Assessment of standard laboratory tests and rotational thromboelastometry for the prediction of postoperative bleeding in liver transplantation［J］. British journal of anaesthesia，2017，119（3）：402－410.

［12］　CAO L，CHANG Y，LIN W，et al. Long-term survival after resection of hepatocelluar carcinoma：A potential risk associated with the choice of postoperative analgesia［J］. Anesthesia and Analgesia：Journal of the International Anesthesia Research Society，2014，118(6)：1309－1316.

第
三
章

# 胆道手术麻醉

**1. 胆囊解剖结构有何特点?**

胆囊内面以黏膜覆盖,有发达的皱襞。胆囊收缩排空时,皱襞高大;胆囊充盈时,皱襞减少变矮。胆汁经肝管排出,先在胆囊内贮存,胆囊腔的容积 40～70 mL。上皮细胞吸收胆汁中的水和无机盐,经细胞侧面的质膜转运至上皮细胞间隙内,吸收的水和无机盐通过基膜进入固有层的血管和淋巴管内。胆囊的收缩排空受激素的调节,进食后尤其在高脂肪食物后,小肠内分泌细胞分泌胆囊收缩素,经血流至胆囊,刺激胆囊肌层收缩,排出胆汁。

**2. 什么是胆道系统?**

胆道系统主要包括胆囊、肝总管和胆总管。胆囊呈梨形,位于肝下面右侧纵沟的前部,借胆囊管连接于胆总管,胆囊露出肝前缘的部分叫胆囊底,其体表投影是在右侧腹直肌外缘与肋弓交界处。肝左右叶的左右肝管出肝门后汇合成肝总管,肝总管与胆囊管汇合成胆总管。胆总管长 6～8 cm,在肝十二指肠韧带内下行于十二指肠球部和胰头的后方,末端与胰管汇合并扩大成壶腹,开口于十二指肠降部,在开口处有奥狄括约肌环绕。

**3. 胆囊和胆道系统生理功能有什么?**

胆囊主要功能是储存、浓缩、分泌和排空胆汁。饥饿时,胆汁储存在胆囊内,当消化需要的时候,再由胆囊排出。肝胆汁中的大部分水和电解质,由胆囊黏膜吸收返回到血液,留下胆汁中有效成分储存在胆囊内,变成呈弱酸性的胆囊胆汁。胆囊黏膜每天能分泌黏液约 20 mL,保护胆道黏膜。进食 3～5 分钟后,食物经十二指肠,刺激胆囊收缩,胆汁立即排入十二指肠,以助脂肪的消化和吸收,在排出胆汁同时,也将胆道内的细菌与胆汁一起排出体外。

**4. 胆汁的分泌过程以及影响胆汁分泌的因素有哪些?**

　　肝细胞不断分泌胆汁,但在非消化期间,肝胆汁都流入胆囊内贮存。胆囊可以吸收胆汁中的水分、无机盐,使肝胆汁浓缩,从而增加了贮存的效能。在消化期,胆汁可直接由肝以及胆囊大量排出至十二指肠。高蛋白质食物引起胆汁流出最多,高脂肪或混合食物的作用次之,而糖类食物的作用最小。在胆汁排出过程中,胆囊和 Oddi 括约肌的活动通常表现出协调的关系,即胆囊收缩时,Oddi 括约肌舒张;相反,胆囊舒张时,Oddi 括约肌则收缩。

**5. 胆汁对于脂肪的消化和吸收具有什么意义?**

　　胆汁中的胆盐、胆固醇和卵磷脂等都可降低脂肪的表面张力,使脂肪乳化成微滴,使脂肪分解加速;当胆盐达到一定浓度后,可聚合而形成微胶粒。肠腔中脂肪的分解产物,如脂肪酸、一酰甘油等均可掺入到微胶中,形成水溶性复合物,是脂肪水解产物的运载工具;胆汁促进脂肪分解产物的吸收,促进脂溶性维生素的吸收。此外,胆汁在十二指肠中还可以中和一部分胃酸;胆盐在小肠内吸收后还是促进胆汁自身分泌的一个体液因素。

**6. 先天性胆管发育畸形的病理生理有哪些?**

　　先天性胆管闭锁、先天性胆管发育不全、先天性胆总管囊肿,均可引起婴幼儿阻塞性黄疸。先天性胆管闭锁是肝内外胆管呈膜状或条索状闭锁。先天性胆管发育不全是肝内外胆管细小,胆汁引流不畅,胆汁淤滞性肝肿大及黄疸。先天性胆总管囊肿患者常有腹痛、腹部肿块、黄疸三大典型症状,间歇性黄疸为其特点。大部分阻塞性黄疸患儿有肝脾大,个别患儿有发绀及杵状指,晚期可出现腹壁静脉怒张,腹水及严重的凝血功能障碍。

**7. 什么是胆囊息肉?**

　　胆囊息肉是指胆囊壁向腔内呈息肉样突起的一类病变的总称,包括肿瘤性息肉和非肿瘤性息肉,临床和影像学检查很难明确其性质,又称"胆囊黏膜隆起性病变"。胆囊息肉有良性息肉和恶性息肉之分,良性息肉更为多见。良性胆囊息肉又包括胆固醇性息肉、炎症性息肉、腺瘤性息肉、腺肌增生和组织异位性息肉等。其中胆囊腺瘤性息肉是潜在癌前病变,与胆囊癌的发生有关。胆固醇性息肉、炎性息肉及胆囊腺肌瘤等非肿瘤息肉则不会发生癌变。

## 8. 什么是急性胆囊炎？

急性胆囊炎是由于胆囊管阻塞和细菌侵袭而引起的胆囊炎；其典型临床特征为右上腹阵发性绞痛，伴有明显的触痛和腹肌强直。主要症状为右上腹痛、恶心、呕吐与发热。患者常首先出现右上腹痛，向右肩背部放射，疼痛呈持续性、阵发性加剧，可伴随有恶心、呕吐。后期表现为发热，多为低热，寒战、高热不常见，早期多无黄疸，当胆管并发炎症或炎症导致肝门淋巴结肿大时，可出现黄疸。炎症加重时，可表现为感染性休克。

## 9. 什么是胆道梗阻？

胆道梗阻指胆汁排出道的任何一段因胆管腔内病变、管壁自身疾病、管壁外浸润压迫等疾病，造成胆汁排泄不畅，甚至完全堵塞的胆管机械性梗阻。症状表现为黄疸，伴上腹隐痛，恶寒发热，腹痛性质一般以胀痛绞痛为主，有时绞痛为显著症状，既往有反复发作的病史，一般都呈急性和亚急性的症状。超声可见胆管扩张等表现，临床应注意肝脏功能变化。

## 10. 什么是阻塞性黄疸？

阻塞性黄疸是由于肝外胆管或肝内胆管阻塞所致的黄疸。患者皮肤呈暗黄或绿褐色，因胆盐在血中潴留刺激皮肤神经末梢而多有皮肤瘙痒。因胆道阻塞，胆汁不能进入肠道而粪色变淡或呈陶土色，尿胆原减少或缺如。胆道阻塞后，肠道内缺乏胆汁酸、胆固醇等，脂溶性维生素缺乏，临床上可表现为脂肪泻、皮肤黄色疣、出血倾向、骨质疏松等。胰头癌压迫胆总管出现阻塞时，发生明显黄疸，且逐渐加深，胆囊肿胀，称为 Courviosier 征。

## 11. 什么是急性梗阻性化脓性胆管炎？

急性梗阻性化脓性胆管炎是由于胆管梗阻和细菌感染，胆管内压升高，肝脏胆血屏障受损，大量细菌和毒素进入血循环，造成以肝胆系统损害，合并多器官损害的全身严重感染性疾病是急性胆管炎的表现形式。本病的特点是在胆道梗阻的基础上伴发胆管急性化脓性感染和积脓，胆道高压，大量细菌内毒素进入血液，引发混合性败血症、内毒素血症、氮质血症、高胆红素血症、中毒性肝炎、感染性休克以及多器官功能衰竭等一系列严重并发症。

**12. 什么是胆管结石?**

胆管结石是临床胆石症的一种,根据结石所在部位,分为肝外胆管结石和肝内胆管结石。位于胆总管下端的结石称为肝外胆管结石;位于肝叶内胆管的结石称为肝内胆管结石。此外,由胆管内形成的结石统称为原发性胆管结石;由各种原因导致的胆总管结石称为继发性胆管结石。胆管结石最常见的症状是上腹部疼痛,可呈胀痛或是绞痛,部分患者伴有发热。肝管梗阻时,可出现黄疸。

**13. 胆绞痛有哪些临床表现?**

胆绞痛通常始于右上腹,并向背部或右肩部放射,局部有深压痛和肌紧张。疼痛多在夜间发作,呈阵发性绞痛多伴有恶心、呕吐、出汗及发热等。常因进食富含脂肪的饮食诱发胆绞痛。胆石症的疼痛是胆囊和胆管平滑肌痉挛的结果,疼痛表现为逐渐增强到一定程度后逐渐减弱,反复出现。疼痛发作时患者常按压局部来缓解疼痛,但伴有胆囊炎或胆管炎的患者惧怕按压局部,并且伴有畏寒发热症状。

**14. 胆绞痛的治疗有哪些方法?**

胆绞痛的治疗以病因治疗为主。对诊断明确、反复出现疼痛症状的患者可以考虑手术治疗。急性疼痛治疗以药物治疗为主,首选解痉药物,如阿托品、山莨菪碱、东莨菪碱等。不要单独使用阿片类药物治疗胆绞痛,因为该类药物不能有效缓解平滑肌痉挛性疼痛,同时又可以使奥狄括约肌收缩,进一步加剧疼痛。椎旁神经阻滞是治疗胆绞痛的有效手段,椎旁神经阻滞后,腹部疼痛明显缓解,对胆囊的运动及分泌功能没有明显的影响。

**15. 什么是腹腔镜胆囊手术?**

腹腔镜胆囊手术主要是向腹腔内注入二氧化碳,达到一定压力后在腹部开一小孔作为操作孔,腹腔镜及相关器械利用此操作孔进行相关手术。使用冷光源提供照明,将腹腔镜镜头插入腹腔内,运用数字摄像技术使腹腔镜镜头拍摄到的图像通过光导纤维传导至后级信号处理系统实时显示在专用监视器上。医生通过监视器屏幕显示的图像,并且运用特殊的腹腔镜器械进行手术,分别解剖胆囊三角区结构,并分离胆囊管、胆囊动脉、切除包括结石在内的整个胆囊。

**16. 胆囊切除术有哪些适应证?**

急性胆囊炎;有症状的慢性胆囊炎和胆囊结石;胆囊息肉或胆囊癌;胆囊内、外瘘;胆囊外伤性破裂。

**17. 胆囊切除术有哪些禁忌证?**

梗阻性黄疸病因未明确;脏器功能不全不能耐受手术者;有右上腹部慢性疼痛,但 B 超和胆囊造影未发现胆囊异常者。

**18. 腹腔镜下胆囊切除术的优势有哪些?**

围手术期死亡率大约 0.1%,最大的优点是避免较大的腹部切口,住院时间短,恢复快。

**19. 腹腔镜下胆囊切除术的围手术期注意事项有哪些?**

一般采用全麻,采用喉罩或气管插管(高反流误吸风险患者选用)控制呼吸;一般不采取单独区域(椎管内)阻滞,可全麻复合切口周围长效局麻药阻滞或腹壁神经阻滞。常规生命体征检测,如心率、血压、血氧饱和度,呼气末 $CO_2$;气道管理应注意从头高到头低位的体位变化,可能使气管移位到支气管内。

**20. 腹腔镜下胆囊切除术有哪些关注点?**

术中应注意张力性气胸、高 $CO_2$ 血症、心律不齐、气腹引起血流动力学变化、外科操作导致内脏损伤、$CO_2$ 栓塞等。由于技术因素转为开腹手术的比例为 1%~7%。

**21. 胆囊切除术有哪些术后并发症?**

近期并发症主要是术后出血,胆漏胆汁性腹膜炎,肝下积液或膈下脓肿,术后黄疸,术后胰腺炎,胆总管残留结石,胃肠瘘等。远期并发症包括胆管狭窄,胆总管再发结石,胆道出血,胆囊切除术后综合征,胆囊管残留过长综合征,结肠癌发生率增高等。

**22. 什么是胆囊切除术后综合征?**

胆囊切除术后综合征系由于胆囊切除术后所出现的与胆系病变有关的临床症候群,也称胆囊摘除后遗症、再发性胆道综合征。一般认为胆囊切除后有不到 1/3 的患者可出现一过性症状,可很快消失,低于 10% 的患者可因症状持续而需要积极治疗。

**23. 胆囊切除术后综合征有哪些临床表现?**

临床表现为在胆囊切除术后数周或数月,出现有上腹部或右季肋部疼痛不适,常呈隐痛或钝痛,有压迫感,重者可因胆道感染向上扩散,出现寒战、高热、黄疸。其性质不同于术前的胆绞痛,可伴有食欲不振、恶心、腹胀等,偶有胆管痉挛而呈绞痛发作。与进食尤其与高脂饮食有关。

**24. 胆囊切除术后综合征的手术治疗有哪些适应证?**

反复发作的较大胆管结石、肝内胆管结石、壶腹嵌顿结石、胆管狭窄合并胆管结石;胆管狭窄反复发作胆道感染,梗阻性化脓性胆管炎;Oddi 括约肌狭窄,慢性胰腺炎伴壶腹部或胰管梗阻;胆囊管遗留过长,形成有炎症的小胆囊。药物难以治愈的胆系外疾病,如食管裂孔疝、溃疡病等。

**25. 胆囊切除术后综合征有哪些手术方法?**

对胆管结石者一般首选 ERCP 下 EST 或球囊扩张术扩张乳头部,用网篮取石或碎石取石。ERCP 取石失败者,考虑腹腔镜取石术;对胆管狭窄者可经 ERCP 途径放置金属支架或行球囊扩张术扩张狭窄段;对残余胆囊、胆囊管残端过长者首选腹腔镜下切除,并取尽结石,也可行开腹手术;对十二指肠乳头旁憩室压迫,造成胆汁和胰液排出不畅者,可行球囊扩张术解除梗阻,或行 EST,如有结石一并取出,对憩室炎者可行憩室切除术、憩室内翻或旷置术等。对保守治疗无效的 SOD 者,首选 EST 处理。必要时可放置临时支架支撑,对于括约肌狭窄者,可行 Oddi 括约肌成形术或胆肠吻合术等。

**26. 什么是经内镜逆行性胰胆管造影术?**

经内镜逆行性胰胆管造影术(ERCP)是指将十二指肠镜插至十二指肠降部,找到十二指肠乳头后,由活检管道内插入造影导管至乳头开口部,注入造影剂后 X 射线摄片,以显示胰胆管的技术。ERCP 采用上消化道内径操作,创伤小,手术时间短,并发症较外科手术少,住院时间也大大缩短。

**27. 经内镜逆行性胰胆管造影术适应症有哪些?**

胆道梗阻引起的黄疸;临床、实验室或影像学检查支持胰腺或胆道疾患,如结石、肿瘤、硬化性胆管炎等;胰腺疾病,胰腺肿瘤、慢性胰腺炎、胰腺囊肿等;原因不明的胰腺炎;Oddi 括约肌测压;胰管或胆管的组织活检。需要强调的是由于 CT、超声内镜和磁共振下胰胆管成像技术(MRCP)的进步,单纯诊断性的内镜逆行性胰胆管造影术目前很少应用,除非临床上高度怀疑某种疾病并且确实需要内镜逆行性胰胆管造影术协助诊断时才考虑应用。

**28. 经内镜逆行性胰胆管造影可开展的治疗方式有哪些?**

ERCP 下十二指肠乳头括约肌切开术(EST),开辟了治疗性 ERCP 时代。通过 ERCP 可以在内镜下放置鼻胆引流管(ENBD)治疗急性化脓性梗阻性胆管炎、行胆管支架引流术、胆总管结石取石术等微创治疗。ERCP 治疗不用开刀,创伤小,手术时间短,并发症较外科手术少,住院时间也大大缩短。在短短几十年中 ERCP 在临床上取得了巨大的成绩,已经成为当今胰胆疾病重要的治疗手段。

**29. 什么是 MRCP,相较 ERCP 具有什么优势?**

磁共振下胰胆管成像技术(MRCP),因其无创、无 X 射线照射、不需造影剂等优点已逐步取代诊断性 ERCP,成为胰胆疾病首选的诊断方法。

**30. 不同麻醉方式在经内镜逆行性胰胆管造影或治疗时有何优缺点?**

ERCP 操作时间相对较长,患者多为老年患者且合并症较多,麻醉风险大。气管插管全身麻醉是最安全的麻醉方法,但麻醉恢复较慢。轻、中度镇静相对简单,对麻醉医生依赖性低,周转率快,但部分患者不能耐受,迷走反射的发生率高,舒适性较差。深度镇静和(或)麻醉易导致呼吸抑制且处理不便,需由有经验的麻醉科医生在必要的辅助通气条件下谨慎实施。目前常规采用深度镇静的麻醉方法是采用舒芬太尼联合丙泊酚或右美托咪定进行镇静麻醉。

**31. 内镜面罩用于高龄患者内镜逆行胰胆管造影监护麻醉时对低氧血症防治有什么优势?**

内镜面罩中部硅胶膜上有操作孔,内镜可通过专用孔进入,且不影响面罩通气的紧闭性;面罩尾端通气口与麻醉机相连,可随时根据需要进行辅助呼吸,让内镜操作与供氧同步进行。在不延长手术和麻醉时间的情况下,内镜面罩吸氧较鼻导管吸氧明显减少术中低氧血症的发生,且术中可维持较高的 $SpO_2$,其原因为在进行内镜检查时,面罩给氧能保持较高的吸氧浓度,如出现低氧血症可以加压给氧,减少或避免手术过程中的低氧血症。

### 32. 胆囊手术麻醉前如何选择药物?

吗啡、芬太尼可引起胆总管括约肌和十二指肠乳头部痉挛,而促使胆道内压上升,且不能被阿托品解除,故麻醉前应禁用。阿托品可使胆囊、胆总管括约肌松弛,麻醉前可使用。胆道手术可促使纤溶酶活性增强,纤维蛋白溶解而发生异常出血。术中应观察出凝血变化,遇有异常渗血,应及时检查纤维蛋白原、血小板,并给予抗纤溶药物或凝血药物处理。

### 33. 胆囊手术的麻醉方法如何选择及处理?

胆囊、胆道手术,可选择全身麻醉、硬膜外阻滞或全麻复合硬膜外阻滞下进行。硬膜外阻滞可经 T8~T9 或 T9~T10 间隙穿刺,向头侧置管,阻滞平面控制在 T4~T12。目前胆囊或胆道手术多采用腹腔镜或胆道镜下手术,由于需要建立二氧化碳气腹,因此多在全麻下进行,可联合硬膜外麻醉,减少全麻药用量,加速患者术后康复。

### 34. 开腹胆囊切除术的关注重点有哪些?

术中出血、肝衰竭、细菌胆汁感染、脓毒血症。开腹胆囊切除技术大部分已经被腹腔镜技术取代,以致许多新近培训的医生几乎没有开腹手术的经验。

### 35. 开腹胆囊切除术围术期术前准备有哪些?

评估心血管系统,尤其是冠心病;评估呼吸系统,预期术后可能出现的呼吸问题;凝血系统,判断是否合并凝血功能障碍、血小板减少等;是否合并慢性肝肾损害;是否合并糖尿病等。

### 36. 开腹胆囊切除术麻醉方法有哪些?

先推荐全身麻醉,喉罩或气管插管;由于需要高位感觉去神经支配,椎管内麻醉可能出现阻滞不全,目前逐渐被临床摒弃;辅助镇痛局部神经阻滞技术如椎旁神经阻滞、肋间神经阻滞、胸膜间置管等。

### 37. 开腹胆囊切除术围手术期气道管理关注点有哪些?

对于慢性呼吸系统患者应积极治疗原发疾病,积极纠正呼吸道感染,采用雾化吸入或使用促进排痰药物。由于疼痛、胃排空延迟以及术前恶心、呕吐可能需要进行快速顺序诱导。

**38. 开腹胆囊切除术可能出现的问题和(或)关注点有哪些?**

严重的术后疼痛包括切口痛和内脏痛可能导致下床活动减少;患者不敢用力咳嗽、活动减少,肺不张、肺部感染;开腹手术住院和恢复时间长;术后可发生肝下脓肿,胆漏从而引起胆汁性腹膜炎。

**39. 腹腔镜胆囊手术患者麻醉如何选择?**

腹腔镜手术可采用全麻气管插管或喉罩控制呼吸,有利于保证适当的麻醉深度和维持有效的通气量、又可避免膈肌运动,有利于手术操作;硬膜外阻滞需控制在 T4～T12 平面,因对膈肌的刺激、胆囊和胆管牵引,常有肩背放射性疼痛和胆心反射痛,所以腹腔镜手术多用全麻气管导管或喉罩,能较好地维持血流动力学稳定,保证通气和氧合,安全性和舒适性较高。

**40. 腹腔镜胆囊手术患者麻醉药如何选择? 术中监测应注意什么?**

腹腔镜人工气腹可增加心脏后负荷,降低回心血量,因此应选用对循环影响轻而短效麻醉药如丙泊酚、芬太尼、咪唑安定、顺式阿曲库铵等复合诱导插管。采用丙泊酚、七氟醚或地氟醚、瑞芬太尼、舒芬太尼复合非去极化类肌松药维持麻醉。由于腔镜手术对呼吸循环影响较大故应常规监测气道压、潮气量、分钟通气量、$P_{ET}CO_2$、心电图、心率、血压、$SpO_2$。通过监测 BIS 和吸入麻醉药浓度调整静脉或吸入麻醉药剂量。

**41. 腹腔镜胆囊手术人工气腹对呼吸循环有哪些不利影响?**

人工气腹后,腹内压升高,膈肌上抬,肺顺应性下降,呼吸死腔量增大,呼气末 $CO_2$ 分压或 $PaCO_2$ 升高,严重者气腹后可出现高碳酸血症和酸血症。因此应监测呼气末 $CO_2$ 并适当过度通气。人工气腹后,腹腔内持续正压,可经膈肌传递至胸腔,从而减少回心血量,CVP 升高,心输出量下降,血压降低。$CO_2$ 经腹膜等脏器吸收入血使 $PaCO_2$ 升高,使心率增快,血管收缩,心脏泵血功能增强,血压升高、气腹使体循环阻力增大,脉压差减小,所以对循环有双重影响。

**42. 喉罩通气全身麻醉在腹腔镜胆结石切除中的效果如何?**

气管插管全身麻醉是胆道手术常用的麻醉方式,对于手术时间较长、需控制气道的患者是首选,但气管插管相对于喉罩对患者产生较大刺激,诱导和维持使用的全身麻醉药物剂量相对较大,患者麻醉恢复时间也会相应延长。如今胆道手术多采用微创,用时较短,喉罩通气全身麻醉具有优势,无需插入气管,导管刺激小,诱导和维持所需麻醉药物用量减少,缩短了患者睁眼和拔管时间。

### 43. 腹腔镜胆囊切除术患者采取喉罩麻醉有哪些优点?

腹腔镜胆囊切除术较为成熟,所需手术操作时间短,多为日间手术。采取喉罩麻醉,在保证全身麻醉效果的同时改善患者麻醉安全性与舒适度,是目前常用的麻醉方式。喉罩置入相对易于操作,麻醉效果相同。喉罩麻醉无需进入气道,尽可能降低麻醉对患者气管造成的损伤,从而减少刺激,对患者创伤小,患者接受度高。双管喉罩可以放置胃内吸引管,可减少胃食管反流风险。可视喉罩可保证喉罩通气孔对位良好,插管型喉罩必要时可实现气管插管。

### 44. 腹腔镜胆囊切除术患者采取喉罩麻醉有哪些缺点?

喉罩麻醉对于存在高反流误吸风险患者具有一定风险。手术体位改变可能会引起喉罩移位。喉罩大小和形状并不能完全满足每位患者需要,可能存在封闭不良影响通气或反流误吸风险。患者肌松恢复或麻醉较浅时喉罩发生移位风险。麻醉较浅时有诱发喉痉挛的风险。如喉罩充气过度,术后患者会感觉到明显的咽喉不适,出现恶心呕吐感,甚至术后咳呛,加剧疼痛与术后不适感受。喉罩麻醉亦有损伤咽喉部口腔黏膜,局部水肿或出血风险。

### 45. 喉罩和插气管全麻在腹腔镜胆囊切除术麻醉中有哪些特点?

气管插管麻醉法是腹腔镜胆囊切除手术最常见的麻醉方式,安全指数较高,能完全控制气道,但气管内插管操作,刺激患者气管及咽喉部,造成损伤,引起血压增高,心率增快。喉罩作为一种无创机械通气工具,可以在不刺激气管、不暴露声门的前提下帮助机械保持通气,以预防气管插管麻醉法造成的不必要损伤。但对于长时间手术、有反流误吸风险患者仍建议选择气管内插管麻醉。

### 46. 全凭吸入麻醉在老年急性胆囊炎患者行腹腔镜胆囊切除术中有何特点?

因老年患者为特殊群体,对麻醉要求相对较高。因此,临床需选择更为安全、合理的麻醉方式,以确保手术安全性。吸入麻醉属于临床常用麻醉方式,吸入浓度易于控制和监测,代谢几乎不依赖肝肾代谢,麻醉深度容易控制。但也有研究认为部分患者吸入麻醉药使术后中枢神经系统功能恢复相对缓慢,导致苏醒质量较差,并对术后认知功能产生不利影响。

第四章

**47. 全凭静脉麻醉在老年急性胆囊炎患者行腹腔镜胆囊切除术中有何特点？**

全凭静脉麻醉是常见手术麻醉方法,常选用的麻醉药物丙泊酚具有诱导迅速、代谢时间短等特点。瑞芬太尼具有镇痛强、起效迅速等特点,且作用时间相对较短,对患者中枢神经系统影响较小,从而有利于提高苏醒质量,加快认知功能恢复。但老年患者血浆蛋白降低、肝肾代谢能力下降,长时间、大量使用静脉麻醉时应考虑对麻醉恢复时间的影响。另外,老年患者心血管功能下降,静脉麻醉更容易出现血压下降等并发症。

**48. 硬膜外阻滞复合全身麻醉对老年胆结石患者手术应用效果如何？**

硬膜外阻滞复合全身麻醉,可有效缩短术后苏醒时间,促进患者早期康复,并能降低术后肺部感染等风险,且不会增加不良反应,具有良好的安全性。由于硬膜外阻滞可抑制交感神经及躯体神经伤害性刺激上传,减少内源性去甲肾上腺素及肾上腺素分泌,有利于维持循环系统,也利于患者术后尽早康复。全麻复合硬膜外阻滞可减少全身麻醉药物使用量,加快患者麻醉恢复。

**49. 胆囊息肉腹腔镜手术患者中实施气管插管全麻有哪些缺点？**

胆囊息肉腹腔镜手术常采用气管插管全身麻醉,暂时抑制了机体中枢神经系统,且也抑制不良反射,使骨骼肌松弛,患者意识和痛觉消失,以便在镇静、镇痛、肌松状态下完成相关手术操作。但全身麻醉期间诱导气管导管置入时机械刺激咽喉、气管神经末梢,还可引发应激反应,如血压升高、支气管痉挛、喉痉挛。全身麻醉还可能导致出现术后中枢神经系统并发症,如术后认知功能障碍等。全身麻醉恢复后如未能给予充足的镇痛药物可发生术后疼痛。

**50. 全麻联合硬膜外阻滞麻醉为什么能减轻胆囊息肉腹腔镜手术患者的应激反应？**

全麻结合硬膜外阻滞麻醉能从不同机制发挥协同作用,一方面经全麻抑制大脑皮质边缘系统或下丘脑对大脑皮质投射系统发挥麻醉作用,阿片类药物能直接作用于神经系统阿片 $\mu$ 受体,阻止痛觉冲动传导、传递,产生镇痛作用;另一方面辅以硬膜外阻滞,能有效阻滞经感觉神经传入的疼痛刺激,同时迷走神经、膈神经等伤害性传入途径刺激也得以抑制,达到外周、中枢双重抑制作用。

**51. 全身麻醉联合硬膜外阻滞麻醉对胆囊息肉手术术后麻醉恢复有何优势？**

　　全身麻醉结合硬膜外阻滞麻醉有利于促进术后麻醉恢复。单纯全身麻醉实施期间，为实现意识消失、镇痛、镇静、肌松、抑制应激反应的目的，需使用多种麻醉药物。全身麻醉药物使用剂量较大易引发拔管延迟、苏醒时间延长、肌松残留等问题。全身麻醉联合硬膜外阻滞麻醉可发挥全麻、硬膜外阻滞麻醉协同作用，全麻可阻断内脏牵拉反应，便于呼吸管理。硬膜外阻滞能提供良好的镇痛，减少全身麻醉药物用量，术后清醒早，拔管快。

**52. 什么是靶控输注？**

　　靶控输注是一种操作灵活便利，以药代动力学和药效动力学为基础，临床麻醉医生根据患者的不同情况调节目标药物靶浓度（血浆或效应室）以控制麻醉深浅，使静脉麻醉调控更精确，以有效控制并维持和稳定麻醉药物浓度。靶控静脉输注麻醉在满足临床麻醉需求的同时能降低目标麻醉药物用量，减少因麻醉药物引起血流动力学指标剧烈波动等反应，安全性更高，患者恢复更快。

**53. 静脉泵入麻醉和靶控输注麻醉在腹腔镜胆囊切除术中有什么不同特点？**

　　静脉泵注静脉麻醉是腹腔镜胆囊切除术常用的麻醉方式，但该麻醉方式不能达到个性化给药，用药速度多为恒速给药；如麻醉药物使用过多，将影响患者的术后恢复；若麻醉药物使用过少，则无法达到足够镇静、镇痛的效果。靶控输注麻醉的基础是自动输注系统，该系统由计算机控制，在药效动力学、药代动力学辅助下行靶位或目标调节，可将血药浓度或效应室浓度控制在恒定范围内，继而达到精准麻醉的效果，患者苏醒和恢复较快。

**54. 超声引导下的腹横肌平面阻滞在胆道手术中的应用效果如何？**

　　胆道手术采用全身麻醉复合腹横肌平面阻滞麻醉。通过超声引导下行腹横肌平面阻滞，可减少外科伤害性不良刺激的传导，发挥一定的镇痛作用，可减少手术麻醉中维持药物使用剂量。采用长效局麻药如罗哌卡因，镇痛效果好、作用时间长，可以减少患者术后应用镇痛类药物的使用量，进而加快患者的康复。对于高龄、心血管疾病、严重肺部疾病等特殊患者或不适宜进行椎管内麻醉患者具有较大优势。

**55. 全身麻醉复合硬膜外麻醉在急性胆囊炎患者手术中的麻醉效果如何？**

　　硬膜外麻醉是将麻醉药注射于硬膜外腔，镇痛效果确切。硬膜外麻醉有助于患者术后恢复运动功能。全身麻醉复合硬膜外麻醉不仅可达到全身麻醉效果,而且可抑制上行伤害性刺激,阻止儿茶酚胺、皮质醇释放,减轻麻醉应激反应。全身麻醉复合硬膜外麻醉有利于缓解免疫抑制状态,提高患者术后恢复的质量。硬膜外麻醉药大多在硬膜外腔,只有少量药物进入血液循环,因此全身麻醉复合硬膜外麻醉可减少麻醉药使用剂量,防止药物残留。

**56. 腹腔镜胆囊切除术的麻醉有什么注意事项?**

　　防治胆心反射,麻黄碱和阿托品是应对胆心反射的主要药物,其中阿托品作为抗胆碱药物的主要作用是使心脏所受迷走神经的抑制作用得到解除,使心跳加快。因心动过缓导致的心输出量下降和血压降低可在纠正心动过缓后缓解。保证良好的麻醉效果,保证诱导和维持阶段平稳、使用短效麻醉药物如丙泊酚、瑞芬太尼、顺式阿曲库铵等麻醉药物能维持足够的镇静、镇痛、肌松作用;完善术中监测:心率、心电图、血压、血氧饱和度、麻醉深度监测等。

**57. 腹腔镜胆囊切除术后切口局部浸润麻醉的镇痛效果如何?**

　　一般腹腔镜手术全麻恢复后 24 h 内,患者手术切口与腹部右上象限为常见疼痛区域。以 2～4 h 为疼痛高峰期。胆囊结石患者在接受腹腔镜胆囊切除术后于腹腔内作局部浸润麻醉,可有效减轻患者肩背部疼痛及内脏疼痛症状,而患者腹部疼痛感的缓解可通过切口局部浸润麻醉改善。手术切缘注射局麻药物给予浸润麻醉,可明显改善患者的术后切口疼痛状况,并提升患者对手术的满意度,降低术后不良反应发生率。

**58. 腹腔镜胆囊切除术后局部浸润切口麻醉的药物如何选择?**

　　为防止术后疼痛,目前临床常用的局部浸润麻醉药罗哌卡因,属于长效酰胺类局部麻醉药物,主要通过抑制钠离子通道,并阻断神经兴奋与传导,对感觉神经阻滞效果好,且毒性低,作用时间长。采用罗哌卡因浸润腹腔镜切口,胆囊床局部喷洒可明显减轻切口疼痛,可降低术后静脉镇痛药物使用量,并延长首次使用静脉镇痛药物时间,术后镇痛效果好,患者恢复速度快,且不良反应发生率低。

**59. 胆管结石手术的术前有哪些评估?**

　　术前评估心、肺、肝肾功能,对并存疾病如高血压、糖尿病、肝肾功能损害等给予内科治疗。胆囊、胆道疾病多伴感染,梗阻引发黄疸和肝功能损害,术前给予消炎、利胆和保肝治疗。有出凝血异常给维生素 K 治疗。因自主神经功能失调所致迷走神经张力增高，心动过缓者术前加用抗胆碱药物。

### 60. 胆道手术的麻醉前有哪些准备？

重点应检查心、肺、肝、肾功能。对并存疾病如高血压病、冠心病、肺部感染、肝功能损害、糖尿病等应给予全面的内科治疗；胆囊、胆道疾病多伴有感染；胆道梗阻多有阻塞性黄疸及肝功能损害，麻醉前需给予消炎、利胆和保肝治疗。凝血功能障碍者术前应维生素 K 治疗；阻塞性黄疸的患者迷走神经张力增高，更易发生心律失常和低血压；胆囊、胆道疾病患者常有水、电解质酸碱平衡紊乱，营养不良，贫血，低蛋白血症等，麻醉前均应作全面纠正。

### 61. 胆道手术如何选择麻醉药物？

可选择全身麻醉或复合硬膜外阻滞以及外周神经阻滞麻醉。术中应密切注意胆心反射，建议手术部位周围作局部封闭麻醉，保证一定的麻醉深度。吗啡、芬太尼可引起胆总管括约肌和十二指肠乳头部痉挛，导致胆道内压升高，且不易被阿托品解除，故麻醉前应禁用。应尽量避免使用对肝有损害的药物如氟烷、恩氟烷、大剂量吗啡等。异氟醚、七氟烷亦有一过性肝损害的报告。

### 62. 胆道手术麻醉常见问题与对策有哪些？

胆道疾病多伴有感染，多有阻塞性黄疸及肝功能损害，术前应给予相应治疗。阻塞性黄疸可影响维生素 K 吸收，致使维生素 K 参与合成的凝血因子减少，术前应给予维生素 K 治疗；阻塞性黄疸的患者，多呈现迷走神经张力增高，同时术中又可因迷走神经反射，导致血压骤降、心动过缓，甚至停搏，应有充分的术前准备，积极采取预防措施。此类患者常有水、电解质、酸碱平衡紊乱、营养不良、贫血等病理生理改变，术前均应作相应评估并纠正。

### 63. 胆管结石手术的全身麻醉药物如何选择？

禁用对肝肾有损害的药物，如氟烷、甲氧氟烷等。恩氟烷、异氟烷、地氟烷亦有一过性肝损害的报告，临床使用时需注意。阿片类镇痛药可使胆总管括约肌和十二指肠乳头痉挛，而使胆道压力增高，且阿托品不能解除，故麻醉前慎用或禁用。

**64. 胆管结石手术硬膜外阻滞应注意哪些事项?**

硬膜外阻滞范围应控制在 T4～L2。硬膜外麻醉单独使用常常阻滞不全,在探查胆囊和胆总管时可发生胆心反射和迷走-迷走反射。出现牵拉痛,反射性冠状动脉痉挛,心肌缺血,心律失常,血压下降。应采用局部封闭,阿托品、哌替啶等处理。如单独使用硬膜外麻醉时常需辅助静脉麻醉。

**65. 胆道梗阻手术患者的麻醉注意事项有哪些?**

对胆道梗阻手术患者的麻醉除需要关注胆道疾病引起的营养不良外,还应注意黄疸升高、肝功能损害与水、电解质紊乱,以及酸碱失衡、凝血功能异常等;阻塞性黄疸患者其迷走神经张力较高,通常伴有心动过缓,麻醉术中易引起胆心反射;该类患者血浆白蛋白下降可使游离血浆蛋白结合麻醉药物的浓度增高,从而使部分麻醉药物时效延长。

**66. 阻塞性黄疸手术患者的麻醉管理要点有哪些?**

阻塞性黄疸患者多表现为迷走神经张力增高,通常易引起心动过缓,而麻醉与手术期间更易发生胆心反射、心律失常与低血压,甚至心搏停止,故麻醉术中应密切观察心率(律)与血流动力学的变化;胆道梗阻疾病可导致纤维蛋白溶酶活性增强,尤其纤维蛋白溶解可发生异常出血,应及时检测纤维蛋白原、血小板等;危重胆道梗阻患者常处于感染中毒性休克,应积极处理休克,术后尚未脱离危险期的患者,应护送至 ICU 继续严密观察治疗处理。

**67. 阻塞性黄疸的麻醉药物选择要点有哪些?**

阻塞性黄疸常伴肝损害,应禁用或慎用对肝有损害的药物,如氟烷、甲氧氟烷、大剂量吗啡等。恩氟烷、异氟烷、七氟烷亦有一过性肝损害的报告。全身麻醉诱导和维持尽量选择对代谢肝脏依赖较小的药物,如瑞芬太尼、顺式阿曲库铵。因凝血因子合成障碍,毛细血管脆性增加,围术期渗血可能增多,但也有临床研究提示不同麻醉方法对肝功能正常组与异常组的凝血因子并无影响。

**68. 胆道手术的麻醉深度监测方式有哪些?**

BIS、Narcotrend 监测、末梢灌注指数监测和镇痛伤害性刺激指数等都在胆道手术中得到较好的应用效果。其中,BIS 和 Narcotrend 监测都基于脑电活动信号的分析,在反映患者镇静水平和意识变化方面具有重要作用,对麻醉术中用药剂量做出指导,能维持合适镇静深度的同时避免过多麻醉药物的使用,对保障患者术中体征稳定和加快术后苏醒具有积极意义。

## 69. 静吸复合麻醉在胆道手术中的应用效果如何?

在胆道手术中,临床目前多采用靶控静脉麻醉与静吸复合麻醉。靶控静脉麻醉给药剂量准确,效果确切,对机体循环影响相对较小,但对于手术时间较长或术前肝功能较差的患者仍可能导致患者苏醒延迟。静吸复合麻醉是将静脉麻醉药和吸入麻醉药联合使用维持麻醉的一种方法,吸入麻醉药较易控制麻醉深度和利于术后恢复,与静脉麻醉药合用能进一步减少静脉麻醉药物使用量,增强麻醉效果,减少对循环的影响,加快患者麻醉恢复。

## 70. 胆道手术可以选择硬膜外麻醉吗?

硬膜外麻醉可提供较好的镇痛效果,但胆道手术要求麻醉平面高,由于硬膜外麻醉时交感神经同时被阻滞,迷走神经功能相对亢进,导致阻滞区域血管扩张、回心血量减少、血压下降。另外,硬膜外麻醉可能存在阻滞不全可能性,不能完全满足手术需要,因为硬膜外麻醉尚无法完全消除术中牵拉疼痛和胆心反射,故一般不宜作为首选。

## 71. 急性梗阻性化脓性胆管炎手术的麻醉用药如何选择?

急性梗阻性化脓性胆管炎常常合并严重的肝功能障碍及其他重要脏器的功能损害,术中麻醉药应尽量选择不经肝脏代谢的药物。目前常用药物丙泊酚除了以麻醉镇静为主的生物作用外还具有较强的抗氧化作用,能够保护肝细胞的氧化应激损伤。不经肝脏代谢的瑞芬太尼和顺式阿曲库铵实施静脉麻醉对于保护患者的肝脏功能可能更有利。如采用七氟醚、地氟醚等吸入麻醉可进一步减少静脉麻醉药物用量。

## 72. 梗阻性黄疸全麻术中丙泊酚用量对机体有什么影响?

虽然梗阻性黄疸时以结合胆红素升高为主,但是游离胆红素也显著高于正常值。游离胆红素具有很强的神经毒性,长时间作用于中枢神经系统引起神经元毒性。游离胆红素也可以抑制海马体突触传递,对机体的学习和记忆功能产生重要的影响。胆红素可以增强 GABA 神经元的突触传递。丙泊酚主要是通过中枢神经系统 GABAA 受体发挥麻醉作用,推测可能是胆红素损伤了中枢神经系统,因而降低了黄疸患者丙泊酚的使用量。

### 73. 胆道手术出血多不多？

单纯胆囊切除术一般不至于失血过多，大部分患者也无输血的必要。胆总管手术有时会失血较多，应根据情况适当补液补血。胆总管癌切除术由于手术涉及十二指肠、胃及空肠等部分，因此手术创伤会导致大量失血，对于此类手术应保持患者血容量不低于正常，必要时适当扩容。

### 74. 胆管手术引发心血管意外事件的反射途径是什么？

有两个途径，一个是胆囊传出神经和心脏传出神经进入脊髓共同节段，胆囊的传出纤维经椎旁神经节交换节后纤维终止于心脏的效应器；另一个是胆囊传出纤维经内脏感觉神经纤维上行，经孤束核及迷走神经背核、交换神经纤维后经迷走神经传入心脏效应器，胆囊受到牵拉，胆管受到刺激，极易出现胆心反射。再者，胆囊传出神经纤维沿脊髓感觉神经束上行，经脑干网状结构、疑核及迷走神经背核，交换神经纤维到迷走神经，最终在心脏效应器上发挥作用。

### 75. 胆道手术中患者出现血压、心率改变有哪些原因？

胆道部位神经分布密集，机械刺激时特别是探查、分离胆囊或胆道时可引起的胆心反射和迷走神经反射，引起循环改变；术中出血和低血压、缺氧、二氧化碳蓄积均可引起显著的内分泌反应。血中肾上腺素、去甲肾上腺素、儿茶酚胺、皮质醇、抗利尿激素及醛固酮等激素浓度的增加是影响胆道手术中维持循环稳定的重要因素；慢性阻塞性黄疸患者的心血管系统对内外源血管活性物质的反应性降低是导致血压、心率不稳定的主要因素。

### 76. 胆道手术时胆心反射原因和处理方式有哪些？

在游离胆囊床、胆囊颈和探查胆总管时，可发生胆心反射和迷走-迷走反射。椎管内麻醉阻滞不全或全麻深度不足时患者会发生胆心反射，不仅出现牵拉痛，而且可能引起反射性冠状动脉痉挛，心肌缺血导致心律失常，血压下降。应保证足够镇痛和麻醉深度，局部神经局麻药阻滞、椎管内麻醉时复合芬太尼和氟哌利多镇静麻醉。一旦发生反射性心率下降或血压降低应立即停止手术刺激，给予加深麻醉和阿托品处理，待生命体征平稳后继续操作。

**77. 胆道手术麻醉后有哪些注意事项？**

术后应密切监测血压、脉搏、血氧饱和度、呼吸、尿量、尿比重，持续吸氧。监测血红蛋白、红细胞压积及血电解质，动脉血气，根据结果给予调整治疗；术后继续保肝、保肾治疗，预防肝肾综合征；对老年人、肥胖患者及并存气管、肺部疾病者，应防治肺部并发症；胆总管引流的患者，应计算每日胆汁引流量，注意水、电解质补充及酸碱平衡；危重患者和感染中毒性休克未脱离危险期者，应送至术后恢复室或 ICU 进行严密监护治疗直至脱离危险期。

**78. 先天性胆管发育畸形手术的麻醉要点有哪些？**

手术多为较小婴儿，手术持续时间较长。腹部行较大的横切口，可能出血较多，应做好监测并建立充分的静脉输液通道，最好备新鲜浓缩红细胞及冰冻血浆；诱导插管可选用静脉注射丙泊酚、芬太尼类药物，辅用肌松药，麻醉维持用麻醉性镇痛药复合吸入麻醉药物如七氟醚、地氟醚等；探查肝门时必须翻动肝脏，可导致下腔静脉回流受阻，引起低血压。对于黄疸患儿，副交感神经系统较敏感，插管或术中操作可引起心动过缓，术前术中应备有阿托品。

**79. 先天性胆管发育畸形手术的注意事项有哪些？**

由于胆管功能障碍，维生素 K 合成减少，再加上患儿多有不同程度的肝损害，引起凝血因子 Ⅱ、Ⅶ、Ⅸ、Ⅹ 生成障碍，而有自发出血倾向。所以术前 3 天肌内注射维生素 K，补充葡萄糖及维生素 B、维生素 C、维生素 D。如果有贫血，及时输血，纠正水、电解质紊乱和酸碱失衡。术后防止感染，保持胆汁引流通畅，加强呼吸道管理，预防腹水，严密监测水、电解质平衡。

**80. 老年胆道疾病主要有哪些？**

由于老年人易发生胆囊结石、胆道结石及恶性胆道狭窄，因此急性胆道感染的发病率较高，如不及时处理，容易发展为急性化脓性胆囊炎、坏疽穿孔性胆囊炎、急性化脓性胆管炎或急性重症胆管炎。

**81. 老年急性胆道感染病手术的术前准备有哪些？**

重点检查心、肺肝、肾功能，对并存疾病如高血压、冠心病、肺部感染、肝功能损害、糖尿病等应做适当的内科治疗。由于胆道感染多为混合性感染，可使用强效广谱抗生素。对凝血功能障碍患者，术前应给予维生素 K 治疗，使凝血酶原时间恢复正常,必要时可间断输入新鲜冰冻血浆或浓缩血小板。阻塞性黄疸患者易出现自主神经功能失调,表现为迷走神经张力增高,心动过缓,麻醉和手术期间易发生心律失常和低血压,应积极给予阿托品防治。

## 82. 老年急性胆道感染病手术麻醉时应注意什么?

急性重症胆管炎、急性化脓性胆管炎、急性化脓性胆囊炎或坏疽穿孔性胆囊炎应及时早期手术,患者常合并休克表现。手术均应在气管内插管全身麻醉下进行,麻醉用药应选择对循环影响小的药物,并积极防治感染性休克,备齐和积极使用血管活性药物,根据心功能状态积极补液等。该类患者由于胆汁分泌受阻,故肌松药应首选阿曲库铵,对部分经胆汁排泄的肌松药如泮库溴铵也可选用,但作用时间可能延长。对主要经胆汁排泄的维库溴铵应慎用。

## 83. 靶控输注全凭静脉麻醉对老年腹腔镜下胆道手术患者术后苏醒质量有什么影响?

相较于静吸复合麻醉,靶控输注全凭静脉麻醉可通过精准控制麻醉药靶浓度,对药物可控性较强。靶控输注全凭静脉麻醉应用于老年患者操作简单易于控制,可减少术后认知恢复时间,减少术后并发症及不良反应。

## 84. 腹腔镜胆道系统手术的常见并发症有哪些?

腹腔镜胆囊切除术的死亡率是妇科腹腔镜手术的 10 倍左右,约 1% 的腹腔镜胆囊手术患者需改行开腹手术。脏器穿孔发生率 0.2%,胆总管损伤 0.2%~0.6%,出血 0.2%~0.9%。腹腔镜胆囊手术较轻的手术并发症多于开腹手术,但全身并发症如术后肺部感染等低于后者。

## 85. 腹腔镜胆道手术术后常见并发症有哪些?

$CO_2$ 皮下气肿是最常见的并发症。腹腔气体经过胸腹腔之间的薄弱结构漏入胸腔外会导致纵隔气肿、气胸、心包积气,而通气量而增大造成的肺大泡破裂也是气胸原因之一。人工气腹导致膈肌上台和隆突上升会导致气管导管可进入支气管。如气体进入血管内则形成气栓。大量气栓可出现呛咳,呼吸循环障碍,甚至猝死。其他并发症包括血管损伤、呕吐、反流误吸等,较为少见。

**86. 腹腔镜胆道对患者术后康复有何影响？**

腹腔镜手术对循环的干扰可持续至术后,包括外周阻力升高和循环高动力状态,这些变化对心脏病患者有较大影响。呼吸的干扰也可持续到术后,包括高二氧化碳和低氧,所以要常规吸氧。术后另一常见问题是恶心呕吐发生率较高,应加强预防和处理。

**87. 胆道系统腹腔镜手术与开腹手术术后疼痛特点是什么？**

开腹手术患者主诉的疼痛主要为腹壁伤口疼痛,而腹腔镜手术后患者疼痛主要为内脏性疼痛,如胆囊切除术后有胆道痉挛性疼痛。二氧化碳气腹所引起的术后疼痛比氧化亚氮气腹重,腹腔残余二氧化碳加重术后疼痛,所以应尽量排气。疼痛治疗方法一般均有效,包括镇痛药、非甾类抗炎药、胸部硬膜外阻滞等。

**88. 与开腹手术相比腹腔镜胆道手术对机体应激反应有何影响？**

腹腔镜胆囊切除手术的术后应激反应低于开腹手术,表现为 C 反应蛋白和白介素-6 这些反映组织损伤的介质水平较低,高血糖等代谢反应和免疫抑制也较轻。但是内分泌激素的反应方面两者无明显差别,如皮质醇和儿茶酚胺等。复合硬膜外麻醉方法并不能减轻全身麻醉下腹腔镜手术的应激反应,其原因可能为腹腔镜手术的应激反应有腹膜牵张、循环紊乱、呼吸改变等多种因素引起。术前应用 $\alpha_2$ 受体兴奋药可减轻腹腔镜手术时的应激反应。

**89. 腹腔镜胆道手术对患者术后呼吸功能有何影响？**

腹腔镜手术术后对呼吸功能的影响比开腹手术轻,包括术前 COPD、吸烟、肥胖、老年等患者,但这些患者呼吸功能影响仍较正常人严重。腹腔镜妇产科手术的术后肺功能影响比胆囊切除术轻。术后硬膜外镇痛并不能改善腹腔镜胆囊切除患者的术后肺功能。

## 参考文献

［1］ 刘建华,王文耀,孟繁杰.肝胆外科临床指导[M].武汉：华中科技大学出版社,2008.
［2］ 邓小明,曾因明,黄宇光.米勒麻醉学[M].北京：北京大学医学出版社,2017.
［3］ 马智聪,范俊柏,张建文,等.临床麻醉学实习指南[M].太原：山西经济出版社,2016.

# 第五章

# 胰腺手术麻醉

**1. 胰腺是个什么样的器官?**

  胰腺是我们身体上腹部深处的一个非常重要的器官,是一个既具有内分泌又具有外分泌功能的腺体,它的生理作用和病理变化都与人体的生长发育和生命安全息息相关。

**2. 胰腺在人体的哪个部位?**

  胰腺位于肚脐以上的腹上区和左季肋区腹膜后间隙,胃和肝脏的后方,在第1、2腰椎的高处横贴于腹后壁,其位置较深。胰腺头部嵌于十二指肠的"C"形凹陷内,从十二指肠斜向左上,横跨第1、2腰椎前方靠近脾门。

**3. 胰腺的解剖结构是怎么样的?**

  胰腺分为胰头、胰颈、胰体、胰尾四部分。胰腺分为外分泌部和内分泌部两部分,外分泌腺由腺泡和腺管组成,腺泡分泌胰液,腺管是胰液排出的通道。胰管位于胰实质内,其行走与胰的长轴一致,从胰尾经胰体走向胰头,沿途接受许多小叶间导管,最后与胆总管汇合成肝胰壶腹,开口于十二指肠大乳头。在胰头上部有时可见一小管,行于胰管上方,称为副胰管,开口于十二指肠小乳头。

**4. 胰腺有什么功能?**

  胰腺是重要的分泌器官,按其功能分为外分泌和内分泌。外分泌主要成分是消化酶,包括胰蛋白酶、胰淀粉酶、胰脂肪酶、糜蛋白酶、弹性蛋白酶、胶原酶等,主要功能是中和胃酸,帮助消化蛋白质、糖和脂肪。内分泌主要是胰岛素、胰高血糖素、生长激素、肠血管活性肽、胃泌素等,胰岛素可以促进肝糖原和肌糖原的合成,同时也可以促进葡萄糖进入肌肉和脂肪组织。这些激素可以促进消化道吸收物质,还可以调节生理功能。

## 5. 胰液有什么功能？

胰液一般是指人体由胰腺外分泌部分泌的一种无色无臭的碱性溶液。胰液中包含多种消化酶,可作用于糖、脂肪和蛋白质3种食物成分,因而是消化液中最重要的一种。胰淀粉酶能将淀粉分解为麦芽糖,胰麦芽糖酶可将麦芽糖分解成葡萄糖,胰脂肪酶能将中性脂肪分解成甘油和脂肪酸。

## 6. 胰岛素有什么功能？

胰岛素是由胰岛β细胞受内源性或外源性物质如葡萄糖、乳糖、核糖、精氨酸、胰高血糖素等刺激而分泌的一种蛋白质类激素。胰岛素是机体内唯一能降低血糖的激素,同时促进糖原、脂肪、蛋白质合成。胰岛素可促进血液中葡萄糖进入细胞内,供机体利用;促进葡萄糖进入脂肪细胞内,将能量聚集在一起形成脂肪;也可以促进蛋白质合成。

## 7. 什么叫糖异生？

是一种将简单的非糖前体(乳酸、甘油、生糖氨基酸等)转变为糖(葡萄糖或糖原)的过程。糖异生不是糖酵解的简单逆转,它的这种功能有助于保证机体的血糖处于正常水平。糖异生的主要器官是肝,肾在正常情况下糖异生能力只有肝的1/10,但长期饥饿时肾糖异生能力可大幅增强。

## 8. 胰高血糖素有什么功能？

胰高血糖素是升高血糖的激素,作用与胰岛素相反,它是通过cAMP-PK系统激活肝细胞的磷酸化酶,具有很强的促进糖原分解和糖异生的作用,加速糖原分解供能,使血糖明显升高。胰高血糖素还可激活脂肪酶,促进脂肪的分解,同时又能加强脂肪的氧化使酮体生成增多。胰高血糖素可以促进胰岛素和生长抑素的分泌,可使心肌细胞内的cAMP的含量增加从而使心肌的收缩力增强。

## 9. 血糖与麻醉有什么关系？

麻醉手术前的应激状态可促使分解代谢增强,体内血糖升高。麻醉的重要任务就是抑制机体应激反应,尽量维持正常的生理状态。静脉麻醉药物能够抑制围手术期的应激反应,但不论是椎管内麻醉还是全身麻醉,吸入麻醉或静吸复合麻醉都不能完全抑制手术操作等所致的应激反应,甚至还会随着用药剂量增加降低患者糖耐量同时诱发胰岛素抵抗。与全身麻醉相比,椎管内麻醉特别是蛛网膜下腔联合硬膜外麻醉可能在控制术中血糖方面优于全身麻醉。

**10. 麻醉中血糖管理有哪些原则?**

对于无糖尿病症状,仅一次测定血糖值达到糖尿病诊断标准者,必须复查核实,如未达到糖尿病诊断标准,则不能诊断为糖尿病,应追踪随访,定期复查。麻醉与手术期间出现低血糖或高血糖均对机体产生影响,故围麻醉期应对血糖异常的患者实施血糖监测,了解血糖变化,及时纠正因血糖过度异常引发的并发症;糖尿病手术患者的麻醉务必全方位考虑,尽可能使血糖、尿糖、酮体等控制在手术允许范围内。

**11. 麻醉与手术中血糖调控应注意什么?**

对严重糖尿病患者,术前、术中、术后均应实施血糖监测,随时检测,了解血糖变化;麻醉手术应激时儿茶酚胺、皮质醇、胰高血糖素均明显上升,从而进一步对抗和抑制胰岛素释放和利用,常致血糖短时间内倍增;麻醉与手术期间应用胰岛素可不考虑糖尿病的分型,用量应个体化,根据手术应激强度、持续时间、麻醉类型、用药种类和不同体温加以调整;纠正电解质紊乱和酸碱失衡;术后注意神志的变化,警惕高渗性高血糖性昏迷或低血糖性昏迷。

**12. 芬太尼和舒芬太尼对糖尿病手术患者血糖及胰岛素水平影响有何区别?**

芬太尼是一种短效的静脉镇痛药,复合异丙酚实施麻醉,具有维持麻醉平稳、术后迅速苏醒以及有较好可控性的优点;舒芬太尼心血管稳定性较好、安全性较高、呼吸抑制较轻。舒芬太尼复合异丙酚在控制糖尿病患者的血糖效果较为明显,在术后出现较高的血糖可能和应激所致糖代谢的激素紊乱相关。对糖尿病手术患者实施舒芬太尼而非芬太尼复合异丙酚麻醉,更有利于控制围术期患者的血糖和血浆胰岛素水平。

**13. 什么是低血糖?**

低血糖是指血浆中葡萄糖(血糖)浓度低于 2.8 mmol/L;正常的血糖水平对保障机体生理功能活动非常重要,但血糖过低将对机体产生损害;低血糖时通常出现以交感神经兴奋和脑细胞缺糖为主要特征的病理性综合征。

**14. 低血糖病理生理有哪些特点？**

主要是大脑皮质受抑制，继之波及皮层下中枢，包括基底节、下丘脑及自主神经中枢，最终累及延髓，低血糖纠正后上述顺序逆向恢复。表现为交感神经兴奋和脑功能紊乱等。

**15. 低血糖有哪些临床表现？**

自主（交感）神经过度兴奋体征：心率增快、收缩压轻度升高、面色苍白、流泪、浑身出汗、紧张焦虑、四肢颤抖等。脑功能障碍体征：精力不集中、思维及语言能力迟钝，且伴有头晕、嗜睡、躁动易怒、视物不清、行为怪异等。皮层下受抑制时，患者则出现躁动不安、神志不清或昏迷（低血糖昏迷常有体温降低）、瞳孔散大、各反射逐渐消失；如低血糖仍得不到纠正，可导致低血糖休克，呼吸微弱乃至停止，直至死亡。

**16. 对低血糖患者有哪些麻醉要点？**

注意围手术期易引发低血糖的情况，包括未确诊的胰岛素瘤或糖尿病患者服用外源性降糖药及胰岛素过量、酒精性低血糖、肝源性低血糖等患者；椎管内麻醉如出现低血糖，应注意观察患者神志和低血糖临床症状，并保持与患者沟通；全身麻醉患者发生低血糖，其临床症状常被掩盖，尤其是机体儿茶酚胺反射性过度释放所致的交感神经兴奋，表现为心动过速、发汗、流泪及高血压，这些症状常被误认为麻醉过浅，从而致使处理错误，故需加以警惕。

**17. 低血糖的麻醉有哪些注意事项？**

低血糖在患者全麻状态下很难诊断，因此，麻醉术中维持适宜的高血糖是合理的；低血糖神志不清患者切忌饮食，以避免下呼吸道误吸而窒息；必须在糖尿病患者中鉴别低血糖昏迷与酮症酸中毒性昏迷以及非酮症糖尿病昏迷；生理性低血糖如饥饿或剧烈运动易产生。

**18. 高血糖危象包括什么症状？**

高血糖危象包括高渗性高血糖状态（HHS）和糖尿病酮症酸中毒（DKA）。

**19. 什么是高渗性高血糖状态？**

高渗性高血糖状态（HHS）是糖尿病急性代谢紊乱的另一临床类型急症，是以严重高血糖引起的血浆高渗透压和严重脱水为特点的综合征而无明显的酮症酸中毒,重者伴有不同程度的意识障碍或昏迷。高渗性非酮症高血糖危象(昏迷)多见于老年患者,主要发生于 2 型糖尿病患者或无糖尿病史者,常发生于渴觉功能损伤的老年患者。

**20. HHS 的主要临床表现有哪些?**

首发症状多为排尿(小便)量多,口干和皮肤干燥,渴感非常明显,意识模糊或极度困倦等;如不及早治疗,可能会出现昏迷、癫痫发作等。

**21. HHS 的诊断标准是什么?**

HHS 诊断标准为:血糖>33.3 mmol/L,有效渗透压>320 mmol/kg,不伴代谢性酸中毒和酮血症。当血钠>160 mmol/L,计算有效渗透压>320 mmol/kg时,常规出现脑病的症状。20%～30% 的 HHS 患者可同时合并阴离子间隙增加的代谢性酸中毒(合并 DKA 或在 DKA 的基础上合并高乳酸血症)。

**22. HHS 有什么临床特点?**

HHS 是一种较少见的糖尿病严重急性并发症,多见于老年无糖尿病病史、2型糖尿病轻症患者,也可见于 1 型糖尿病患者。患者因原有胰岛素分泌不足,在诱因作用下血糖急骤上升,促进糖代谢紊乱加重,致细胞外液呈高渗状态,发生低血容量高渗性脱水,常常出现神经系统异常(25%～50%出现昏迷)。

**23. HHS 的麻醉注意事项有哪些?**

HHS 麻醉风险极大,择期手术应延缓,急诊手术(非抢救手术)应先缓解症状治疗,全身状况稍有好转再实施麻醉和手术。根据手术情况尽量选择局部麻醉,若必须采用区域麻醉时,局麻药中禁忌添加肾上腺素,且需要较低浓度,以免局部缺血而加重神经组织水肿损伤。全麻手术风险大,虽大多数麻醉药对血糖无明显影响,且术中可保持有效浅麻醉,但复合性用药使其变得复杂,风险较大。

**24. HHS 的麻醉管理要点有哪些?**

HHS 是高血糖危象的主要表现之一,无明显酸中毒或轻微酸中毒,血浆渗透压显著增高,是 HHS 重要特征与诊断依据;注意防治低血钾和高血钾;血糖和循环容量接近正常时,应密切观察意识变化;必要时监测 CVP 指导补液。非胰岛素依赖性糖尿病患者存在高糖血症和胰岛素耐受性,该类患者在体外循环期间更易发生高渗性高血糖状态,可通过静脉补充胰岛素和通过含钠溶液恢复血管内液体容量来治疗。

### 25. 什么是胰岛素抵抗?

胰岛素抵抗是指外周组织对内源性和外源性胰岛素的敏感性和(或)反应性降低,正常剂量的胰岛素产生低于正常的生物学效应的一种状态。此时机体为满足代谢需要而代偿性引起胰岛 β 细胞分泌胰岛素增加,从而产生高胰岛素血症,在临床上常表现为糖代谢异常,其实质为胰岛素介导的靶细胞糖代谢能力的降低。

### 26. 应激状态下胰岛素抵抗如何表现?

当手术、创伤时,机体处于应激状态,肾上腺素、皮质醇和胰高血糖素等应激激素释放,外周组织葡萄糖利用减少,而胰岛 β 细胞分泌胰岛素及肝脏糖原输出均增加,导致高胰岛素血症和高血糖同时出现,机体处于一种类似于 2 型糖尿病的代谢状态。应激状态下高血糖症和高胰岛素血症同时存在时,称为胰岛素抵抗现象。

### 27. 什么是糖尿病?

糖尿病是一组以高血糖为特征的代谢性疾病。高血糖则是由于胰岛素分泌缺陷或其生物作用受损,或两者兼有引起。长期存在的高血糖,导致各种组织,特别是眼、肾、心脏、血管、神经的慢性损害、功能障碍。

### 28. 糖尿病分类有哪些?

根据美国糖尿病协会 2019 更新糖尿病分类,糖尿病类型分为:1 型糖尿病;2 型糖尿病;妊娠糖尿病(GDM);混合型糖尿病缓慢进展成人免疫介导糖尿病酮症,倾向 2 型糖尿病;其他特殊类型,单基因糖尿病-β 细胞功能的单基因缺陷,胰腺外分泌疾病、内分泌疾病、药物或化学诱导、感染免疫介导的糖尿病;未分类糖尿病。

### 29. 糖尿病的主要临床表现有哪些?

多饮、多尿、多食和消瘦:严重高血糖时出现典型的"三多一少"症状,多见于 1 型糖尿病。发生酮症或酮症酸中毒时"三多一少"症状更为明显。2 型糖尿病主要表现为疲乏无力及肥胖。2 型糖尿病发病前常有肥胖,若得不到及时诊断,体重会逐渐下降。

**30. 糖尿病的诊断标准是什么?**

空腹血糖≥7.0 mmol/L,和(或)餐后两小时血糖≥11.1 mmol/L 即可确诊糖尿病。

**31. 1 型和 2 型糖尿病有哪些流行病学特点?**

1 型糖尿病发病年轻,大多<30 岁,起病突然,多饮多尿多食消瘦症状明显,血糖水平高,不少患者以酮症酸中毒为首发症状,血清胰岛素和 C 肽水平低下,ICA、IAA 或 GAD 抗体可呈阳性,需用胰岛素治疗。2 型糖尿病常见于中老年人,肥胖者发病率高,常可伴有高血压、血脂异常、动脉硬化等疾病。起病隐匿,早期无症状或仅有轻度乏力、口渴,血糖增高不明显者需做糖耐量试验才能确诊。血清胰岛素水平早期正常或增高,晚期低下。

**32. 糖尿病主要的鉴别诊断有哪些?**

肝硬化患者常有糖代谢异常,典型者空腹血糖偏低、正常或升高,餐后血糖迅速上升。慢性肾功能不全可出现轻度糖代谢异常。许多应激状态如心、脑血管意外,急性感染、创伤,外科手术都可能导致血糖一过性升高,应激因素消除后 1~2 周可恢复。肢端肥大症、库欣综合征、甲亢、嗜铬细胞瘤、胰升糖素瘤等多种内分泌疾病可引起继发性糖尿病,除血糖升高外,尚有其他特征性表现。

**33. 什么是口服葡萄糖耐量试验?**

目前国际上使用 75 g 和 100 g 两种糖耐量试验(OGTT),我国多采用 75 g 糖耐量试验。OGTT 是指空腹 12 小时后,口服葡萄糖 75 g,其正常血糖上限为:空腹 5.6 mmol/L,1 小时 10.3 mmol/L,2 小时 8.6 mmol/L,3 小时 6.7 mmol/L。仅 1 项高于正常值,诊断为糖耐量异常,2 项或 2 项以上达到或超过正常值,可诊断为妊娠期糖尿病。

**34. 糖尿病患者的围术期风险有什么特点?**

如果出现终末期肾病、CHF 或自主神经疾病,那么需要进行 CABG 的风险增加 5~10 倍;如果没有出现肾脏受损、CHF 或自主神经疾病,CABG 风险为一般人群的 1~1.5 倍;围手术期的胰岛素治疗使发生代谢异常的风险增加。

**35. 糖尿病患者的术前准备有哪些？**

评估心脏、自主神经功能和容量状态，长期使用的降糖药的半衰期。对伴有其他器官功能损害者，应了解心、肾功能状态，检查 ECG、BUN，必要时应检查肌酐清除率及心脏运动负荷试验。对已有外周神经病变者，应了解感觉神经麻木的程度和范围，以及运动神经障碍的程度。对疑有自主神经病变者，患者在静息状态下即有心动过速表现，应进一步检查迷走神经功能和交感神经功能是否受累，胃轻瘫的患者可给予甲氧氯普胺。

**36. 糖尿病患者术前糖化血红蛋白应如何管理？**

糖化血红蛋白（HbA1c）升高是围手术期死亡率和并发症发生率的独立危险因素，HbA1c≤7% 提示血糖控制满意，围术期风险较低。无糖尿病病史者，术前随机血糖≥200 mg/dL（11.1 mmol/L）建议筛查 HbA1c；年龄≥45 岁或 BMI≥25 kg/m²，同时合并高血压、高血脂、心血管疾病、糖尿病家族史等高危因素，行心脏外科、血管外科、神经外科、骨科、创伤外科、器官移植等高危手术者，也推荐术前筛查 HbA1c。

**37. 糖尿病评估自主神经受累的常用方法是什么？**

糖尿病患者早期可侵犯迷走神经，晚期则影响交感神经或两者均受侵，患者静息状态下即有心动过速，应进一步检查迷走神经功能行 Valsalva's 试验。监测 ECG，患者在深吸气后掩鼻闭口用力呼气 15 秒时，计算 r-r 最小间期与其后自然呼吸 10 秒时最大 r-r 间期的比值，大于 1.2 为正常值，小于 1.0 为阳性，说明迷走神经功能受损。评估交感神经功能可平卧位迅速起立，收缩压下降大于 4 kPa，舒张压下降大于 2.6 kPa 即为阳性。心率变异性（HRV），有助于确定广泛的自主神经功能不全。

**38. 糖尿病的术中监测有哪些注意事项？**

除常规生命体征监测外，术中还应监测血糖、尿糖。对重症糖尿病者，无痛性心肌缺血可能会导致症状隐匿，在容量过负荷及 LV 功能不全后出现 CHF，外周血管和神经对于缺血很敏感，应监测 ABP、CVP、血气和尿量，以利于血容量及内环境变化的判断。合并心、肾、脑等重要脏器功能损害者，术中必须对这些脏器的功能进行监测。

### 39. 糖尿病患者的气道评估及管理应注意什么？

糖尿病患者易发生关节活动受限综合征。寰枕关节受累限制了喉镜检查时头部和颈部的充分伸展；颞颌关节活动受限可致张口困难。行祈祷征实验对判断寰枕关节病变有一定价值。胃轻瘫者反流误吸风险增加。渗透性利尿导致的血容量过低、自主神经系统（ANS）和 CV 功能不全更易导致插管和拔管期间的 BP 和 HR 波动。

### 40. 糖尿病患者麻醉诱导与维持有哪些注意事项？

诱导：渗透性利尿、自主神经系统和 CV 功能不全可能会导致 BP、HR 波动。麻醉维持：CV 不稳定，控制容量状态和高血压对于减少围术期肾脏和心脏功能不全很重要。

### 41. 糖尿病患者神经阻滞时要注意什么？

糖尿病患者的神经可能更容易水肿，特别是应用肾上腺素后，较小局麻药剂量即能引起水肿（如利多卡因浓度从 2％降至 1.5％），故应注意控制局麻药的浓度和剂量。

### 42. 糖尿病患者术后严重并发症有哪些？

自主神经系统功能障碍者可能导致术后猝死，宜在 ICU 或 PACU 观察过夜，术后应注意监测血糖，如果血糖＞13 mmol/L，感染和终末期血管风险会增加。如果有自主神经功能紊乱，局麻药作用、镇静催眠药物、β 受体阻滞剂可能会掩盖低血糖症状。

### 43. 糖尿病患者麻醉前血糖控制要点有哪些？

择期手术应积极控制血糖，改善全身状况，提高患者对麻醉手术耐受力。如患者血糖已得到控制，麻醉与手术危险性则较小，麻醉术中无须特殊处理，即使麻醉术中血糖暂时性增高，但小于 13 mmol/L 或出现尿糖（＋）也可按一般常规处理，不必使用胰岛素降血糖治疗，以避免低血糖。术前积极纠正酮症、酸中毒及电解质紊乱，择期手术患者尿糖阴性或弱阳性，无酮血症，尿酮体转阴后进行。严重糖尿病患者空腹血糖应调控至 7.8～10.5 mmol/L，且尽量避免血糖波动。

**44. 非危重患者围术期血糖控制的原则是什么？**

在家使用胰岛素者,需评估围术期胰岛素用量、术前血糖控制水平(HNA1C、平均血糖)、糖尿病类型、低血糖意识障碍和糖尿病酮症酸中毒等并发症情况、患者禁饮食。

**45. 糖尿病患者麻醉有什么特点？**

糖尿病患者糖代谢异常,常造成心血管、神经系统等并发症。糖尿病合并高血压、低血糖时麻醉药物可增强 β 受体阻滞剂的作用,可致术中严重心动过缓;神经阻滞可能会因穿刺针或置管直接损伤、出血或血肿形成压迫、局麻药毒性反应等,对糖尿病合并周围神经病变者的外周神经纤维造成暂时性或永久性损伤;糖尿病患者的神经纤维对区域阻滞更敏感,或周围神经病变致患者手术区域知觉减弱,实施外周神经阻滞其成功率更高或效果更好。

**46. 对糖尿病患者麻醉应注意有哪些事项？**

应防止置入喉镜、气管插管。麻醉过浅时,还应注意交感神经兴奋导致的应激性高血糖。避免和防范术中失血、缺氧引起的血糖变化。低血糖对患者危害颇大,其原因是糖尿病患者体内糖原个体差异、术前禁饮食、术中未补糖、术前胰岛素用量较大等引起;全麻术中低血糖引起的代偿性交感神经兴奋常被误认为麻醉过浅,常导致延误治疗且导致术后苏醒明显延迟;未经控制的糖尿病患者的急症,尤其合并酮症酸中毒者,应积极治疗后尽早手术。

**47. 糖尿病患者的椎管内麻醉注意事项是什么？**

手术期间麻醉可抑制交感神经兴奋,抑制应激反应,利于稳定血糖。麻醉穿刺操作应严格无菌,防止感染;周围神经病变者末梢感觉可出现异常,甚至出现运动功能不良或障碍,选择椎管内脊神经阻滞前应详细了解病变部位及程度,术中体位应妥善安置与保护;伴脱水、高血压者,较非糖尿病者阻滞平面可能更广,血压下降趋势更显著,麻醉药应分次追加;麻醉术中出现心动过缓或显著低血压,给予阿托品或麻黄素无效时,应立即给予适宜剂量肾上腺素。

**48. 糖尿病患者全身麻醉的注意事项是什么？**

全麻宜快速诱导气管内插管,尤其对已有胃肠道麻痹者,以防止反流和误吸,但气管插管应在诱导巅峰期进行(即血压、心率较基础值适度下降),以避免插管应激所致的胰高血糖素升高;氯胺酮可增加肝糖原分解,一般不宜使用;疼痛、缺氧、二氧化碳蓄积可通过兴奋垂体-肾上腺系统使血糖升高,故应维持足够的麻醉深度;全麻对机体代谢影响较大,术后容易引起苏醒延迟;糖尿病患者四个成串刺激中任何一个颤搐刺激的恢复时间均延长。

### 49. 什么是先天性高胰岛素血症?

先天性高胰岛素血症(CHI)是一种遗传性障碍,也称婴儿持续性高胰岛素血症性低血糖症,其特点是顽固的低血糖及与血糖水平不相称的相对高胰岛素血症,同时伴有低酮体、低脂血症。由于年龄越小,低血糖的危害越大,极易造成永久性的脑损害。现已明确是一种特殊基因缺陷导致的胰岛素的过度分泌。此病一经诊断且内科治疗无效时,即应积极手术治疗。

### 50. CHI 的麻醉要点有哪些?

稳定的血糖水平是 CHI 患儿接受胰腺切除术时的麻醉管理关键。麻醉诱导及维持时药物、方法的选择都可影响患儿的应激水平,强烈的刺激可引起交感神经兴奋,胰高血糖素分泌增多,胰岛素分泌减少,导致血糖明显升高,术中随着胰腺组织切除,血糖水平也逐渐增高,甚至需要给予短效胰岛素控制血糖。由于术中血糖水平常作为胰腺肿瘤切除的标志,因此麻醉过程中应尽可能减少麻醉药物及操作对血糖的影响。

### 51. 什么是糖尿病性脑血管疾病?

糖尿病性脑血管疾病是指由糖尿病所引发的脑血管疾病,即颅内动脉血管和(或)微血管病变,以中小动脉梗塞及多发性梗死多见,椎-基底动脉系统比颅内动脉系统多见。

### 52. 糖尿病性脑血管疾病的临床特点是什么?

其临床特点为脑梗死、脑血栓形成等缺血性病变多见,脑出血者较少;糖尿病性脑血管疾病的发生原因复杂,是糖尿病患者主要的并发症和致死原因之一。糖尿病性脑血管疾病患者大都同时合并高血压、脂类代谢异常、胰岛素抵抗、血液高凝状态等。

**53. 糖尿病性脑血管疾病麻醉期间有哪些特点？**

糖尿病患者围麻醉期容易诱发脑血管疾病，如脑梗死或脑血栓等，围麻醉期脑卒中的发病率较高，而糖尿病性血管疾病则是脑卒中较为常见者，脑卒中约占全部脑血管疾病的70%，存活者中约75%致残，其复发率也高，尤其同时伴有高血压、高血脂等老年人好发。

**54. 糖尿病性脑血管疾病患者围麻醉期预防脑血管意外应注意什么？**

体内血浆 D-二聚体增高常提示深静脉血栓形成，故伴有糖尿病患者，尤其老年人或长期卧床患者，以及合并高血压、高血脂患者，围麻醉期务必引起注意，可筛查检测 D-二聚体。如 D-二聚体增高，择期手术患者应延期为宜，除防止脑血管意外（如脑梗死或脑血栓形成等），还应防止肺栓塞等严重并发症。

**55. 什么是糖尿病心血管疾病及其危害？**

广义的糖尿病心血管疾病是指糖尿病患者所并发或伴发的心脏病。糖尿病心血管疾病是糖尿病患者致死的主要原因之一，尤其是在 2 型糖尿病患者中占相当比例。糖尿病比非糖尿病患者的心血管疾病起病更早，糖尿病患者伴冠心病通常表现为无痛性心肌梗死，且梗死面积比较大，穿壁梗死多，病情多比较严重，预后也比较差，病死率较高。

**56. 糖尿病心血管疾病主要包括哪些？**

糖尿病心血管疾病主要包括：高血压、冠状动脉粥样硬化性心脏病、糖尿病性心肌病、微血管病变和自主神经功能紊乱所致的心律失常及心功能不全等，伴有高血压者还可出现高血压性心脏病。

**57. 糖尿病心血管疾病患者麻醉原则有哪些？**

糖尿病患者极易发生心血管疾病，对高龄、病程长或具有心血管疾病高危因素者，术前务必详细了解是否合并冠心病、心肌病、微血管病变和自主神经功能紊乱，关注近期血糖、脂代谢、血压变化、心电图等，以便选择适宜的麻醉方法和药物以及麻醉管理。除血糖控制外，还应稳定循环功能，严格控制血压以降低脑血管意外。糖尿病性心肌病患者，因麻醉诱导期易发生血流动力学显著波动，尚无单一麻醉药物显示出对其诱导的优良性。

**58. 糖尿病心血管疾病患者麻醉期间管理要点是什么？**

在维持血流动力学稳定的基础上应继续控制血糖；由于糖尿病性心肌病患者存在左心室舒张功能障碍，如快速且过量输液、心肌缺血而左心室顺应性降低以及心动过速影响了充盈时间时，极易诱发肺水肿；麻醉术中持续正压通气可改善左心室充盈压，对机体增加氧合有益。

**59. 什么是妊娠糖尿病？**

妊娠糖尿病（GDM）是妊娠期间发现（或首次出现）的碳水化合物不耐受，包括怀孕前已确诊糖尿病和妊娠后新出现两种情况，可用葡萄糖耐量试验诊断 GDM。GDM 患者糖代谢多数于产后能恢复正常，但将来患 2 型糖尿病机会增加。

**60. GDM 诊断标准是什么？**

妊娠糖尿病的诊断标准：空腹血糖 5.1～6.9 mmol/L 或餐后 1 小时血糖≥10.0 mmol/L 或 2 小时血糖 8.5～11.0 mmol/L。

**61. GDM 围术期有哪些风险？**

GDM 和 1 型糖尿病（胰岛素依赖性糖尿病）的并发症相似。但患者较少出现肾脏、眼、心脏、神经或骨骼并发症；如应用胰岛素可出现低血糖；GDM 的母体并发症很少，但胎儿风险增加：如果未控制，羊水过多或巨大儿 6 倍于正常几率；RDS 可达正常概率的 2～3 倍；先兆子痫、新生儿低血糖、早产发生率均增加。

**62. GDM 围术期术前准备有哪些注意事项？**

注意监测母体血糖，缩短术前禁食时间（择期剖宫产须选择术晨第一台手术），术前 3 h 停用胰岛素以减少新生儿低血糖发生，合并感染者合理应用抗生素控制感染，警惕饱胃：通常给予非离子性抗酸药。

**63. GDM 的麻醉选择应注意什么事项？**

在血压平稳，凝血功能正常，术前无穿刺点感染及全身感染性疾病时，首选硬外麻醉及硬膜外-蛛网膜下腔联合阻滞麻醉。妊娠糖尿病的患者仍具备正常孕妇的生理改变如颈短、下颌短，除非有上述椎管内麻醉的禁忌证或紧急情况，一般很少选用全麻。硬膜外-蛛网膜下腔联合阻滞麻醉可使孕妇血糖降至危险的低限，术中应重视血糖的监测。

## 64. GDM 围手术期气道管理注意事项主要有哪些？

尽可能避免饱胃，术前应给予非离子性抗酸药，检查是否存在气道水肿。区域麻醉可保持气道反射，在预防误吸及气道管理方面优于全麻；渗透性利尿会引起血容量过低，并加重插管和拔管期间的血压和心率波动。

## 65. GDM 手术麻醉中有哪些注意事项？

术中一般不需要使用胰岛素；严密监测血糖，避免血糖波动过大，注意识别并处理低血糖；预防和处理低血钾；注意容量评估和管理，稳定心血管功能，容量状态对于维持尿量和其他器官灌注非常重要。

## 66. GDM 麻醉有哪些其他注意事项？

区域阻滞麻醉：糖尿病患者的神经可能更容易水肿，特别是应用肾上腺素后。较小剂量能达到相同效果（如利多卡因浓度从 1.5% 降至 1%）。GDM 的妇女术后需要随访 OGTT 到分娩后 6～12 周。

## 67. GDM 患者有哪些急性严重并发症？

低血糖：血糖<2.8 mmol/L，应给予 5%～10% 葡萄糖液静脉输注；症状严重时，应静注 50% 葡萄糖 50 mL，并以 10% 葡萄糖持续静滴。酮症酸中毒：高血糖、高血酮及代谢性酸中毒表现；予 8～10 IU 胰岛素静注，继加入 0.9% 生理盐水中以 10 IU/h 静脉滴注，同时补充无糖溶液、补钾、纠酸，并积极解除诱因。

## 68. GDM 患者麻醉中胎儿保护措施有哪些？

糖尿病孕妇的胎儿不能耐受母体低血压，术中维持血压稳定十分重要：应注意体位，预防麻醉后仰卧位低血压综合征；硬膜外腔给药应少量、分次、缓慢，避免交感神经快速阻滞所致的低血压。糖尿病母亲胎儿较大，胎盘亦较大且结构异常，绒毛间容量显著减少，使氧和二氧化碳交换受损，胎儿的氧输送可以被母体糖基化血红蛋白（HbA1c）碎片干扰，造成胎儿氧合受损。因此，围手术期维持孕产妇血压于正常范围及保证母体氧供对胎儿至关重要。

## 69. 什么是糖尿病酮症酸中毒（DKA）？

DKA 是糖尿病患者急性严重并发症之一。糖尿病患者体内胰岛素严重不足及升糖激素增多，在各种相关诱因作用下，血糖显著增高，从而造成机体糖、蛋白质、脂肪，以及水、电解质、酸碱等严重失调和紊乱。当脂肪供能分解加速，体内酮体生成则增多，即出现酮血症(尿酮检查阳性，称为酮尿症)，最终导致高血糖、高血酮、尿酮体阳性、脱水等一系列的症候群，血 pH＜7.35 出现代谢性酸中毒，即 DKA。

### 70. DKA 有哪些主要临床表现?

DKA 按其程度可分为轻度、中度及重度。轻度实际上是指单纯酮症，并无酸中毒；有轻、中度酸中毒者可列为中度；重度则是指酮症酸中毒伴有昏迷者，或虽无昏迷但二氧化碳结合力低于 10 mmol/L，后者很容易进入昏迷状态。较重的 DKA 可有以下临床表现：糖尿病症状加重和胃肠道症状，酸中毒大呼吸和酮臭味又称 Kussmaul 呼吸，脱水和(或)休克，意识障碍以及诱发疾病的表现。DKA 时肾功能多数降低。

### 71. DKA 的病理生理特点是什么?

DKA 常见于 1 型糖尿病患者，也可见于 2 型糖尿病患者，是最常见的急性代谢性疾病，死亡率很高(5%)，生理(急性感染、创伤、心肌梗死、脑卒中)或情感创伤都可诱发糖尿病患者出现糖尿病酮症酸中毒。糖尿病酮症酸中毒中 2 种主要的激素异常：绝对或相对的胰岛素不足和胰高血糖素过多会导致严重高血糖(＞14 mmol/L)，血浆和尿液中酮体阳性，高阴离子间隙型代谢酸中毒；围术期血流动力学和代谢情况监测管理有利于改善预后。

### 72. DKA 的主要围手术期风险有哪些?

继发于严重脱水的 CV 虚脱和(或)严重代谢性酸中毒引起的心肌抑制；快速纠正 DKA 可引起脑水肿和脑损伤；急性呼吸窘迫综合征和支气管黏液栓；加重终末器官功能不全。如基础肾功能不全会进展为急性肾小管坏死，既往 CAD 病史者发生急性心肌梗死。DKA 患者一般液体缺乏 5～10 L(100 mL/kg)；全麻开始或区域阻滞时，因为低血容量、酸中毒和电解质失衡导致严重休克或心律失常，甚至麻醉期间心脏骤停。

### 73. DKA 患者麻醉实施原则有哪些?

DKA 患者除紧急手术均应延缓，尽可能在术前纠正至适宜程度或控制病情后方可考虑麻醉和手术；麻醉前应全面评估并做好并发症的防范；根据病情及全身状况,能采取区域麻醉的就不选择全麻,围麻醉期严密监测生命体征以及血气、电解质、尿量等,尤其防止血糖过高或过低;麻醉术中酮症酸中毒的,碱性药物不常规使用,胰岛素应用后酮体代谢可产生碳酸氢钠,可使 pH 得到部分纠正,但 pH<7.10 时应予输注胰岛素。

## 74. DKA 患者麻醉相关注意事项主要有哪些?

血压下降且伴有意识障碍的高血糖危象患者,禁忌椎管内麻醉;酸中毒使全麻实施复杂化,若需全麻者术前尽量纠正异常现象;麻醉与手术应激所致的儿茶酚胺及糖皮质激素分泌增加,也是诱发高血糖危象的诱因,务必警惕;临床上应注意与高渗性非酮症高血糖危象(昏迷)相鉴别;应提前将麻醉的复杂性与高风险性向患者家属阐明,以防止医患纠纷;DKA 还要与乙醇性酮症酸中毒鉴别,典型乙醇性酮症酸中毒常发生于营养不良嗜酒患者急性乙醇中毒。

## 75. DKA 麻醉实施要点有哪些?

输注 0.9% 生理盐水 1~2.5 L 保证血流动力学稳定;给予胰岛素;不常规给予碳酸氢钠;监测每小时血糖、血气、尿量,放置 CVP 导管进行液体管理。有心功能不全或 CAD 者可放置 Swan-Ganz 导管;血流动力学不稳定考虑行 TEE 监测。注意关节僵硬综合征所致的困难插管;注意保护最易损伤的心脏、肾脏、中枢神经系统等终末器官;术后积极纠正低血糖,避免胰岛素敏感性快速增加导致的低血糖损伤,由具有糖尿病专科知识的医生继续后续治疗。

## 76. 常见的胰腺手术有哪些?

常见的胰腺手术主要有:急性胰腺炎手术、胰腺肿瘤手术、胰腺(胰肾联合)移植术等。

## 77. 胰腺手术麻醉方法如何选择?

胰腺手术麻醉应注意镇痛完善、肌松良好、尽可能减少应激所致的代谢紊乱、正确选用胰岛素、监测并控制血糖,合理选用电解质溶液、防止酮症酸中毒。全身麻醉是胰腺手术的主要麻醉方法,但对某些全身状况好、电解质紊乱得到纠正,且血压平稳者,可选用连续硬膜外阻滞。

**78. 胰腺手术麻醉的要点有哪些?**

急性坏死性胰腺炎病情多凶险,中毒症状严重,除有水、电解质紊乱外,还有血流动力学改变。术中应监测血压、CVP 以及体温等,以判别其血容量、外周循环与心泵功能。尽可能补充血容量,使血压维持在肾功能所必需的水平;胰腺肿瘤若伴黄疸者,可参照胆道疾病黄疸的处理。此外,血糖可因肿瘤的性质和手术操作的影响而产生瞬间变化,如胰岛素瘤切除前表现为低血糖,而切除后可能立刻表现为高血糖,这就需要定时监测血糖。

**79. 胰腺手术麻醉后注意事项有哪些?**

急性坏死性胰腺炎者,送入 ICU 行呼吸机通气治疗,以预防急性呼吸窘迫综合征,并继续给予生长抑素和抗炎治疗,及时清除和引流坏死组织,并通过深静脉进行胃肠外营养支持,并维持电解质平衡。胰腺肿瘤切除后,在一段时间仍需做血糖监测,尤其要注意反跳现象。重症胰腺炎患者应重视维护呼吸和循环功能,积极防治术后低氧血症、急性肺损伤或 ARDS。

**80. 胰腺手术患者的麻醉有什么特点?**

胰腺、十二指肠切除术创伤范围大、手术时间长、出血较多等,临床多选择全麻或全麻联合硬膜外阻滞。为提高患者对麻醉与手术的耐受力,术前应给予高蛋白质、高糖、低脂膳食,并纠正水电解质紊乱与酸碱失衡。对胰腺位置深,手术操作困难,要求腹部肌肉松弛完善以充分显露术野者,气管插管全麻联合应用肌肉松弛剂能满足该要求。胰酶可将脂肪分解成脂肪酸,并与钙离子皂化导致低钙血症,需根据情况补充钙剂。

**81. 胰腺手术麻醉应有哪些注意事项?**

麻醉处理原则:充分镇痛,尽可能减少刺激引起的代谢紊乱,正确使用胰岛素控制血糖水平,合理选用电解质溶液,防止酮症酸中毒。胰腺手术范围广而深,刺激强应激剧烈,时间长,肌松要求高,患者常伴 ARDS、休克、急性肾衰、消化道出血等,宜首选全身麻醉。对呼吸循环功能稳定、全身情况较好者,可选用连续硬膜外麻醉。

**82. 什么是急性胰腺炎?**

急性胰腺炎是多种病因导致胰酶在胰腺内被激活后引起胰腺组织自身消化、

水肿、出血甚至坏死的严重炎症反应。临床以急性上腹痛、恶心、呕吐、发热和血胰酶增高等为特点。临床病理常把急性胰腺炎分为水肿型和出血坏死型 2 种。临床多见以胰腺水肿为主，病情呈自限性，预后良好，又称为轻症急性胰腺炎。重者的胰腺出血坏死，常继发感染、腹膜炎和休克等，病死率高，称为重症急性胰腺炎。

## 83. 急性胰腺炎的手术指征有哪些？

重型胰腺炎伴严重休克，弥漫性腹膜炎，腹腔内渗液多，肠麻痹，胰周脓肿及消化道大出血者；胆源性胰腺炎明确合并胆源性败血症者；病情严重，非手术治疗无效，高热不退及中毒症状明显者；上腹外伤，进行性腹痛、淀粉酶升高疑有胰腺损伤者，应立即手术探查；十二指肠乳头狭窄或胰管狭窄及结石多次反复发作者；并发脓肿或假性胰腺囊肿者。

## 84. 急性胰腺炎手术麻醉前有哪些准备？

急性胰腺炎通常采用内科治疗，如内科治疗无效，尤其是坏死性胰腺炎，出现腹膜炎症状时，应及时手术切开引流，清除坏死组织。术前应禁食、胃肠减压，伴梗阻黄症状者术前可经皮穿刺行胆汁引流。积极补充容量、纠正酸碱和水盐电解质紊乱、补充蛋白质、维生素等，增加麻醉与手术的耐受力。抗胆碱药解痉和抑制分泌，禁用吗啡。抑制胰腺外分泌和胰酶活性。

## 85. 什么是重症急性胰腺炎？

重症急性胰腺炎是伴有全身及局部并发症的急性胰腺炎，属于急性胰腺炎的特殊类型，是一种病情险恶、并发症多、病死率较高的急腹症，占整个急性胰腺炎的 $10\%\sim20\%$。重症急性胰腺炎病因主要为胆道结石、肝胰壶腹括约肌功能障碍、酗酒或暴饮暴食等。临床表现为腹痛、恶心、呕吐、黄疸、发热、低血压或休克、呼吸异常、意识改变、消化道出血、腹腔积液、皮肤黏膜出血等。

## 86. 连续硬膜外阻滞麻醉复合气管内插管全麻在重症胰腺炎手术的效果如何？

硬膜外阻滞肌肉松弛良好，利于术后镇痛；气管插管全麻可充分给氧及减少不良刺激，利于麻醉管理。硬膜外阻滞可以引起有效循环血容量减少和血压下降，术中易受麻醉或麻醉辅助用药、腹腔内探查、内脏牵拉、腹腔神经丛阻滞和腹腔冲洗等因素影响而诱发低血压，故严重血容量不足或休克者，不宜选用硬膜外阻滞。有呼吸和循环障碍者，硬膜外阻滞不便于加深麻醉以及呼吸管理和纠正低氧血症，此时气管插管全麻可以很好弥补此问题。

### 87. 急性重症胰腺炎手术麻醉药选择原则是什么？

由于急性重症胰腺炎起病急，常有剧烈呕吐且伴有肠麻痹、胰腺出血坏死和腹腔内大量渗出，患者可迅速出现血容量不足，水、电解质失调和酸碱平衡紊乱，应及时补液，输血或血浆代用品，维持循环功能或血浆胶体渗透压稳定。急性重症胰腺炎麻醉应选用对心血管系统和肝肾功能无损害的麻醉药物，切忌药物过量和麻醉过深。

### 88. 什么是胰高血糖素瘤？

胰高血糖素瘤为分泌胰高血糖素的胰岛 α 细胞肿瘤，肿瘤细胞释放大量胰高血糖素进入血液循环，促使糖、脂肪、蛋白质等机体的主要营养物质大量分解，出现营养不良为主的表现，称为胰高血糖素瘤综合征。手术切除肿瘤本身及其转移灶是治疗本病的首选方法。肿瘤一旦切除，血浆胰高血糖素、血糖、氨基酸水平等可完全恢复正常。

### 89. 胰高血糖素瘤的病理与临床有什么关系？

胰高血糖素瘤是起源于胰岛 α 细胞的一种罕见胰腺内分泌肿瘤，主要临床特征为产生及分泌过多的胰高血糖素。肿瘤多位于胰腺，少见于胰外，70％～80％为恶性。坏死性游走性红斑是胰高血糖素瘤特征性表现，其他临床表现为糖尿病、贫血、血栓等。95％以上的胰高血糖素瘤患者都有轻微糖尿病症状，经饮食或口服药物即可得到控制。

### 90. 胰高血糖素瘤手术的术前管理注意事项有哪些？

由于本病多为胰腺恶性肿瘤，加上大量分泌胰高糖素引起分解代谢增加，患者常表现为严重消瘦、负氮平衡、低氨基酸血症、贫血、高血糖、恶液质等，术前应进行充分的准备，待其全身状态改善后再行手术治疗。

### 91. 胰高血糖素瘤手术的麻醉用药如何选择？

本病无特殊禁忌的麻醉药。胰腺肿瘤切除术时应采用全身麻醉或全麻-硬膜外阻滞联合麻醉。但要注意胰高糖素可抑制食管下段平滑肌收缩，麻醉中可引起反流误吸，应适当延长禁食时间并按饱胃患者处理。

**92. 胰高血糖素瘤手术中如何预防血栓形成及其并发症?**

血栓栓塞是本病的重要临床表现,肺栓塞是患者死亡的重要原因之一。为防止血栓形成,本病患者术前常用肝素治疗,应避免行椎管内麻醉。但应注意术前肝素治疗仅能防止新的血栓形成,不能溶解已形成的血栓,术前应常规对下肢、腔静脉系统及肺动脉进行详细的超声检查,合并下肢深部大静脉血栓者,术前应放置下腔静脉血栓滤器。术前是否需用链激酶等行溶栓治疗,应根据血栓的部位与程度而定。术中管理重点是预防肺与脑栓塞。

**93. 什么是胰岛素瘤?**

胰岛素瘤指因胰岛 β 细胞瘤或 β 细胞增生造成胰岛素分泌过多,进而引起低血糖症;其胰岛素分泌不受低血糖抑制。低血糖症是一组由多种病因引起的以血糖浓度降低为特点的综合征,一般以静脉血浆葡萄糖浓度(葡萄糖氧化酶法测定)<2.8 mmol/L(50 mg/dL)作为低血糖症的诊断标准;临床症状和体征主要为交感神经系统兴奋和中枢神经系统受抑制表现。

**94. 胰岛素瘤有哪些临床表现?**

主要临床特征为产生及分泌过多的胰岛素与反复发作的空腹低血糖,Whipple 三联征是其典型临床表现。20~50 岁、男性、肥胖患者多发,表现为出冷汗、心慌、面色苍白、软弱无力、饥饿感等,可引起低血糖休克,可有意识障碍和精神症状、癫痫发作样症状,严重者可能被误认为神经精神疾病。除神经精神障碍外,发作时空腹血糖常<2.8 mmol/L(50 mg/dL),补充葡萄糖后症状消失,测定空腹血免疫反应性胰岛素(IRI)水平升高。

**95. 什么是 Whipple 三联征?**

Whipple 三联征是指自发性周期性发作低血糖症状、昏迷及精神神经症状,每天空腹或劳动后发作。发作时血糖低于 2.8 mmol/L;口服或静脉注射葡萄糖后,症状可立即消失。

**96. 胰岛素瘤的诊断标准是什么?**

胰岛素瘤根据典型的 Whipple 三联征诊断多无困难,但是,有些患者的症状并不典型,血糖测定、胰岛素测定、甲苯磺丁脲(D860)激发试验、胰高血糖素实验、L-亮氨酸试验、钙剂激发试验、血清 C-肽测定等都对胰岛素瘤的诊断有帮助,并有助于排除其他低血糖的原因。IRI 正常值为 5～15 IU/mL,空腹 IRI(IU/mL)与血糖(mmol/L)之比>0.3 应考虑为胰岛素瘤,IRI 越高胰岛素瘤活动性越高。

### 97. 胰岛素瘤手术的麻醉前准备包括哪些?

术前禁食期间应注意低血糖的发生,可持续静脉注射葡萄糖 0.1 mg/kg·h,进手术室前停用,补糖量不宜过多,以免影响术中血糖监测。此外,补糖量过多、过快,可刺激胰岛素分泌,相反可诱发低血糖;适量用糖皮质激素;术前用胰岛细胞抑制剂治疗者,应在术前 36 小时停药,以免肿瘤切除后出现反跳性高血糖,妨碍手术效果的判断;明确肿瘤的定位;由于本病也可能为多发性内分泌腺瘤病的表现之一,应注意是否合并其他内分泌腺异常。

### 98. 胰岛素瘤术中血糖监测应注意什么?

每 10～15 分钟监测一次血糖,保持血糖>6 mmol/L;为方便采样,可予动脉置管和(或)中心静脉置管。

### 99. 胰岛素瘤手术的麻醉用药如何选择?

本病无特殊禁忌的麻醉药,恩氟烷、异氟烷、氧化亚氮、异丙酚等不影响胰岛素分泌,而七氟烷可抑制胰岛素分泌。但胰岛素瘤患者术中仅靠麻醉药并不能抑制胰岛素的分泌,上述研究结果对胰岛素瘤患者麻醉管理的帮助不大。无论实施何种麻醉,术中均应加强血糖监测与管理。

### 100. 硬膜外阻滞用于胰岛素瘤手术有什么优点?

该麻醉方法优点在于,既能镇痛满意,又可达到较好的肌肉松弛,还可满足暴露术野,而且对血糖变化影响较小,尤其是患者术中意识清醒有利于识别低血糖症状的反应。但目前临床多主张全身麻醉,以解决术中探查与操作的患者不适感。注意避免术中阻滞不全引起的恶心呕吐与肌肉松弛不佳,以及阻滞平面过高所致的呼吸抑制和血压下降。

### 101. 胰岛素瘤手术的全身麻醉有什么特点?

胰岛素瘤切除术无论选择全凭静脉全麻,还是采取静-吸复合全麻,均能创造良好的手术条件,尤其适用于胰岛素瘤定位困难需剖腹探查或精神过度紧张的患者。全身麻醉建立人工气道使术中通气得到保障,但务必维持正常的 $PaO_2$ 和

$P_{ET}CO_2$，以避免过度通气致低碳酸血症引起的脑血管收缩，造成继发性脑血流下降，低血糖合并脑血流量灌注不足更易引起脑功能缺氧性损害。全麻术中低血糖与精神症状不易早期发现，因此应注意重点判断与识别低血糖昏迷。

## 102. 胰岛素瘤手术麻醉管理应注意什么？

输液以乳酸林格液为主，即使肿瘤切除后出现暂时性血糖增高，仍须在血糖监测下指导是否输注适宜剂量葡萄糖液，以避免血糖过低或过高；全身麻醉应避免过度通气，以预防 $PaCO_2$ 过低导致脑血流下降而减少脑血糖的供给；术后患者可因创口疼痛应激致血糖升高，术后应积极镇痛；少部分患者术后仍出现胰岛素瘤症状，可能为多发性肿瘤术中残留或术后肿瘤再生。

## 103. 肥胖或伴有心血管疾患，已有脑损害的胰岛素瘤患者，麻醉时注意什么？

全身麻醉患者，应以高浓度氧（60％左右）吸入，不缺氧，也无二氧化碳潴留。硬脊膜外腔麻醉患者亦须高浓度供氧，血压平稳为主要目标，切忌血压下降。故术前估计患者不能耐受硬膜外麻醉，以选全麻为宜；及时输血，以免血压波动对脑及心血管损害。

## 104. 胰岛素瘤手术麻醉中血糖监测与管理应注意什么？

血糖测定是判断肿瘤是否完全切除的重要指标，应在肿瘤切除前至少每 15 min、肿瘤切除后每 5～15 分钟测量一次血糖。肿瘤切除后胰岛素分泌减少，术后数天可恢复正常。另外，在肿瘤完全切除后可出现反跳性高血糖，在与肿瘤切除前同样速率持续输注葡萄糖的条件下，肿瘤切除后 30～40 分钟血糖明显升高达 2.2 mmol/L 以上，表示肿瘤已完全切除。但这种反应也可能出现假阳性或假阴性，术中超声检测及仔细扪诊可提高肿瘤完全切除率。

## 105. 胰岛素瘤术中胰岛素分泌过多引起的低血糖主要危害有哪些？

引起交感兴奋，故有无力、紧张、心慌、面色苍白、出汗、血压上升、手足震颤等表现，进食后，这些症状即可消失。若不加处理、诊断延误，长时间低血糖的严重后果是中枢神经损害，其症状为：头痛、视力、神经错乱，终至昏迷、死亡。低血糖对合并冠心病或心血管疾患的患者，可能诱发心律失常、心绞痛或心肌梗死、急性肺水肿，甚至心力衰竭和死亡。

#### 106. 胰岛素瘤麻醉中如何预防低血糖？

麻醉前输入 5% 或 10% 葡萄糖液，并监测血糖，以使血糖不低于目标值，手术开始须保持正常低值的血糖范围，以便在瘤体切除后判断肿瘤是否已切净。有肿瘤遗留时，血糖值会进一步下降，反之，如肿瘤已完全除净，血糖在 30 分钟左右上升。术中输液以生理盐水或不含糖的平衡液为主，并根据血糖监测值调整。

#### 107. 什么是胰腺癌？

胰腺癌是消化道常见恶性肿瘤之一，素有"癌症之王"称号。据柳叶刀杂志记载，胰腺癌确诊后的 5 年生存率约为 10%，是预后最差的恶性肿瘤之一。

#### 108. 胰腺癌有哪些临床特点？

胰腺癌临床症状隐匿且不典型，是诊断和治疗都很困难的消化道恶性肿瘤，约 90% 为起源于腺管上皮的导管腺癌。其发病率和死亡率近年来明显上升。胰腺癌早期的确诊率不高，手术死亡率较高，而治愈率很低。本病发病率男性高于女性，男女之比为 1.5～2∶1，男性患者远较绝经前的妇女多见，绝经后妇女的发病率与男性相仿。

#### 109. 胰腺癌的外科治疗有哪些？

手术是唯一可能根治的方法，根治性（R0）切除是目前治疗胰腺癌最有效的方法。手术方式包括胰头十二指肠切除术、扩大胰头十二指肠切除术、保留幽门的胰十二指肠切除术、全胰腺切除术等。但因胰腺癌的早期诊断困难，手术切除率低，术后 5 年生存率也低。对梗阻性黄疸又不能切除的胰腺癌，可选择胆囊或胆管空肠吻合术，以减轻黄疸，提高患者的生存质量，也可在内镜下放置支架，缓解梗阻。

#### 110. 胰腺癌有哪些姑息治疗方法？

胰腺癌姑息性治疗包括两个方面，即姑息性手术与止痛。中晚期胰腺癌姑息性手术包括胆管减压引流及胃空肠吻合术等。胆管引流有外引流（胆总管 T 管引流，胆囊造瘘）或内引流（胆囊或胆总管空肠吻合）之分。多数患者经姑息手术能短期内减轻症状，改善全身状态，一般生存时间在 6 个月左右。晚期胰腺癌常因癌肿压迫腹腔神经丛而出现难以忍受的疼痛，除服用止痛药物外，腹腔神经丛阻滞可缓解 30%～40% 重症患者的疼痛。

### 111. 什么是转移性胰腺癌?

胰腺癌恶性程度高,病程短,出现症状时多属晚期,并很快侵犯邻近脏器。胰腺癌确诊时,约10%癌肿局限于局部,90%患者发生转移,其中50%以上转移至肝脏,25%肠系膜转移,20%以上侵犯十二指肠。胰头与胰体尾癌转移途径不完全一致,胰头癌常侵犯胆总管、十二指肠、胃及腹腔动脉,淋巴转移途径主要是经肠系膜上动脉周围淋巴结向腹腔动脉周围淋巴结转移。胰体、尾部癌常沿神经鞘向腹腔神经丛及脊髓转移,或沿淋巴管转移至胰上及肝门淋巴结等处。

### 112. 胰腺癌转移有哪些特点?

胰腺癌转移途径主要是淋巴腺和直接浸润,其次为血道播散及沿神经鞘蔓延。胰腺癌由于生长较快,加之胰腺血管、淋巴管丰富,而胰腺本身包膜又不完整,往往早期就可能发生转移;沿神经分布转移,沿神经转移是胰腺癌有别于其他消化道肿瘤的又一生物学特征,有外国学者研究发现有97%的患者癌肿沿神经分布转移,高于沿淋巴道转移者(76%)。

### 113. 什么是胰腺癌的淋巴腺转移?

胰腺癌淋巴腺转移,除先转移至腹膜后、胰腺周围淋巴腺外,因肿瘤位置不同而转移的区域亦不同。胰头癌常转移到幽门下及肠系膜上动脉周围淋巴腺,胰体尾癌则先转移至脾门淋巴腺,肝门淋巴腺转移也不少见,最后可广泛转移至腹腔动脉周围、胃大弯、小弯及腹主动脉周围淋巴腺,还可转移到纵膈及锁骨上淋巴腺。临床将胰头癌淋巴转移分为三级:一级转移到胰头附近的淋巴腺;二级转移到远离胰头的腹腔淋巴腺;三级转移到锁骨上等远隔淋巴腺。

### 114. 什么是胰腺癌的血行转移?

胰腺癌可以经门静脉转移到肝脏,再从肝脏经上、下腔静脉转移到肺部,最终可转移至骨、肾、肾上腺、皮下组织和脑等周身多数器官。

### 115. 什么是胰腺癌的直接浸润转移?

波及邻近器官,胰头癌易侵及胆总管下端、门静脉、十二指肠以及横结肠,胰体尾癌可侵犯脾静脉,引起门静脉栓塞而发生门静脉高压症;胰腺被膜受侵后,癌细胞脱落可造成腹腔内种植转移。

### 116. 什么是胰腺癌的沿神经周围转移？

沿神经分布转移是胰腺癌有别于其他消化道肿瘤的又一生物学特征，有研究发现有97％的肿瘤沿神经分布转移，高于沿淋巴道转移者(76％)。胰体、尾部癌常沿神经鞘向腹腔神经丛及脊髓方向转移，由于其侵及腹腔神经丛后沿腹膜后神经周围的淋巴管转移，从而常引起顽固的后背疼痛。

### 117. 胰头十二指肠切除术有哪些适应证？

胰头部癌、乏特壶腹癌、胆总管下段癌、壶腹周围的十二指肠癌。其中，胰头癌疗效较差，对壶腹周围癌的疗效较好；其他如十二指肠平滑肌肉瘤、类癌、胰腺囊腺癌等疾病，必要时可选用此术。

### 118. 胰头十二指肠切除术有哪些禁忌证？

胰头癌已发生肝转移；胆总管和肝管转移；肝门、胆总管周围和胰上方淋巴结广泛转移；肿瘤已侵及门静脉和肠系膜上静脉；胰头或壶腹周围已与下腔静脉或主动脉紧密粘连。对长期严重黄疸，条件极差的患者，可先行胆囊空肠近段端侧吻合或先行引流后，待病情好转后再行二期或择期根治切除。二期手术常因粘连造成手术困难，故原则上应尽量争取一期根治手术。

### 119. 胰头十二指肠切除术的麻醉前有哪些准备？

纠正全身情况，高热量、高蛋白质饮食，辅以胆盐和胰酶以助机体消化吸收。术前反复少量多次输血，提高血红蛋白和血压；治疗黄疸，主要是保护和改善肝、肾功能。术前几日每日静脉滴注10％葡萄糖1 000 mL。除输新鲜血外，应给足量的钙和维生素，改善凝血功能。术前3日肌内注射止血剂；术前常规应用抗生素、甲硝磓等，以预防胆道梗阻后的肝内感染。

### 120. 胰头十二指肠切除术的麻醉方式有哪些？

气管插管全身麻醉是胰头十二指肠切除术的主要麻醉方式，连续硬膜外麻醉维持时间长，反应较小，腹肌松弛良好，便于显露，但内脏反应难以完善阻滞。全身麻醉联合连续硬膜外麻醉在减少全麻药物用量及其不良反应、便于术后镇痛等方面有更好的优势，但可能增加了容量管理的难度。

**121. 胰腺癌胰体尾部切除术有哪些适应证？**

胰腺体尾部癌；胰腺体尾部囊性腺癌、胰岛细胞癌；亦适用于胰腺体尾部的良性肿瘤，常见的如囊性腺瘤、功能性和无功能性胰岛细胞瘤等；胃癌根治术时附加胰腺体尾部及脾脏切除；其他少见的胰腺体尾部肿瘤。

**122. 胰腺癌胰体尾部切除术有哪些禁忌证？**

胰腺体尾部癌已有广泛的腹膜后转移；已有腹膜腔内，肝脏、肺或其他远处转移；因严重疼痛、麻醉药成瘾、体质严重消耗不能承受手术者。

**123. 胰腺癌胰体尾部切除术的麻醉手术前准备有哪些？**

胰腺体尾部癌早期诊断困难，出现剧烈腰背部疼痛时病程多至晚期，因而术前对肿瘤的定位、转移情况应清楚了解。应有胸部 X 射线片、上腹部 CT、选择性血管造影，胰腺体尾部癌常引起脾静脉阻塞并致左侧门静脉高压症，选择性血管造影可显示脾静脉、门静脉及其侧支血管的影像。B 超可了解门及脾静脉管径与血流情况。上消化道钡剂检查可了解有无食管或胃底静脉曲张，胃、十二指肠、空肠上端与肿块间的关系等。

**124. 胰腺癌胰体尾部切除术的麻醉方式及体位要求有哪些？**

持续硬脊膜外麻醉或全身麻醉。体位为平卧位，左侧垫高 15°。

**125. 胰腺癌术后疼痛治疗的原则是什么？**

疼痛管理在胰腺癌支持治疗中尤为重要，需要 MDT 讨论后按照癌痛治疗的三阶梯方法开展。阿片类制剂是胰腺癌疼痛治疗的基石，若阿片类药物不能控制疼痛或导致不能耐受的不良反应，推荐使用神经丛切断、EUS 引导或 CT 引导下的神经丛消融术或无水酒精注射等。疼痛管理应达到"4A"目标，即充分镇痛、最优生存、最小不良反应、避免异常用药。

**126. 什么是胰腺移植(PTA)？**

胰腺移植是治愈糖尿病的最主要方法，可以为糖尿病患者提供几乎接近生理状态的胰腺替代治疗。

### 127. PTA 的适应证有哪些？

PTA 的适应证有：1 型糖尿病并发终末期肾衰竭；单独肾移植治后肾衰竭的 1 型糖尿病患者；1 型糖尿病患者视网膜病变已达到失明危险；或出现难以控制的特殊状态，如不稳定性糖尿病、抗皮下注射胰岛素状态、并发难以忍受的疼痛等；或全胰切除后的糖尿病。

### 128. PTA 麻醉前准备注意事项是什么？

防止高血糖：胰岛素和降糖药物控制血糖水平，一般宜降至 12 mmol/L，餐后尿糖不超过＋＋，酮体阴性。血液透析治疗水、电解质和酸碱平衡紊乱，持续至术前 1 d。扩血管、强心、利尿和降压等综合治疗高血压、心衰等。根据痰培养和药敏控制肺部感染，保护肺功能。少量多次输血纠正贫血。

### 129. PTA 麻醉要点有哪些？

PTA 难度大，时间长，创伤大，对麻醉要求高，务必处理好机体的应激反应，保证完善镇痛、肌松良好。全身麻醉可控性好，给氧充分，舒适度高，但对糖代谢影响较大，有苏醒延迟和拔管困难等潜在风险。两点法硬外麻醉可提供良好的镇痛和肌松。可降低手术应激所致的血糖升高的能力；阻滞范围内交感神经受抑制，可减少儿茶酚胺释放。有利于控制血糖，麻醉药剂量从小量开始，麻醉平面控制得当对生理干扰少，而且对危重患者便于观察神志。

### 130. 胰-肾联合移植(SPK)有什么优势？

就移植器官生存率而言，单独的 PTA 和先肾移植后再胰腺移植(PAK)均较好，但 SPK 的效果最好。在糖尿病患者的生存时间方面，SPK 比单独肾移植更长。

### 131. SPK 有哪些适应证？

1 型糖尿病伴终末期肾衰(尿毒症)是胰肾联合移植的标准适应证。糖尿病并发终末期肾病时，多伴有并发症，如视网膜病变和神经病变。SPK 一般选择尿毒症、在透析的糖尿病患者。血肌酐 300～500 $\mu$mol/L 未透析者，一般情况良好者对手术耐受好、移植术后恢复更快；2 型糖尿病患者已行肾移植，如移植肾功能良好无并发症，需要胰腺移植，以进一步防止糖尿病并发症发生，中断糖尿病进程，防止糖尿病引起移植肾损害；需用胰岛素的 2 型糖尿病伴尿毒症患者。

### 132. SPK 的绝对禁忌证有哪些？

全身活动性感染(包括结核病)，溃疡病未治愈，活动性肝炎，恶性肿瘤未治疗或治愈后未满 1 年者，艾滋病病毒阳性者，难治性心力衰竭或左心室射血分数＜30%，近期心肌梗死，呼吸系统功能不全，进行性周围肢端坏死、卧床不起，严重胃肠免疫病、不能服用免疫抑制剂者，伴有精神病或心理异常或依从性差者，嗜烟者、酗酒或吸毒者。

### 133. SPK 的相对禁忌证有哪些？

年龄＜18 岁或＞60 岁，近期视网膜出血，有症状的脑血管或外周血管病变，过度肥胖或超过标准体重 150%，乙型肝炎表面抗原阳性或丙型肝炎抗体阳性而肝功能正常者，严重血管病变，癌前病变。

### 134. SPK 麻醉选择有什么特点？

由于此类患者常伴有凝血功能障碍，加之术中和术后施以抗凝治疗，应警惕受者硬膜外血肿的发生，需严格掌握硬膜外麻醉选择指征。此外，SPK 受者常合并有脱水和血管硬化，硬膜外阻滞麻醉时用药量比常人要小，如药量稍大，易致阻滞范围过广，引起血流动力学的波动。因此，如患者既往有心肌梗死、术前心功能较差以及冠状动脉多支严重病变，建议选用全身麻醉。

### 135. SPK 硬膜外阻滞麻醉有什么优点？

硬膜外麻醉能满足手术所需要的麻醉平面，部分交感肾上腺系统处于阻滞范围内，可使肾上腺素分泌减少，对糖代谢影响较小，有利于控制高血糖。硬膜外阻滞麻醉术后受者肺部感染和肺不张的发生率要低于全身麻醉，并且术后还方便应用硬膜外患者自控镇痛。对糖尿病并发肢体外周动脉粥样硬化的患者，术后硬膜外镇痛还可以减少下肢血管栓塞以及严重供血不足导致肢端坏疽的发生。

### 136. SPK 中的全身麻醉有什么特点？

全身麻醉可控性高，肌松效果确切，有利于充分供氧，术中患者比较舒适，可避免硬膜外阻滞因凝血功能障碍致椎管内出血。但全身麻醉对糖代谢影响较大，诸多麻醉药会增加肝、肾分解代谢负荷，影响受者术后苏醒。伴发肺部感染和肺功能障碍患者全身麻醉时气管插管，术后拔管困难。

### 137. SPK 的术中应监测哪些项目？

SPK 麻醉过程中应常规监测 5 导心电图、NIBP、$SpO_2$、$EtCO_2$、尿量、体温等，间断测定血糖及尿糖。动脉穿刺置入套管针以备血气分析和持续桡动脉压监测。颈内静脉或锁骨下静脉穿刺置管，连续监测中心静脉压，以便及时发现液体容量与心功能变化之间的关系。对于有心肺疾病史的患者还可置入漂浮导管（Swan-Ganz 导管），监测 PAP 和 PCWP，反映左心前负荷和右心后负荷的情况。此外，通过漂浮导管还能进行 CO 的监测，对于评价患者的心功能具有重要的意义。

### 138. SPK 麻醉过程中血糖控制的要点是什么？

SPK 术中血糖控制十分重要，可以防止无胰岛素反馈调节机制的患者发展为酮症酸中毒，并可评估移植胰腺的功能。移植胰腺血管开放前，应每小时检测 1 次血糖，开放后应每 30 分钟检测 1 次血糖，此时血糖浓度一般每小时以 2.8 mmol/L 的速度下降。

### 139. SPK 静脉麻醉药物选择的注意事项有哪些？

丙泊酚可安全用于尿毒症患者，丙泊酚用于尿毒症与非尿毒症患者的消除半衰期无明显差异，注射丙泊酚后收缩压下降幅度也无明显差异。咪达唑仑在尿毒症患者血浆游离分数增高，麻醉起效时间缩短，作用时间延长，故静脉注射时速度宜慢并量宜少。阿片类药物如吗啡和哌替啶代谢产物仍有活性，且依赖肾脏排泄，故尿毒症患者易蓄积，不建议使用。芬太尼类的代谢物无活性，在尿毒症患者中药代动力学变化不大，而且使用时对血流动力学影响较小。

### 140. SPK 吸入麻醉药如何选择？

体内无机氟可引起肾小管损害，从而导致非少尿性肾功能衰竭。吸入安氟醚和异氟醚后，血浆无机氟浓度很少超过 25 $\mu$mol/L，对肾功能影响较小；地氟醚体内几乎不代谢，肝肾毒性小；七氟醚用于此类患者存在争议，有研究显示高浓度或长时间吸入七氟醚后，血浆无机氟浓度可能超过 50 $\mu$mol/L，因此不建议其在胰-肾移植手术中使用。

### 141. SPK 肌肉松弛药如何选择？

PTA 或 PAK 患者如果肾功能正常，可使用任何非去极化肌松药。泮库溴铵主要经肾清除，尿毒症患者不推荐。维库溴铵主要经肝代谢和排泄，可用于肾衰，

15%～25%经肾排泄，肾衰时可通过肝消除代偿，其代谢产物蓄积致肌松恢复延迟。罗库溴铵主要经肝消除，其次是肾，肾衰并不明显影响其药效及药代学。阿曲库铵通过霍夫曼消除，不依赖肝肾，组胺释放较强，可引起低血压和心动过速。苯磺酸顺式阿曲库铵无组胺释放作用，是较理想的肌松药。

## 142. SPK 术后处理有哪些注意事项？

移植物血栓和腹腔感染是最主要的并发症，移植物血栓与胰腺低灌注、水肿、微循环障碍、局部或全身高凝状态有关，是移植物失功主要原因之一，维持围手术期移植物有效灌注压对预防血栓尤为重要。腹腔感染可降低 1 年和 3 年患者及移植物存活率，重点防治下尿路感染。严格消毒隔离，吸氧 48 h，观察精神状态，持续胃引流减压，监测引流量及出血，ECG 静息状态心肌缺血，呼吸监测，CVP，$SpO_2$，尿量，SBP>180 mmHg 或<100 mmHg 应积极处理，动脉血气，血糖，24 h 1 次胸 X 射线片。术后自控镇痛控制应激。

## 143. 什么是经内镜逆行性胰胆管造影术？

经内镜逆行性胰胆管造影术（ERCP）是指将十二指肠镜插至十二指肠降部，找到十二指肠乳头，由活检管道内插入造影导管至乳头开口部，注入造影剂后 X 射线摄片，以显示胰胆管的技术。ERCP 不用开刀，创伤小，手术时间短，并发症较外科手术少，住院时间也大大缩短。

## 144. ERCP 有哪些适应证？

胆道梗阻引起的黄疸；临床、实验室或影像学检查支持胰腺或胆道疾患（如结石、肿瘤、硬化性胆管炎等）；胰腺疾病：胰腺肿瘤、慢性胰腺炎、胰腺囊肿等；原因不明的胰腺炎；Oddi 括约肌测压；胰管或胆管的组织活检。需要强调的是由于 CT、超声内镜和磁共振下胰胆管成像技术（MRCP）的进步，单纯诊断性的内镜逆行性胰胆管造影术目前很少应用，除非临床上高度怀疑某种疾病且确实需要内镜逆行性胰胆管造影术协助诊断时才考虑应用。

## 145. 内镜面罩是什么？

内窥镜面罩是一种新型吸氧面罩，它通过旁侧开孔供氧，可与简易呼吸器及呼吸机、麻醉机相连，进行加压供氧，从而保障患者通气及氧合。

### 146. 内镜面罩有哪些适应证?

内镜面罩适用于插入光纤内镜及诊断用气管镜,可用于危重患者光纤气管镜检查和治疗;还可用于预测插管困难患者供氧,经口腔或鼻腔插入光纤镜引导插管时,透明度极佳的面罩及硅胶薄膜可以清楚看到光纤支气管镜的插入。加压供氧时无需退出内镜。内镜面罩给氧技术应用于无痛胃镜检查,可减少低氧血症的发生,减少费用,减低并发症,增加患者检查的安全性。因此,内镜面罩应用于无痛胃镜检查术是一种安全、迅速、有效的方法。

### 147. 内镜面罩用于高龄患者 ERCP 监护麻醉有何优点?

ERCP 检查治疗时,内镜可通过专用孔进入而不影响面罩通气的紧闭性;面罩尾端通气口可随时根据需要进行辅助呼吸,降低麻醉状态下呼吸抑制风险。在不延长手术和麻醉时间的情况下,内镜面罩吸氧较鼻导管吸氧明显减少术中低氧血症发生,且术中可维持较高 $SpO_2$。其原因可能为:在进行内镜检查时,面罩给氧能保持较高的吸氧浓度,一旦出现低氧血症,可以对患者进行加压给氧,增加患者氧储备,从而减少或避免手术过程中低氧血症的发生。

### 148. 右美托咪定复合丙泊酚在 ERCP 麻醉中的临床应用效果如何?

丙泊酚是一种短效镇静药。但镇痛弱,静脉刺激大,推注过快或用量较大易致呼吸循环抑制等。右美托咪啶主要作用于中枢蓝斑核产生抗焦虑镇静;激动突触前膜受体,抑制去甲肾上腺素释放,终止疼痛传导;激动突触后膜受体抑制交感神经活性从而引起血压和心率下降;与脊髓内受体结合镇痛时,也可镇静及抗焦虑。丙泊酚联合右美托咪啶可弥补丙泊酚镇痛作用弱的缺点,增强麻醉效能,减少丙泊酚用量,减少对呼吸循环的抑制作用,减少并发症。

## 参考文献

[ 1 ] WEI N J, WEXLER D J. Perioperative Glucose Management[J]. Hosp Med Clin, 2012, 1(4): 508 - 519.

[ 2 ] 邓小明,曾因明,黄宇光. 米勒麻醉学[M].北京:北京大学医学出版社,2017.

[ 3 ] SEBRANEK J J, LUGLI A K, COURSIN D B. Glycaemic control in the perioperative period[J]. Br J Anaesth, 2013, 111: 18 - 34.

[ 4 ] GERICH J E, MARTIN M M, RECANT L. Clinical and metabolic characteristics of

hyperosmolar nonketotic coma[J]. Diabetes，1971，20(4)：228 - 238.

［ 5 ］　DUGGAN E W，CARLSON K，UMPIERREZ G E. Perioperative Hyperglycemia Management：An Update[J]. Anesthesiology，2017，126(3)：547 - 560.

［ 6 ］　ARIEFF A I，CARROLL H J. Hyperosmolar nonketotic coma with hyperglycemia：abnormalities of lipid and carbohydrate metabolism［J］. Metabolism，1971，20（6）：529 - 538.

［ 7 ］　AMERICAN DIABETES A. 2. Classification and Diagnosis of Diabetes：Standards of Medical Care in Diabetes - 2019[J]. Diabetes Care，2019，42(1)：S13 - S28.

第
五
章

# 第六章

# 脾脏手术麻醉

**1. 脾脏有哪些生理功能？**

　　脾脏作为人体的淋巴器官，可以制造免疫球蛋白、淋巴细胞等免疫物质，帮助人体增加免疫力，而且还有清除血液里病菌以及衰老死亡细胞的作用，给血液增加新的活力。作为人体储藏血液的器官，可以在人体休息时储藏血液，在人体处于运动状态时供血给大脑、心脏等部位，以保证人体各个功能的正常运作。脾很容易被损坏，如果脾功能衰退，人体很可能会贫血，还可能使人体的消化功能衰退，造成人体营养不良。

**2. 脾脏的解剖位置是如何的？**

　　人体的脾脏位于腹腔左上方，与第 9～11 肋相对，长轴与第 10 肋一致。脏面前上方与胃底相连，后下方与左肾和左肾上腺相连。神经、血管自脏面中央的脾门处出入脾脏。脾脏除与胰腺连接处和脾门处外，均被腹膜包裹。腹膜皱襞形成的韧带对脾起了支持和保护的作用。脾脏在活体时为暗红色，上缘较锐，有 2～3 个切痕，而下缘则相对钝厚。脾质脆而软，受暴击后易破碎。成人的脾脏重 150～200 g。正常情况下，脾无法被触及，肿大的脾则容易被触到。

**3. 脾脏是如何供应血液的？**

　　脾脏由脾动脉供血，脾动脉在进入脾门前多先分为上、下两支，或上、中、下 3 支，再分为二级分支或三级分支进入脾门。根据脾动脉分支情况，可将脾脏划分为 2～3 个叶和上极段、下极段两个段。相邻脾段之间动静脉的吻合甚少，形成一个近乎无血管区的平面。脾动脉分支进入脾实质后为节段动脉、进而分为小梁动脉，最后形成终末动脉，故脾实质由内到外可划分为脾门区、中间区和周围区。

**4. 脾脏手术麻醉前应作哪些准备?**

原发性或继发性脾功能亢进需行手术者,多有脾肿大、红细胞、白细胞、血小板减少和骨髓造血细胞增生。严重贫血,尤其是溶血性贫血者,应输新鲜血;原发性脾功能亢进者除有严重出血倾向外,大都已长期服用肾上腺皮质激素和ACTH。尚需检查肾上腺皮质功能代偿情况;有粒细胞缺乏症者常有反复感染史,术前应积极防治;外伤性脾破裂除应积极治疗出血性休克外,应注意有无肋骨骨折、胸部挫伤、左肾破裂及颅脑损伤等并存损伤,以防因漏诊而发生意外。

**5. 脾脏手术的麻醉如何选择与处理?**

无明显出血倾向及出凝血时间、凝血酶原时间已恢复正常者,可选用连续硬膜外阻滞。凡有明显出血者,应弃用硬膜外阻滞。选择全麻时需根据有无肝损害而定,可用静脉复合或吸入麻醉。气管插管操作要轻巧,防止因咽喉及气管黏膜损伤而导致血肿或出血;麻醉处理中要密切注意出血、渗血情况,维持有效循环血量。渗血较多时,应依情使用止血药和成分输血;麻醉前曾服用糖皮质激素的患者,围术期应继续给予维持量,以防肾上腺皮质功能急性代偿不全。

**6. 脾脏手术的麻醉后有哪些注意事项?**

麻醉后当天应严密监测血压、脉搏、呼吸和血红蛋白、红细胞比积的变化,严防内出血和大量渗血,注意观察膈下引流管出血量、继续补充血容量;加强抗感染治疗。已服用糖皮质激素者,应继续给予维持量。

**7. 脾脏手术术中应注意什么?**

对有凝血障碍的患者避免发生气道堵塞的严重后果;有溶血疾患时,最忌发生缺氧、低血压、脱水及酸中毒。为此,应让患者吸入高浓度氧;液量须补足、有血容量不足患者须用脉搏氧饱和度、呼气末二氧化碳分压作监测,还应定时作血气分析;脾切除,失血可能较多,须及时补血。以输新鲜血为宜;巨脾切除,有时需作胸腹联合切口,麻醉须用全麻。一般只需切断末肋,将断肋上推即可;血小板减少的患者,术中为减少失血并增强凝血功能,可输血小板混悬液。

**8. 脾脏手术的硬脊膜外腔麻醉的适应证有哪些?**

适用于一般情况好、心功能健全,估计对此种麻醉可以耐受、无凝血障碍,也无血容量过少及手术范围仅限于腹,不需作胸腹联合切口等情况。有关硬脊膜外腔麻醉的具体做法,原则上与肝手术近似,可按肝手术的硬脊膜外麻醉进行操作。

### 9. 脾脏手术的全麻适应证有哪些?

正好与上述硬脊膜外腔麻醉相反,亦即不适宜作硬脊膜外腔麻醉时,即可采用全麻。用全麻时,若患者患有血液病,则所选用全麻药,以不影响或较少影响血液系统或造血功能为准则。可用硫喷妥钠、丙嗪类、乙醚(具有缩小脾脏的作用)、异氟烷、恩氟烷、胺、羟丁酸钠、芬太尼、肌松剂。

### 10. 脾脏手术的麻醉管理有哪些?

麻醉选择全麻或硬膜外阻滞复合全麻,对于巨脾切除,周围粘连广泛,肝功能严重损害,体质差或危重患者,有明显出血者应选用全身麻醉;内脏牵拉,游离和搬动脾脏,结扎蒂等动作和操作,刺激较大,应作好防止内脏牵拉反应的准备;防治低血压预防失血性休克。患者术中出血的原因有:血小板被破坏,凝血功能下降;脾脏周围广泛粘连,手术操作引起的出血;巨大脾脏切除后,脾脏内所含的血液丢失,可达400~1 000 mL;外伤性脾破裂,失血更为严重。

### 11. 脾肿瘤临床分类有哪些?

脾肿瘤中原发性脾肿瘤少见,良性肿瘤多为血管瘤、淋巴管瘤、错构瘤、纤维瘤、脂肪瘤等。小肿瘤因生长较慢无明显症状,大肿瘤可有局部占位压迫等相关症状。脾血管瘤较多见,呈结节型或弥漫型,可继发感染、梗死、纤维化、钙化等。因动静脉交通的作用,一旦自发性破裂,出血较为严重,诊断性脾穿刺应为禁忌。临床鉴别脾脏的良、恶性肿瘤较困难,通常采用全脾切除术。脾良性肿瘤行脾切除治疗效果良好。

### 12. 什么是脾破裂?

脾脏是一个血供丰富而质脆的实质性器官,被与其包膜相连的诸韧带固定在左上腹的后方,有下胸壁、腹壁和膈肌的保护。外伤暴力很容易使其破裂引起内出血。脾是腹部内脏中最容易受损伤的器官,发生率几乎占各种腹部损伤的20%~40%,已有病理改变(门脉高压症、血吸虫病、疟疾、淋巴瘤等)的脾脏更容易损伤破裂。脾破裂分为外伤性破裂和自发性破裂。

#### 13. 脾破裂有哪些临床表现？

脾破裂的临床表现以内出血及血液对腹膜引起的刺激为主，病情与出血量和出血速度密切相关。出血量大而速度快的患者很快就出现低血容量性休克，伤情危急；出血量少而慢者症状轻微，除左上腹轻度疼痛外，无其他明显体征。随时间的推移，出血量越来越多，出现休克前期表现，继而发生休克。血液对腹膜的刺激出现腹痛，始于左上腹，慢慢涉及全腹，同时腹部有压痛、反跳痛和腹肌紧张。有时因血液刺激左侧膈肌而出现左肩牵涉痛，深呼吸时疼痛加重。

#### 14. 脾破裂患者麻醉有哪些注意事项？

在外科中，最为常见的急腹症为脾破裂，且主要诱发因素与脾脏血液循环量和外包膜存在相关性。与此同时，受到外力的影响，患者较易出现多种不良症状，如出血以及失血性休克等。该类患者病情较复杂，因此，如不能及时的控制病情和治疗，会威胁患者的生命。患者在治疗期间，麻醉医生要对患者的病情变化进行观察，并做出相应的评估，并结合临床检查结果予以患者有效的治疗措施和麻醉方法，在选择麻醉药物时，临床也需加以关注。

#### 15. 脾破裂患者的麻醉要点有哪些？

对患者实施麻醉时，要对病史进行充分了解，同时对生命体征进行监测；对患者的失血休克和出血量进行评估，并结合患者的实际情况建立静脉通路。若患者的病情较为严重，要将输液速度和输血速度加快，防止血压暂时性升高，避免患者再次出血。若患者的出血量相对较大，给予气管插管麻醉，同时进行抗休克治疗。

#### 16. 脾脏破裂有哪些分类？

脾脏损伤的病因有外伤性、医源性和自发性3类，临床中以各类闭合性或开放性腹部损伤为多见，约占85％。医源性损伤以各类腹部手术、内镜检查或其他医疗操作引起，严重者可导致无辜性脾切除。自发性脾破裂多有脾脏基础病理改变，多有腹压骤增等诱因。按病理解剖可分为中央型破裂（脾实质深部）、被膜下破裂（脾实质周边部分）和真性破裂（累及被膜），有时被膜下破裂及中央型破裂可转为真性破裂，称为延迟性脾破裂。

#### 17. 脾脏破裂的治疗原则是什么？

应根据患者伤情及全身状态选择合适的治疗方式，必要时果断切除脾脏，以免因过度延长手术时间,增加术中出血而导致严重后果。如患者无其他严重合并伤,且脾脏损伤程度较轻,可根据条件及术者经验选择合适的脾保留性手术。具体原则如下：先保命后保脾;年龄越小越优先保脾;根据脾脏损伤程度选择一种或几种保脾方法;施行脾保留手术后应注意严密观察,防止出现延迟性脾破裂;对高龄、一般状态差、严重多发伤、凝血酶原时间显著延长者,建议施行脾切除术。

**18. 开腹脾切除术的术前应注意哪些事项？**

外伤性脾破裂,往往伴有大量腹腔内出血、休克等,故应在积极输血和抗休克的同时,进行紧急手术;其他慢性病例,在术前应改善肝功能,纠正出血倾向和贫血等;术前 1～2 d 预防性应用抗生素,免疫功能低下者提前至术前 1～2 周。

**19. 脾破裂的麻醉处理应注意什么？**

脾破裂多为急诊手术,常为饱胃患者,有呕吐误吸危险,需准备好吸引器,麻醉前还可予 $H_2$ 组胺受体拮抗药,能抑制胃酸分泌,使胃液量及胃液中 $H^+$ 下降,减少反流误吸的危险及误吸的严重程度。常用药物有西咪替丁、雷尼替丁、法莫替丁等。在输血输液的同时紧急剖腹探查,一般在控制脾蒂后,活动性出血能够控制,补充血容量后血压和脉搏能很快改善,否则提示还有活动性出血。在无腹腔污染时,可行自体血回输,收集腹腔内积血,经洗涤过滤后输入。

**20. 为什么说外伤性脾破裂手术是急迫性的？**

外伤性脾破裂是腹部外伤最常见的疾患之一。由于脾脏血运丰富、包膜薄、质地脆,受到外力作用时极易发生损伤而破裂出血,且常合并多脏器的损伤。所以外伤性脾破裂患者就诊时已表现为中重度失血性休克状态,手术紧迫,刻不容缓。应在抗休克的同时立即手术止血,争取及早处理原发病灶彻底止血。因为术前的输液输血速度不一定能超过出血速度,尽管大量输血,亦难使患者脱离休克状态。

**21. 外伤性脾破裂手术的术前准备有哪些？**

立即在有限的时间内做好抢救和麻醉前各项准备工作,包括麻醉物品和抢救药物、各种仪器的准备和调试。术中常规监测 ECG、SBP、DBP、HR、RR、$SpO_2$、PET - $CO_2$、尿量。并设法进行桡动脉穿刺以直接测定动脉压和中心静脉置管,后者既可测 CVP,又可供快速输液输血。

**22. 外伤性脾破裂手术补液方法是什么？**

对于失血性休克患者，紧急液体复苏是救治关键，但这类患者因有显著的血容量不足，外周静脉多已萎陷，给外周静脉套管针穿刺置管带来较大难度。若为直送手术室患者，麻醉医生可立即为之开放中心静脉，这不但为快速、大量补液实现液体复苏提供输液通道准备，而且可有利于实施中心静脉压（CVP）监测，评判液体复苏效果，指导补液速度。必要时再用能使外周静脉置管更易成功的"序贯法穿刺留周静脉套管针技术"。增开输液通路，确保及早实现液体复苏。

**23. 外伤性脾破裂手术麻醉药品的选择有哪些？**

此类患者由于严重创伤、失血性休克的打击，对麻醉和手术耐受力明显降低。麻醉方法的选择要求麻醉诱导占时短、循环干扰小，又保证氧供，同时又能抑制有害应激反应。因此，麻醉方法选择既能满足手术需要，又不加重休克。具体方法选择应视患者具体情况而定。最佳的选择是全身麻醉。但要注意避免或慎用对循环有明显抑制的麻醉药及血管扩张药。根据病情可优先组合氯胺酮、芬太尼、异氟醚等麻醉药，肌松药可选用维库溴铵、琥珀胆碱。

**24. 外伤性脾破裂手术有哪些注意事项？**

建立多条输液通路和深静脉置管。在 CVP 的监测下快速扩容，以维持最低有效循环灌注压。尽可能不用或少用任何缩血管活性药，否则会进一步加重微循环的障碍；患者在送到手术室前应及时配好血；根据 CVP、BP、HR、末梢循环、颈外静脉充盈和尿量情况，及时调整输液输血、红细胞悬液的入量和速度。必要时可适当用些血管活性药物和强心利尿药；积极做到术后并发症的防治。

**25. 有血液系统或造血系统疾病的患者的麻醉有哪些注意事项？**

许多长期接受糖皮质激素治疗的患者，可出现垂体-肾上腺皮质系统抑制，手术及应激时可能出现肾上腺皮质危象，而出现循环衰竭，为防止危象发生，术中需常规补充糖皮质激素，麻醉手术需严格无菌操作。糖皮质激素的长期应用可导致患者免疫力低下，增加术后感染机会，包括肺部感染，麻醉结束后及拔管前应彻底清除呼吸道的分泌物，术后适当镇痛。

**26. 小儿择期脾脏切除术的病理生理是什么？**

小儿择期脾切除的主要指征是溶血性贫血，包括遗传性球形红细胞增多症以及血小板减少症。前者由于红细胞的膜结构改变,而致使红细胞在脾脏内破坏。因此,脾切除手术是此病真正的根治性措施。其他溶血性贫血,如珠蛋白生成障碍性贫血,镰状细胞贫血或葡萄糖磷酸脱氢酶(G6PD)缺乏,只有当核素检查证明是溶血性贫血时,才是脾切除的指征。原发性血小板减少性紫癜患者,只有当糖皮质激素治疗无效时才考虑脾切除。

### 27. 小儿择期脾脏切除术的麻醉要点有哪些?

患者大多为 6~10 岁儿童,可常规快诱导全麻气管内插管,维持以肌松静-吸复合麻醉;对血小板减少的患者,气管内插管和放置胃管时应轻柔操作,以避免黏膜损伤而导致出血;对镰状细胞贫血,应避免低氧血症、心血管抑制、静脉淤滞以及低温。应该注意脉搏血氧饱和度监测。

### 28. 小儿择期脾脏切除术的注意事项有哪些?

手术应在近期无任何感染情况下进行;溶血性贫血病例,必要时可于术前输入浓缩红细胞,以使血红蛋白在 100 g/L 左右;血小板减少病例,术前输注血小板无效。注意避免术前肌内注射用药;如果较长时间应用糖皮质激素治疗的患儿,诱导前必须注射糖皮质激素;重症珠蛋白生成障碍性贫血,可发生输血后铁的超负荷,特别是对心脏负荷的影响,故术前应摄胸 X 线片、作心电图和超声心动图检查。

### 29. 脾切除术的病因有哪些?

由脾本身所致的疾患有:因外伤脾破裂;或因疟疾、伤寒等疾病形成脾大,受外力因素而破裂,需作手术切除时,多是保守无效,失血量过大之故;脾肿瘤、囊肿或游走脾,有时需作手术切除。另一类病,是由全身其他疾病所引发。此类病的主要表现是脾脏肿大,有时形成巨脾。脾肿大后的重要功能改变,是功能亢进,即全血细胞的破裂加剧,临床往往出现红细胞、白细胞及血小板计数都显著减少。

### 30. 脾脏手术麻醉常见问题与对策是什么?

严重贫血或溶血性贫血者应输新鲜血。有血小板减少、出凝血时间及凝血酶原时间延长者,应小量多次输新鲜血或浓缩血小板,并辅以维生素 K 治疗。有肝损害、低蛋白血症者,应给予保肝及多种氨基酸治疗;原发性脾亢者除有严重的出血倾向外,大多已长期服用过肾上腺皮质激素,术前需检查肾上腺皮质功能代偿情况,进行规范替代治疗,并用至术前;外伤性脾破裂者应积极治疗失血性休克,同时,还应注意有无合并肋骨骨折、胸部挫伤、左肾破裂及颅脑损伤等。

## 31. 脾切除术的关注重点有哪些?

大出血风险,需要及时输血;胰尾部、胃、结肠横弯区左侧半膈、左侧肾上腺以及左肾上极的外伤。

## 32. 脾切除术围手术期术前准备有哪些注意事项?

确保注射多价肺炎球菌疫苗(如果可能应于术前 1 个月注射);鼻胃管减压;如果患者过去接受过糖皮质激素治疗,则补充 100 mg 氢化可的松;治疗感染;纠正凝血功能异常。

## 33. 腹腔镜脾脏切除手术有什么优点?

在临床中以往应用的脾脏切除手术对患者造成的创伤较大,患者术后多出现免疫功能降低等,从而提高了感染发生率,延长患者术后恢复时间。但腹腔镜技术,具有患者恢复快、伤口美观度高等多种优势受到了患者与医生的认可,已成为脾脏切除治疗方式中的金标准。

## 34. 什么是腹腔镜脾切除术?

腹腔镜脾切除术,具有手术创伤小、术后胃肠道功能恢复快、术中出血少以及住院时间短等优点,是目前外科治疗脾切除术的"金标准"。本手术方式手术技术难度较高,同时需要在患者腹壁插入 4 个 5~12 mm 套管,并且最后还需要将主操作孔扩大至 2~3 cm 后,才能取出脾脏,因此对患者仍具有一定的损伤,如果麻醉效果处理不当,势必会影响手术效果。

## 35. 脾脏手术的麻醉处理有哪些?

一般选择气管内插管全身麻醉。对无明显休克、凝血功能正常和全身情况尚好的患者可选择硬膜外阻滞。术中需镇痛完善,尤其在游离脾脏、结扎脾蒂等刺激强烈的操作时。脾脏手术易出血或术前血容量已不足,需建立通畅的静脉通路,必要时行中心静脉穿刺置管。

## 36. 脾切除术后严重并发症有哪些?

门静脉系统血栓:门静脉系统形成血栓后,肝血流减少,肝功能受损,甚至引起肝功能衰竭;可使门静脉压力进一步升高,产生难治性腹水,可引起食管胃底曲张静脉破裂出血;还可使肠道静脉回流障碍,出现肠坏死,可导致致命的后果。脾切除后,破坏血小板的因素消除,血小板的数量和质量都会增加;脾切除后因患者抵抗力下降,易感染,甚至发生凶险的暴发性感染,病理性脾切除后这种感染发生率及危险性均较外伤性脾切除者为高。

### 37. 多发性创伤患者行脾切除手术的麻醉处理有哪些?

麻醉选择气管插管全麻安全,此类患者由于严重创伤失血性休克,对麻醉耐受性差,麻醉深度以浅麻为基本原则,采用多种麻醉药物复合的平衡麻醉,可减少各种麻醉药的用量。可用少量依托咪酯或丙泊酚静脉注射,避免使用硫喷妥钠,因其可直接抑制心肌和扩张外周血管,配合短效肌松药行气管内插管,维持麻醉宜选择作用时间短,起效快的麻醉药,使患者术后尽早恢复意识。

### 38. 腹腔镜脾脏切除术出血有哪些特点?

腹腔镜脾脏切除术是一种新兴的手术方法,但存在一定的大出血风险。这种大出血的特点与常见开腹手术大出血特点有所不同。其出血的原因多是镜下操作游离脾脏时发生,常见原因:脾包膜破裂出血、脾蒂、脾胃韧带撕裂出血,血管断离吻合不全出血。脾脏可谓"血池",一旦发生以上出血,尤其是后两者引起的大出血,将非常大量而迅猛。

### 39. 脾切除术急诊手术有哪些术前准备?

发生脾破裂时常须急诊手术,争取尽快实施手术,挽救患者生命。严重脾破裂的患者,常出现失血性休克,因此在术前准备的同时,还要防治失血性休克,应配置大量的血液制品,以备输血之用。对于外伤性脾破裂的患者,还应注意有无其他脏器的损伤,并给予处理。另外,术前可给予适当的抗生素预防感染。术前留置胃管做胃肠减压。

### 40. 脾切除术择期手术有哪些术前准备?

除破裂之外的慢性脾脏疾病均应行择期手术。注意改善患者全身情况,多次少量输血,保护肝功能,纠正凝血功能不全,进行必要的生化检查。术前应作胃肠减压,对于食管静脉曲张的患者,应选择软质胃管,下管前应服少量液体石蜡,要特别留意,以防大出血。术前还应适量备血,作好输血准备。亦应给予足量的抗生素。

**41. 全凭静脉麻醉与静脉-吸入复合麻醉在腹腔镜脾切除术中的应用有哪些？**

静吸复合麻醉采用挥发性麻醉药物七氟烷，具有气道刺激小、血气分配系数低、诱导和苏醒快的优势，但患者术后易出现躁动、恶心、呕吐等不良反应；全凭静脉麻醉采用瑞芬太尼和高亲脂性麻醉药物丙泊酚，起效和代谢快、血浆清除率高、患者术后苏醒快，且不良反应少、药效平稳。在调节麻醉深度方面，全凭静脉麻醉的注射剂量、药物浓度的可控性均明显优于静吸复合麻醉。

**42. 什么是肝脾破裂？**

肝脾破裂指的是肝脏、脾脏在受到直接或间接暴力冲击后导致的损伤，是外科临床常见急症。重度创伤性肝脾破裂的患者往往伴有急性大出血、休克等症状，如未能接受及时有效的治疗，患者会迅速死亡。

**43. 肝脾破裂麻醉前评估有哪些？**

肝脏和脾脏是腹腔中的实质性脏器，位置固定，且血供丰富，在受到剧烈的外力冲击并发生破裂后，需要做好病情的判断和术前准备。在积极止血、保持呼吸道通畅、开通静脉通道实施扩容处理的情况下，了解患者的受伤原因、损伤范围、合并损伤、身体条件等，尽快实施手术治疗，并保证患者能充分耐受麻醉与手术的程度。麻醉作为手术中重要影响因素，不仅在缓解患者疼痛上有重要意义，而且与应激反应的发生、血流动力学的稳定都息息相关。

**44. 肝脾破裂患者有哪些麻醉方式？**

在麻醉方式的选择上，局部浸润麻醉虽然对患者的生理功能影响程度最低，但适用范围过小，对于损伤范围相对较大的患者无法满足麻醉需求，对肝脾等深覆脏器的麻醉效果也不理想。硬膜外麻醉在手术过程中，可增加术中低血压的发生风险，对于合并轻度休克患者尚可选用，但对中度以上休克患者则采用全麻方式更为安全，且可为术中意外事故的抢救争取时间。

**45. 连续硬膜外麻醉联合全身麻醉与单纯全身麻醉在肝脾破裂患者的麻醉效果如何？**

联合麻醉可在满足镇静、肌松要求的情况下减少麻醉药用量，弥补了单纯全身麻醉药物的应用导致的术后呼吸抑制及机体主要脏器组织的氧供应。在创伤性肝脾破裂患者的手术治疗中,采用连续硬膜外麻醉联合全身麻醉与单纯全身麻醉相比安全性更好,效果更优,有利于患者的手术顺利进行和术后恢复。但具体麻醉方式的选择,还要结合患者的身体条件、损伤情况。

### 46. 肝硬化脾切除手术有哪些应激反应?

肝硬化脾切除手术创伤及术后疼痛使机体发生强烈应激反应,导致交感神经兴奋、血浆皮质醇、胰高血糖素分泌增加,葡萄糖利用下降,血糖升高,还会使血浆中儿茶酚胺浓度迅速升高,引起明显的能量消耗和组织分解,甚至导致血管痉挛、组织缺血。肝硬化患者的肝细胞已经处于缺血缺氧边缘,对缺血缺氧十分敏感,强烈应激反应可造成肝脏缺血,甚至诱发肝脏缺血再灌注损伤。

### 47. 静脉快通道麻醉联合局部浸润麻醉在肝硬化脾切除手术中效果如何?

丙泊酚、瑞芬太尼静脉快通道麻醉可降低各自用量,术中血流动力学稳定,且能够减少术后不良反应。罗哌卡因局部浸润镇痛效果好、对心脏毒性小、不良反应少、感觉阻滞时间长、没有阿片类药物相关的不良反应。手术切口局部麻醉药物注射可以改善手术后疼痛,减少术中、术后阿片类药物需求,降低恶心、呕吐的发生率,故可作为静脉快通道麻醉的有效补充。

### 48. 什么是选择性脾动脉栓塞术?

选择性脾动脉栓塞术是目前公认的治疗外伤性脾破裂出血简捷有效的方法,对门脉高压症患者能明显降低门脉压力,缓解或控制食管胃底静脉曲张出血,并对脾脏肿大引起的血液有形成分的减少有明确的治疗作用。

### 49. 胸段硬膜外置管麻醉阻滞对选择性脾动脉栓塞术的术后作用是什么?

胸段硬膜外置管麻醉阻滞可抑制机体的应激反应,使儿茶酚胺、肾素、血管紧张素及醛固酮激素释放减少,缓解患者的紧张情绪。芬太尼作用时间短,脂溶性高,可与脊髓受体结合,持续缓慢注入可减轻术后疼痛;氟哌啶是丁酰苯类的衍生物,具有较强的镇静、镇吐作用;低浓度的布比卡因可阻滞 A 纤维和 C 纤维,不影响粗大的运动神经,提高患者在治疗期间的生活质量。

**50. 硬膜外持续给药对选择性脾动脉栓塞术的术后作用是什么？**

采用硬膜外持续给药,可产生持续的镇痛效果,但因患者术中、术后须平卧位,吗啡、芬太尼等镇痛药物注入胸段硬膜外腔后,可渗透扩散至脑脊液中并上升作用于第四脑室,产生呼吸抑制、血压下降、脉搏减慢等不良反应。所以在术中、术后要严密监测,必要时采取头高足低位,躯干与下肢在15°以内,以减轻对呼吸的影响。

**51. 舒芬太尼应用于腹腔镜脾切除术有哪些优势？**

起效迅速,容易透过血脑屏障而发挥作用;在患者体内的效应,终未清除期短,清除速度快,因此麻醉恢复速度快;舒芬太尼在肝脏清除,在全麻下,肝脏血流量下降20%左右,因此延长了舒芬太尼的代谢,延长了舒芬太尼的作用时间。

**52. 晚期血吸虫病患者麻醉方式如何选择？**

对于晚期血吸虫病患者来说,体质和肝功能往往较差,因此在选择麻醉药物时,以应用肝功能损伤最小的麻醉药物为宜。近端脾肾分流术在治疗晚期血吸虫病患者中具有重要作用,但由于患者耐受力较差,选择合适的手术麻醉方案成为影响手术质量的关键。临床上常见的麻醉方式包括全麻、局麻、硬膜外阻滞麻醉等。在行近端脾肾分流术时采用全麻联合硬膜外阻滞麻醉效果较佳,对患者肝功能影响极小,术后清醒时间短,不良反应较少。

**53. 脾切除术的适应证有哪些？**

脾破裂、脾外伤、左上腹或左季肋部穿透性损伤及闭合性损伤引起的脾破裂或包膜下破裂、自发性脾破裂、游走脾(异位脾)、脾局部感染、脾脓肿常发生在脓毒血症后(如脓肿局限在脾内,可行脾切除术)、肿瘤、囊肿、上皮性、内皮性和真性囊肿、非寄生虫性假性囊肿、寄生虫性囊肿(如脾包囊虫病)、均易继发感染、出血、破裂、应予切除;其他脾功能亢进性疾病等。

**54. 气管插管后麻醉有什么缺点？现在临床上如何处理？**

气管插管后麻醉主要引起心血管的血流动力学改变,咽喉及气管内感受器在受到强烈刺激后,交感-肾上腺素系统激活亢进,并且持续时间在5 min左右,所以气管插管麻醉是造成血流动力学改变的主要原因,严重者出现心脑血管意外,增加麻醉风险。目前麻醉过程在诱导插管麻醉基础上进行复合应用麻醉性镇痛药,预防血流动力学改变。

**55. 舒芬太尼在腹腔镜脾切除术中的应用效果如何？**

舒芬太尼是一种比芬太尼更为强效的阿片类镇痛药物，与等量的芬太尼相比，舒芬太尼起效快，手术应激后的血流动力学变化更小。将舒芬太尼应用于腹腔镜脾切除术中，舒芬太尼麻醉后，能够有效缩短呼吸恢复时间和呼唤睁眼时间，恢复时间大为缩短，能够有效降低患者术后疼痛感，作用时间更为持久，能有效降低患者的术后躁动，基本无需使用其他药物制动。

**56. 小儿脾动脉部分栓塞术的麻醉有哪些注意事项？**

因小儿焦虑、恐惧及注射造影剂（泛影葡胺）和栓塞后可引起不适，患儿多数不能保持安静不动。所以常在全麻下完成，氯胺酮麻醉是小儿手术最常用的麻醉方法之一。可采用分次注入或连续滴入法，各有特点；为了减少全麻药用量和给药次数，可辅以骶管或硬膜外阻滞；手术在介入治疗室内进行，要做好呼吸、心跳等监测和气管插管抢救等准备工作，常规给氧；术毕尚需镇静和镇痛 20 分钟以上，限制下肢活动，以利于压迫穿刺点止血，防止血肿发生。

**57. 什么是血吸虫病？治疗原则是什么？**

血吸虫病是临床常见寄生虫病之一，通过皮肤、黏膜以及疫水接触传染。患者常表现为痢疾样大便、发热、咳嗽、胸痛等，一旦病情发展到晚期，常出现腹水、消瘦，并常伴有不同程度肝脾肿大。因此，临床上对于晚期血吸虫病患者，常以提高生活质量及挽救生命为主要治疗原则。

**58. 晚期血吸虫病患者的手术治疗有哪些？**

临床上对晚期血吸虫病患者常使用手术治疗，而手术麻醉药物的选择往往取决于患者的体质及手术种类。对于晚期血吸虫病患者来说，体质和肝功能往往较差，因此在选择麻醉药物时，以对肝功能损伤最小的麻醉药物为宜。近年来研究显示近端脾肾分流术在治疗晚期血吸虫病患者中具有重要作用，但由于患者耐受力较差，选择合适的手术麻醉方案成为影响手术质量的关键。

**59. 全麻联合硬膜外阻滞麻醉在近端脾肾分流术的效果如何？**

临床上常见的麻醉方式包括全麻、局麻、硬膜外阻滞麻醉等。在行近端脾肾分流术时采用全麻联合硬膜外阻滞麻醉效果较佳，对患者肝功能影响极小，术后清醒时间短，不良反应较少。硬膜外阻滞麻醉可有效降低全麻中七氟醚的维持浓度，从而减少七氟醚的使用剂量,降低不良反应的发生率。同时全麻复合硬膜外阻滞麻醉对肝功能造成的损伤较小,符合晚期血吸虫病患者的手术麻醉,可有效保障晚期血吸虫病患者脾肾分流术的安全性,提高麻醉效果。

**60. 外伤性肝脾破裂的麻醉处理有哪些?**

此类患者大多合并多器官损伤,失血量大,应尽快建立液体通道,争取尽快手术,彻底止血。此类患者多为失血性休克,在选择麻醉方法及用药方面要加以注意,少用或不用对心脏有抑制作用的药物。对于轻度休克患者,常采用静脉协同诱导。对于休克较重者,多选用氯胺酮诱导。病情危重,估计插管困难者,可保留自主呼吸清醒插管;术中除严密观察血压、脉搏、尿量、外周循环外,尽可能监测红细胞压积,综合考虑以上条件,确定补充液体的速度,维持循环稳定。

**61. 血液患者行脾切除手术麻醉术前管理有哪些?**

首先,术前须掌握血细胞破坏程度、凝血障碍的严重度及贫血情况,并须估计手术引起的可能损害。其次,有些血液病患者之所以切除脾脏,是因为出血性病变已波及脑及消化道等内脏,引起危险的、不易控制的出血。对后一种患者,术前准备,除了解重要脏器受损的严重度之外,还应仔细估计失血量及对循环系统的影响,以及心、肾、肺等重要脏器的生理反应,以便作出适宜的麻醉处理。

**62. 血液患者行脾切除手术麻醉管理有哪些?**

术前除了对各种原发性疾病作有关治疗外,主要针对 3 个环节进行积极处理:给予止血药维生素 $K_1$ 或凝血酶,使异常止血过程得以部分纠正,且可增强全身毛细血管壁的致密性;术前给予丙酸睾酮等药物,刺激其造血功能,以提高患者对手术失血的耐受性;血液系统患者由于长期严重贫血,围手术期易出现肾上腺皮质功能不全。因此,麻醉前补充肾上腺皮质激素,可防止肾上腺皮质功能不全及麻醉药物的变态反应,增强麻醉的耐受性和安全性。

**63. 脾脏妊娠腹腔镜手术的麻醉处理有哪些?**

脾脏妊娠一旦破裂或术中伤及脾脏引起失血性休克;保证中心静脉畅通及有创血压的监测;因脾脏脏面与邻近器官的解剖关系复杂,常规气腹压(12 mmHg)不能充分显露病灶,需维持在 16～18 mmHg,但维持时间不宜超过 15 分钟;术者对腹腔解剖关系的熟练程度与麻醉时间直接相关。针对这些问题,将气腹压控制在一定范围,会诊时建议普外科专家参与,并做好输血前的准备工作,确保自体血液回收机处于良好状态。

## 64. 脾外伤手术麻醉处理有哪些?

由于外伤性脾破裂出血量大,速度快,患者极易发生休克。应立即开通两条以上静脉通道,迅速输液,一般以平衡液为主,补充伤员的有效循环血量,同时注意观察尿量变化;加强呼吸管理。由脾外伤并发的失血性休克常伴有脑缺氧,伤员表现烦躁不安或昏迷。麻醉前应彻底清除伤员口腔内分泌物,保证气道通畅;对于心脏贮备功能不好的患者,应改用得普利麻及司可林诱导,同时严密观察各项生命指征的变化。

## 65. 肝炎后肝硬化脾切除术的麻醉管理有哪些?

这种手术患者均有肝硬化和不同程度的肝功能损害,同时还有不同程度的脾功能亢进,表现为血浆蛋白减少,全血细胞减少,贫血、出血倾向和凝血机制障碍。门脉高压症时,胃肠道周围血流多处形成门脉-体循环分流,静脉回流多,所以机体处于继发性高心排血量的循环状态,术中失血明显增多,渗出尤其突出。术后也要积极保护肝功能及加强支持治疗。在麻醉药物使用时应适当减少用量,同时应避免使用对肝脏有损害的药物。

## 66. 腹腔镜脾脏切除手术有哪些缺点?

在对患者行腹腔镜脾脏切除术的治疗中,因建立 $CO_2$ 气腹会影响患者循环与呼吸系统,从而增加了手术风险,因此做好对术中麻醉的处理对于手术顺利展开十分重要。在术前通过访视,了解患者病史,纠正生理紊乱;通常在行腹腔镜手术中不采用区域阻滞,这是因区域阻滞无法对通气进行良好的控制,且交感神经阻滞也会导致迷走神经反射性心律失常发生率增高。

## 67. 腹腔镜脾脏切除手术麻醉要点有哪些?

通过气管插管静吸复合全麻,以保证患者在建立气腹后呼吸管理,并维持稳定循环。患者 ASA 为Ⅰ～Ⅱ级,术中只需常规监测 $SpO_2$ 与血流动力学等指标;同时因在 $CO_2$ 充气中腹内压发生改变进而影响患者呼吸力学,因此在麻醉中要减缓充气速度。另外,麻醉药物的选择也尤为重要;术中异丙酚的应用具有起效快、镇静充分且苏醒完全的优势;异氟醚用药后苏醒快,术后不良反应少;芬太尼镇痛效果理想；维库溴铵作为肌松药物，起效快、恢复快。

## 68. 脾破裂患者急诊手术术前有哪些注意事项？

在对患者实施麻醉时，对其病史进行充分了解，同时对其生命体征进行监测，评估患者的失血休克和出血量，结合患者的实际情况建立静脉通路。若患者的病情较为严重，将输液速度和输血速度加快，防止血压暂时性升高出现，致使患者再次出血。若患者的出血量相对较大，要予以患者气管插管麻醉，同时配合抗休克治疗。

## 69. 脾破裂患者行全麻手术处理的有哪些注意事项？

注意不能对患者的循环造成较大影响，而且要尤为注意患者的呼吸情况，确保患者氧气充足，这样才能将患者的有害应激反应减到最小，防止患者出现精神过度紧张的情况，影响治疗过程及治疗效果。除了要减少对患者循环的影响外，麻醉方法还应达到快速诱导、麻醉迅速的效果，这也有助于减少患者因病情和治疗所受的心理刺激、应激反应。脾破裂患者的血流动力学会出现明显的波动和变化，极不稳定，所以在镇痛、镇静的药物选用上必须要慎重。

## 70. 什么是原发性血小板减少性紫癜？

原发性血小板减少性紫癜，是一因血小板免疫性破坏，导致外周血中血小板减少的出血性疾病。细菌或病毒感染与此病的发病有密切的关系。免疫因素的参与可能是原发性血小板减少性紫癜发病的重要原因，80％以上的原发性血小板减少性紫癜患者血小板表面可检测到血小板抗体。此外，吸附这种抗体的血小板易在肝脾（主要在脾脏）中被巨噬细胞吞噬，使血小板寿命缩短。

## 71. 脾切除治疗原发性血小板减少性紫癜有哪些麻醉术前准备？

如患者血小板显著减少，术前用药应避免肌内注射给药。有明显神经系统损害的患者常规给予镇静剂。术前转送时应防止碰伤、避免局部受压。需建立足够通畅的外周静脉通道以备快速补液。一些有创监测可引起血管内皮损伤致血栓形成，应准备液体加热器。血小板输注可暂时提高血小板计数，但在体内迅速破坏，反复输注易产生同种抗体。仅适用于威胁生命的严重出血或各种急症手术需要。术前应准备好浓缩血小板悬液（1～2 IU）可集中在术中及术后 12 小时内输完。

**72. 脾切除治疗原发性血小板减少性紫癜的术中麻醉管理有哪些?**

由于这类患者有潜在肾及脑的损害,故其灌注压应维持在比其自身调节阈值低限稍高的水平。一般维持平均动脉压在 8 kP 左右。体内、外实验均证实部分挥发性麻醉药有抑制血小板聚集的作用。氟烷在临床使用浓度下有剂量依赖的效果,异氟醚作用较氟烷小,术中均应避免使用。可选用安氟醚、七氟醚和地氟醚等无抗血小板作用的药物。与挥发性麻醉药物相反,诱导药物、肌松剂并没有抗血小板的作用。但局麻药却能抑制血小板聚集。

**73. 脾切除治疗原发性血小板减少性紫癜的术后应观察哪些注意点?**

术后观察包括对术野出血、神经系统或肾脏功能不全以及由于腹部切口疼痛所致的肺不张导致的呼吸功能不全。血小板计数在脾切除术后当时至术后 20 d 常有快速增加,应注意此种相对的血小板增加可引起的血黏度增加以及脾清除功能丧失可引起早期静脉血栓形成。

**74. 新生儿脾破裂伴失血性休克麻醉处理有哪些?**

新生儿咽部黏膜组织脆弱,呼吸道均匀狭窄,尤其声门与环状软骨稍有刺激,易发生喉水肿。因此应较早使用激素,咽部表面麻醉。操作、吸引动作均要轻柔;新生儿体温调节机制不成熟,开腹后腹腔脏器散热较多,加上低温液体冲洗腹腔、输液,造成热量散失,可使患儿出现低温,因此手术过程中密切注意体温的变化;新生儿体液丢失耐受性差,对输液的安全范围较窄;术后及早苏醒拔管可降低术后肺部感染,同时有利于早期母乳喂养。

**75. 重症肝脾手术患者麻醉方法选择的合理性原则是什么?**

上腹部手术尤其是肝脾手术时间长,创伤大,内脏牵拉反射明显;肝脾脏器迷走神经末梢分布密集,加之患者迷走神经反射亢进,围术期极易发生胆心反射,血压下降、心率减慢。这就要求麻醉处理既要保证充分的镇痛、镇静、肌松,又要充分抑制这种伤害性的应激反应,同时尽可能保证血流动力学稳定,维持心、脑氧供需平衡。

**76. 重症肝脾手术患者如何选择麻醉方法?**

单纯进行全身麻醉可满足患者术中镇痛、肌松、镇静的要求,但术中由于全身麻醉药物的应用,导致术后患者呼吸抑制严重影响患者苏醒时间,导致拔管延迟,严重影响患者的脑组织和身体各部分脏器的氧供应,影响苏醒转回病房的时间。术中全身麻醉用药量增加还会影响患者各项生命体征的变化。采用联合方法麻醉可更好地满足术中肌松要求,还可明显地减少术中全身麻醉药物的应用,更好地促进术后患者呼吸和意识的恢复。

## 77. 肝硬化行脾切除手术患者有哪些麻醉处理?

对于肝硬化行脾切除手术患者的麻醉处理,术前准备非常重要,尤其是伴有肝功能不全、血氨增高和各种凝血因子异常、血小板明显减少、出凝血时间异常的患者,术前纠正其异常病理生理状况,特别是血氨的水平尤其关键。此类患者宜采用全身麻醉气管插管,以保证充分的氧供,尽量使用对肝脏无毒性及不经过肝内降解的药物,术中加强生命体征的监测,维持水、电解质及酸碱平衡,防止术中出现低血压、缺氧等。

## 78. 肝硬化行脾切除手术患者出现肝性昏迷的原因有哪些?

手术麻醉的应激反应、术中持续低血压、缺氧及使用对肝功能有损害的药物等均可能于术后诱发急性肝功能衰竭或肝性脑病,后者主要表现为意识障碍、行为失常和昏迷,常见诱因主要为上消化道出血、饮食不当、感染、便秘以及其他原因(如麻醉与手术、镇静药及利尿药应用不当等),由于其表现为定向力障碍、情绪不定、表情淡漠、嗜睡,甚至昏迷,临床上易误认为麻醉的残留作用。

## 79. 什么是巨脾症?

巨脾为重度脾肿大类型,脾脏大小超过脐水平线者,主要见于慢性粒细胞白血病、骨髓纤维化、恶性淋巴瘤、戈谢病、尼曼-匹克病、血吸虫病性肝硬化等。急性脾肿大时脾质软,慢性脾肿大往往由于病程长,或反复发作,其质地较硬。脾脓肿和脾梗死的局部体征明显,有左季肋部疼痛、压痛与肌紧张、脾周围炎者可出现摩擦音和摩擦感。

## 80. 巨脾症手术的麻醉特点有哪些?

巨脾症患者均存在脾亢和脾大,导致全血细胞减少,血管脆性、通透性增加,易失血且难止,常合并失血性贫血。门脉高压肝硬化造成食管和气管静脉曲张。肝硬化、肝功能异常、低蛋白血症常合并腹水,巨脾使膈肌明显抬高,均影响膈肌运动,出现呼吸困难,这些病理变化使患者手术耐受能力差,也给麻醉者带来一些困难。因此要想顺利完成巨脾患者的麻醉,必须详细了解和全面分析病情,制定详尽的麻醉方案。

### 81. 巨脾症手术有哪些麻醉前准备?

尽力改善患者的各项病理生理改变,加强营养,改善凝血功能,纠正贫血、低蛋白质、电解质紊乱及心律失常,了解心、肝、肾和造血情况,以选择合适的麻醉方法和术中用药。腹水量大者,必要时于术前 24~48 h 内行腹腔穿刺,放出适量腹水,1 次量不超过 300 mL。

### 82. 巨脾症手术的麻醉实施有哪些?

巨脾患者均存在贫血、血小板减少、易出血;硬膜外麻醉静脉扩张加重食管和气管静脉曲张易破裂;巨脾腹压增大膈肌明显抬高,影响呼吸运动,因此宜选用气管插管全麻。

### 83. 巨脾症手术的麻醉诱导有哪些?

宜采用快速诱导喉镜明视插管。福罗依托咪酯诱导剂量 0.1~0.3 mg/kg,用药后立即用肌松剂以防肌强直收缩影响机械通气。术前长期服用糖皮质激素史者、小儿肾上腺皮质功能不全、过敏性哮喘、外周循环衰竭、器官移植等患者不宜应用福罗诱导,以防止发生肾上腺皮质功能抑制。面罩加压,呼吸要低气道压力,指压环状软骨防止呕吐误吸,压胃底要轻压避免脾破裂,气管导管宜选用细号,备好吸引器。

### 84. 巨脾症手术的麻醉维持方法有哪些?

避免使用经肝代谢的药物,潮气量要适中,过大潮气量使胸内压增高致下腔静脉、门脉压增高引起静脉破裂出血,高氧浓度以防缺氧加重肝损害,麻醉中避免使用引起血压升高的药物。门静脉与体静脉之间过多侧支,门静脉来的氨类、胺类等物质未经肝脏分解转化直接进入躯体引起肝性脑病或肝肾综合征,因此术中一般不输白蛋白。保护好肾功能,保持尿量大于 50 mL/h,必要时应用小剂量呋塞米每次 20 mg 静推。

### 85. 巨脾症手术的术中是否需要输血、输液?

因手术野在上腹,肌松后巨脾压迫下腔静脉,术中牵拉大血管扭曲都影响静脉回流,故静脉输液通路应建立在上肢。脾大储血量较多,结扎脾门时先结扎脾动脉,使脾内血回流于心,故一般不用输血,此过程中要控制液体入量,注意心功能,忌用去甲肾上腺素,以免回心血量骤增,门静脉系统收缩导致心衰或曲张静脉破裂。

### 86. 氟马西尼对肝硬化脾脏切除术患者全麻后拔管期躁动的改善效果如何?

氟马西尼是 BDZ 特异性拮抗药,它作用于中枢的苯二氮䓬和(或)γ 氨基丁酸受体,对苯二氮䓬受体有高度亲和力,通过竞争机制抑制苯二氮䓬与其受体结合,从而消除苯二氮䓬类药的作用,达到催醒效果。在已用苯二氮䓬的情况下,氟马西尼能拮抗苯二氮䓬所有的效应,包括抗焦虑、镇静、抗惊厥,对肝硬化脾切除患者在拔管期有预防和改善躁动的作用。

### 87. 尼曼-匹克病定义及特点是什么?

尼曼-匹克病(Niemann-Pick's disease)是一种少见的先天性家族性代谢性疾病(神经磷脂病),病变涉及周身的网状内皮细胞,脂肪代谢紊乱,磷脂酶缺乏。其特点是:肝、脾极度肿大,神经系统受侵犯。肝、脾、淋巴结和骨髓细胞中含磷脂的泡沫状网状内皮细胞,以两岁以内婴幼儿多见,到目前为止,仍无特效治疗方法,愈后差,病死率高。

### 88. 什么是霍奇金病? 霍奇金病脾切除适应证包括哪些?

霍奇金病是一种源于淋巴组织恶性增生的实体瘤,归属于恶性淋巴瘤范畴,其病因与发病机制尚未完全阐明。脾切除的适应证包括:作为剖腹探查术一部分,行病理分期;脾肿大、严重脾功能亢进;难以确诊脾肿大,疑诊淋巴瘤者;为减少脾区照射,减少左侧放射性肺炎和肾炎的发生,放疗前行脾切除术。

### 89. 脾脏转移性肿瘤有哪些特点?

脾脏转移性肿瘤是指起源于上皮组织的恶性肿瘤经过血管途径转移至脾脏而致病,仅少数经淋巴途径,不包括起源于造血系统的恶性肿瘤。转移到脾脏最常见的原发肿瘤是结肠直肠癌、卵巢癌和肺癌,其次是子宫内膜癌、肾癌、胃癌、宫颈癌和乳腺癌。其最主要表现为左上腹肿块、腹痛、发热、食欲减退等。由于该肿瘤常发生在原发肿瘤的晚期,无有效的治疗方法,手术及综合治疗都属于姑息治疗,患者随着疾病的发展而死亡。

### 90. 脾脏在肝硬化管理中具有哪些作用？

脾脏硬度检测对肝纤维化和门静脉高压的无创诊断价值很大，目前已报道的相关研究主要为瞬时弹性成像、声辐射力脉冲弹性成像和实时二维剪切波弹性成像这3种无创检测技术。脾脏切除很早被用于减轻门静脉高压，与贲门周围血管离断术联合，在致命性门静脉高压并发症的治疗上有重要意义，并能纠正脾亢导致的血细胞和血小板减少。部分研究还观察到脾切除能促进肝功能的恢复，提高肝移植的治疗效果并改善肝癌的预后。

### 91. 门静脉高压症如何定义和病理生理有哪些改变？

门静脉压力超过 25 cmH$_2$O 后表现出来的一系列症状，称为门静脉高压症。主要病理生理改变有：肝硬化及肝功能损害；容量负荷及心脏负荷增加；纤维蛋白原缺乏、血小板减少、第Ⅴ因子缺乏、血浆溶纤维蛋白活性增强，导致出血倾向和凝血障碍；发生低蛋白血症，出现腹水和电解质紊乱；脾脏淤血和肿大、脾功能亢进、全血细胞减少加重贫血和出血倾向；重症门脉高压症患者常并发肾功能障碍，造成氮质血症、少尿、代谢性酸中毒和肝肾综合征。

### 92. 门脉高压脾大患者术前与麻醉做哪些准备？

门脉高压患者出现脾大、侧支循环形成、食管静脉曲张、甚至破裂出血和严重休克，与麻醉关系密切。术前应该评估患者贫血程度，检查肝功能及血小板计数。术前应给予高糖、高热量、低脂肪饮食及多种维生素，改善肝功能，有出血倾向的患者需要给予维生素 K，必要时输新鲜血或新鲜冰冻血浆。腹水多者应在纠正低蛋白血症的基础上，利尿、补钾、限制液体入量，纠正水、电解质与酸碱失调。

### 93. 肥胖患者行脾脏手术麻醉前用药原则是什么？

很多脾大手术的患者往往合并有肥胖症，麻醉前用药应忌用阿片类药物，可用少量镇静药静脉注射或口服，不宜采用肌内注射。口服安定效果满意，但应严密监测呼吸。全麻或清醒插管前应给阿托品，以减少气道分泌物。肥胖患者易发生胃液反流，因此麻醉前应给抑酸药（H2 受体阻滞药），如手术日晨给胃复安 10 mg 或雷尼替丁 300 mg 口服，也可两药合用，以减少胃液，提高胃液的 pH。西咪替丁对心血管及呼吸系统的不良反应较大，近来已少用。

**94. 肾功能障碍患者行脾脏手术麻醉前准备原则是什么？**

术前通过病史、检查结果和肾功能评估，要对患者机体承受麻醉及手术刺激的反应潜力作出正确估计。尤其是对伴有高血压、心脏病以及水电解质、酸碱平衡失调的患者，应尽最大可能予以纠正。慢性肾衰患者容易出现感染，除用具、操作要求严密无菌外，需用抗生素时，要选择对肾功能影响最小的药。

**95. 行脾栓塞术的术前怎么管理？**

患者术前明确脾大程度，查各项常规，明确肝肾功能，预防性应用抗生素。术中取平卧位，局部麻醉。经股动脉或肱动脉穿刺插管，行腹腔动脉造影，数字减影血管造影（DSA）观察患者脾动脉走行。借助导丝将导管送至脾动脉造影处，最好越过胰背动脉，以防止医源性胰腺炎。

**96. 腹腔镜脾切除术前 CTA 检查的意义是什么？**

CTA 检查连续性显示脾动脉的每一段，能从不同角度观察脾动脉及其分支的形态、走行和走向，以及与周围脏器的关系等，是一种方便、快捷、安全、创伤小的检查，可明确脾血管的解剖类型，测量脾血管的各种解剖学指标。CTA 三维重建脾动脉时，能发现脾上、下极动脉，术中予以结扎，能减少不必要的术中出血。

**97. 门脉高压症脾大采用何种手术方式？ 手术麻醉的适应证是什么？**

单纯脾切除术或兼作门奇静脉断流术或者胃冠状静脉结扎术、脾肾静脉或门腔静脉吻合术等等。门脉高压症的手术麻醉适应证主要取决于肝脏损害的程度、腹水的程度、食管静脉曲张程度及有无出血或凝血障碍等。门脉高压脾大患者多有不同程度的肝损害，肝功能损害的程度和死亡率相关，也是手术麻醉的关键问题。一般肝功能Ⅲ级的患者死亡率极高，不宜手术麻醉。

**98. 门脉高压脾大切除术应采用何种麻醉？**

凝血功能正常或者已得到纠正和全身情况尚好的门脉高压脾大患者，可以选择硬膜外麻醉进行脾切除。但是巨脾切除术、脾破裂修补术及多数分流手术须采用气管内插管全麻为佳。全麻维持可以选择吸入麻醉，也可以静脉复合麻醉。

**99. 门脉高压脾大患者的麻醉诱导原则是什么？**

全麻诱导方案应该选择对循环影响较小的药物，尤其是脾破裂伴休克者。血压应该维持在 10.67 kPa 以上,才能保证肝脏不丧失自动调节能力和不加重肝细胞损害。应选择对肝脏影响较小的药物,恩氟烷、异氟烷、地氟烷、氧化亚氮对肝功能的影响都较为轻微,均可选用。乙醚和氟烷损害肝功能,应避免使用。肌松药阿曲库铵能在血中自然降解,应首选。注意在气管内插管和中心静脉穿刺的过程中,凝血功能障碍者可能因反复插管造成咽喉出血、颈部血肿等。

### 100. 心脏病患者行脾切除手术麻醉管理原则是什么?

无论先天性或后天性心脏病,麻醉总原则首先应避免心肌缺氧,保持心肌氧供和(或)需间的平衡。首先控制心动过速、避免心律失常;其次,保持适当的前负荷,血压显著的升高或下降均应避免;避免缺氧和二氧化碳蓄积,及时纠正电解质和酸碱紊乱;加强监测,及早处理循环功能不全的先兆和各种并发症;尽可能缩短手术时间并减少手术创伤。

### 101. 糖尿病患者行脾脏手术麻醉管理原则是什么?

一些脾脏手术的患者往往患有糖尿病,应在病情允许的情况下进行必要的术前准备,具体原则如下:对术前确诊糖尿病且病情稳定患者,术中应监测血糖、尿糖,根据情况予胰岛素治疗(从小剂量开始,按 1:4,即 4～6 g 葡萄糖加入 1 U 胰岛素);对糖尿病症状控制不满意而又需急诊手术的患者,术前准备的同时开始糖尿病治疗;酮症酸中毒的患者原则上应延缓手术,尽可能在术前纠正酮症酸中毒和高渗性昏迷,或边控制病情,边施行麻醉和手术。

### 102. 老年患者行脾脏手术麻醉管理原则是什么?

老年人对药物的耐受性和需要量均降低,且一般反应迟钝,应激能力较差。因此,麻醉应首选对生理干扰较少,麻醉停止后能迅速恢复生理功能的药物和方法。其次在麻醉、手术实施过程应能有效地维持和调控机体处于生理或接近生理状态(包括呼吸、循环和内环境的稳定),并能满足手术操作的需要。再者还应实事求是地根据麻醉医师的工作条件、本身的技术水平和经验,加以综合考虑。

### 103. 小儿腹腔镜脾切除术(LS)手术前需作哪些准备?

掌握患者病情,告知家属 LS 风险及术中、术后可能出现的风险和并发症;制定个体化手术方案,做好应急处理及中转开腹手术器械的准备;建议全脾切除术前至少 15 d 予预防性三联疫苗接种;根据病情储备红细胞或血小板,在手术开始时予以成分输血；术前 1 d 及术后 3 d 应预防性使用广谱抗生素；术前 6 h 禁食禁水、备皮、胃肠减压、置尿管、备血、纠正严重贫血和水电解质紊乱。

## 104. 门脉高压脾大患者的麻醉管理原则是什么？

门脉高压脾大患者的麻醉管理关键是避免肝缺氧、缺血。为此，麻醉期间应该给予高浓度氧气吸入，并积极防治低血压。术中如有大量失血、渗血，应该监测凝血机制，作针对性处理，如在 CVP 指导下输新鲜全血，输注新鲜冰冻血浆增加凝血因子，及时补充血小板。脾功能亢进患者长期服用糖皮质激素，术中如出现不明原因低血压或休克，可能是发生了急性肾上腺皮质功能不全。伴有腹水的患者，术中禁忌一次性大量放腹水，防止休克或者肝性脑病。

## 105. 癫痫患者行脾脏手术麻醉管理原则是什么？

由于患者无法自主控制癫痫发作，以全身麻醉为首选，尤其是癫痫发作较频繁者。麻醉诱导宜采用静脉诱导，可选用硫喷妥钠或咪达唑仑。麻醉维持可采用异氟烷、七氟烷或地氟烷吸入麻醉，也可采用静吸复合麻醉。易致惊厥的氯胺酮、羟丁酸钠、普鲁卡因和恩氟烷等应禁忌单独使用。肌松药以去极化肌松药为首选，因不存在与抗癫痫药之间的协同作用。麻醉期间特别要重视避免缺氧、二氧化碳蓄积和体温升高等易诱发癫痫发作的病理因素。

## 106. 如何减少肝硬化门脉高压脾大患者的术中出血量？

减少此类患者出血量主要依靠细致的手术和改进手术的操作技术，也可以采用低中心静脉压技术以达到减少术中出血。从麻醉控制而言，适当的低血压和低中心静脉压，可以一定程度上减少出血量。通过降低中心静脉压增加肝静脉回流，减轻肝脏淤血，减少术中分离肝门和曲张静脉的出血。

## 107. 小儿腹腔镜脾切除术（LS）适应证与禁忌证有哪些？

在选择 LS 时应遵循从易到难的原则。随着微创技术的提高和先进器械的应用，其适应证已与开腹脾切除术基本相同。随着腹腔镜设备不断推陈出新以及腔镜技术的进步和成熟，LS 禁忌证与开腹脾切除术相比差距逐渐缩小，原来的禁忌证逐渐变为相对禁忌证或适应证，但仍有以下情况不宜进行 LS。如一般状况差，心肺等重要脏器功能障碍或功能不全，难以耐受气腹；难以纠正的贫血、凝血功能障碍；Ⅳ度脾外伤或脾裂伤，出血量大，生命体征不平稳。

### 108. 全麻下尼曼-匹克行脾切除术如何进行呼吸支持？

婴幼儿呼吸功能代偿较成人差，本病可侵及肺脏，巨脾使横膈抬高，极大地减少了潮气量和呼吸频率，手术操作又限制膈肌运动，因此术中应选择气管内插管全麻，改良"T"型管辅助或控制呼吸，氧流量大于每分钟通气量的 2 倍。为避免术后肺部并发症以选静脉复合麻醉为好或使用不增加呼吸道分泌物的吸入麻醉。此外，婴幼儿麻醉维持可不用肌松药仅用静脉或（和）吸入麻醉药也能达到良好的肌松效果。

### 109. 全麻下尼曼-匹克行脾切除术如何维护心功能？

该疾病可使心率加快，在使用氯胺酮麻醉的同时可使用地西泮及芬氟合剂。当脾切除术阻断脾动脉时，部分脾血进入循环并解除了对腔静脉的压迫，回心血量增加因而心率会减慢，此时如血压不低，输血输液不应过快，以防肺水肿。本病主要病理改变是网状内皮系统，术中应避免使用右旋糖酐和羟乙基淀粉，以免剩余有功能的网状内皮细胞将此类物质吞噬后影响机体的防御功能。

### 110. 门脉高压症行脾切加断流术的麻醉如何选择？

门静高压者施行脾切加断流术，由于肝功能及全身情况差，麻醉以硬膜外加气管内全麻较适宜，麻醉药用量小、浓度低、对肝功能损害小，术中能维持血压平稳，减少麻醉和手术的应激反应，既能充分供氧和便于呼吸管理，又能术后镇痛。

### 111. 腹腔镜脾脏切除术大出血如何进行麻醉处理？

一旦出现了大出血，麻醉医师评估出血量要注意几点：出血部位、血管粗细、流量大小；除吸引出腹腔血外，要考虑到因气腹而扩张起来的腹腔内的积血；出血到开腹止血这一段时间所可能的出血量；生命体征及 CVP 监测。总的原则是，除非患者存在心脏病等禁忌证，输血、输液宁多勿少，宁快勿慢。

### 112. 霍奇金病脾切除术后并发症有哪些？

有研究表明严重感染与霍奇金病疾病分期有关。暴发性感染发生大多在霍奇金病脾切除后 4～9 年间，死亡率 66％～100％，术前注射多效价肺炎双球菌疫苗，术后常规应用抗生素，可以降低暴发性感染的发生，对小儿 HD 尽量少行脾切除术是减少暴发感染的有力措施；脾切除术后第二发生癌的种类主要有急性白血病、非霍奇金病淋巴瘤，实体瘤，包括肺癌、唾液腺癌、骨关节肿瘤、乳腺癌、皮肤软组织肿瘤等。

**113. 对行脾栓塞术的患者术后如何管理?**

以患者加压止血包扎,平卧 24 小时,建议应用抗生素预防感染,并定期复查。若部分栓塞不满意,可以重复进行。术后常见并发症有栓塞后综合征、脾脓肿、脾破裂、感染、肺炎等。

**114. 小儿腹腔镜脾切除术(LS)的术后如何处理?**

尿管应在手术结束或术后及时拔除,如果有腹腔引流也建议尽早去除。鼓励早期下床活动;胃肠功能恢复后可进水并逐渐过渡到正常饮食,禁食期间予静脉补液;预防性应用抗生素;预防性应用抗凝药物;术后第 1 天、第 3 天、第 5 天、第 7 天常规复查血常规及门静脉超声检查;对于血小板不低于 $70 \times 10^9/L$ 的高危患者,建议在出院后继续口服抗凝药物治疗。

**115. 癫痫患者脾脏手术后如何管理?**

苏醒期,要密切注意癫痫发作的可能,必要时在手术结束时预防性给予抗癫痫药。另外,癫痫患者常伴有精神和性格上的异常,术后恐慌、焦虑、激动、失眠或疼痛均为癫痫发作的诱因,术后必须稳定患者情绪,做好解释工作,充分的镇痛应使患者有充分的休息和睡眠,避用烟酒等刺激物,待患者恢复进食后要及早恢复平时的抗癫痫治疗。

# 参考文献

[ 1 ] 李巍,董晓彤,崔志新,等.腹腔镜脾切除术前 CTA 检查结果分析[J].山东医药,2011,51(2):68‐69.

[ 2 ] 闫哲,徐海容,杨承祥,等.腹腔镜脾脏切除术大出血的麻醉处理[J].实用医学杂志,2005,21(14):1557‐1558.

[ 3 ] 王景辉.霍奇金病与脾脏切除手术的研究[J].中外健康文摘,2010,7(3):142‐143.

[ 4 ] 华忆慈,杨建平,须挺.门脉高压症行脾切加断流术的麻醉[J].苏州医学院学报,2000,20(1):61‐69.

[ 5 ] 李康.尼曼‐匹克病行脾切除术的麻醉处理[J].苏州大学学报(医学版),2005,25(3):504‐518.

[ 6 ] 邓小明,曾因明,黄宇光.米勒麻醉学[M].北京:北京大学医学出版社,2017.

# 第七章

# 胃肠道手术麻醉

**1. 胃的解剖结构由哪些构成？**

　　胃的外形呈两端固定、大小能够伸缩变化很大的活动性肌囊状，由一个短的胃小弯和一个长的胃大弯构成，主要结构组成包括贲门、胃底、胃体、胃窦和幽门。

**2. 胃的毗邻结构有哪些？**

　　胃小弯上部被肝左叶覆盖，胃大弯凸面与横结肠相接邻，大网膜附着于胃大弯。胃底常常充满气体，与左膈顶相接触；幽门与胰头相邻。胃的其他相邻器官包括脾脏、左肾和肾上腺。

**3. 胃的血液供应来自哪些血管？**

　　胃的动脉血液供应源自胃左动脉、肝动脉和脾动脉，在整个黏膜下层构成一个吻合极其丰富的动脉网。胃的静脉伴行动脉走行，主要由胃左静脉、胃右静脉和胃网膜静脉组成，最终直接或间接汇入到门静脉。

**4. 胃的神经支配是怎样构成的？**

　　胃完全由自主神经支配：副交感神经源自迷走神经前、后干；交感神经支配与大动脉伴行，几乎全部源自腹腔神经丛。手术时切断这些自主神经意味着某些神经支配缺失。

**5. 什么是胃癌？**

　　胃癌是起源于胃黏膜上皮的恶性肿瘤。

**6. 胃癌在我国有哪些发病特点？**

在我国胃癌发病有明显的地域性差别，西北与东部沿海地区胃癌发病率比南方地区明显更高。好发年龄在 50 岁以上，男女发病率之比约 2∶1，目前有发病年轻化趋势。

**7. 胃癌有哪些临床特点？**

胃癌可发生于胃的任何部位，其中半数以上发生于胃窦部，胃大弯、胃小弯及前后壁均可受累。绝大多数胃癌属于腺癌，早期无明显症状，或出现上腹不适、嗳气等非特异性症状，常与胃炎、胃溃疡等胃慢性疾病症状相似，易被忽略。

**8. 什么是早期胃癌？**

早期胃癌是指恶性肿瘤局限于胃黏膜或黏膜下层且不伴淋巴结转移，好发于胃的下 2/3 处。发现时大多无明显临床症状，常规内镜检查可诊断。早期诊断、早期治疗具有重要的意义，可使 5 年存活率达 95%。

**9. 进展期胃癌有哪些特点？**

进展期胃肿瘤常是弥散的，多见于食管、胃交界处，易于经淋巴系统转移，通常于肿瘤浸润性的晚期才被发现，多数预后不良。

**10. 按组织病理学分类胃癌有哪些类型？**

可分为胃腺癌、胃腺鳞癌、胃鳞癌、胃类癌等，其中胃腺癌最常见。胃腺癌还可分为乳头状癌、管状腺癌、低分化腺癌、黏液腺癌和印戒细胞癌。

**11. 按发病部位不同胃癌有哪些分类？**

按发病部位分类可分为胃底贲门癌、胃体癌、胃窦癌等。不同部位的胃癌决定手术术式的不同。

**12. 结直肠癌的病理大体形态可分为哪几种？**

结肠直肠癌按大体形态分类可分为 3 种：息肉样型、狭窄型和溃疡型。

**13. 息肉型结直肠癌的病理特点有哪些？**

息肉型结直肠癌好发于盲肠、升结肠等右半结肠，癌体较大，外形似菜花样，向肠腔突出，表面容易溃烂、出血、坏死。

**14. 狭窄型结直肠癌有哪些病理特点？**

狭窄型结直肠癌好发于直肠、乙状结肠和降结肠等左半结肠，癌体不大，质地硬，常围绕肠壁浸润而导致肠腔呈环形狭窄，容易引起肠梗阻。

**15. 溃疡型结直肠癌有哪些病理特点？**

溃疡型结直肠癌好发于左半结肠，癌体较小，早期常呈凹陷性溃疡，容易引起出血、穿透肠壁侵入邻近器官和组织。

**16. 胃癌手术的术式有哪些？**

胃癌手术的术式由肿瘤的位置、范围和患者的年龄、全身情况决定，手术通常包括全胃切除、胃大部切除或肿瘤原发损害和相应的淋巴结清扫术。若肿瘤侵及黏膜下层则需要进行如脾切除、胰腺末端切除等更彻底的手术方案。

**17. 胃癌手术切除范围有哪些？**

对位于胃远端 1/3 处的肿瘤，通常实施胃次全切除术，大约切除80％胃和十二指肠上部；位于胃中 1/3 处的肿瘤常需要实施全胃切除术；位于近端 1/3 处的肿瘤，可以选择近端次全胃切除术或者全胃切除术。

**18. 胃切除术后常用的胃重建术有哪些？**

最常采用的胃重建术是通过 Roux-en-Y 吻合绕过十二指肠，目的是防止十二指肠液反流入残胃和食管；另有一个不常用的手术方案即将残胃与十二指肠残端吻合，同时行胃空肠吻合。

**19. 结直肠癌手术有哪些特点？**

结肠直肠手术的处理基本相同（如切除病变肠段），但患者的病理生理变化差异很大，常以肠梗阻或肠穿孔就诊。手术可能呈择期或急诊形式，术式包括腹壁造口成形术和关闭术，用以模拟结直肠功能并解决排便失禁和直肠渗漏。

**20. 腹腔镜胃肠道肿瘤手术有哪些优点？**

腹腔镜胃肠道肿瘤手术是通过电视监控下应用手术器械对胃肠道肿瘤进行解

剖、分离血管及淋巴结,并借助器械将病灶切除,是一种微创手术,手术创伤较小,术后伤口愈合快。

**21. 腹腔镜胃肠道肿瘤手术有哪些缺点?**

由于多采用全身麻醉,术后疼痛综合征发生率较高,可波及肋间、膈肌、上腹部及肩部等部位,降低患者睡眠质量,促使烦躁、焦虑等负面情绪产生,进而降低患者生活质量。

**22. 腹腔镜直肠癌手术与传统开放性术式比较有什么特点?**

与开腹手术相比,腹腔镜直肠癌手术伤害性刺激较小,患者术后恢复快。这类手术患者多为老年患者,术后除伤口疼痛刺激外,还有腔镜手术的腹膜牵拉刺激,因此,术后镇痛对于缓解老年患者的应激反应和早期下床活动起着至关重要的作用。

**23. 胃肠道腹腔镜手术有哪些禁忌证?**

除手术禁忌证外,腹腔镜手术的绝对禁忌证很少见。颅压升高(如肿瘤、水肿、脑外伤)和血容量不足的患者应列为相对禁忌。脑室-腹腔分流或腹腔-颈静脉分流术后的患者在分流通畅的情况下,可耐受气腹。对青光眼患者需保持警惕。

**24. 胃肠道疾病患者术前有哪些临床特点?**

胃肠道疾病患者,特别是合并胃肠道恶性肿瘤的患者,术前常伴有营养不良、贫血、低蛋白血症、浮肿、电解质异常和肾功能损害等特点。

**25. 贫血的病理生理机制是怎样的?**

贫血时机体代偿性增加交感神经活性,心每搏输出量和心率增加,血液黏度降低、静脉回心血量增加、全身血管阻力降低,心排血量增加;氧离曲线右移利于组织氧释放,血流优先供应重要器官,毛细血管开放以增加组织氧摄取。当失代偿时,机体发生低氧血症。

**26. 术前合并贫血的胃肠道手术患者术前如何准备?**

麻醉前应尽力予以调整,以提高患者对手术、麻醉的耐受性,减少术后并发症;择期手术术前血红蛋白应纠正到 100 g/L 以上,血浆总蛋白到 60 g/L 以上,必要时可给予小量多次红细胞输注或补充白蛋白。

**27. 胃肠道手术患者术前水电解质紊乱表现有哪些?**

胃肠道疾病因发生呕吐、腹泻或肠内容物潴留,易出现脱水、血液浓缩、低钾血症、手足抽搐、低钙血症等。上消化道疾病易出现低氯血症及代谢性碱中毒;下消化道疾病可并发低钾血症及代谢性酸中毒等。

**28. 什么是低钾血症?**

血清钾低于 3.5 mmol/L 即低钾血症。当体内缺钾达 300 mmol 以上时,血清钾才会降低。严重的低钾血症,往往危及生命需及时治疗。

**29. 低钾血症心电图常见特点有哪些?**

U 波增高,与 T 波融合成为"双峰 T 波"。T 波降低、平坦或倒置。ST 段下降,Q - T 间期延长,出现各种心律失常,以窦性心动过速、室性早搏、阵发性心动过速最为常见。

**30. 低钾血症对酸碱平衡的影响机制有哪些?**

严重低钾血症时,细胞外液的 $K^+$ 与细胞内的 $H^+$ 交换增加,细胞内 $H^+$ 增加表现为细胞内酸中毒;细胞外液 $H^+$ 减少,出现细胞外液碱中毒。因此,低钾血症伴发的代谢性碱中毒,以尿液呈酸性为重要的特征。

**31. 低钾血症补钾有哪些注意事项?**

补钾必须在监测血清钾浓度下进行。严重低钾血症治疗期间需每 2～3 h 检测血钾浓度 1 次;往往需要通过深静脉补钾;当血钾浓度恢复到 3.5 mmol/L 时,可改为口服药补钾;补钾期间同时注意纠正碱中毒和低镁、低钙血症。

**32. 什么是高钾血症?**

高钾血症是指血清钾高于 5.5 mmol/L。

**33. 引起高钾血症的原因有哪些?**

钾的摄取增加;肾脏排钾减少(肾功能不全、血容量不足、醛固酮减少症等);钾从细胞内转移到细胞外液(代谢性酸中毒、胰岛素缺乏和高血糖症、细胞破坏、大量输入库血等);假性高血钾。

**34. 高钾血症最严重的临床表现有哪些？**

高钾血症最严重的临床表现是肌肉无力或麻痹、心脏传导异常和心律失常。

**35. 高钾血症的治疗方法有哪些？**

应用钙剂保护心肌；应用葡萄糖加胰岛素促使 $K^+$ 进入细胞内；应用排钾利尿剂促进钾排出体外；药物治疗无效时考虑透析治疗，同时要针对引起高血钾的原因进行处理。

**36. 什么是代谢性酸中毒？**

代谢性酸中毒是指细胞外液 $H^+$ 增加和（或）$HCO_3^-$ 丢失引起的以血浆 $HCO_3^-$ 减少为特征的酸碱平衡紊乱。

**37. 代谢性酸中毒发生的原因有哪些？**

$HCO_3^-$ 直接丢失：如腹泻、肠道引流、肠瘘等；$H^+$ 生成增加：如组织血流减少（休克）、缺氧以及代谢障碍；$H^+$ 排出受阻并积聚时，多见于肾功能不全或衰竭；高钾血症导致 $H^+$、$K^+$ 交换增多，细胞外 $H^+$ 增加；大量输注无 $HCO_3^-$ 液体或生理盐水或血液稀释，导致稀释性代谢性酸中毒。

**38. 胃肠道手术的术前如何用药？**

苯二氮䓬类药物口服后吸收迅速，有良好的镇静作用，对老年患者或虚弱患者酌情减量或慎用。术前给予长效类阿片类药物是麻醉镇痛的重要部分，但增加了恶心呕吐的发生率；抗组胺药物有较好的镇静、止吐作用，也有较好的治疗过敏反应作用。

**39. 无痛内镜检查结束后门诊患者离院的标准有哪些？**

患者意识清楚、回答切题，各项生命体征平稳，四肢肌力恢复正常，无恶心、呕吐，无检查相关并发症。

**40. 麻醉期间胃内容物误吸有哪些风险因素？**

近期进食、胃排空延迟、肥胖、自主神经系统病变、糖尿病、已知的胃食管疾病和疼痛等是胃内容物导致肺误吸的易患因素。

**41. 糖尿病患者出现胃轻瘫及胃容物大量残留的原因是什么？**

　　糖尿病患者由于自主神经功能不良的发生率很高，容易患胃轻瘫及胃容物大量残留。如果同时合并终末期肾病（end-stage renal disease，ESRD）和贫血，发生率会更高。

**42. 术前怎样预防和处理糖尿病患者发生胃轻瘫及胃容物大量残留？**

　　术前给予非微粒抑酸药，快速顺序诱导气管插管时以 Sellick 手法压迫环状软骨预防反流误吸。

**43. 腹腔镜手术有胃内容物反流误吸的风险吗？**

　　腹腔镜手术的患者存在酸性胃液误吸的危险。腹腔压力增加引起的食管下段括约肌改变，有助于维持胃-食管结合部的压力差，可降低食管反流的危险。此外，头低位有助于防止反流的胃液进入气道。

**44. 麻醉期间反流误吸有哪些预防措施？**

　　增加禁食时间和胃排空时间；饱胃患者尽可能采用局部麻醉或椎管内阻滞；饱胃患者全身麻醉时：置入硬质的粗胃管、抗酸和抑制胃液分泌药物、清醒气管插管、平卧位的患者诱导时可把环状软骨向后施压于颈椎体上，以期闭合食管来防止误吸；采用头高足低位进行诱导；快速顺序诱导、减少正压通气时间；完全清醒时再拔除气管内导管。

**45. 具有胃内容物误吸风险的患者术前应如何预防性用药？**

　　术前数小时给予 $H_2$ 受体阻断剂或质子泵抑制剂以减少胃酸分泌量并升高胃液 pH。另外，麻醉前可以先给予促胃动力药以增强胃排空，然后再给抑酸药。

**46. 床旁胃超声评估胃内容物有哪些临床意义？**

　　胃超声作为一种新型评估胃内容物的诊断工具，具有快速、便捷、无创的优势，可以准确地行胃排空状态定性检查，识别空胃、饱胃及胃容物性状。

**47. 术前床旁胃超声评估适用于哪些人群？**

　　当膳食状态不确定或胃排空延迟时，适宜用胃超声评估手术患者是否具有反流误吸风险，如急诊、危重手术患者及胃排空延迟如病理性肥胖手术患者、孕妇、儿童等人群。

**48. 常用的床旁胃超声扫描体位有哪些？**

患者常用仰卧位、坐位、半坐位或右侧卧位进行胃超声扫描成像，胃的远端部分即胃窦、胃体在仰卧位和右侧卧位可以得到较准确的评估。

**49. 床旁胃超声探头如何选择？**

成人常选用低频（2～5 Hz）曲阵腹部探头，具有较好的穿透性，善于识别组织结构；线阵高频探头可用于体型瘦小的成人和儿童，可获取较好的图像质量。

**50. 胃排空的超声图像有什么特点？**

常用仰卧位和右侧卧位扫描，当胃排空时，超声图像呈较小的扁平状，胃壁显像相对较厚，当外形呈圆形或椭圆形时，称之为"牛眼征"。

**51. 胃含有液体时超声成像有哪些特点？**

胃内含有液体时胃窦开始膨胀并变得薄壁，由于吞咽过程常伴有完全进入，因此食用透明液体或碳酸饮料会在液体中产生气泡，这些气泡可能以高回声点的形式出现，超声图像上显示"满天星征"。

**52. 胃内含有固体食物的超声成像特点有哪些？**

咀嚼和吞咽固体物质伴随空气摄入，在胃窦前窦壁的黏膜-空气界面呈现出"磨砂玻璃"样外观图像。随着胃窦内的空气被吸收或移位，固体在膨胀的胃窦内表现为不均匀的回声，代表所消耗固体的不一致性。

**53. 什么是术后加速康复？**

术后加速康复（enhanced recovery after surgery，ERAS）是一项多模式的、跨学科的理念，旨在通过多种措施促进患者围术期康复。这些措施目的在于减少手术麻醉相关并发症，促进患者术后更早地恢复正常活动。

**54. 胃肠道手术术后加速康复理念指导下的择期手术术前禁食禁饮的标准是什么？**

推荐术前禁食固体食物 6 小时，禁饮清饮料（包括碳水化合物饮料）2 小时。

**55. 开放式胃十二指肠手术的全麻处理有哪些要点？**

宜选择麻醉诱导快、肌松良好、清醒快的麻醉药物。肌松药需保证进腹探查、深部操作、冲洗腹腔及缝合腹膜时有足够的肌肉松弛,注意药物间的相互协同作用,加强呼吸、循环、尿量、体液等监测和维持水电解质和酸碱平衡。

**56. 开放式胃十二指肠手术的硬膜外麻醉穿刺点如何选择？**

硬膜外阻滞可经 T8 或 T10 间隙穿刺,向头侧置管,阻滞平面以 T4～L1 为宜。上腹部手术的阻滞平面不宜超过 T3,否则患者胸式呼吸被抑制而有缺氧危险,同时膈肌代偿性活动增强,影响手术操作。

**57. 硬膜外阻滞下如何使用辅助用药减轻腹部手术内脏牵拉反应？**

进腹前可以酌情给予咪唑安定复合中长效阿片类药物如舒芬太尼等,也可持续泵注小剂量右美托咪定,应结合阻滞平面及患者全身情况考虑应用小剂量镇静镇痛类药物,加强呼吸和循环监测,警惕缺氧和二氧化碳蓄积。

**58. 结肠手术全身麻醉有哪些注意事项？**

应用肌松药,应注意与链霉素、新霉素、卡那霉素或多黏菌素等的协同不良反应(如呼吸延迟恢复);结肠手术术前常需多次肠道准备,应注意患者血容量和血钾的变化。术前数小时应复查血钾,术中做好心电图监测。

**59. 开放式结肠手术的硬膜外阻滞麻醉如何实施？**

右半结肠切除术可选 T11～T12 间隙穿刺,向头侧置管,阻滞平面控制在 T6～L2。左半结肠切除术可选 T12～L1 间隙穿刺,向头侧置管,阻滞平面需达 T6～S4。手术进腹探查前宜先给予适量静脉镇静镇痛药物,可减轻内脏牵拉反应。

**60. 经腹会阴联合切口行直肠癌根治术的硬膜外麻醉如何实施？**

硬膜外连续阻滞宜用双管法:上点取 T12～L1 间隙穿刺,向头侧置管;下点经 L3～L4 间隙穿刺,向尾侧置管。先经低位管给药以阻滞骶神经,再经高位管给药,使阻滞平面达 T6～S4,麻醉中酌情应用静脉镇静镇痛药物即可满足手术要求。

**61. 经腹会阴联合切口行直肠癌根治术的硬膜外麻醉术中管理有哪些注意事项？**

麻醉中应注意体位改变对呼吸、循环的影响，游离乙状结肠时多需采用头低位，以利于显露盆腔，此时应注意呼吸通气情况，并常规面罩吸氧。术中出血可能较多，要随时计算出血量，并及时给予补偿。

**62. 胃肠道腹腔镜手术气管插管时应注意哪些问题？**

气管插管前，面罩正压通气可能使胃部胀气，插入套针前应进行充分的胃部吸引、减压，尤其对于横结肠系膜以上部位手术者，以免发生胃穿孔。

**63. 胃肠道手术术中的液体管理有哪些要点？**

注意术中出血、渗血情况，以及不显性水分的丢失。同时需注意有大量细胞外液进入手术区组织引起创伤组织水肿，如剖腹探查术后，组织间液量损失可达1 000～1 500 mL，使细胞外液量减少。另外，蒸发的途径也使液体丢失量更大，需及时补充。

**64. 围术期液体补液策略有哪些？**

开放性补液策略、限制性补液策略以及目标导向液体管理。

**65. 什么是目标导向液体治疗？**

目标导向的液体治疗（Goal-Directed Fluid Therapy，GDFT）是临床医生在监测技术指导下，使用液体、血管升压药和正性肌力药物管理患者循环系统功能，以避免患者发生低血压和低心排血量，降低患者术后并发症。

**66. 胃肠道手术围术期液体管理建议用哪种补液策略？**

建议用目标导向液体管理策略，避免开放性液体补液过多导致吻合口水肿及术后并发症增加，避免限制性补液导致围术期容量不足、低血压等循环功能紊乱。

**67. 实施目标导向液体治疗常用的量化目标有哪些？**

量化目标包括血压、心脏指数（CI）、心输血量、脉压变异度（PPV）、每搏量变异度（SVV）、全身静脉氧饱和度和尿量。此外，氧供量、氧耗量和乳酸水平也常作为治疗策略考虑指标。

第七章

**68. 麻醉与手术期间高碳酸血症有哪些原因？**

通气不足：中枢性呼吸抑制、神经肌肉抑制、呼吸机设置不当、气道梗阻；呼出气体复吸收，如二氧化碳吸收罐失效；外源性二氧化碳吸收过多；高代谢状态如恶性高热时二氧化碳生成过多。

**69. 什么是允许性高碳酸血症？**

在腹腔镜手术中，腹部通常注入二氧化碳方便手术视野显露。二氧化碳的蓄积可能导致动脉二氧化碳分压（$PaCO_2$）升高和高碳酸血症。允许性高碳酸血症是一种通气策略，允许非生理性 $PaCO_2$ 升高小于 65 mmHg，允许较低潮气量的肺保护性通气。

**70. 腹腔镜手术实施深肌松麻醉有哪些优点？**

提供良好的气管插管条件、改善不同类型腹腔镜手术视野暴露、降低气腹压力避免高气腹压力带来的相关并发症。

**71. 深肌松麻醉带来哪些风险？**

有导致术后肌松药物代谢不全、残余，引起患者术后自主呼吸功能恢复延迟，增加误吸等风险。

**72. 如何安全实施深肌松麻醉？**

在用单个刺激或 4 个成串刺激监测指导下给予肌松药剂量，推荐使用非去极化肌松药罗库溴铵，术毕使用新型肌松拮抗药 Sugammadex（布瑞亭）逆转罗库溴铵作用。

**73. Sugammadex（布瑞亭）作用特点有哪些？**

选择性结合罗库溴铵的 γ-环糊精，比抗胆碱酯酶药物新斯的明有更快、更完全的逆转效果，有效逆转深层神经肌肉阻滞，有效剂量需大于 0.5 mg/kg，不需要联用抗胆碱药物。常见不良反应有低血压、咳嗽、恶心呕吐等。

**74. 胃肠道手术结束后患者离开手术室的指征有哪些？**

患者各项生命体征稳定后方可送回术后麻醉恢复室或病房。麻醉医师须亲自检查呼吸、血压、脉搏、四肢末梢温度颜色及苏醒程度并给予相应处理。术后应常规给予氧治疗,以预防术后低氧血症。

**75. 胃肠道手术麻醉结束后有哪些注意事项?**

麻醉手术后应立即进行血常规、电解质、血气分析等检查,根据检查结果给予相应处理;持续静脉补液,根据出入量进行调整;术前营养状态差的患者,给予肠道外高营养治疗;积极防治术后出血、呕吐、呃逆、尿潴留和肺部并发症。

**76. 腹腔镜手术后的气腹症需要处理吗?**

腹腔镜手术后气腹症可在手术后 3 周内发生,但多在 1 周内吸收,一般不需要特殊处理。

**77. 哪些气腹症需要及时处理?**

脏器穿孔引起的气腹应行外科治疗。产气荚膜杆菌感染者应用敏感抗生素治疗。严重气腹十分罕见,由于大量气体进入腹腔导致横膈上移以及呼吸困难,其机制可能与穿孔处的活瓣样作用有关,治疗原则是尽快确诊和紧急减压。

**78. 严重的气腹症如何实施减压?**

在外科手术探查前经皮穿刺进入腹腔,并内置一较大直径的导管。

**79. 成人术后恶心、呕吐的高危因素有哪些?**

年轻女性、不吸烟、腹腔镜手术、妇科手术、中耳手术、既往有术后恶心、呕吐病史或情感障碍史、使用挥发性麻醉剂及阿片类药物镇痛等。

**80. 胃肠道手术后发生术后恶心呕吐有哪些危害?**

加重患者胃肠道反应和不适、导致水电解质紊乱、伤口裂开及延迟愈合、颅内压增高以及增加吸入性肺炎风险。

**81. 胃肠道手术后预防术后恶心呕吐有哪些常用措施?**

减少围术期阿片类药物用量及挥发性麻醉剂使用,以丙泊酚静脉麻醉为主;联用不同止吐机制的药物 2～3 种;术后不用或减少静脉镇痛阿片类药物,推荐复合区域阻滞镇痛或椎管内麻醉镇痛。

**82. 常用的防治术后恶心、呕吐有哪些药物？**

5-羟色胺受体拮抗剂、糖皮质激素、多巴胺受体拮抗剂、抗组胺类药物、抗胆碱能药物等。临床多以5-羟色胺受体拮抗剂如昂丹司琼联合糖皮质激素如地塞米松配伍应用。

**83. 什么叫多模式镇痛？**

多模式镇痛是联合应用不同镇痛技术或作用机制不同的镇痛药，作用于疼痛传导通路的不同靶点，发挥镇痛的相加或协同作用，可使每种药物的用量减少，不良反应相应减轻，此种方法称为多模式镇痛。

**84. 常用的多模式镇痛方法有哪些？**

静脉自控镇痛技术联合超声引导下外周神经阻滞；超声引导下的外周神经阻滞与切口局麻药浸润复合；外周神经阻滞和(或)伤口局麻药浸润＋对乙酰氨基酚；外周神经阻滞和(或)伤口局麻药浸润＋非甾体类抗炎药物或阿片类药物；全身使用(静脉或口服)对乙酰氨基酚和(或)非甾体类抗炎药物和阿片类药物及其他类药物的组合。

**85. 床旁超声引导下神经阻滞麻醉在腹腔镜胃肠道肿瘤术后镇痛中有什么优势？**

在进行区域神经阻滞时使用超声引导，可清晰识别神经结构及神经周围的血管、肌肉、骨骼及内脏结构，注药时可以看到药液扩散，甄别无意识的血管内注射和无意识的神经内注射，有效和安全。

**86. 胃肠道肿瘤术后镇痛中常用的超声引导神经阻滞技术有哪些？**

双侧腹横肌平面阻滞已被证实对正中开腹手术术后镇痛有效，可作为术后多模式镇痛的一部分。腹直肌后鞘阻滞作为腹部手术术后镇痛的新方法，可以有效减少阿片类药物的使用，改善患者术后早期静脉自控镇痛的不足。

**87. 什么是腹横肌平面阻滞？**

将局麻药注射在腹内斜肌筋膜和腹横肌筋膜之间的腹横肌平面，为前腹壁皮肤、肌肉及壁腹膜提供镇痛的区域神经阻滞技术。阻滞平面可达 T7～L1。

**88. 超声引导下的腹横肌平面阻滞常用入路有哪些？**

腋中线髂嵴上方入路和肋缘下入路。

**89. 什么是腹直肌后鞘阻滞？**

位于腹前壁两侧的腹直肌包埋于腹直肌鞘内，T6～L1 脊神经前支走行于鞘内，将局麻药注射入鞘内可以取得较好的区域镇痛效果，常用于腹部正中切口手术镇痛。

**90. 什么是腰方肌阻滞？**

腰方肌阻滞与其他传统躯干神经阻滞不同，前者只能在超声的引导下进行操作，将药物注射在腰方肌和腹横筋膜之间，通过局麻药扩散至椎旁间隙而发挥作用。

**91. 超声引导下腰方肌阻滞入路有哪些？**

腰方肌阻滞有四种入路：外侧路、后路、前路及肌内阻滞，不同的阻滞路径对应相应的阻滞区间，临床上需要灵活使用可达到最佳阻滞范围。

**92. 腰方肌阻滞在直肠癌术后镇痛应用有哪些优点？**

腰方肌阻滞可以很好地减轻直肠癌手术后的内脏痛和躯体痛，并减少静脉自控镇痛泵按压次数，减少舒芬太尼的用量，降低阿片类药物的恶心、呕吐等不良反应。

**93. 什么是急腹症？**

急腹症是指腹腔内、盆腔和腹膜后组织和脏器发生了急剧的病理变化，从而产生以腹部为主的症状和体征，同时伴有全身反应的临床综合征。

**94. 常见的急腹症有哪些？**

常见的急腹症包括：急性阑尾炎、溃疡病急性穿孔、急性肠梗阻、急性胆道感染及胆石症、急性胰腺炎、腹部外伤、泌尿系结石及异位妊娠子宫破裂等。

**95. 急腹症的手术适应证有哪些？**

腹痛和腹膜刺激征有进行性加重；肠鸣音逐渐减少、消失或出现明显腹胀者；

全身情况有恶化趋势;膈下游离气体表现者;红细胞计数、血压进行性下降者;腹腔穿刺抽出气体、不凝血液、胃肠内容物者;积极救治休克情况继续恶化者。

**96. 急腹症手术术前麻醉医师应注意事项?**

麻醉医师对待急腹症患者应预先评估和预测麻醉术中可能发生的并发症或风险,以便尽可能做好相关准备工作,只有进行全方位防范,才能基本做到保障急腹症患者的安全。

**97. 急腹症手术的麻醉方式如何选择?**

根据患者全身状况与手术方式选择麻醉方法,急腹症手术一般多采取气管插管全身麻醉。应根据患者全身情况和生命体征选择麻醉药物和剂量,加强生命体征的监测。

**98. 急腹症手术麻醉前访视有哪些要点?**

麻醉医生必须抓紧时间进行术前访视,重点掌握患者全身状况、神智、体温、循环、呼吸、肝及肾功能;追问病史及重要术前检查结果。

**99. 急腹症手术术前哪些患者需重点处理?**

并存血容量不足、脱水、血液浓缩、电解质及酸碱失衡或伴严重合并疾病以及继发病理生理改变者,进行重点处理或纠正;饱胃、肠梗阻、消化道穿孔、出血或弥漫性腹膜炎患者,麻醉前必须进行有效的胃肠减压。

**100. 急腹症手术患者可以给予麻醉前用药吗?**

这类患者多伴有剧烈疼痛、恐惧和躁动不安,促使体内儿茶酚胺释放,加重微循环障碍,因此麻醉前可以给酌情给予用药,但剂量应以不影响呼吸、循环,保持意识存在为准,休克患者禁用。

**101. 床旁超声技术在急腹症手术麻醉前有哪些应用?**

经胸超声快速评估患者心脏功能、血容量状态;经肺超声评估患者是否合并气胸、胸腔积液等;经胃超声评估患者胃排空情况;测量舌体厚度判断是否插管困难。

**102. 胃肠道手术中休克患者的麻醉处理原则有哪些?**

对休克患者必须施行综合治疗,待休克改善后再行麻醉。但如果病情发展迅速,应考虑在治疗休克的同时进行紧急麻醉和手术。治疗休克应重点针对脱水、血液浓缩或血容量不足进行纠正,以改善微循环和维持血压,保障重要脏器灌注。

**103. 胃、十二指肠溃疡穿孔的麻醉处理有哪些要点?**

患者多有营养不良,由于腹膜炎常伴剧烈腹痛和脱水,部分患者可继发中毒性休克,多采用全身麻醉,麻醉中继续纠正脱水、血液浓缩和代谢性酸中毒。对严重营养不良、低蛋白血症或贫血者,积极纠正。麻醉后重点预防肺部并发症。

**104. 哪种上消化道大出血需要紧急手术?**

食管静脉曲张破裂、胃肠肿瘤或溃疡及出血性胃炎,经内科治疗 48 小时仍难以控制出血者,常需紧急手术。

**105. 上消化道大出血手术的麻醉方式如何选择?**

这类患者麻醉前多有程度不同的出血性休克、严重贫血、低蛋白血症、肝功能不全及代谢性酸中毒等,术前均需抗休克综合治疗,待休克初步纠正后多选用全身麻醉,谨慎选择连续硬膜外阻滞,严格控制阻滞平面。

**106. 上消化道大出血手术全身麻醉气管插管时如何实施?**

为预防误吸,应施行表面麻醉后作清醒气管内插管。

**107. 上消化道大出血手术术中麻醉管理要点有哪些?**

根据血压、脉搏、脉压、尿量、中心静脉压、血气分析、心电图等监测情况,维持有效循环血容量,保持收缩压在 90 mmHg 以上,避免缺氧和二氧化碳蓄积,纠正电解质和酸碱失衡。选用对心肌和循环抑制轻的麻醉药物,注意维护肝、肾功能。

**108. 胃大出血手术麻醉处理目标是什么?**

对严重胃出血虚弱患者的基本麻醉目标是方便快速,以便手术定位出血点,并维持组织氧供及血液灌注。

### 109. 胃大出血手术麻醉处理关键措施有哪些？

准备静脉加压输液器和充足的血液制品,对危及生命的严重出血者应尽快输血治疗。使用粗口径套管针建立静脉通路或者中心静脉通路,留置尿管监测尿量,根据灌注损伤程度和心血管虚弱程度指导静脉输液和输血。避免患者缺氧。

### 110. 围术期红细胞输注有哪些指征？

推荐限制性输血策略,血红蛋白大于 100 g/L 的患者围术期不需要输注红细胞;患者血红蛋白小于 70 g/L 建议输注红细胞。血红蛋白在 70～100 g/L 时,应根据患者心肺代偿功能、有无代谢增高及有无活动性出血等因素决定是否输注红细胞。

### 111. 急性肠梗阻或肠坏死手术的麻醉方式如何选择？

无继发感染性休克、循环稳定、意识清醒的患者可选用连续硬膜外阻滞;合并严重脱水、电解质、酸碱失衡、腹胀、呼吸急促、血压下降、心率增快的休克患者,选择气管内插管全麻更安全。

### 112. 急性肠梗阻或肠坏死手术的全身麻醉管理有哪些注意事项？

注意预防呕吐物反流误吸;继续进行抗休克综合治疗,保护重要脏器功能,预防呼吸困难综合征、心力衰竭和肾衰竭;输血输液维持生理需要的血红蛋白与红细胞比积。术后待患者意识清醒,呼吸循环稳定,血气分析正常,拔除气管导管脱离呼吸机。

### 113. 减重手术术式有哪些分类？

减重手术有好几种术式可供选择,包括袖状胃切除手术、胃旁路手术、胃束带手术、胃内球囊等,这些手术最终可以归结为 2 类:胃限制性手术以及将胃减容和诱发营养吸收障碍相结合的手术。

### 114. 减重手术中的限制性手术是什么？

限制性手术目的是减少和限制患者摄入食物量。一般是在胃食管连接部的远端,胃的近端做一个束带来实现。通过这个束带使得胃的引流入口缩小,增加摄入固体食物时胃排空的机械阻力,而液体的排空却正常进行。

**115. 减重手术中的吸收障碍性手术是什么?**

吸收障碍性手术的目的在于通过胃减容和营养物质的吸收障碍引起体重减轻。早期的手术是构造一个空肠回肠旁路,减重有效但不良反应大。目前多采用胃分流术和胆胰分流术,证实安全有效。

**116. 减重手术有哪些禁忌证?**

不稳定性冠状动脉疾病、未控制的严重阻塞性睡眠呼吸暂停、未控制的精神障碍、智力减退(IQ<60)、无法配合手术、患者自觉无法遵守术后的限制规定、持续的药物滥用、合并有恶性肿瘤且 5 年生存率很低或预后很差。

**117. 肥胖患者有哪些呼吸生理变化?**

肥胖患者合并多种肺功能异常,包括肺活量降低、吸气容量降低、呼气储备容量降低以及功能残气量降低。另外,肥胖患者的闭合气量接近于甚至会低于潮气量,尤其是在仰卧位或者斜卧位时。

**118. 为什么肥胖患者麻醉过程中容易发生氧饱和度下降?**

由于潜在的呼吸生理异常,肥胖患者很容易发生氧饱和度的迅速降低,特别是在呼吸暂停阶段,例如全麻诱导阶段。

**119. 减重手术术前麻醉评估要点有哪些?**

术前麻醉评估要点包括对患者是否罹患高血压、糖尿病、心力衰竭和肥胖性低通气量综合征的评估。

**120. 减重手术术前睡眠实验结果对麻醉评估有什么重要意义?**

睡眠试验的低通气指数(apnea hypopnea index,AHI)评分超过 30 意味着严重的睡眠呼吸暂停,提示在麻醉诱导时可能发生迅速而严重的氧饱和度下降;持续气道正压通气(continuous positive airway pressure,CPAP)水平超过 10 意味着患者有发生面罩通气困难的风险。

**121. 减重手术术前需要完成哪些实验室检查结果?**

术前推荐的实验室检查包括:空腹血糖、血脂情况、血清生化检查、全血细胞计数、铁蛋白、维生素 $B_{12}$、甲状腺素水平以及 25-羟-维生素 D。

**122. 减重手术围手术期麻醉管理要点有哪些?**

围手术期管理主要包括气道管理、体位安置、监护、麻醉技术以及麻醉药物的选择、疼痛治疗和液体管理等。其中最重要的也是研究证据最充分的是气道管理,包括:气管内插管、呼吸生理以及维持合适的血液氧合和肺容量的技巧。

**123. 什么是困难气道?**

困难气道是指经过正规训练的麻醉医生、急诊科医生或 ICU 医生在给患者面罩通气和(或)直接喉镜下气管插管时发生困难。

**124. 困难气道的分类有哪些?**

困难气道包括面罩通气困难和直接喉镜插管困难 2 种。

**125. 什么是非紧急气道?**

仅有困难气管插管而无困难面罩通气。患者能够维持满意的通气和氧合,能够允许有充分的时间考虑其他建立气道的方法。

**126. 什么是紧急气道?**

只要存在困难面罩通气,无论是否合并困难气管插管,均属紧急气道。患者极易陷入缺氧状态,必须紧急建立气道。最严重的是既不能插管也不能氧合(can't intubation,can't oxygenation,CICO),可导致患者气管切开、脑损伤和死亡等严重后果。

**127. 困难气道有哪些评估方法?**

了解病史:患者既往手术麻醉史,与气道相关手术、外伤史以及困难气道病史,了解有无喉鸣、打鼾等;体格检查:有无肥胖、门齿前突或松动、小下颌、颈短相、颞颌关节强直;有无舌、口腔颌面、颈部病变及气管移位;特殊检查:张口度、甲颏间距、颈部活动度、马氏分级以及颈部和胸部的影像学检查。

**128. 床旁超声评估气道有哪些优点?**

具有快速、无创、便捷优点,可用于气道管理的各个阶段,从气道评估到确认气管插管的位置,以及插管的准备情况;所需设备简单,同时具有高频线性和曲阵探头的超声波机足以扫描大多数气道结构。

**129. 床旁超声目前在麻醉气道管理中有哪些应用?**

测量舌体厚度与甲状腺距离比值预测气管插管困难;气管拔管前评估声带运动;预先确定环甲膜穿刺位置;判断气管插管成功及导管深度等。

**130. 减重手术患者俯卧位体位安置时有哪些注意事项?**

肥胖患者处于俯卧位时,凝胶衬垫或者其他支撑体重的卷巾可能承受了过分的重量。仔细检查受压点,警惕皮肤撕脱伤发生,长时间手术可能导致组织坏死或者感染。

**131. 减重手术患者侧卧位体位安置时有哪些注意事项?**

当患者处于侧卧位时很难保护下侧髋部不受压力影响。肥胖患者腋窝组织增加,在此体位下,很难也不必要依据传统做法在腋窝放置一条卷巾。

**132. 减重手术患者截石位体位安置时有哪些注意事项?**

截石位时,用常规的而非大号的脚蹬来支持患者的重量是个挑战。为了降低组织压迫性损伤的风险或者发生间隔综合征的可能,应该尽可能缩短患者的大腿放在脚蹬上的时间。

**133. 减重手术常用的静脉麻醉药物剂量怎样选择?**

丙泊酚诱导剂量根据患者理想体重给予,维持剂量根据实际体重给予;根据患者的体重,可以使用偏大剂量的苯二氮䓬类、芬太尼以及舒芬太尼。

**134. 减重手术吸入麻醉药物应用有哪些特点?**

病态肥胖患者吸入麻醉药代谢率增加且部分患者有一定程度的肝功能异常,应避免使用高代谢率的吸入麻醉药,如氟烷。

**135. 减重手术中应用七氟烷吸入麻醉有哪些注意事项?**

与非肥胖患者相比,肥胖患者使用同量七氟烷血浆无机氟离子浓度较高,应避免高浓度七氟烷使用。

**136. 减重手术中哪种吸入麻醉药物最宜推荐使用?**

地氟烷具有血液、气体和脂肪组织溶解度低、代谢率低和苏醒快等优点,因此地氟烷应是合理的选择。

### 137. 减重手术中神经肌肉阻滞药物应用特点有哪些？

非去极化肌松药的剂量参考理想体重应用。病态肥胖患者推荐阿曲库铵和顺式阿曲库铵，因为药物通过 Hoffmann 水解清除，其代谢不受肾功能、肝功能和血流的影响。肥胖患者对维库溴铵的肝清除率下降，故其作用时间延长。

### 138. 常见的老年消化系统腹部手术有哪些？

老年患者常见消化系统疾病包括胃肠疾病、肝胆疾病、阑尾疾病、胰腺病变及疝气等；往往不同程度地引起全身营养状况下降和相关脏器功能减退（如消化、吸收、排毒、代谢、免疫、出血等）。

### 139. 老年消化系统腹部疾病有哪些特点？

老年患者病情进展迅速，可导致机体水电解质紊乱、酸碱平衡失调、凝血功能异常等；若需手术治疗时，麻醉难度与风险增加。麻醉医师术前必须掌握患者的病理生理、全身状况以及手术特点，实施个体化麻醉，保障患者围麻醉期安全。

### 140. 老年患者开腹手术的麻醉方式如何选择？

患者情况稳定可以考虑实施椎管内麻醉，满足手术需要和患者的镇痛需求。目前老年患者全身麻醉的比例也在逐年上升。无论选择哪种麻醉方式，必须把老年患者的安全放在首位。

### 141. 老年患者胃大部切除或全胃切除术麻醉方式如何选择？

合并心血管疾病与全身状况差的患者推荐全身麻醉与椎管内麻醉联合麻醉，因二者均可各自使用小剂量和低浓度麻醉用药，则可弥补单纯全麻或单纯连续硬膜外阻滞的不足。

### 142. 老年患者开放式结肠手术切除麻醉方式如何选择？

老年患者行开放式左半或右半结肠病变切除术，可以采用连续硬膜外阻滞麻醉或喉罩置入全身麻醉及气管插管全身麻醉。

**143. 老年开放式直肠手术切除术连续硬膜外阻滞麻醉穿刺点如何选择?**

手术体位多为截石位,经下腹部会阴联合切口,宜采取两点穿刺置管法,上点取 T12～L1 椎间隙穿刺,向头侧置管。下点经 L3～L4 椎间隙穿刺,向尾侧置管。

**144. 为什么术前要对老年患者行营养状况评估?**

术前营养状况可预测术后并发症,术前营养状况与术后并发症发生呈正相关。

**145. 营养状况不良的高危风险因素有哪些?**

体重指数 BMI<18.5,血清白蛋白<3 g/L,近 6 个月不明原因体重下降10%～15%。

**146. 术前营养状况不良会增加术后哪些不良事件风险?**

主要是感染,增加术后手术部位感染、肺部感染以及尿路感染等;其次会增加手术伤口并发症,如伤口愈合延迟、吻合口漏等。

**147. 根据营养供给方式可分为哪几种营养支持?**

经胃肠道提供营养的肠内营养支持(enteral nutrition,EN)和经静脉途径提供营养的肠外营养支持(parenteral nutrition,PN)。

**148. 老年急腹症手术患者有哪些特点?**

一方面患者病情紧急,即一旦延误手术时机患者可不治而亡,死亡率较高;另一方面患者全身状况极差,常伴有心血管与呼吸系统等多系统疾病,增加麻醉手术风险和难度。

**149. 老年急腹症手术患者麻醉风险取决于哪些方面?**

主要取决于原发病的性质、急腹症的严重程度,以及重要脏器功能状况。由于老年人各脏器生理功能均有不同程度衰退,一旦患有急腹症,病情发展迅速,全身多脏器往往受累,且常并发水电解质紊乱与酸碱失衡,甚至休克。

**150. 老年急腹症手术患者术前麻醉准备有哪些?**

全面了解病情,及早调整重要脏器功能与体液平衡状况,合理选择麻醉方法与麻醉用药,对饱胃、腹膜炎或肠腔有气液面者均应给予胃肠减压;纠正低血容量、严重贫血、严重低蛋白血症、水电解质和酸碱失衡,处理合并症。

### 151. 老年患者急性肠梗阻有哪些病理生理特点?

老年急性肠梗阻发病率较高,严重者可出现肠坏死,多由结肠肿瘤所致或手术后肠粘连引起。尽管肠梗阻的部位不同,但水、电解质紊乱与体液失衡,以及肠道压力显著增高则是其主要的病理生理特点,易发生感染性休克。

### 152. 老年患者急性肠梗阻手术麻醉方式如何选择?

老年急性肠梗阻其全身状况较好者,若无继发感染性休克,则可选择硬膜外连续阻滞麻醉;如全身情况差者,尤其已出现低血容量休克前期或感染性休克表现,采取气管插管全身麻醉,诱导前行胃肠减压预防反流误吸。

### 153. 老年患者结直肠癌手术的术前评估要点有哪些?

评估的主要目的是明确重要器官受年龄和疾病的影响。注重检测潜在而严重的病变,尤其是心肺疾病。考虑选择合适的计划性手术的条件或改变手术计划,以减少围手术期并发症,手术时机、患者体重变化和戒烟等因素也需考虑。

### 154. 老年患者静脉麻醉药物代谢特点有哪些?

老年患者血浆中蛋白质结合率的下降和心排血量的减少使游离血药浓度上升,使药物所需剂量下降,这意味着药物过量更容易发生,并可能引起明显心肺系统并发症的发生。

### 155. 老年患者结直肠癌手术如何选择静脉麻醉药?

诱导药物的给予方法比药物种类的选择更加重要。依托咪酯对合并心血管系统疾病的患者有优势;丙泊酚与硫喷妥钠的不良反应发生率相当。短效的阿片药物如芬太尼或阿芬太尼可减少其他诱导药物的使用量,减少喉镜置入引起的应激反应。

### 156. 老年患者吸入麻醉药有哪些应用特点?

所有吸入麻醉药的最低肺泡气浓度相对青壮年下降 20%～40%。由于通气血流比失调和肺内分流,老年患者的吸入诱导麻醉应缓慢。在平卧位呼吸时,由于存在闭合容积,诱导更要减慢。

**157. 老年患者结直肠癌手术常用的吸入麻醉药有哪些？**

地氟烷可以使患者早期拔管，特别是时间较长的手术。与其他吸入麻醉药相比，半衰期短，术后恢复较早。七氟烷刺激性较小，在麻醉诱导与维持中均可以使用，能避免静脉诱导时所出现的心血管方面的不良反应。

**158. 全身麻醉后患者苏醒延迟有哪些常见原因？**

麻醉药物使用过量；高龄；低蛋白血症；低体温；酸中毒、电解质紊乱；肝肾功能障碍；血糖水平异常；中枢神经系统损伤，如脑缺血缺氧、脑出血、脑栓塞等。

**159. 老年患者胃肠道术后容易并发肺部并发症有哪些原因？**

胃肠道手术可导致肺容积减少，患者肺活量下降、功能残气量减少，容易产生肺不张、肺炎、通气血流比值失衡及低氧血症。老年患者麻醉药物代谢减慢，残余药物影响呼吸驱动力、抑制咳嗽反射、增加分泌物，加重肺部感染。

**160. 围手术期老年患者常见哪些神经精神疾病？**

围手术期神经认知障碍、谵妄、焦虑和抑郁。

**161. 什么是术后谵妄？**

术后谵妄是一种认知障碍，指行外科手术后出现的意识水平紊乱和认知功能障碍，特征是注意力和意识的急性与波动性损害，通常发生在术后前 3 d，好发于既往有认知障碍和行复杂大手术的老年患者。

**162. 临床常用的术后谵妄评估量表有哪些？**

常用 CAM(the confusion assessment method，CAM)量表和 CAM - ICU 量表评估，前者适用于住院老年患者，后者适用于气管插管、ICU 和急诊患者谵妄评估。

**163. 术后谵妄发生有哪些易感因素？**

老年、合并基础脑病(如痴呆、脑卒中或帕金森病)、术前认知功能障碍、抑郁、精神药物服用史、水电解质紊乱、肾功能不全、营养不良、视听障碍等。

**164. 术后谵妄发生有哪些促发因素？**

疼痛、创伤、代谢紊乱、尿潴留、多种药物使用（降压药、抗胆碱药物、镇静和（或）镇痛药物）、感染以及药物戒断和酒精戒断。

**165. 围术期低体温有哪些危害？**

增加手术切口的感染率，伤口愈合延迟；增加心血管事件发生率，如室性心律失常、心肌缺血、心肌梗死；凝血和（或）纤溶功能障碍、输血需求增加；麻醉药物效能和代谢改变、患者术后苏醒推迟；静脉瘀滞和局部组织缺血缺氧，易导致静脉血栓发生。

**166. 新生儿胃肠道发育异常有哪些表现？**

新生儿胃肠道系统发育异常在出生后 24～36 小时就会出现临床症状：上消化道异常表现为呕吐和反胃；下消化道异常则表现为腹胀和无胎便排出。

**167. 新生儿胃食管反流发生率高的原因是什么？**

新生儿刚出生时胃内 pH 为碱性，在出生后第二天即处于儿童的正常生理范围，但吞咽和呼吸的相互协调能力直到 4～5 个月大时才完全发育成熟。

**168. 为什么补液扩容是急腹症患儿手术麻醉的先决条件？**

因为患儿表现有腹膜炎、不同程度的肠道梗阻以及发热等，造成血管间隙的消化道第三间隙积存了大量体液和电解质，导致肠腔内水、电解质潴留，进而出现电解质和血容量的失衡。

**169. 为什么急腹症患儿手术麻醉前需要行胃肠减压？**

急腹症患儿因胃与食管压差的逆转，即使几小时未进饮食，也必须视为饱胃处理，术前置胃管是必须的。

**170. 急腹症患儿手术麻醉诱导期间主要风险是什么？**

急腹症患儿手术麻醉诱导期间主要危险是反流与误吸的发生，且被动性反流的危险最大。因此，麻醉医生要始终注意采取预防性措施，比如使用带套囊的气管导管、清醒表麻下插管等。

**171. 先天性幽门狭窄有哪些临床表现？**

该病系幽门环形肌肥厚，导致幽门狭窄而发生不全梗阻，是新生儿时期常见病（发生率 0.3%），男婴占 3/4，病因不明。外科治疗是幽门切开术，为小于 3 个月婴儿最常见的手术之一。症状最初表现为反流，逐渐进展至喷射性呕吐。

**172. 先天性幽门狭窄的酸碱失衡有哪些？**

患儿由于持续呕吐，引起脱水伴低钠血症、低氯血症和代谢性碱中毒，后期由于"肾呈双相反应"，出现反常性酸性尿加重碱中毒，于是出现代偿性呼吸性酸中毒。

**173. 什么是先天性幽门狭窄的"肾呈双相反应"？**

肾呈双相反应：首先通过肾排泄含有钠、钾的碱性尿来维持 pH。随着钠、钾减少，肾回收氯化钠，并排出酸性尿以维持细胞外容量。这种反常性酸性尿加重碱中毒，于是出现代偿性呼吸性酸中毒。

**174. 先天性幽门狭窄手术时机是什么时候？**

先天性幽门狭窄是内科急症，最早可在出生后 36 h 确诊。但发病多在出生后第 2～6 周。只有在水、电解质紊乱和血容量做必要的纠正和补充之后，手术才可安全实施。准备时间随临床表现及检验结果而不同。

**175. 先天性幽门狭窄手术有哪些麻醉要点？**

一旦确诊，即刻术前准备，包括纠正脱水、电解质紊乱、贫血和营养不良。安置胃管充分吸引胃容物，麻醉诱导前再仔细地吸尽胃液，并视为饱胃处理进行快诱导气管内插管。术中应确保患儿安静，做好保温措施，避免操作损伤。

**176. 先天性幽门狭窄手术术后患儿苏醒延迟有哪些因素？**

术后患儿可出现呼吸恢复及苏醒延迟，可能与术前水、电解质紊乱有关；麻醉过度通气、麻醉药物残留、低温等均可使患儿苏醒延迟。应考虑以上因素加以处理。胃管可在手术结束后即拔除。

**177. 什么是新生儿巨结肠疾病？**

由于结肠远端运动功能紊乱，粪便滞留于近端结肠，以至肠管扩张肥厚，为远端结肠肠壁神经丛内的神经节细胞缺如所致的遗传性肠道疾病,无神经节细胞区的下界在直肠括约肌,上界不定,但最常见的是在直肠或直肠乙状结肠交界处。

**178. 新生儿巨结肠的病理生理是什么?**

巨结肠表现为神经节细胞缺少区上方结肠对抗性肥大。由于病变部分的肠管经常处于痉挛状态,形成功能性梗阻,以致粪便排泄困难。新生儿常因病变段肠管痉挛而出现全部结肠甚至小肠极度扩张,肠壁变薄,而无结肠典型肥厚变化。

**179. 新生儿巨结肠手术术前有哪些准备?**

由于患儿多伴有消化不良,加之肠道准备,易出现水电解质紊乱。术前应做电解质检查,及时纠正;合并肠炎的患儿给予抗菌药治疗。

**180. 新生儿巨结肠手术有什么治疗策略?**

手术治疗是将病变结肠连同乙状结肠、直肠、缺少神经节细胞的肠段切除,然后做结肠、直肠吻合术。对有合并症的患儿先造瘘,Ⅱ期再做根治术。

**181. 为什么患者实施无痛胃肠镜检查需要禁食禁水?**

为了减少检查过程中反流误吸风险,尤其是部分患者属于胃排空延迟的高危人群,因此常规要求择期行胃肠镜检查,患者术前至少禁食 6～8 小时,无胃排空延迟风险患者检查前 2 小时可饮清饮料 150 mL。

**182. 新生儿巨结肠手术麻醉管理有哪些注意事项?**

手术历时 2～3 小时,可能出血较多,注意补液和纠正贫血。麻醉应提供良好的肌松和镇痛要求,术中做好保温措施,加强监测。

**183. 新生儿肠梗阻有哪些分类?**

肠梗阻是新生儿期常见病。主要有先天的完全性和不完全性肠道狭窄或闭锁(约占 1/3),以及其他原因(如:肠扭转、环状胰腺,胎粪梗阻,肛门闭锁)导致的新生儿肠梗阻。

**184. 新生儿肠梗阻有哪些临床表现?**

高位梗阻时,主要临床表现为出生后最初几小时呕吐胆汁。低位梗阻时则出现严重的腹部膨胀,最后由于膈肌运动受限和肺顺应性降低而致呼吸窘迫。

## 185. 新生儿肠梗阻手术有哪些注意事项?

一旦诊断明确,行胃肠减压、补液和保温等措施。有肠管血运障碍、腹膜炎者应尽早手术,否则发生肠坏死、出血、休克,甚至死亡。胃肠减压前避免使用 $N_2O$。Hct、血气分析、电解质和血葡萄糖监测可辅助评估患儿状态及指导液体治疗。

## 186. 新生儿肠梗阻手术的麻醉有哪些要点?

新生儿可根据情况做清醒气管内插管和静脉快速诱导气管内插管,麻醉诱导和维持药物及方法根据患儿一般情况和手术要求而定。麻醉维持多采用静吸复合麻醉,提供有良好的镇痛和肌松要求,输液要注意量与质的控制和选择。

## 187. 坏死性小肠结肠炎的病理生理是什么?

坏死性小肠结肠炎病因复杂,见于危重患者,通常是早产儿。病变累及不同范围的结肠,有时累及小肠。其特点为肠黏膜坏死并可累及肠壁其他层次,直至穿孔。可伴有出血性或感染性病损及细菌侵害。

## 188. 坏死性小肠结肠炎有哪些临床表现?

临床表现为粪便带血、腹痛、发热、阻塞综合征,全身情况差。症状包括肠腔内空气积聚(小肠积气),腹腔内出现空气(气腹)和休克。

## 189. 坏死性小肠结肠炎手术有哪些麻醉要点?

应充分评估心肺功能,监测血气分析、血糖和凝血时间;控制呼吸;保障两条可靠的静脉通路,给予补液及输注血液制品。由于病变严重和在此疾病阶段常有凝血功能障碍,术中易出血,需要做好保温及给予适当的血管活性药物。

## 190. 坏死性小肠结肠炎手术中有哪些保温措施?

麻醉中应注意手术室环境温度恒定保温,腹腔冲洗液和胃肠外液体及血液制品应加温使用,同时做好体温监测。

## 191. 急性肠套叠的病理生理是什么?

急性肠套叠是任何一段肠管套入其下游的另一段肠管内。男性多于女性,多发生在 2～12 个月的婴儿。病因可能与病毒感染及其导致的淋巴结肿大有关。约90％肠套叠发生于回肠、结肠。其他为回肠-回肠和结肠-结肠型。

**192. 急性肠套叠有哪些临床表现？**

主要症状为腹痛、便血及腹部包块。其他症状有腹泻、呕吐、发热及脱水等。也可出现神经系统体征如嗜睡等。新生儿则表现为急性坏死性小肠结肠炎的症状。

**193. 什么是炎性肠病？**

炎性肠病指的是自发性、慢性肠道疾病，又称炎症性肠病（inflammatory bowel disease，IBD），为累及回肠、直肠、结肠的一种特发性肠道炎症性疾病，好发于青壮年。临床表现有腹泻、腹痛，甚至可有血便。

**194. 炎性肠病的分类有哪些？**

包括溃疡性结肠炎和克罗恩病。溃疡性结肠炎是结肠黏膜层和黏膜下层连续性炎症，起自直肠内，然后发展至不同部位；克罗恩病可累及全消化道，是部分肠壁的慢性炎症，最常累及部位为末端回肠、结肠和肛周。

**195. 炎性肠病手术的麻醉管理要点有哪些？**

根据手术方式评估患者血容量、电解质变化及手术并发症。外科手术肠切除牵拉肠管，刺激交感神经传入支，牵拉腹膜和肠系膜时引起迷走神经反射，从而容易导致血管扩张，表现为血压下降，也可产生心率和中心静脉压的变化。

**196. 常见的消化内镜检查有哪些？**

包括食管胃十二指肠镜（esophagogastroduodenoscopy，EGD）、乙状结肠镜、结肠镜和经内镜逆行性胰胆管造影术（endoscopic retrograde cholangiopancreatography，ERCP），近年来还兴起超声胃镜检查及内镜下手术治疗。

**197. 什么是类癌综合征？**

由类癌瘤细胞释放的血管活性物质引起的临床症状为类癌综合征。

### 198. 类癌综合征的病理生理特点有哪些？

主要是色胺酸代谢紊乱,类癌能分泌血管活性物质。肿瘤从肠嗜铬细胞产生,当周围 5-羟色胺等水平达到一定高度时就产生症状。

### 199. 类癌综合征常见于哪些部位？

36%是小肠肿瘤(在引起类癌综合征之前就转移到肝脏),其他部位如肺、胰腺、大肠及胃都发现过,它们常是多个发生、生长缓慢,利用食物中的色氨酸,引起尼古丁胺缺乏症,表现为糙皮病。5-羟色胺 $H_2$ 受体可引起血管收缩。

### 200. 类癌综合征如何诊断？

运动、焦虑及酒精可诱发类癌综合征表现,饮食中低血清素情况下,尿中 5-羟吲哚乙酸(5-羟色胺代谢产物)升高,就能肯定诊断。

### 201. 类癌综合征有哪些临床表现？

皮肤潮红、毛细血管扩张,以面部、颈和胸部明显,后期肤色呈发绀状;眼结膜毛细血管扩张和水肿;血压下降,极度乏力;腹泻呈水样及脂肪样大便,每日多达20～30 次,导致营养不良、水电解质失衡;心内膜、心包、胸膜、腹膜纤维组织增生,出现三尖瓣、肺动脉瓣狭窄或关闭不全,最终发生心力衰竭;严重支气管痉挛可导致窒息。

### 202. 类癌综合征手术麻醉前评估要点有哪些？

对原发病灶部位、肝损害及其程度和心功能代偿情况等重点检查和全面评价;了解所有综合征的表现,明确肿瘤主要分泌什么物质,找出有效治疗药物和治疗剂量;术前检查应包括血细胞计数、尿素及电解质、血糖、肝功能及胸部 X 射线。

### 203. 类癌综合征手术有哪些麻醉方式选择？

区域阻滞因类癌分泌的活性物质,直接作用于神经末梢与靶细胞的交接处,由此引起类癌综合征发作,各种麻醉包括局麻、神经阻滞、脊麻或硬膜外阻滞中都会同样发作,因此不推荐使用。推荐气管内插管全身麻醉方式。

### 204. 类癌综合征手术全身麻醉要点有哪些？

建立有创监测心血管系统,维持体液平衡和血气酸碱平衡,避免使用组胺释放和心血管系统不稳定的药物。禁用吗啡、硫喷妥钠、右旋糖酐、多黏菌素 B,因可增加肠色素颗粒细胞膜的通透性,或泵作用发生改变而促使 5 -羟色胺分泌。

**205. 麻醉中发生缓激肽危象时为什么不能用儿茶酚胺类药物?**

发生缓激肽危象而导致严重低血压时,应禁用儿茶酚胺类药物,后者可增加缓激肽合成加重低血压。

**206. 麻醉中如何处理缓激肽危象?**

可选用甲氧明、间羟胺等缩血管药物,最好选用 5 -羟色胺、缓激肽和组胺的拮抗药及激素;补足有效循环血量;纠正水、电解质及酸碱失衡。对并存心肌、心瓣膜损害的患者,注意防止右心负荷增加,预防心力衰竭。高血压时用酮色林或柳胺苄心定治疗。

**207. 贲门失弛缓症有哪些病理表现?**

属于食管神经功能障碍性疾病,主要特征是食管缺乏蠕动,食管下端括约肌呈持续高压状态,并在吞咽时食管下端括约肌不能松弛,以致食物不能顺利进入胃,导致大量食物与分泌物潴留在食管内,进而引起贲门上部食管扩张。

**208. 贲门失弛缓症有哪些临床表现?**

发病率约 1/100 000,多见于青壮年。临床表现为吞咽困难,胸骨后或上腹部疼痛,绝大部分患者有食物反流,常同时有体重减轻、营养不良。极度扩张的食管可压迫胸腔内器官引起咳嗽、气急、发绀、声嘶等。

**209. 贲门失弛缓症有哪些手术方式?**

手术方式有经腹、经胸、腹腔镜及胸腔镜等。近年来多采用腹腔镜手术,手术中经食管裂孔剥离食管下段,若损伤胸膜,则气腹使用的二氧化碳会进入胸腔引起气胸,应严密监测,发现异常时立即解除气腹,检查有无气胸及纵隔气肿。

**210. 贲门失弛缓症的麻醉管理重点是什么?**

麻醉管理重点是防止麻醉诱导时误吸。误吸物主要来源于食管狭窄部上端的潴留物,术前服用硝酸盐类促进食管内容物排空药物的患者,可因胃食管连接部括约肌松弛,在胃内压升高时使胃内容物反流。

**211.　贲门失弛缓症的麻醉管理如何预防反流误吸？**

此类患者单靠延长禁食时间常不能完全排除食管内食物残渣，术前应插入胃管充分清洗并吸净食管狭窄部上端的潴留物。目前多主张清醒气管插管，亦可采用快诱导插管，注意琥珀胆碱引起的肌颤可能加重反流。

**212.　肠系膜上动脉综合征的发病原因有哪些？**

本病是由于肠系膜上动脉压迫十二指肠引起的外因性十二指肠梗阻。其原因除与肠系膜上动脉的位置、角度变异、附属组织异常等先天性因素有关外，还可能与内脏下垂、脊柱前突、十二指肠肌张力消失及动脉硬化等后天因素有关。

**213.　肠系膜上动脉综合征有哪些临床表现？**

好发于年长儿与成人，表现为反复发作的饱胀感，胆汁性呕吐。卧位时梗阻症状减轻，梗阻部位多位于十二指肠第三及第四段（横部及上升部）。常合并脱水、电解质与酸碱平衡失调、营养不良等症状。部分患者合并胃与十二指肠溃疡。

**214.　如何诊断肠系膜上动脉综合征？**

X 射线钡餐及 CT 可明确诊断。

**215.　肠系膜上动脉综合征的术前管理要点有哪些？**

术前管理重点是纠正患者脱水、电解质与酸碱平衡失调，改善营养。

**216.　肠系膜上动脉综合征的术前如何纠正水电解质和酸碱失衡？**

由于本病梗阻部位特点，患者呕吐既丧失酸性的胃液，又丧失碱性的胆汁，同时亦丧失大量的电解质，患者酸碱失衡情况复杂，应根据动脉血气结果制定管理计划。呕吐严重者，术前应禁食，采用静脉高营养。

**217.　肠系膜上动脉综合征手术麻醉时有哪些注意事项？**

此类患者应按饱胃处理，主要措施包括：术前严格禁食、给予非颗粒制酸剂及 $H_2$ 受体阻滞剂、留置胃管等。麻醉诱导应采用清醒插管或压迫环状软骨的同时快速顺序诱导。

**218. 消化内镜检查常用有哪些麻醉方式?**

可分为清醒镇痛麻醉和镇静镇痛麻醉,必要时可选用气管插管全身麻醉。清醒镇静麻醉保持患者意识清醒,施予局部麻醉药物或小剂量麻醉镇痛药物;镇静镇痛麻醉给予患者适宜剂量的静脉镇静药物和阿片类镇痛药物,患者意识消失后,保留自主呼吸完好。

**219. 消化内镜检查中常用的镇静药物有哪些?**

丙泊酚作为无痛内镜检查最常用的静脉镇静药物,成人通常给予 $1\sim2\ \text{mg/kg}$ 推注,主要的不良反应有呼吸抑制和低血压、心率减慢。依托咪酯常用于老龄、心血管功能欠佳的患者。

**220. 消化内镜检查中常用有哪些镇痛药物?**

以阿片类药物为主,常用的包括芬太尼、瑞芬太尼和舒芬太尼,不良反应多见于呼吸抑制、呛咳、恶心呕吐。

**221. 无痛内镜检查预氧合的意义是什么?**

提高患者的氧贮备能力和对缺氧的耐受性。

**222. 无痛内镜检查预氧合的方法有哪些?**

经鼻低流量给氧、面罩给氧、经鼻高流量氧疗。

**223. 什么是经鼻高流量氧疗?**

经鼻高流量氧疗(high flow nasal cannula,HFNC)是一种新型的氧疗方式,通过使用鼻导管和简易呼吸面罩,为患者提供加热湿化的高流量气体。

**224. 经鼻高流量氧疗有哪些优点?**

增加患者呼气末氧浓度,延长其安全窒息时间,并降低气管再插管发生率,气体经加温加湿处理,有保温和气道保护作用。

**225. 实施无痛胃肠镜检查有哪些麻醉风险?**

就诊患者多为门诊患者,术前评估有不完善风险;术中麻醉监护趋于简单;内镜室检查间抢救药品和设备不足;术后复苏后患者仍有恶心呕吐和坠床跌倒的风险。

**226. 实施无痛胃肠镜检查前的麻醉评估主要内容有哪些？**

充分全面了解患者全身情况、既往合并疾病及用药情况、是否合并困难气道及有无过敏史。

**227. 无痛内镜检查常见的麻醉相关并发症有哪些？**

麻醉药物引起的呼吸抑制、低血压、心动过缓、恶心、呕吐。

**228. 食管胃十二指肠镜（上消化道内镜）检查过程中主要有哪些刺激治疗？**

内镜通过食道入口和幽门，以及镜下止血、取活体组织、安支架、狭窄部位扩张、黏膜或黏膜下剥离。

**229. 乙状结肠镜和结肠镜检查过程中主要有哪些刺激治疗？**

内镜置入肠道、结肠充气、内镜进一步深入、取活体组织、息肉切除、支架置入操作以及黏膜剥除术。

**230. 乙状结肠镜和结肠镜检查过程中主要有哪些并发症？**

常见的并发症有肠穿孔，患者可出现持续的腹痛；另一个常见的并发症是出血，因此内镜检查应常规备好静脉输液通道，必要时备血。

**231. 经内镜逆行性胰胆管造影术（ERCP）操作中有哪些刺激治疗？**

胃内充气、括约肌切开、镜下止血、支架置入、结石取出及胰胆管显影和激光碎石。

**232. 经内镜逆行性胰胆管造影术常用的麻醉方式有哪些？**

目前多采用气管插管内全身麻醉，利于麻醉医生进行气道管理及维持循环稳定。

**233. 什么是达芬奇机器人手术？**

1997 年，直觉外科公司推出了他们名为达芬奇的原型机器人，这是一个主从式机器人系统，有三只机械臂，一只用于视频监视器，两只用于操作仪器，外科医师可以与患者分开,通过远程控制机械臂完成手术操作。

## 234. 达芬奇机器人手术有哪些优点?

具有三维视觉、运动缩放、直观的运动、视觉浸泡和震颤过滤等优点,机械臂操作更精细,创伤更小,减少术后并发症,加速患者术后康复。

## 235. 达芬奇机器人手术目前应用于哪些外科领域?

应用于泌尿外科、普外科、妇科、胸心外科、儿科和耳鼻喉科等领域。手术类型包括前列腺切除术、肾切除术、结肠切除术、子宫切除术、肺叶切除术、心脏手术、经口耳鼻喉科手术等。

## 236. 机器人辅助胃肠道手术的麻醉术前评估要点有哪些?

全面评估患者的心肺功能,合并有颅脑疾病和青光眼的患者不适于做机器人手术,合并血栓性疾病的患者有栓子脱落导致栓塞风险,术前服用抗凝药物和抗血小板药物的患者经心内科医生联合评估确定手术时机。

## 237. 机器人辅助胃肠道手术有哪些麻醉方式?

常用气管插管全身麻醉,术中麻醉维持多以静吸复合麻醉为主。

## 238. 机器人辅助胃肠道手术的术中麻醉管理原则有哪些?

维持稳定的血流动力学、避免长时间低血压、预防胃液反流误吸、镇静镇痛充分、创造良好的肌松条件、患者无体动反应、预防下肢静脉血栓、促进患者术后康复。

## 239. 机器人辅助胃肠道手术术中麻醉监测有哪些注意事项?

为了便于麻醉医生更好地操作,通常建立有创动脉血压监测、中心静脉压监测等,根据患者情况可以进一步建立高级血流动力学监测项目;术中动态观察血气变化,尤其是动脉血二氧化碳分压值;做好麻醉深度监测及体温监测;肌松监测仪指导下维持外科手术需要。

## 240. 机器人辅助胃肠道手术的术中长时间的气腹可能导致哪些风险?

长时间气腹导致膈肌上抬,减少静脉回心血量,发生低血压,同时气道阻力增加,气管导管有移位以及低氧血症发生的风险;气腹可导致高碳酸血症以及并发的皮下气肿、纵隔气肿和心包气肿。

## 参考文献

［1］ WANG L，YANG L，YANG J，et al. Effects of Permissive Hypercapnia on Laparoscopic Surgery for Rectal Carcinoma［J］. Gastroenterol Res Pract，2019，2019：3903451.

［2］ TOGIOKA B M，YANEZ D，AZIZ M F，et al. Randomised controlled trial of sugammadex or neostigmine for reversal of neuromuscular block on the incidence of pulmonary complications in older adults undergoing prolonged surgery［J］. Br J Anaesth，2020，124(5)：553 - 561.

［3］ O'CARROLL J，ENDLICH Y，AHMAD I. Advanced airway assessment techniques［J］. BJA Educ，2021，21(9)：336 - 342.

［4］ MESSINA A，PELAIA C，BRUNI A，et al. Fluid Challenge During Anesthesia：A Systematic Review and Meta-analysis［J］. Anesth Analg，2018，127(6)：1353 - 1364.

［5］ KRUISSELBRINK R，GHARAPETIAN A，CHAPARRO L E，et al. Diagnostic Accuracy of Point-of-Care Gastric Ultrasound［J］. Anesth Analg，2019，128(1)：89 - 95.

［6］ KRISTENSEN M S，TEOH W H，RUDOLPH S S. Ultrasonographic identification of the cricothyroid membrane：best evidence，techniques，and clinical impact［J］. Br J Anaesth，2016，117 Suppl 1：39 - 48.

［7］ JIN Z，HU J，MA D. Postoperative delirium：perioperative assessment，risk reduction，and management［J］. Br J Anaesth，2020，125(4)：492 - 504.

［8］ ENGELMAN D T，BEN ALI W，WILLIAMS J B，et al. Guidelines for Perioperative Care in Cardiac Surgery：Enhanced Recovery After Surgery Society Recommendations［J］. JAMA Surg，2019，154(8)：755 - 766.

［9］ BRUINTJES M H，VAN HELDEN E V，BRAAT A E，et al. Deep neuromuscular block to optimize surgical space conditions during laparoscopic surgery：a systematic review and meta-analysis［J］. Br J Anaesth，2017，118(6)：834 - 842.

［10］ EL-BOGHDADLY K，WOJCIKIEWICZ T，PERLAS A. Perioperative point-of-care gastric ultrasound［J］. BJA Educ，2019，19(7)：219 - 226.

第七章

# 第八章

# 肾脏手术麻醉

## 第一节　疾病与手术基础

**1.** 肾脏的主要功能有哪些？

　　肾脏的主要功能包括外分泌排泄功能和内分泌功能。外分泌排泄功能是通过调控水、电解质、蛋白质代谢产物如尿素、尿酸等的排泄，维持机体内环境稳定；肾脏的内分泌功能可分泌多种激素参与维持体液内环境稳定、骨代谢、红细胞生成等生理过程。

**2.** 什么叫肾单位？

　　肾单位是生成尿液的基本功能单位，它与集合管共同完成尿的生成过程。肾单位由肾小体及与之相连接的骨小管构成，肾小管与集合管相连。

**3.** 什么叫球旁器？

　　球旁器是髓袢升支粗段和该肾单位的入球和出球小动脉接触的部位，由球旁细胞、致密斑和球外系膜细胞组成。主要分布于皮质肾单位。球旁细胞能合成、贮藏和释放肾素；致密斑能感受小管液中 NaCl 流量的改变，通过管球反馈调节该肾单位的肾小球滤过率；球外系膜细胞位于球旁细胞和致密斑之间并与其相接触。

**4.** 肾小球和肾小管的主要功能是什么？

　　肾小球的主要功能是形成和滤过原尿；肾小管由近端小管、远端小管和髓袢组成，主要功能是重吸收和分泌。

**5. 孕妇肾脏的结构和功能有哪些改变？**

　　肾脏体积和重量增加，肾小球数目不变但体积增大；肾小球滤过率和有效血浆流量较妊娠前提高30％～40％，血肌酐、尿素氮和血尿酸水平降低，尿蛋白、尿糖、氨基酸及水溶性维生素排出增加。

**6. 老年人肾脏的结构和功能有哪些改变？**

　　肾单位减少，肾血管硬化，肾血流量减少，肾小球滤过率逐年降低1％～1.5％。70岁老年人肾小球数可减少50％，肾功能减退。肾浓缩功能降低，导致尿量较多，易发生不同程度的脱水。在失血、低血压和缺氧的情况下，老年人更容易发生肾功能障碍和水、电解质紊乱及酸碱失衡。

**7. 肾血流量是多少？**

　　肾接受15％～25％的心排血量。根据机体的状况，每分钟流经肾动脉的血液可达到1～1.25 L。大部分血流流至肾皮质，皮质外层血流量最大，约占肾总血流量的80％；内层皮质和外层髓质约占15％，内侧髓质和乳头部血流量最少，约占肾总血流量的2％。

**8. 肾血液循环的特点是什么？**

　　肾的血流量大，但分配不均匀；肾的血液循环通过两套毛细血管网后汇入静脉；肾小球毛细血管的压力高，有利于超滤液的生成；肾小管周围毛细血管的压力低，但血管内胶体渗透压高，有利于肾小管的重吸收；直小血管的分布呈U形，与髓袢并行，有利于肾髓质高渗状态的维持；肾血流量的自身调节能保持肾小球滤过率和物质排泄量的相对稳定；肾血流量的神经和体液调节使肾血流量与全身血液循环调节相匹配。

**9. 尿液的酸碱度和比重是多少？**

　　尿液的酸碱度pH为4.5～8.0，一般比重为1.015～1.025，波动范围在1.002～1.032，尿渗量600～1 000 mOsm/(kg·$H_2O$)，血浆渗量300 mOsm/(kg·$H_2O$)，尿/血浆渗量比值3～4.5∶1。

**10. 导致肾小球滤过率降低主要有哪些主要原因？**

　　有效循环血量减少，心排血量降低以致肾血管收缩导致肾血流量减少；失血、失液时肾毛细血管血压随全身血压下降而降低以及尿路梗阻、管型阻塞或间质水肿压迫肾小管引起囊内压升高,致使肾小球有效滤过压降低;慢性肾炎、慢性肾盂肾炎等引起肾小球广泛损伤,肾小球滤过面积极度减少。

### 11. 什么是肾小球滤过率?

肾小球滤过率(glomerular filtration rate,GFR)是两肾每分钟内生成的超滤液量,正常成人的肾小球滤过率平均值为 125 mL/min。临床上常用 GFR 来评价肾功能的情况,但 GFR 下降 50% 以下才可能被发现。当 GFR 下降至正常的 30%时,即为中度肾功能不全阶段。运动、情绪性应激、饮食、年龄妊娠和昼夜节律对GFR 有影响。

### 12. 肾脏的主要神经支配有哪些?

支配肾的交感神经来源于 T8~L1 节段的节前纤维,在腹腔丛和主动脉肾神经节处聚集。支配肾的节后神经纤维主要由腹腔丛和主动脉肾神经节发出。伤害感受器纤维与交感神经纤维伴行,到达相同的脊髓神经节段。来源于肾和输尿管的痛觉主要分布于 T10~L2 躯体节段,即下背部、腰部、髂腹股沟部和阴囊或阴唇。有效阻滞这些神经节段可提供良好的麻醉及镇痛效果。

### 13. 肾脏产生的前列腺素的主要生理功能是什么?

由肾脏产生的前列腺素(PGs)主要作用于本身,包括:① 调节肾脏血液循环:通过扩张肾血管,增加肾血流量,尤其在低血容量的情况下,此种作用较为明显,且髓质部较皮质部更为明显;② 影响肾脏对 NaCl 的排泄:PGs 直接促进集合小管及髓袢升支的 NaCl 转运;③ 影响水的调节:PGs 干扰髓袢对 NaCl 的重吸收,影响肾髓质间质的渗透梯度,由此调节机体代谢。

### 14. 什么叫肾小球清除率?

清除率(clearance,C)是指单位时间内肾脏完全清除 X 物质的血浆容量(mL/min)。肾小球清除率是反映肾小球滤过功能的客观指标,在临床上常被用于评价肾功能的损害程度。

### 15. 什么是血清肌酐?

血清肌酐(SCr)由外源性和内源性两部分组成。内生肌酐是人体肌肉代谢的产物,外源性肌酐是指来自动物的骨骼肌部分(如猪肉、鸡肉、鱼肉等)。在外源性肌酐摄入量稳定的情况下,血清肌酐的浓度变化主要由肾小球的滤过能力来决定。当肾实质损害,GFR 降低至临界点后(GFR 下降至正常人的 1/3 时),血肌酐浓度明显升高。参考范围:成人男性:44～132 $\mu$mol/L,成人女性:70～106 $\mu$mol/L。

**16. 血清尿素氮的意义?**

血清尿素氮(BUN)可反映肾小球滤过率,正常成人空腹 BUN 为:3.56～14.28 mmol/L。BUN 升高,称氮质血症,见于肾功能不全,但在肾小球过滤率(GFR)降低达 50% 时才可见其升高,敏感性较差。消耗性疾病、消化道出血、脱水等肾外因素和高蛋白饮食也可使 BUN 升高,一般不单独运用 BUN 来判断 GFR。BUN 与肌酐同时测定更有意义,如二者同时升高,说明肾脏有严重损害。正常情况下,BUN/SCr 的比值约为 10(两者单位为 mg/d)。比值升高多为肾前性因素影响,比值降低多为肾性病变。

**17. 什么叫滤过分数?**

滤过分数是指肾小球滤过率(GFR)与肾血流量(RPF)的比值,即被肾小球滤过的肾血流量的比值。通常该值用百分比(%)来表示。正常情况下 GFR 约为 125 mL/min,RPF 约为 660 mL/min,故 FF 约为 25/660,即 20% 左右。正常人滤过分数男性为 19.2%±3.5%,女性为 19.4%±3.9%。滤过分数与有效滤过压及肾小球毛细血管对水的通透性有关。

**18. 肾小球清除率的常用检测方法有哪些?**

放射性核素检测;菊粉的清除率;血清肌酐;血清尿素氮(BUN)和(或)血清肌酐(SCr);内生肌酐清除率;血清胱抑素 C。

**19. 什么是肾功能不全的定义?**

肾功能不全是指肾脏功能出现损害,肌酐、尿素氮升高,但是还没有达到透析的阶段,患者还有残余的肾功能。

**20. 什么是肾功能衰竭的定义?**

肾功能衰竭是指患者肾功能出现损害,肌酐、尿素氮增高,肌酐>707 $\mu$mol/L,患者已达到透析阶段,这时肾功能已经完全丧失,它的治疗是进行透析治疗。

**21. 肾功能不全和肾功能衰竭的区别是什么？**

肾功能不全与肾功能衰竭在本质上是一样的，只是程度上有所区别。肾功能衰竭一般是指肾功能不全的晚期，而肾功能不全覆盖病情从轻到重的全过程，其中既包括肾功能障碍引起的 多系统器官功能紊乱，也包括机体抗损伤的适应代偿反应。

**22. 透析治疗的一般指征是什么？**

GFR≤10 mL/min·1.73 m$^2$、不伴有糖尿病的患者，或 GFR≤15 mL/min·1.73 m$^2$、伴有糖尿病的患者需要开始透析。

**23. 透析治疗的其他指征包括哪些？**

伴有尿毒症症状(如厌食、呕吐、体质量下降、心包炎、胸膜炎)或液体过负荷状态的患者，即使 GFR 尚未≤10 mL/min·1.73 m$^2$ 也需要开始透析。慢性肾脏病(chronic kidney disease，CKD)患者透析的其他指征包括引起心电图(electrocardiogram，ECG)改变的高钾血症或持续性高钾血症(K$^+$>6 mEq/L)、药物不能控制的心功能衰竭、难以纠正的代谢性酸中毒。

**24. 血液透析的适应证？**

① 分解代谢型急性肾损伤；② 急需溶质清除，如出现了高钾血症或高钙血症状的急性肾损伤；③ 摄入了可被透析清除的毒性物质；④ 腹膜透析或血液滤过失败，或者因不能建立起适当的血管通路或接受必需的抗凝措施而不能进行血液滤过，以及因腹部手术或感染而不能进行腹膜透析的急性肾损伤患者。

**25. 血液滤过的适应证？**

血流动力学状况不稳定但需要进行超滤脱液和(或)溶质清除的患者；排尿量恒定但需要超滤的非少尿型患者；需要每天进行超滤脱液的患者；需要紧急透析治疗，但无进行血液透析和腹膜透析的条件者等。

**26. 腹膜透析有哪些适应证？**

不能建立适当的血管通路或不能接受必要的抗凝治疗者；无血液透析和血液滤过条件的临床环境；血流动力学状况不稳定但需要进行透析治疗者。

**27. 什么是终末期肾病？**

当 GFR 降低至正常的 5% ～ 10% 时，称为终末期肾病（end-stage renal disease，ESRD）。未行肾替代疗法的患者将无法继续生存。

**28. 肾功能受损患者可能出现哪些类型电解质紊乱？**

慢性肾功能不全和 ESRD 常伴钠、钾、钙、镁平衡异常以及代谢性酸中毒。

**29. 肾功能受损患者钠离子含量如何变化？**

慢性肾衰竭患者全身水含量以及钠含量增加，细胞外液过量和高渗透压导致高血压；ESRD 患者肾保钠保水的功能也可能受损，如果有额外液体丢失（呕吐、发热），此类患者将出现严重液体缺乏。

**30. 肾功能受损患者钾离子含量如何变化？**

肾功能不全患者随着病程进展，通常出现慢性高钾血症。

**31. 肾功能受损患者镁离子含量如何变化？**

慢性肾衰竭患者可伴有高镁血症。

**32. 肾功能受损患者血磷和血钙如何变化？**

当 GFR 开始下降时出现磷蓄积。磷蓄积促使血浆离子钙浓度降低，肾合成骨化三醇（1,25-二羟维生素 D）减少，增加甲状旁腺激素基因表达；尿毒症患者离子钙和蛋白结合钙水平降低，原因是磷酸血症、维生素 D 缺乏导致胃肠道对钙的吸收减少。

**33. 慢性肾功能不全出现高钾血症时有哪些临床表现和症状？**

高钾血症很少见于 GFR 大于 25 mL/（min·1.73 m$^2$）、无内源性或外源性补钾的患者。严重高钾血症增加心肌和骨骼肌兴奋性。当血钾达到 6.5 mEq/L 时出现最早的变化。ECG 显示 T 波高尖，P 波低平，PR 间期延长，P 波消失，QRS 增宽形似"正弦波"，心室停搏或心室颤动。肌无力导致呼吸衰竭。

**34. 如何治疗慢性肾功能不全出现的高钾血症？**

治疗方法包括联合使用胰岛素、葡萄糖、袢利尿剂（非无尿患者）、碳酸氢钠、钙剂和镁剂。机械通气的患者可采用过度通气。血液透析或腹膜透析是治疗慢性肾衰竭高钾血症最确切的治疗方法。

**35. 慢性肾功能不全出现高镁血症时有哪些临床表现？**

高血镁水平引起剂量相关的神经肌肉毒性,对去极化和非去极化肌松剂敏感性增加。由于镁对钙通道的阻断作用,可出现心动过缓、低血压、心搏骤停。

**36. 肾病患者出现心血管疾病的风险是否增加？**

ESRD 人群中,心血管疾病患病率增加,高血压、冠心病、卒中、充血性心力衰竭、心房颤动、心源性猝死、肺动脉高压、心脏瓣膜病的发生率高于普通人群。

**37. 肾结石病因病理以及症状是什么？**

结石形成机制尚未完全阐明,多认为与代谢以及感染因素有关。肾结石主要症状是疼痛、血尿、排石和感染,极少数患者可长期无自觉症状。

**38. 肾结石的治疗方法有哪些？**

肾及输尿管结石的治疗要根据结石大小、部位、数目、形状、一侧或两侧,有无尿流梗阻、伴发感染、肾功能受损程度、全身情况以及治疗条件等进行具体分析,全面考虑。但当绞痛发作时,首先应该使症状缓解,而后再选择治疗方案。包括非手术治疗和手术治疗。

**39. 肾结石的非手术疗法有哪些适应证？**

非手术疗法一般适合于结石直径小于 1 cm、周边光滑、无明显尿流梗阻及感染者,对某些临床上不引起症状的肾内较大鹿角形结石,亦可暂行非手术处理。

**40. 肾结石非手术治疗有哪些方法？**

非手术疗法包括大量饮水、中草药治疗、针刺方法、经常作跳跃活动,或对肾盏内结石行倒立体位及拍击活动、体外冲击波碎石等。

**41. 治疗肾结石有哪些手术方式？**

常用的手术方式有经皮肾镜取石(PCNL)、输尿管软镜碎石(F - URL)和开放手术等。

**42. 肾结石手术有哪些适应证？**

包括持续疼痛、反复出现肉眼血尿、梗阻导致肾功能损害、无功能的脓肾、反复出现泌尿系感染、复杂性肾结石、巨型结石、鹿角形结石或多发性结石、结石引起癌变或癌合并结石。

**43. 什么是肾结核？**

肾结核是由结核杆菌感染引起的慢性、进行性、破坏性疾病。结核杆菌自原发感染灶(肺结核多见)经血行播散至双肾皮质,形成肾结核病灶。

**44. 肾结核的好发人群有哪些？**

肾结核常发生于20～40岁的青壮年,男性较女性多见,儿童和老年人发病较少,儿童发病多在10岁以上,婴幼儿罕见,约90％发生在单侧。

**45. 肾结核有何临床症状？**

典型症状是尿频、尿急、尿痛,也可出现血尿、脓尿、腰痛和肿块。若未能及时治疗,会产生严重的并发症,如膀胱结核、对侧肾积水、肾功能衰竭等。

**46. 肾结核手术治疗方式有哪些？**

肾结核的手术治疗是清除病灶和缩短治疗时间。根据病变范围、器官受累毁坏程度施行肾结核病灶清除术、肾部分切除术、肾切除术、肾及输尿管全切术、对侧肾积水手术治疗及挛缩膀胱的手术治疗等。

**47. 肾结核病灶清除术有哪些适应证？**

靠近肾脏表面较大的闭合性结核性脓肿,肾盏颈部已闭合,肾其他部分无肉眼可见的结核病灶,或轻度病变有药物治愈可能者;孤立肾或双侧肾局灶性结核性脓肿。

**48. 肾结核病灶清除术禁忌证有哪些？**

肾脏多处结核脓肿且全身有播散性结核病灶者;脓肿破溃穿透肾盏、肾盂,输尿管及膀胱病变显著,对侧肾功能正常,无明显病变者。

**49. 肾结核肾切除手术治疗的适应证有哪些?**

一侧肾脏由于广泛的结核病变,药物不能治愈或已成结核性脓肾且肾功能严重破坏者;单侧肾结核并发广泛严重输尿管结核及肾无功能者;一侧肾结核并发持续严重出血,溃破致肾周脓肿并出现败血症、高血压与肾结核有关者;双侧肾脏结核,其中一侧经药物治疗病变治愈者,对侧病变经证实为重型晚期肾结核药物不能愈合者;独肾结核并发肾脏恶性肿瘤,肾切除术后接受异体肾移植或血液透析治疗。

**50. 什么是肾癌?**

肾癌是起源于肾实质泌尿小管上皮系统的恶性肿瘤,学术名词全称为肾细胞癌,又称肾腺癌,简称为肾癌。

**51. 肾癌的发病率高吗?**

肾癌约占成年人癌症的 $2\%\sim3\%$,占所有肾脏肿瘤的 $80\%\sim90\%$。$50\sim70$ 岁发病率最高,男女比例为 $1.83:1$。

**52. 肾癌的临床症状有哪些?**

典型的血尿、肾区疼痛、腹部肿块三联征仅见于 $10\%$ 的患者,且通常仅在肿瘤体积相当大时才出现症状。肾细胞癌常伴有副肿瘤综合征,如红细胞增多、高钙血症、高血压和非转移性肝功能障碍。

**53. 肾癌的治疗策略是什么?**

局限于肾脏的肿瘤可行开腹或腹腔镜部分或全肾切除术,或行经皮冷冻或射频消融术。姑息性手术治疗可行范围更大的肿瘤减灭术。$5\%\sim10\%$ 患者肿瘤延伸至肾静脉及下腔静脉内成为癌栓,某些病例中癌栓可达到或进入右心房。术前动脉栓塞可缩小肿瘤体积并减少手术出血。

**54. 肾癌引起的疼痛如何缓解?**

早期采取鞘内放置硬膜外导管持续给予阿片类药物、局麻药物或者齐考诺肽来控制疼痛,以提高患者的生活质量。腰痛可能是由于肾筋膜受牵拉所致。肾癌转移主要是沿着肾静脉和下腔静脉,或者转移至肋间神经而导致节段性神经痛。在这些病例中,可以用肋间神经阻滞、神经毁损及透视或超声引导下的射频消融来缓解疼痛。

**55. 肾良性肿瘤的起源疾病有哪些？**

肾良性肿瘤可以起源于肾脏的任何组织，包括肾小管、平滑肌、脂肪、血管及肾包膜等。肿瘤在临床表现上没有恶性生物学行为。以往多因肿瘤体积增大引起临床症状或者出血而就诊。

**56. 肾良性肿瘤有哪些分类？**

肾良性肿瘤包括腺瘤、嗜酸细胞瘤、血管平滑肌脂肪瘤、后肾组织腺瘤、囊性肾瘤、上皮间质混合性肿瘤、平滑肌瘤、肾素瘤、其他间质起源肿瘤。最常见的为：腺瘤、嗜酸细胞瘤、血管平滑肌脂肪瘤。

**57. 肾切除术有哪些适应证？**

肾脏严重碎裂伤，尤其是贯通性火器伤，大量出血无法控制者；严重肾蒂损伤或肾血管破裂无法修补或重建者；肾损伤后肾内血管已有广泛血栓形成，肾脏血循环严重障碍者；肾盂撕裂或输尿管断裂无法修补或吻合者；肾脏损伤后感染、坏死及继发性大出血；肾损伤的晚期并发症，如肾盂输尿管狭窄及肾积水并发顽固肾盂肾炎、脓肾、经久不愈的尿瘘、瘢痕肾、萎缩肾并发肾性高血压或肾无功能，合并肾结石无法保留肾脏者。

**58. 肾切除术手术大体步骤是什么？**

探查并控制出血；显露肾脏；显露肾蒂血管；结扎肾动、静脉；切断输尿管，取出肾脏；关闭切口，肾床置橡皮引流条。

**59. 肾及上尿路的非癌症手术常用手术体位是什么？**

位于输尿管上段和肾盂的开腹肾结石手术和良性病变的开腹肾切除术多在"取肾位"或侧卧屈曲位下进行。患者取完全侧卧位，下腿屈曲，上腿伸直。将腋窝卷放在上段胸廓的下方以减少臂丛损伤的风险。调节手术台使手术侧的髂嵴和肋缘最大限度地分离，升高肾托（在手术台弯曲处凹槽的一个条形物）使上方髂嵴升高，有助于术野暴露。

**60. 目前常规开展的泌尿外科腹腔镜手术有哪些？**

泌尿外科腹腔镜手术为曾经需要开放手术治疗的疾病开拓了新的手术治疗方法。目前常规开展的腔镜手术包括腹腔镜精索静脉结扎术、疝修补术、肾上腺切除术、肾上腺部分切除术、肾盂或输尿管结石经皮取出术、肾切除术、根治性前列腺切除术、肾上腺外副神经节瘤切除术、肾固定术、肾盂成形术、肾部分切除术和膀胱切除术。

**61. 急性肾小球肾炎有何临床表现？**

血尿，水肿，高血压，肾功能不全，免疫学检查中血清 C3 及总补体 CH50 动态变化：在发病 2 周内明显下降，而后在 8 周岁内病情好转而恢复正常，双肾大小正常或稍增大。

**62. 什么是肾母细胞瘤？**

或称为肾胚胎瘤，是儿童最常见的肾脏恶性肿瘤。腹部肿块或腹围增加为最常见表现，伴有腹痛、血尿、高血压，也可合并急性肾衰，精索静脉曲张，低血糖等，下腔静脉瘤栓梗阻可导致肝大及腹水。全身症状表现为发热、乏力、烦躁、食欲缺乏及体重下降等。

**63. 肾母细胞瘤推荐治疗方案有哪些？**

目前推荐的肾母细胞瘤的治疗顺序依次为：① 对于能手术切除的病例：手术→化疗→加或不加放疗。② 对于不能手术切除的病例：术前化疗→手术→放疗和化疗。对于Ⅳ期和Ⅴ期的病例，应该给予个体化治疗。

**64. 肾性高血压的发生机制是什么？**

水钠潴留；肾素血管紧张素-醛固酮系统活性增高；肾内舒血管物质的减少。

**65. 原发性肾小球疾病有哪些？**

急性肾小球肾炎，急进性肾小球肾炎，慢性肾小球肾炎，无症状血尿或蛋白尿，IgA 肾病综合征。其他肾小球疾病（微小病变型肾病，膜性肾病，系膜增生性肾小球肾炎，局灶节段性肾小球硬化，系膜毛细血管性肾小球肾炎）。

**66. 肾功能障碍可分为哪些类型?**

肾功能障碍根据解剖学特点可分为肾前性、肾性和肾后性;根据病程可分为急性与慢性;根据发病部位可分为肾小球性、肾小管性、肾间质性、血管异常性疾病。

**67. 肾功能损害程度分为哪几期?**

根据肾功能损害程度可分为 4 期:① 肾储备功能下降期,此时无明显症状;② 肾功能障碍代偿期;③ 肾功能障碍失代偿期(又称氮质血症期);④ 尿毒症期。

**68. 什么是急性肾损伤?**

改善全球肾脏疾病预后组织(KDIGO)将急性肾损伤(acute kidney injury,AKI)定义为符合以下任意一条:① 血清肌酐 48 小时内增加≥0.3 mg/dL;② 已知或推测肾功能损害发生在 7 天之内 SCr 上升至≥基础值的 1.5 倍;③ 尿量<0.5 mL/(kg·h),持续 6 小时。

**69. 缺血性肾损伤有哪些主要原因?**

主要有血流动力学因素,白细胞浸润和黏附分子,自身免疫反应异常和近端小管细胞损伤等。

**70. 常见的肾毒性急性肾损伤有哪些?**

造影剂所致的肾损伤;药物性肾损伤;肌红蛋白所致的肾损伤;氯化汞所致的肾损伤。

**71. 肾功能障碍有哪些主要病因?**

缺血性肾损伤、肾毒性肾损伤、肾病导致的肾损伤、尿路梗阻导致的肾损伤、肝胆疾病导致的肾功能改变。

**72. 什么叫肝性肾小球硬化?**

慢性肝炎、肝硬化都可继发肾功能障碍,免疫病理学表现为以 IgA 沉积为主的肾小球疾病,称为肝性肾小球硬化,发生率为 2.8%～25%。

**73. 什么叫肝肾综合征?**

肝肾综合征是指失代偿性肝硬化、严重肝病时,由于肾脏灌注压低下而引起的功能肾前性急性肾损伤。这种肾功能损害是发生在严重肝功能不全时所表现出来的可逆性、急性、亚急性或进行性 GFR 下降,肾前性肾功能障碍或肾小管功能不全,而无急性肾小管坏死或其他特异性病理改变。

**74. 肝肾综合征的主要机制可能有哪些?**

① 体液因素:激肽释放酶激肽系统水平低下、肾素-血管紧张素-醛固酮系统活性升高、前列腺素代谢紊乱、肾小球加压素分泌和释放减少、心钠素、内毒素等;② 有效血浆容量变化,包括低排高阻型和高排低阻型;③ 肾脏血流动力学改变;④ 肾交感神经兴奋性提高;⑤ 腹压和肾静脉压增加等。

**75. 什么是慢性肾脏病?**

慢性肾脏病(chronic kidney diease,CKD)是指:① 肾脏损伤(结构或功能损害)超过 3 个月,伴或不伴 GFR 下降,临床表现为病理学检查异常或肾脏损害(血、尿成分异常或影像学检查异常);② GFR$<$60 mL/(min・1.73 m$^2$)超过 3 个月。通常是无症状的,或者出现疲劳、厌食等非特异性症状。

**76. 如何诊断慢性肾脏病?**

符合以下任意一项肾损伤指标持续超过 3 个月,或至少满足 1 项者可诊断慢性肾脏病(CKD)。肾损伤指标:① 白蛋白尿(AER$\geqslant$30 mg/24 h;ACR$\geqslant$3 mg/mmol)。AER:尿白蛋白排泄率;ACR:尿白蛋白肌酐比值;② 尿沉渣异常;③ 肾小管相关病变;④ 组织学异常;⑤ 影像学所见结构异常;⑥ 肾移植病史;⑦ GFR改变:GFR$\leqslant$60 mL/(min・1.73 m$^2$)。

**77. 慢性肾脏病如何分类?**

CKD 根据病因、肾小球滤过率(根据血清肌酐计算)、白蛋白的量和程度分为 5类:G1、G2、G3a、G3b、G4 和 G5,以及根据白蛋白尿分类:A1、A2 和 A3。A1 代表尿微量白蛋白肌酐比值(ACR)$<$3 mg/mmol,A2 代表 ACR 为 3$\sim$30 mg/mmol,A3 代表 ACR$>$30 mg/mmol。

**78. 慢性肾脏病主要有哪些病理生理表现？**

容量过多、机体总的钠和水含量增加、酸血症、高钾血症、高血压、心脏改变。

**79. 急性肾功能衰竭的病因与发生机制是什么？**

引起肾前性急性肾衰的原因有低血容量、心力衰竭和各种休克等；引起肾性急性肾衰的原因有长期肾缺血、肾毒素作用、肾脏炎症和肾小管阻塞；引起肾后性急性肾衰的原因有尿路结石、肿瘤、前列腺肥大和尿道阻塞等。

**80. 肾性贫血有哪些原因？**

促红细胞生成素生成减少；毒性物质的蓄积对骨髓造血功能的抑制；毒性物质抑制血小板功能所致的出血；毒性物质使红细胞破坏增加，引起溶血；肾毒物引起肠道对铁和叶酸等造血原料的吸收减少或利用障碍。

**81. 慢性肾功能衰竭有哪些主要机制？**

健存肾单位假说；肾小球过度滤过假说；矫枉失衡假说；肾小管细胞和肾间质细胞损假说。

**82. 术中大失血低血压休克时造成少尿或无尿的原因是什么？**

血压降低，导致肾小球毛细血管血压明显降低，从而有效滤过压降低，使肾小球滤过率明显减少，尿量减少；循环血量减少，对心房容量感受器刺激减弱，反射性地引起 ADH 分泌增加，从而远曲小管和集合管重吸收水增加，尿量减少；循环血量减少，启动肾素-血管紧张素-醛固酮系统，使醛固酮合成和分泌增加，远曲小管和集合管重吸收钠、水增加，尿量减少。

**83. 肾病综合征的诊断标准是什么？**

① 大量蛋白尿（>3.5 g/d）；② 低白蛋白血症，血清白蛋白<30 g/d；③ 水肿；④ 高脂血症。其中前两项为诊断的必备条件。

**84. 糖尿病肾病如何分期？**

1 期：肾小球高滤过和肾脏肥大期；2 期：正常白蛋白尿期；3 期：持续微量白蛋白尿期；4 期：显性蛋白尿或显性 DN 期；5 期：终末期肾病期。

**85. 乙肝病毒相关性肾炎的诊断依据是什么?**

① 血清 HBV 抗原阳性;② 膜性肾病或膜增生性肾炎,并除外狼疮肾炎等继发性肾小球疾病;③ 肾组织切片只找到 HBV 抗原。其中,第③点为最基本条件,缺此不能诊断。

**86. 肾脏手术主要包括哪些?**

肾脏手术主要包括肾脏非癌症手术,如全肾或部分肾切除术、肾结石切除术、肾盂成形术等,以及肾癌根治术。

**87. 肾脏手术的特点是什么?**

术前可伴有肾功能损害、水电解质和酸碱紊乱、心血管系统、代谢以及造血系统的病理改变;老年人均占相当比例;手术的特殊体位对呼吸,循环均有一定影响,长时间的特殊体位或体位安置不当还可能造成周围神经、肌肉及相关器官损伤;术中常出现低体温。

**88. 腹膜后间隙的解剖是怎样的?**

上界:横膈;下界:提肛肌和尾骨肌所组成的盆膈;外侧界:腰方肌的外侧缘;前方:后腹膜、肠系膜根部以及肝右叶后方裸面、十二指肠、升结肠、降结肠和直肠;后方:腰大肌、腰小肌、腰方肌和腹横肌的腱部,在盆腔内其后壁则为髂腰肌的连续部、闭孔内肌和梨状肌。

**89. 腹膜后肿瘤的发病率占全身肿瘤的多少?**

占全身肿瘤的 $0.07\% \sim 0.2\%$。

**90. 腹膜后肿瘤的良恶性?**

多为恶性,以肉瘤最多见。

**91. 腹膜后肿瘤的主要致死原因是什么?**

由于肿瘤不易切净,局部复发及远处转移是其主要致死原因。

**92. 腹膜后肿瘤的组织来源有哪些?**

来自胚胎生殖泌尿残留组织、间叶组织、神经组织、来源不明的肿瘤和肿瘤样病变、胚胎生殖泌尿残留组织。

**93. 腹膜后肿瘤来自胚胎生殖泌尿残留组织的肿瘤有哪些？**

畸胎瘤、绒毛膜上皮瘤、内胚窦瘤、浆液性囊肿和黏液性囊性瘤、子宫内膜瘤及 Mullehan 管囊肿、脊索瘤。

**94. 腹膜后肿瘤来自间叶组织的肿瘤有哪些？**

多见于脂肪肉瘤、平滑肌肉瘤、纤维肉瘤、恶性纤维组织细胞瘤、间皮肉瘤、血管肉瘤、恶性神经鞘瘤。少见于横纹肌肉瘤、滑膜肉瘤、腺泡状软组织肉瘤、间叶性软骨肉瘤、未能分类的软组织肉瘤。

**95. 腹膜后肿瘤来自神经组织的肿瘤有哪些？**

来源于体神经(脊神经)的肿瘤有：神经鞘瘤和恶性神经瘤、神经纤维瘤和神经纤维肉瘤；来源于交感神经的肿瘤有：神经母细胞瘤、嗜铬细胞瘤副神经节瘤。

**96. 腹膜后肿瘤为来源不明的肿瘤和肿瘤样病变的肿瘤有哪些？**

有腹膜后纤维性变、Castleman 疾病(又称血管滤泡型淋巴结增生、淋巴错构瘤、巨淋巴结增生或滤泡型淋巴网状内皮瘤)。

**97. "腹膜后极限解剖手术"指哪一类手术？**

指肿瘤较大，横跨人体中线的肿瘤，主要位于上腹部、胰腺后方，包绕下腔静脉、腹主动脉、肠系膜上动静脉、门静脉、腹腔干，有时甚至包绕十二指肠、胆总管等。

**98. 腹膜后肿瘤有哪些特点？**

手术难度大：位置深，瘤体大，压迫或侵及周围脏器及组织出现症状，器官受损，根治难度大；可来源于脂肪、疏松结缔组织、筋膜、肌肉、血管等，易复发。表现多样：任何年龄均可发病，其中 10％ 为儿童。病情发展较慢(除淋巴瘤和成神经细胞瘤)，常累及邻近器官(压迫致回心血量受损、粘连致出血等)，大多为恶性。

**99. 血管关系密切的腹膜后肿瘤有哪些特点？**

肿瘤在腹膜后 L1～L2 前方，有完整包膜、中心为液体影，对周围组织以压迫推移为主；CT 见肿块向前推移肠系膜上动、静脉，向后推移下腔静脉（与下腔静脉、腹主动脉、十二指肠动静脉密切相邻）；手术风险大，术中可能因大出血、血管重建等原因甚至需要暂停手术，待凝血情况好转才能再继续手术。

**100. 腹膜后副神经节瘤特点是什么？**

肿物在胰腺后方、腹主动脉旁，与左肾上腺关系密切（左肾上极另有一囊肿）；嗜铬细胞瘤肾上腺外占 10％以腹主动脉旁为多见。

# 第二节    术前准备

**101. 麻醉前用药对肾功能有何影响？**

常用术前药阿托品和东莨菪碱很少影响肾功能。阿托品有部分以原形经肾排除；而东莨菪碱则更少，仅有 1％，因此更适用于重危肾病者。安定类药物主要由肝脏降解，部分代谢产物经肾脏排除，治疗量对循环和肾功能影响轻微。

**102. 肾脏手术患者的麻醉前准备的要点有哪些？**

密切关注肾功能障碍患者可能继发的高血压、尿毒症、贫血、水电解质紊乱及其他器官的病理改变，术前积极纠正，同时处理并发症；肾癌患者常伴无痛性血尿，如术前贫血严重，应予输血纠正，做好术中大量输血准备。5％～10％的肾脏肿瘤侵入肾静脉、下腔静脉甚至右心房，术前应通过影像学检查如增强 CT、超声等影像学手段明确是否存在癌栓侵入血管及病变累及范围，必要时术中需体外循环支持。

**103. 肾切除术术前准备有哪些？**

肾损伤需行肾切除术的患者，伤情大多较严重，多伴有休克及大出血或合并伤，应积极抗休克治疗。待伤情稍稳定后再行手术；备血供术中使用；伤情允许者，术前应行静脉尿路造影或 B 超、CT 检查，以了解双侧肾脏形态和功能情况；留置导尿管。

**104. 肾结核行肾切除术时术前准备包括哪些？**

经过正规药物抗结核治疗再施行肾切除术；纠正贫血，改善低蛋白血症；备血400～800 mL。

**105. 肾癌手术术前评估包括哪些方面？**

术前评估应注重肿瘤分期、肾功能、有无其他并存疾病，麻醉管理取决于预计手术切除范围。术前肾功能障碍取决于患侧肾肿瘤大小以及并存疾病，如高血压病、糖尿病和冠心病。抽烟是肾细胞癌确定的危险因素，这些患者容易合并冠心病、慢性阻塞性肺疾病。尽管一些患者表现为红细胞增多，但大多数表现为贫血。

**106. 肾疾病患者术前高血压的治疗？**

控制高血压噻嗪类药物对水钠潴留、血管收缩所引起的高血压有效，还可降低周围血管阻力，常用作基本治疗药物。对于慢性肾功能不全高血压患者，降压不宜过快、过低，因血压骤降和血压过低均可减少肾血流量，加重肾功能损害。

**107. 肾疾病患者术前心力衰竭怎样纠正？**

心力衰竭是水钠潴留、高血压、贫血、代谢产物积蓄的结果。因此控制高血压与水、钠潴留，有预防心力衰竭的作用。如果心力衰竭严重，以透析治疗最有效，洋地黄效果差，如用地高辛则需根据肌酐清除率调整剂量。

**108. 肾疾病患者术前的贫血如何治疗？**

慢性肾功能不全的贫血患者如有症状可输浓缩红细胞，血细胞比容维持在25％为适当，很少需要提升至25％以上。

**109. 肾功能障碍患者麻醉前需准备什么？**

治疗合并症，纠正水电解质酸碱失调，抗感染；控制心律失常，纠正血容量不足、低蛋白血症和贫血；严重肾功能障碍患者应谨慎调整摄入量；有高血压、水肿和稀释性低钠时，应限制液体入量。输液不能过急、过多，以免引起水中毒；血钾可因使用利尿药、糖皮质激素、呕吐下降，补钾务必小心缓慢地进行。术前血钾如超过7 mmol/L，应尽力使之降至5 mmol/L以下；终末期肾病患者，手术前一日应常规进行透析，以降低麻醉、手术的风险。

第八章

**110. 腹膜后副神经节瘤有哪些特殊的术前准备要点？**

入院后按嗜铬细胞瘤术前准备、连续扩容 3 天。

# 第三节    术中麻醉管理

**111. 尿的 pH 如何影响麻醉药物的排泄？**

尿的 pH 直接影响药物排泄，碱性尿能使巴比妥类和派替啶等酸性药排泄加速；而碱性药则在酸性尿中排泄较快。

**112. 影响药物作用的肾源因素有哪些？**

影响药物作用的肾源因素有：① 药物的脂溶性；② 药物与血浆蛋白结合率；③ 尿液的 pH。

**113. 抗生素对肾功能有何影响？**

某些抗生素的肾脏毒性很强，如庆大霉素、甲氧苯青霉素、四环素、两性霉素 B 等均需禁用。某些抗生素本身并无肾脏毒性，但如果复合应用，则肾脏毒性增高，例如先华霉单独用并无肾脏毒性，若与庆大霉素并用则可能导致急性肾功能衰竭。

**114. 麻醉药物的脂溶性如何影响其通过肾脏的排泄？**

大多数麻醉药物是高脂溶性的，这些药物若不能通过代谢降解成为水溶性的，就会被肾小管重吸收而滞留于体内。

**115. 麻醉药物与血浆蛋白的结合力如何影响其通过肾脏的排泄？**

麻醉药物与血浆蛋白结合后，很不容易通过肾小球血管膜孔而被滤过。蛋白结合率大或是在脂肪内储积量多的药物，排泄速度转慢，作用时效就延长。

**116. 巴比妥类药物对肾功能有何影响？**

巴比妥类明显减少肾小球滤过率（20％～30％）和尿量（20％～50％），常用的硫喷妥钠以剂量相关方式使肾小球滤过减少，肾血流灌注降低，严重肾功能障碍患者诱导剂量可较正常减少 75％，并随尿毒症严重程度而药效延长。

**117. 安定类药物对肾功能有何影响？**

　　安定镇痛剂使肾小球滤过及肾血流灌注轻度受抑制而下降约 12％，仍能保留清除过量水负荷的能力。

**118. 氯胺酮对肾功能有何影响？**

　　氯胺酮 2 mg/kg 并不增加肾素活性，但增加心脏负荷，对伴有高血压、心脏病的肾病患者慎用。

**119. 阿片类药物对肾功能有何影响？**

　　μ 受体激活能引起抗利尿作用，并减少电解质排泄；κ 受体激活主要引起利尿作用，但几乎不影响电解质的排泄。阿片类药物的间接作用包括抑制或改变 ADH 及心房钠尿肽的分泌。用药后血浆 ADH、肾素及醛固酮水平并无增高，提示芬太尼、舒芬太尼、阿芬太尼或（可能也包括）瑞芬太尼很可能能够保护人类肾功能或对肾功能影响轻微。阿片类药物对下尿路的作用包括以尿潴留为特征的排尿障碍。

**120. 吸入麻醉药对肾功能有何影响？**

　　吸入麻醉药影响肾功能多为肾外因素，如降低心排血量、低血压等。目前常用的安氟烷、异氟烷、七氟烷以及地氟烷对循环的抑制程度多呈剂量相关。安氟烷、异氟烷可使肾小球滤过率下降和肾血流减少 1/5～1/2，通常在停药后能较快恢复。但如发生休克或缺氧，会加重抑制而导致恢复延迟。此外，吸入麻醉药的潜在肾毒性主要由于其代谢降解的游离氟离子引起肾小管损伤，降低肾的浓缩功能所致。

**121. 吸入麻醉药中肾毒性强的是哪种药物？**

　　甲氧氟烷，属于禁用；其次为恩氟烷，应慎用。

**122. 地氟烷对肾功能有何影响？**

　　地氟烷具有高度稳定性，很难被钠石灰和肝降解。地氟烷应用于肾衰竭患者的安全性已经得到证实。而且更敏感的肾功能指标，即尿视黄醇结合蛋白和贝塔-N 乙酰葡糖铵糖苷酶也显示其无肾损害作用。长时间使用地氟烷（7MAC-小时）对肾功能无影响。

### 123. 七氟烷对肾功能有何影响？

七氟烷的稳定性相对较差,钠石灰可导致其分解,而且七氟烷可在肝中进行生物转化。已有报道认为,血浆无机氟化物的浓度在长时间吸入七氟烷后接近肾毒性水平($50\ \mu mol/L$)。但是,在人类还没有发现七氟烷损害肾功能方面的证据。

### 124. 丙泊酚对肾功能有何影响？

丙泊酚的代谢主要是在肝脏,一小部分在肝外。给药 30 分钟后代谢产物即占 81％,其中的 88％经肾脏排出,对肾功能的影响取决于对心血管系统的干扰程度。有研究报道丙泊酚在麻醉期间可使尿酸分泌增加,临床尚未见严重后果的报道。长时间输注丙泊酚可产生绿色尿液,这是由于尿液中存在酚类物质。这种颜色的改变对肾功能无影响。给予丙泊酚后尿酸排泄增加,在低 pH 和低温条件下,尿酸结晶使尿液呈云雾状。

### 125. 依托咪酯对肾功能有何影响？

依托咪酯主要在肝脏代谢,主要的代谢产物无药理活性,只有 2％的药物以原形排出,其余以代谢产物形式从肾脏(85％)和胆汁(13％)排泄。依托咪酯对心血管功能的作用轻微,对肾功能也未见明显影响。

### 126. 右美托咪定对肾功能有何影响？

$\alpha_2$ 肾上腺素能受体激动剂右美托咪定分布迅速,绝大部分在肝脏代谢,经尿和粪便排泄。右美托咪定对血流动力学影响较大,其主要作用为减慢心率,降低全身血管阻力,间接降低心肌收缩力、心排血量和血压,但因其不影响肾脏自身调节功能,故对肾功能没有显著影响。

### 127. 琥珀胆碱如何在机体内代谢？

琥珀酰胆碱被假性胆碱酯酶降解,产生无毒的终末代谢产物——琥珀酸和胆碱。这两种化合物的代谢前体,即琥珀单胆碱,经肾排泄。因此,琥珀酰胆碱可用于肾功能低下或肾功能不全的患者,但在肾衰竭患者应避免长时间输注大剂量琥珀酰胆碱。

### 128. 阿曲库铵对肾功能有何影响？

阿曲库铵通过酯酶水解作用和非酶的碱性降解作用(霍夫曼消除)形成无活性

产物,后者不依赖肾排泄。

### 129. 顺式阿曲库铵对肾功能有何影响?

顺阿曲库铵是阿曲库铵的顺式单体,器官非依赖性消除机制(霍夫曼消除)占整个顺式阿曲库铵消除的 77%。由于肾排泄只占顺式阿曲库铵消除的 16%,所以肾衰竭对其作用时间的影响很小。

### 130. 非去极化肌松药罗库溴铵对肾功能有何影响?

罗库溴铵在肾衰竭患者中的清除半衰期延长,这是由于其分布容积增加但清除率不变所致。这可以解释在肾功能缺失患者罗库溴铵的作用时间延长,但这种延长有无临床意义尚不得而知。

### 131. 氯胺酮对肾功能有何影响?

氯胺酮可增加 RBF 但 GFR 减少,可能是交感神经兴奋的结果。在出血导致低血容量时,使用氯胺酮可以维持 RBF。

### 132. 椎管内麻醉对对肾功能有何影响?

腰麻或硬膜外麻醉若阻滞了 T4~T10 节段的交感神经,能有效地抑制交感肾上腺素反应,阻断儿茶酚胺、肾素及精氨酸加压素的释放。术中必须仔细调节阻滞平面以维持足够的肾灌注压,进而维持肾血流量和肾小球滤过率。在手术过程中有必要将输入液体量增加 25%~50%。但是也有研究发现,硬膜外麻醉虽然可以引起肾交感神经阻滞,但它并不能抑制因肾下腹主动脉夹闭所引起的肾血管阻力的增加,也不能防止术后肌酐清除率的下降。

### 133. β 受体阻滞剂对肾脏有何影响?

普萘洛尔几乎完全在肝的中代谢,艾司洛尔由红细胞细胞质中的酯酶降解,所以这些药物在肾功能异常或者肾功能不全患者中的作用时间不会延长。

### 134. 前列腺环素对肾功能有何影响?

血管扩张剂前列腺环素能对抗去甲肾上腺素和血管紧张素的血管收缩效应,维持内层皮质的灌注。外源性注射人造前列腺素,如 PGE,可以抑制试验动物缺血所导致的急性肾衰竭,对肾移植的供体肾具有保护作用。

**135. 钙通道阻滞剂对肾脏有何影响？**

钙通道阻滞剂硝苯地平、维拉帕米和地尔硫卓大部分在肝中被代谢为无药理学活性的产物，对肾功能无显著影响。同时钙通道阻滞剂能够通过多种途径防止肾脏的缺血性损伤，包括防止缺血再灌注所导致的血管收缩，抑制肾小球血管紧张素的作用等。但是当钙通道阻滞剂引起低血压时，可以破坏肾脏的自身调节能力，使肾功能恶化。

**136. 硝酸甘油对肾脏有何影响？**

硝酸甘油代谢迅速，只有不到 1% 从尿液中以原形排泄，对肾功能影响较小。

**137. 多巴胺对肾功能有何影响？**

多巴胺可选择性增加 RBF 和引起尿盐增加（DA1 作用），或通过作用于 β 肾上腺素能作用增加心排血量和肾灌注。如果血容量充足但持续性少尿，特别是合并低血压时，多巴胺能提升血压、心排血量和 RBF，并且有利于提高尿流量。但是有研究发现，多巴胺血浆分布范围广，所以在临床上可能会引起多变的不可预测的反应。目前，没有证据支持在手术、创伤或脓毒血症时预防性应用小剂量多巴胺对肾脏具有保护作用。

**138. 机械通气对肾功能有何影响？**

持续正压通气和呼气末正压通气可以降低 RBF、GFR 和钠排泄。对肾功能的抑制程度取决于平均气道压。通过扩充血容量或使用多巴胺保持正常的循环状态，可以避免或逆转通气治疗时引起的肾功能损伤。

**139. 控制性降压对肾功能有何影响？**

麻醉中应用控制性降压时，肾小球滤过率明显降低。即使是老年患者，只要低血压状态持续不超过 2 小时，就不会产生永久性肾损伤。控制性降压时使用的血管扩张剂对 RBF 的影响不同。硝普钠可降低肾血管阻力，但引起肾脏血液分流；硝普钠还可以激活肾素-血管紧张素系统，释放儿茶酚胺，若突然停药可引起反跳性高血压。硝酸甘油降低 RBF 的作用比硝普钠弱。

**140. 心肺转流对肾功能有何影响？**

可以引起低血压和非搏动性血流，这将促使肾血管收缩，降低 RBF。在转流中,去甲肾上腺素水平进行性增加,肾素-血管紧张素系统被激活。体外循环中被激活的血小板释放血栓素和血管内皮素促使肾血管收缩。

**141. 主动脉阻断对肾功能有何影响?**

在大血管手术时,阻断肾上主动脉或肾下主动脉均会使 RBF 降低,可降至正常的 50%。肾小管的浓缩功能和保水保钠能力显著降低,但尿流量没有明显变化。夹闭超过 50 分钟以后,可能引起 GRF 持续降低和一过性氮质血症。夹闭肾下主动脉使体循环血管阻力增加,从而引起心排血量降低,进而引起 RBF 和 GFR 下降。

**142. 缺氧对肾功能有何影响?**

吸入氧浓度降低为 14% 时,肾血流的反应表现为代偿性增加;吸入氧浓度降低为 9% 时,肾血流与正常值相近。渐进性缺氧或低灌注,均可使肾血管压力感受器转变交感系活性释放肾素,造成肾血管阻力大增,肾血流急剧下降。

**143. 人工气腹对肾功能有何影响?**

腹腔镜手术中的人工气腹可以降低患者的心血输出量、肾血流量和 GFR,人工气腹导致的心血输出量的下降可以激活患者的交感肾上腺系统,引起儿茶酚胺、肾素和血管紧张素Ⅱ等的释放增加,从而降低肾血流量。此外,人工气腹所致的腹内压力的升高可以传递到肾脏,导致肾血流量的进一步下降。

**144. 手术对肾脏功能有何影响?**

手术的伤害性刺激的激惹诱发兴奋作用;而麻醉则多为双向反应,有兴奋也有抑制,恰到好处地抑制对患者而言更加有利。倘若出现激烈的应激反应,则能导致肾血流自动调节功能的丧失;过度抑制同样也会造成肾功能障碍乃至肾衰竭。

**145. 肾脏手术是否可在硬膜外麻醉下进行?**

肾脏手术可以在硬膜外麻醉下完成,选择 T10～T11 间隙穿刺,向头侧方向置管注药,硬膜外阻滞范围至少达 T6～L2,上界最好达 T4。为减轻牵拉肾脏及肾蒂的反应,需提前使用镇痛镇静药。

第八章

**146. 肾脏手术中全身麻醉与硬膜外麻醉相比有哪些优势？**

全身麻醉提供了可控的呼吸支持，避免了大量失血时硬膜外给药对循环的进一步影响，同时也满足了肾脏手术特殊体位的舒适性需求，但在药物选择上，应避免对肾功能有明显损害的药物。全身麻醉复合硬膜外麻醉有利于术后快速康复，但应注意避免术中低血压的发生。

**147. 肾脏手术中发生气胸的原因及处理原则是什么？**

肾脏手术中可能损伤胸膜而造成气胸，应密切监测手术情况及患者呼吸情况，如出现胸膜损伤，应及时修补或行胸腔闭式引流。

**148. 肾脏手术中尿量应维持在怎样的水平？**

肾脏手术术中应关注健侧肾脏灌注，适当补液以保持尿量在 $0.5\ mL/(kg \cdot h)$。

**149. 肾脏手术患者对输液通道有何要求？**

肾脏手术麻醉前应留置大孔径的静脉通道，便于术中快速补液。对于肿瘤体积较大且血运丰富的患者，应穿刺外周动脉行直接动脉压监测，可行中心静脉置管监测中心静脉压，并可用于大量快速补液。

**150. 肾脏手术采取"折刀位"对呼吸循环有何影响？**

"折刀位"时，全身麻醉机械通气的患者，上肺的血流量少于下肺，通气量多于下肺，造成了通气/血流比失调，患者易出现肺下肺不张及低氧血症，动脉-呼气末二氧化碳梯度增加提示上肺的无效通气量增加。长时间保持"折刀位"可能会由于下腔静脉受压而影响回心血量，而下肢低位可能加重这一影响。

**151. 肾脏手术应用硬膜外麻醉有哪些禁忌证？**

肾功能衰竭伴有明显出血倾向和尿毒症神经炎的患者，硬膜外腔穿刺后易出血，有发生椎管内血肿和引起永久性神经损害的危险，应慎用。

**152. 哪些肾脏手术需选用全身麻醉？**

对接受复杂肾、肾上腺手术，或老年和合并严重心肺疾患的患者，宜选择气管内插管全身麻醉，麻醉用药应注意其对肾功能的影响。

**153. 合并下腔静脉癌栓的肾癌患者术中可能发生哪些危险情况?**

　　术中可能由于下腔静脉阻塞造成的循环衰竭,分离肿瘤时碎片脱落造成的急性肺栓塞,以及由于下腔静脉严重阻塞造成的腹膜后、硬膜外血管扩张导致的术中大出血。

**154. 合并下腔静脉癌栓的肾癌患者的麻醉处理要点是什么?**

　　术前必须明确癌栓侵犯范围。有创血压监测,建立多条大孔径静脉通路。由于下腔静脉的阻塞,中心静脉压监测价值有限,可常规进行 TEE 监测。TEE 有助于观察癌栓的位置是否进入右心房,分离肿瘤时是否有癌栓脱落进入心脏造成急性肺栓塞以及心脏内肿瘤是否被完全切除。当癌栓占右心房大于 40% 时应采取心肺转流,可采用深低温停循环取栓。

**155. 肾脏肿瘤进行手术时哪些指标可提示发生了癌栓栓塞?**

　　下腔静脉较大癌栓的患者中心静脉压通常升高,可反映下腔静脉阻塞程度;突发的室上性心律失常、动脉血氧饱和度下降、严重的体循环低血压提示发生瘤栓栓塞。

**156. 肾脏肿瘤患者行根治性肾切术使用全麻-硬膜外联合麻醉方法时,何时进行硬膜外给药?**

　　使用全麻-硬膜外联合麻醉时要在术中可能大量失血的步骤都结束之后再进行硬膜外给药。开腹肾切除术后肋缘下、侧腹、正中切口疼痛非常剧烈,硬膜外镇痛有助于减少术后不适和加速恢复。

**157. 屈氏体位或头低脚高体位(Trendelenburg 体位)对全身的影响有哪些?**

　　Trendelenburg 体位可引起头颈部静脉淤血、静脉压增加、颅内压增加、视网膜出血、视网膜剥离、眼内压增加以及青光眼,气管导管进入支气管以及低氧血症、通气/血流比例不匹配以及缺氧、神经病变、角膜以及结膜水肿、喉头水肿、气道阻塞和闭塞、肩部过度牵拉造成臂丛神经损伤、股神经及腓神经出现神经病变,以及各种呼吸系统并发症。

**158. 肾血管成形或人工血管置换手术的术中麻醉处理有哪些?**

　　以控制肾性高血压或高血压危象以及维护肾功能和心血管功能为重点,使用降压药应严格控制降压幅度,以避免心、脑、肝、肾等重要脏器缺血、缺氧性损害。

第八章

**159. 肾脏肿瘤患者行根治性肾切术时使用控制性降压应注意什么?**

由于控制性降压可能造成健侧肾急性肾损伤,术中仅可短时使用以减少出血;健侧肾的反射性血管收缩也可能导致术后肾功能不全,因此需谨慎使用。

**160. 围手术期的肾中毒因素有哪些?**

抗菌药、吸入麻醉药(七氟烷、恩氟烷)、非甾体类抗炎药(酮咯酸)、化疗药/免疫抑制剂、造影剂、肌红蛋白(肌红蛋白增加的原因有急性骨骼肌损伤或局部缺血所致的横纹肌溶解、肌筋膜室综合征、过屈截石位)、血红蛋白(血红蛋白增加的原因多为溶血)。

**161. 肾脏手术有哪些补液注意事项?**

超量补液是肾功能不全患者的大忌,易诱发 ARDS 乃至多脏器功能衰竭。在维持灌流的前提下欠量补液,则危害较小,但要防止因灌注不适和缺氧易导致肾小管坏死而诱发急性肾功能衰竭。适当保持血容量,避免水的摄入过量,尽力防止发生肺水肿。

**162. 老年肾疾病患者如何进行麻醉管理?**

老年患者的肾小球滤过率下降,药物代谢延迟,心肺储备及代偿能力都退化,要尽力保护好重要脏器功能,不致恶化以致衰竭。对广泛手术切除、曾经过多次麻醉或采用特殊体位者,应有周密的估计,并作必要的术中监测,注意保持心、脑、肝、肾的血流灌注和供氧。

**163. 肾脏手术时行 $CO_2$ 气腹可产生哪些并发症?**

腹腔压力增加、严重头低位、长时间手术可影响呼吸和循环功能;皮下气肿;可一直扩散到头颈部,甚至导致咽部肿胀,从而压迫上呼吸道导致呼吸道梗阻;$CO_2$ 大量吸收导致高碳酸血症;气体栓塞。

**164. 术中发生皮下气肿应如何处理?**

皮下气肿轻度无需处理,重度发生高碳酸血症需停止手术,纠正后重新手术。若发生纵隔气肿,表现呼吸急促,心脏传导障碍,自发气胸,休克,心搏骤停,应立即停止手术,穿刺排气。

**165. 肾脏肿瘤患者行经皮冷冻或射频消融时术中有哪些注意事项？**

　　相对较小的无转移肾脏肿瘤通常可由介入放射科医师使用经皮冷冻或射频探头在超声或 CT 引导下消融。常规进行监护，通常使用气管插管全身麻醉复合肌松药以降低患者术中体动的风险。如预计手术时间超过 2～3 小时，通常留置尿管。装有起搏器或 ICD 的患者行射频消融术时，必须采取一定的预防措施。体位通常为侧卧位或俯卧位。患者可能出现短时间的严重术后疼痛，需要使用静脉镇痛药。

**166. 肾脏肿瘤患者行根治性肾切术时术中有哪些注意事项？**

　　因为肿瘤血运丰富且体积常较大，术中可能出现大量失血，通常需要行外周动脉置管并开放两条粗大的静脉通路。经食管超声心动图（transesophageal echocardiography，TEE）、食管多普勒或外周脉搏波形分析（Lidco 或 Vigileo）常用于监测血流动力学，所有有下腔静脉癌栓的患者均应使用 TEE。牵拉下腔静脉可能导致一过性低血压。监测核心温度，并使用空气温毯和输液加温装置减少低体温的风险。

**167. 丙泊酚是否可安全运用于肾功能障碍患者？**

　　大部分丙泊酚以葡萄糖醛酸代谢物的形式或在其苯环羟基化之后排出，仅 0.3％ 以原形在尿液中存在，且丙泊酚清除依赖肾血流而不受肾衰的影响，因此，丙泊酚可被安全地用于肾功能障碍患者。长时间输入丙泊酚，尿中可能出现苯酚，但不影响患者肾功能。丙泊酚除麻醉作用外，还具有肾脏保护作用，可能与丙泊酚具有抑制细胞凋亡、减少细胞因子和炎症因子的表达等作用有关。

**168. 阿片类药物是否可运用于肾功能障碍患者？**

　　肾衰竭严重影响吗啡和哌替啶的临床作用，但是对芬太尼类药物则影响不大。肾衰竭患者可能由于高浓度的 6 - 葡萄糖醛酸吗啡（吗啡在肝脏中的代谢产物之一，60％～70％ 在肝内与葡萄糖醛酸结合，主要经肾排出）蓄积而引起呼吸抑制，危及生命。哌替啶的代谢产物去甲哌替啶的蓄积可以引起中枢神经系统的兴奋作用，是由于哌替啶的这种活性代谢产物需经肾排泄，因此在肾衰竭患者中易引起惊厥。

第八章

**169. 肾功能障碍是否可以使用氯琥珀胆碱？**

　　给予氯琥珀胆碱后,血清钾离子水平快速而短暂地升高 0.5 mEq/L。在尿毒症高钾血症患者中,血清钾的进一步升高非常危险,除非患者在术前 24 小时内已经接受透析治疗,否则不推荐使用氯琥珀胆碱。如果慢性肾衰竭患者血钾浓度低于 5.5 mEq/L,使用琥珀胆碱是安全的,但应当避免重复使用。

**170. 肾功能障碍使用氯胺酮有何不良影响？**

　　肾衰竭不影响氯胺酮的药代动力学特点,氯胺酮通过再分布和肝脏代谢终止其效应,尿中的氯胺酮原形不足 3％。

**171. 肾功能障碍使用依托咪酯有何影响？**

　　尿毒症时,游离型依托咪酯较多,但临床作用无明显变化。

**172. 肾功能障碍使用苯二氮䓬类药物有何影响？**

　　苯二氮䓬类药物血浆蛋白结合率高,肾衰竭时临床效应延长,故首量应酌减。

**173. 肾功能障碍如何影响阿芬太尼、舒芬太尼、雷米芬太尼的药理学性质？**

　　阿芬太尼的代谢依赖于肝内可诱导细胞色素 C 酶,可以用于肾功能不全患者。舒芬太尼和阿芬太尼的清除率和半衰期在肾功能下降患者中没有显著的变化。雷米芬太尼由血和组织中的酯酶代谢。雷米芬太尼的主要代谢产物(GR90291)由肾清除。肾衰竭时上述代谢产物清除率下降没有临床意义,因为它的活性只有原复合物的 1/4 000。

**174. 肾功能障碍是如何影响芬太尼的药理学性质的？**

　　芬太尼由肝代谢,只有 7％以原型经尿液排出。芬太尼适用于手术中,短时间使用是安全的。有报道指出在肾衰竭情况下出现前体复合物蓄积,但临床经验认为这一现象并没有不良反应。然而,如果肾衰竭患者长时间使用芬太尼,必须仔细监测药物的药代动力学效应。

**175. 肾功能障碍患者麻醉药物的选用原则是什么？**

　　肾功能不全患者由于血浆蛋白低和贫血,特别是同时并存其他脏器功能不全的危重患者对麻醉药的耐受较差;对血浆蛋白结合度高的药物,其游离成分将增高,所以容易用药逾量,出现毒性反应。因此,选用麻醉药应以对循环、代谢影响最小,可控性最佳,时效短的药物为原则。

**176. 肾功能障碍患者对阿曲库铵和顺式阿曲库铵运用有何影响?**

阿曲库铵被酯酶水解和非酶的碱性分解(霍夫曼消除)而降解为无活性的代谢产物,其作用的消除不依赖肾脏排泄,因此其消除半衰期在正常患者和肾功能障碍患者间没有差别。顺阿曲库铵是阿曲库铵的单顺式异构体,霍夫曼消除占总消除的 77%。因为肾脏排泄只占顺阿曲库铵消除的 16%,所以肾衰竭对其作用时间的影响不大。

**177. 肾功能障碍对维库溴铵和罗库溴铵运用有何影响?**

维库溴铵和罗库溴铵有部分经肾脏消除,肾功能障碍患者这 2 种药物消除半衰期延长,血浆清除率减少,因此其神经肌肉阻滞作用时间长于肾功能正常的患者。

**178. 肾功能障碍对维库溴铵和罗库溴铵运用有何影响?**

尿毒症患者或者血液透析患者血浆胆碱酯酶活性降低,短效肌松药米库溴铵被血浆假性胆碱酯酶水解,其作用在终末期肾病肾毒性延长 10～15 分钟,因而肾功能障碍患者米库溴铵的输注量应减少。

**179. 肾功能障碍对胆碱酯酶拮抗剂作用有何影响?**

胆碱酯酶拮抗剂新斯的明、溴吡斯的明和依酚氯铵分别有 50%、70% 和 70% 排泄人尿中,其排泄在肾功能受损患者均会延长。

**180. 肾衰竭患者神经肌肉阻滞恢复后的"再箭毒化"的主要原因是什么?**

肾衰竭患者神经肌肉阻滞恢复后的"再箭毒化",在大多数病例是由其他一些原因引起的,如残留肌松药与抗生素或利尿剂之间的相互作用造成的。

**181. 肾功能障碍是否可使用舒更葡糖钠?**

舒更葡糖钠(γ-环糊精)在体内极少代谢,大部分以复合物原形经肾脏清除,清除率为 75～120 mL/min,相当于正常的肾小球滤过率,可迅速从体内清除。但舒更葡糖钠的存在可以完全改变甾体类肌松药的体内清除过程,由肝脏生物转化后经胆汁排泄,转变为完全经肾脏排泄。因此,在肌酐清除率低于 30 mL/min 或需要透析的患者,不推荐使用舒更葡糖钠。

### 182. 肾功能障碍患者选择麻醉方法的原则是什么?

尽量选用简便、有效、安全、对患者影响较小且为麻醉科医师本人所熟悉的麻醉方法。围手术期关注的重点在于如何维持正常的血容量和血压,避免降低肾脏的灌注,其重要性要大于选择麻醉技术本身的意义。

### 183. 肾功能障碍患者的术中管理应注意哪些事项?

术中除须保证患者安全无痛,并尽量给术者创造有利于操作的条件外,应避免所有可能导致肾功能进一步恶化的情况,如低血压,交感神经活性亢进,血管收缩药的使用等。

### 184. 尿量监测在大手术中有何意义?

监测尿量可一定程度上反映肾脏灌注(与有效循环血容量和微循环有关)状态。人工导尿是监测尿量可靠的方法。心脏手术、主动脉或肾血管手术,开颅手术或预计有大量液体转移的手术,长时间手术、术中应用利尿剂、充血性心力衰竭、肾功能障碍或休克患者等要求置入尿管监测尿量,术中尿量应维持在 1.0 mL/(kg·h)以上。

### 185. 为降低术后 AKI 的风险,术中平均动脉压应维持在什么水平?

降低术后 AKI 风险的最低平均动脉压(mean arterial pressure,MAP)为55 mmHg,但术中 MAP 降低到此范围时应及时处理,为保证肾脏氧供和 GFR,MAP 值至少应达到 60～65 mmHg。老年和高血压患者的 MAP 应该更高(＞75 mmHg)。低血压引起的肾功能损害患者也可能需要更高的 MAP(70～80 mmHg),以防止继发性肾损伤。

### 186. 肾功能障碍患者维持 MAP 可以使用哪种血管活性药?

为维持足够的 MAP,如果有必要可使用血管升压药。推荐使用去甲肾上腺素作为一线血管加压药,去甲肾上腺素已被证明可改善肾血流量和肾小球滤过率,并增加尿量。如果有发病前的血压资料,可施行个体化目标血压管理。血管升压素可使肾的低灌注压上升至自我调节范围内,以维持灌注,且优先收缩出球小动脉,可改善 GFR,也适用于肾功能障碍患者。

### 187. 肾功能障碍患者液体复苏时应如何选择液体?

主要推荐使用晶体液,避免使用羟乙基淀粉,建议慎用明胶或右旋糖酐。需警惕单独使用胶体进行大量容量替代可能会导致肾小球滤过和渗透性肾小管损伤的高渗性损伤。生理盐水可导致高氯型酸中毒,不作为选择。人白蛋白(HA)作为唯一天然的胶体,在低渗性低血容症中是较好的选择。

### 188. 肾功能障碍患者应如何使用利尿剂?

建议对于利尿剂有反应的患者,使用利尿剂预防或控制液体过负荷。不推荐仅因预防 AKI 而使用袢利尿剂。

### 189. 腹膜后肿瘤手术采用 GDT 目标导向液体治疗的实施要点有哪些?

尽量维持 $SCVO_2>70\%$,$SCO_2>65\%$,每搏变异指数 $SVV<12\%$,CO 正常;若 $SVV>13\%$ 则需进行补液;若 $SVV<13\%$ 但仍需优化 CO 时,则强心、缩血管。

### 190. 腹膜后肿瘤手术大出血时容量复苏的液体选择?

推荐使用等渗晶体液对低血压创伤患者进行初始复苏;建议应该避免大量使用 0.9% 的生理盐水;考虑对止血的不良影响,不建议大量使用胶体液。

### 191. 腹膜后肿瘤手术大出血患者如何输注血液制品?

根据 Hb 水平判断是否使用纤维蛋白原以及红细胞,维持目标血红蛋白为 7~9 g/dL;对于预料中的大出血患者,血浆(新鲜冰冻血浆或者病原体灭活的血浆):红细胞的比例至少 1:2 进行输注;维持 PT 以及 APTT 在正常范围的 1.5 倍以内;对于没有大量出血的患者,原则上不推荐使用血浆。

### 192. 腹膜后肿瘤手术患者在严重大出血控制之前应将收缩压维持在哪个范围?

应将收缩压维持在 80~90 mmHg 范围内,以减少出血。

### 193. 腹膜后肿瘤手术患者大出血时氨甲环酸的使用时机及使用方法怎样选择?

对于出血或存在大出血风险的患者,推荐尽早使用氨甲环酸,首剂 1 g(给药时间大于 10 分钟），后续 1 g 输注持续 8 小时。

**194. 腹膜后肿瘤手术患者大出血时输注纤维蛋白原或冷沉淀的时机及输注方法怎样选择？**

如果患者有大出血，血栓弹力图提示功能性纤维蛋白原缺乏或血浆纤维蛋白原水平不大于 $1.5\sim2.0$ g/L，推荐输注纤维蛋白原或冷沉淀。推荐起始量纤维蛋白原为 $3\sim4$ g，冷沉淀为 50 mg/kg，然后根据血栓弹力图和纤维蛋白原的检测水平指导是否继续输注。

**195. 腹膜后肿瘤手术患者大出血时输注血小板的策略是什么？**

推荐输注血小板以维持血小板计数大于 $50\times10^{9}$/L，对于持续出血的患者，建议将血小板计数维持在 $100\times10^{9}$/L 以上。建议输注的起始剂量为 $4\sim8$ 单位血小板，或者 1 个全血单位的血小板。

**196. 腹膜后肿瘤手术患者大出血时使用凝血酶原复合物（PCC）的指征是什么？**

对于口服维生素 K 依赖抗凝药的患者，推荐早期使用浓缩的凝血酶原复合物进行紧急拮抗；为减轻使用新型口服抗凝剂的患者发生创伤后致命性出血，建议给予 PCC；如果纤维蛋白原水平正常，血栓弹力图监测提示凝血启动延迟时使用 PCC 或血浆。

**197. 腹膜后肿瘤手术患者大出血时使用基因重组的活化凝血因子 Ⅶ（rFⅦa）的指征是什么？**

对于已经采取标准的控制出血和最佳的传统止血措施的患者，如果仍持续存在大出血和创伤性凝血病，建议使用 rFⅦa。

**198. 腹膜后肿瘤手术患者的术中血糖怎样管理？**

当血糖大于 8.4 mmol/L 时，静脉滴注 5% GS 500 mL ＋胰岛素 6 IU；当血糖大于 11.2 mmol/L 时，静脉滴注 5% GS 500 mL ＋胰岛素 8 U；当血糖大于 13.9 mmol/L 时，静脉滴注 5% GS 500 mL ＋胰岛素 12 IU；当血糖大于 22.2 mmol/L 时，静脉滴注 NS 500 mL ＋胰岛素 20 IU。

**199. 腹膜后肿瘤手术患者术中血钾怎样管理？**

术中血钾维持于 $2.5 \sim 6.2$ mmol/L，当血钾低于 $2.5$ mmol/L 时，补充晶胶体恢复血容量后见尿补钾；血钾高于 $6.2$ mmol/L 有心跳骤停危险，可给予 $5\%$ 碳酸氢盐、$5\%$ GS 100 mL＋胰岛素 8 U 等进行处理。

**200. 腹膜后副神经节瘤麻醉管理要点是什么？**

准备好降压、降心率、升压、升心率的药物，扩容，术中关注氧合；维持血流动力学稳定，血压大于 180/110 mmHg 时，易导致心肌缺血、心衰、脑血管意外、出血等风险；可疑或证实有双侧肿瘤时，准备甲强龙；术中需持续监测 ARP、CVP、$ETCO_2$、$SPO_2$、体温、BIS 等，监测血气、Hb，使用 Flotrco/Vijileo 监测 CO、SVV 可以对容量、组织灌注处理更合理。

## 第四节　术后注意事项

**201. 肾脏手术麻醉后有哪些注意事项？**

麻醉后当天应严密监测血压、脉搏，呼吸和血红蛋白、血细胞比容的变化，注意引流管出血量，及时发现活动性出血和严重的创面渗血，并给予积极处理。继续补充血容量，必要时补充凝血物质。对于手术范围较大（如取栓患者）及术后生命体征尚不平稳的患者，应送重症监护治疗病房密切监测治疗。术后采取多模式镇痛，缓解术后伤口疼痛。

**202. 对肾切除术后患者应注意哪些方面？**

肾切除患者全麻后常规护理、伤口清洁、引流管畅通、健康宣教、术后 6 小时可采取患侧卧位，减轻腹胀，术后 $24 \sim 48$ 小时鼓励下床活动。密切注意全身情况，注意水、电解质平衡；尿量少者应注意寻找原因，若休克已纠正，血容量已补足，但尿量仍少者，应使用甘露醇或利尿药；经腹腔手术者一般应胃肠减压，禁食至胃肠蠕动恢复，方可拔除胃管；使用抗生素预防感染；伤口引流物于术后 $48 \sim 72$ 小时拔除。

**203. 腹膜后副神经节瘤术后管理关注点是什么？**

高血压：嗜铬细胞瘤术后 $20\%$ 可能出现高血压；肾上腺危象：患者双侧肿瘤

摘除 24 小时内可能出现血压下降、腹痛、嗜睡等；低血容量休克：以 Hb、24 小时内出入量为补液参考；水电解质紊乱：参考血气；凝血混乱；低血糖：持续性的血压降低，导致患者对药物及血容量补充均不敏感，可在监测下补充"高渗糖"。

## 参考文献

［1］ 胡志安，王莎莉. 生理学［M］. 北京：科学出版社，2013.

［2］ 李玉林. 病理学［M］. 北京：人民卫生出版社，2013.

［3］ 陈孝平，汪建平. 外科学［M］. 北京：人民卫生出版社，2013.

［4］ 杨宝峰. 药理学［M］. 北京：人民卫生出版社，2013.

［5］ 胡丽娜，苟欣. 泌尿生殖系统疾病［M］. 北京：人民出版社，2017.

［6］ 邓小明，姚尚龙，于布为，黄宇光. 现代麻醉学［M］. 北京：人民卫生出版社，2020.

［7］ Junqueira LC CJ. Basic Histology, 11th ed［M］. McCraw-Hill Co：2005.

［8］ X. J. Zhou ZL，T. Nadasdy，V. D. D'Agati，F. G. Siva. Silva's Diagnostic Renal Pathology［M］. Cambridge University Press，2009.

［9］ Laurence L. Brunton BAC，Björn C. Knollmann. Goodman & Giman's The Pharmacological Basis of THERAPEUTICS 12th edition ［M］. GcGraw-Hill Companies，2011.

［10］ Bertram G. Katzung SB，J. Trevor. Basic & Clinical Pharmacology 12th［M］. GcGraw-Hill Companies，2012.

# 第九章

# 肾移植手术麻醉

## 第一节　疾病与手术基础

**1. 什么是慢性肾脏病？**

慢性肾脏病(chronic kidney disease，CKD)是各种原因引起的肾脏结构和功能障碍持续超过 3 个月，包括肾小球滤过率(glomerular filtration rate，GFR)正常和不正常的病理损伤、血液或尿液成分异常、影像学检查异常、不明原因的 GFR 下降($<60\ mL/min \cdot 1.73\ m^2$)。

**2. CKD 病因有哪些？**

各种原发的、继发的肾小球肾炎、肾小管损伤和肾血管的病变等均可引起慢性肾脏病。在发达国家，糖尿病肾病、高血压肾小动脉硬化是主要原因。在我国，原发性肾小球肾炎是主要原因。

**3. CKD 如何分期？**

CKD 分期标准也是慢性肾脏病的分期标准，美国肾脏病基金会专家组以 GFR 为标准将 CKD 分为 5 期，每期滤过率分别为：1 期，$90\ mL/(min \cdot 1.73\ m^2)$；2 期，$60 \sim 89\ mL/(min \cdot 1.73\ m^2)$；3 期，$30 \sim 59\ mL/(min \cdot 1.73\ m^2)$；4 期，$15 \sim 29\ mL/(min \cdot 1.73\ m^2)$；5 期，$<15\ mL/(min \cdot 1.73\ m^2)$。

**4. 轻症 CKD 有什么临床表现？**

不同分期 CKD 患者的临床表现各不相同。在 3 期之前，患者可无症状，或仅有乏力、腰酸、夜尿增多等轻度不适；少数患者可有食欲减退、代谢性酸中毒及轻度贫血等。

## 5. 重症 CKD 有什么临床表现？

3 期及以上 CKD 症状逐渐加重。病情进展至肾衰竭期则可出现多种合并症状。如高血压、心衰、严重高钾血症、酸碱平衡紊乱、消化道症状、贫血、矿物质骨代谢异常、甲状旁腺功能亢进和中枢神经系统障碍等，甚至会有生命危险。

## 6. 什么是终末期肾脏病？

终末期肾脏病（end stage renal disease，ESRD）是指各种慢性肾脏疾病的终末阶段，一般认为当肾小球滤过率降至 15 mL/(min・1.73 m$^2$)以下时即可诊断。当慢性肾脏病达到 5 期时就进入了终末期肾脏病阶段。

## 7. 终末期 CKD 有什么临床表现？

终末期肾脏病的早期可无明显不适，但随着肾功能的进行性下降，毒素在体内进一步蓄积，可出现尿毒症的各种症状，如心肌病、肺水肿、外周神经病变、电解质紊乱、内分泌失调、恶心、呕吐、水肿等，并可出现贫血、肌肉痛等一系列并发症。

## 8. CKD 患者体内钠含量有何变化？

CKD 患者常伴有低钠血症，主要原因为：CKD 时肾单位逐渐丧失，对钠、水的调节能力减弱，水排出减少，导致细胞外液过量；恶心呕吐、食欲差导致钠丢失多、摄入少；噻嗪类、渗透性利尿剂等使排钠增加。血液透析前应纠正低钠血症，避免低血压、低钠血症脑病等严重并发症。

## 9. CKD 患者体内细胞外液量有何变化？

慢性肾衰竭患者由于水排出减少，全身水含量一般会增加。如果非少尿患者伴有额外液体丢失（呕吐、发热），则可能出现严重液体缺乏。细胞外液增加者可利尿（非无尿患者）或透析解决（无尿患者）。水含量减少者可补充液体，补液量需慎重。

## 10. CKD 患者体内钾会如何变化？

高钾血症较少见于 GFR＞25 mL/(min・1.73 m$^2$)、无内源性或外源性补钾的患者。随着病情加重,患者通常出现慢性高钾血症。

## 11. 如何应对 CKD 患者体内高钾血症?

治疗方法包括使用胰岛素、葡萄糖、袢利尿剂(非无尿患者)、碳酸氢钠、钙剂和镁剂,机械通气的患者可采用过度通气等。血液透析和腹膜透析是治疗慢性肾衰竭高钾血症的有效方法。

## 12. CKD 患者体内镁含量有何变化?

肾脏在调节镁平衡中起主要作用。CKD 患者中,血浆镁浓度通常由于肾小球滤过减少而呈现高镁的趋势。在肾功能衰竭多尿期,长期使用袢利尿剂、噻嗪类及渗透性利尿剂,尿毒症期呕吐、摄食减少等情况下,低镁血症并不少见。高镁血症或低镁血症均是慢性肾衰竭患者较为常见的电解质紊乱。

## 13. 如何应对 CKD 患者体内镁的变化?

高镁血症患者可给予对症治疗、利尿控制镁的摄入、血液透析等治疗措施。低镁血症可适当补镁纠正。

## 14. 高血镁有什么后果?

高镁血症的临床表现与血清镁升高的幅度及速度有关,短时间内迅速升高者临床症状较重。一般早期表现为食欲不振、恶心、呕吐、皮肤潮红、头痛、头晕等,因缺乏特异性,容易忽视。当血清镁浓度达 $2\sim4$ mmol/L,可出现神经-肌肉、循环及消化系统的明显改变,如呼吸肌无力和中枢神经抑制状态,对肌松剂敏感性增加,心动过缓,低血压,心搏骤停,消化道平滑肌抑制等。高血镁还与众多镇静、镇痛药有协同作用。

## 15. 低血镁有什么后果?

低镁血症早期症状以食欲不振、恶心、呕吐、神经衰弱、乏力、淡漠等表现,中后期可见血压升高、PR 及 QT 间期延长、QRS 增宽、ST 段下降、T 波增宽、U 波及心律失常等心血管症状和谵妄、精神错乱、幻觉、惊厥,及肌肉震颤、手足抽搐、眼球震颤、吞咽困难等神经肌肉症状。

**16. CKD 患者体内钙会如何变化？**

当 GFR 开始下降时，CKD 患者会出现磷蓄积，进而促使血浆离子钙浓度降低。肾合成骨化三醇(1,25 -二羟维生素 D)减少，增加 PTH 基因表达。维生素 D 缺乏导致胃肠道对钙的吸收减少，因此尿毒症患者离子钙和蛋白结合钙水平降低。

**17. 如何处理 CKD 患者体内钙水平降低？**

可适当补钙。服用碳酸钙可以减少肠道对磷的吸收，但机体吸收的钙只有一部分沉积到骨骼。患者应定期复查血钙水平，根据检查结果调整治疗方案。

**18. 为什么 CKD 患者常出现代谢性酸中毒？**

肾小球滤过率下降到某个临界值，肾实质减少可导致 $NH_4^+$ 生成和 $H^+$ 的排泄减少，轻中度酸中毒在 CKD 患者中比较常见。

**19. 如何管理 CKD 患者的代谢性酸中毒？**

血液 $HCO_3^-$ 浓度在 $12 \sim 22$ mEq/L，pH 在 7.20 以上时，通常不需要纠正。当 GFR 下降到 20 mL/min·1.73 $m^2$ 以下时逐渐出现高阴离子间歇性酸中毒。口服碳酸氢钠或多吃水果和蔬菜可减缓肾功能恶化的速度，也可通过透析解决。

**20. CKD 患者心血管相关疾病的发生率是会否增加？**

CKD 患者因本身的高磷、透析史、大剂量维生素 D 治疗史、自主神经病变等情况，导致患者动脉钙化、高血压、心室收缩和舒张功能异常、传导阻滞、心律失常发生率高于一般人群。广泛血管钙化是心血管疾病早发的主要原因和主要死因。

**21. 如何应对 CKD 患者心血管相关疾病的发生率高发的情况？**

改善患者内环境，肾移植可以降低心血管并发症的发生率和严重程度。

**22. 肾移植的适应证是什么？**

当慢性肾功能不全发展至终末期，双侧肾脏功能均不可逆的丧失，经一般治疗无明显效果(如血尿素氮持续在 35.7 mmol/L 以上，血肌酐 $707 \sim 884$ $\mu$mol/L 以上，肌酐清除率低于 $5 \sim 10$ mL/min)，需透析治疗来维持生命，肾移植是最理想的治疗方法。

**23. 肾移植效果与年龄有无相关性？**

受者年龄与移植效果有明显的相关性，一般 12～50 岁效果较好，近年来年龄范围有所扩大，但对老年人应严格控制。

**24. 受体术前合并心血管疾病能否实施肾移植手术？**

应避免对患有严重冠心病、脑血管疾病等合并症的患者实施肾移植。

**25. 实施肾移植手术何时是最佳时机？**

一般地说，患者肾衰状态持续越久，移植肾存活难度越大，在接受透析之前进行肾移植的患者预后最佳。此外，肾移植前患者的准备，供体的筛选和检查也需要数月时间，手术须及早考虑。当患者预计肾小球滤过率（estimated glomerular filtration rate，eGFR）小于等于 20 mL/(min·1.73 m$^2$)时可纳入肾移植名单。之后根据患者 ESRD 进展以及其他合并症的状况再行决定。

**26. 活体供体的优势是什么？**

活体允许供体和受体的手术同时进行，肾从供体摘除到移植至受体体内恢复血供的时间可以小于 1 小时，减少了器官保存时间。因此，移植后肾功能可迅速恢复。

**27. 什么是理想的移植供体？**

年龄为 5～49 岁，无高血压病史，非脑血管意外死亡，血肌酐水平≤133 μmol/L。然而理想供体数量有限。

**28. 扩大标准的移植供体是什么意思？**

为了增加肾资源的利用率，提出了扩大标准的移植供体（expanded criteria donor，ECD）的概念：① 供体年龄大于 60 岁；② 年龄在 50～59 岁，同时还具有以下危险因素 2 个或 2 个以上：高血压病史、死于心血管意外、血清肌酐≥1.5 mg/dL。

**29. 接受 ECD 肾的患者有什么需要注意事项？**

接受 ECD 肾的患者 5 年及以上生存率偏低。移植前需对供体肾进行组织学的评估，且只能将其提供给愿意接受的患者。

**30. 什么是心死亡器官捐献？**

心死亡器官捐献（donation after circulatory death，DCD）是指心脏停止跳动后的器官捐献。指具有严重的中枢神经损伤和（或）不可逆转的脑损伤，未达到脑死亡标准但需要机器维持呼吸与循环的供体。此时身体其他器官的功能受损程度因缺氧耐受能力不同而各有不同。

**31. 心死亡供体与脑死亡供体有何区别？**

心死亡供体与脑死亡供体最大的区别是前者在移植前和移植时会遭受热缺血损伤，肾功能恢复延迟、初始无功能等状况的发生率较高。但二者远期生存率基本一致。

**32. 终末期肾病患者贫血的原因？**

由于终末期肾病（end stage renal disease，ESRD）通常会出现肾脏功能的严重受损，此时患者出现贫血主要是由肾组织分泌的促红细胞生成素（erythropoietin，EPO）减少所致，患者通常表现为正常细胞色素性贫血。

**33. 终末期肾病患者的凝血异常机制是什么？**

ESRD 患者存在出血和高凝两种倾向。出凝血机制的复杂变化常同时存在。由于红细胞压积减少，血小板（platelet，PLT）黏附，聚集功能下降或血管壁的异常，使患者出血时间延长，易出现各种出血风险。而同时由于部分凝血因子活性增高，纤溶系统功能低下等原因，也极易形成微血栓。

**34. ESRD 患者多伴有哪些神经系统症状？**

异常表现包括从记忆力和注意力的轻度变化到出现神经肌肉兴奋性增高的症状和体征，扑翼样震颤，癫痫发作和神志淡漠等严重的神经症状。

**35. 肾移植术前要不要透析，什么时候透析最好？**

对于透析患者做肾移植，无论是血液透析还是腹膜透析，术前应继续按照原计划透析治疗，最好是术前透析，特别是对于容量过多或者有明确的高钾血症、酸中毒患者。

**36. 儿童可以肾移植吗？**

肾移植技术已十分成熟，虽然儿童的体形偏小，血管偏细会增加手术难度，但年龄已不是限制肾移植手术的主要因素。一般要求受体年龄在 1 岁以上，在此条件下肾移植越早越好。

**37. 什么是儿童终末期肾病的原因？**

各种原发性肾小球肾炎（约 30％），先天性、遗传性或囊性肾疾病（约 26％），间质性肾疾病（约 9％），胶原血管性疾病（约 9％）以及高血压性肾损害（约 5％）。一般小于 5 岁者常为先天性泌尿系统疾病，5 岁以后则多为获得性或遗传性疾病。肾结石引起尿毒症者少见。

**38. 儿童肾移植有何种适应证？**

① 常规治疗无效的终末期肾病；② 营养支持治疗无效的进行性生长障碍；③ 精神运动型发育迟缓；④ 治疗无效的进行性肾性骨营养不良。

**39. 肾移植前如何避免移植后发生超急性排斥反应？**

移植前进行群体反应性抗体（panel reactive antibody，PRA），淋巴细胞毒实验即补体依赖性（complement dependent cytotoxicity，CDC）实验联合检测是避免移植后发生超急性排斥反应的有效途径。

**40. 如何尽最大努力减少首次移植物免疫原因的排斥反应和失功？**

目前引起致敏的首要原因是曾有移植史，尤其是移植物免疫失功史。措施包括，挑选人类白细胞抗原（human leukocyte antigen，HLA）相容的供肾，定期监测PRA 水平，规范交叉配型的方法及合理应用免疫抑制剂。

**41. 儿童 ESRD 的主要原发病有哪些？**

美国儿童 ESRD 最常见病因为先天性泌尿系统发育异常（48％），其次为遗传性肾病（10％）和肾小球肾炎（14％）。抽样显示 2007～2011 年我国儿童 ESRD 的主要原发病为慢性肾小球肾炎和肾病综合征，先天遗传仅占 20％左右。

**42. 实施肾移植的禁忌证有哪些？**

绝对禁忌证包括：明确的转移性肿瘤、顽固性心功能衰竭、慢性呼吸功能衰竭、严重血管病变、严重的泌尿系先天畸形、进行性肝脏疾病、全身严重感染、活动性结核病灶、凝血功能紊乱、精神病、无法持续服用免疫抑制剂。相对禁忌证包括：预计寿命不超过 2 年，$BMI \geqslant 40 \ kg/m^2$，HBV 与 HCV 活动性病毒感染，肝硬化等。恶性疾病本身并非禁忌证，在成功治疗恶性疾病且没有复发征象后，部分患者可以考虑肾移植手术。

### 43. 肾移植的主要适应证有哪些？

肾移植手术的主要适应证为肾小球疾病、糖尿病、高血压肾病、多囊肾、其他家族性或先天性疾病和肾小管间质性疾病引起的终末期肾脏疾病，在检查完主要血型的相容性、受体 HLA 的分型及受供体血细胞交叉配型完成后进行肾移植术。

### 44. 什么是人类白细胞抗原？

人类白细胞抗原（human leukocyte antigen，HLA）是人类的主要组织相容性复合体（major histocompatibility complex，MHC）的表达产物，是所知人体最复杂的多态系统。HLA 是具有高度多态性的同种异体抗原，其化学本质为一类糖蛋白，按分布和功能分为Ⅰ类抗原和Ⅱ类抗原，可视作个体的"身份证"。

### 45. 为什么 HLA 又称移植抗原？

因为 HLA 的研究是在器官移植研究推动下开展起来的。临床实践表明，同种异体移植（除同卵双生子外）的排斥反应是器官移植成功的最大障碍。HLA 本质和功能的揭示，为移植配型提供了重要的理论依据。

### 46. 不同 HLA 类型预后如何？

HLA 相同的同胞供者的肾移植，90％以上效果良好；单体型不同的供者，效果明显下降；两单型皆不同者，则很少存活。

### 47. 常用供者肾切除术式有哪些？

主要有开放手术、腹腔镜手术及手辅助腹腔镜手术。此外，还有机器人手术、单孔腹腔镜手术、杂交手术等术式，各有其优点。

### 48. 开放式肾切除术有哪些优缺点？

开放手术术式简单，外科医生较熟悉，安全可靠，热缺血时间很短，供肾质量较好。但开放手术通常切口较长,术后切口疼痛,恢复时间相对较长。

#### 49. 腹腔镜活体肾切除术有哪些优缺点?

腹腔镜活体肾切除术(laparoscopic living-donor nephrectomy,LLDN)具有出血少、并发症少、术后恢复快等优点,在一些移植中心已经成为标准术式。但学习成本更高,若术中发生意外难以迅速处理。

#### 50. 尸体肾保存方法有哪些?

尸体肾的保存有单纯低温静置保存和低温机器灌注保存 2 种方式。哪种方式更好尚无统一意见。单纯低温静置保存,采用多种冰的保存液冲洗、冷却肾,转运过程中用冰块降温。低温机器灌注保存,起始阶段将血液冲洗干净,然后将肾与灌注装置连接,持续泵入保存液,使肾温度保持在 $1 \sim 10^{\circ}C$。低温机器灌注可减少移植物功能延迟的发生,但在初始无功能、急性排斥、长期肾功能、患者生存率等方面,两种保存方式无明显差异。

#### 51. 活体肾保存方法有哪些?

活体供肾使用保存液或含有肝素和甘露醇的冰乳酸林格液冲洗即可。因为一般移植手术可以立刻进行,缺血时间通常只有 $20 \sim 30$ 分钟。一些中心也将供体肾放在一个脉动式保存机器中,这样可以使器官保存更长的时间。

#### 52. 器官保存液应满足什么要求?

器官保存液的组成应满足以下 5 个要求:减少由于低温保存导致的细胞水肿;防止细胞的酸化作用;防止灌洗液保存过程中细胞间隙的膨胀;防止再灌注过程中氧自由基的损伤;提供再生高能磷酸化合物的底物。

#### 53. 器官保存液可分为哪几种?

根据其成分不同,目前常用的器官保存液可分为:仿细胞内液型(EC 液、HTK 液、UW 液、WMO - Ⅱ液等)、仿细胞外液型(IGL 保存液、Celsior 液、HC - A 液、ST 液等)、血浆类溶液、载氧保存液和非体液型保存液。

#### 54. 活体肾供体有哪些要求?

活体肾供体必须身体健康,双肾功能正常。糖尿病、HIV 感染、肝脏病、恶性肿瘤作为肾供体的禁忌证。

**55. 活体肾一般选用哪侧肾脏?**

活体肾一般优先选用左肾,因为左肾静脉比较长,可将左肾翻过来移植于右髂窝,使静脉处于动脉之后,便于吻合。如供者为年轻妇女,则宜取其右肾,因妊娠时右侧尿路并发症可能较大,供右肾后可以保证存留肾的功能。

**56. 肾移植手术的大致过程是怎样的?**

一般将右肾置于左侧腹股沟,反之亦反。首先将受体下腹进行一个较小切口,将肾脏移植到髂窝。再将肾动脉与髂内动脉吻合,然后将肾静脉与髂内静脉或者髂外静脉吻合,最后将输尿管和受体的膀胱或输尿管进行吻合。偶尔供体肾有多条动脉,需行初级或二级动脉吻合。

**57. 什么情况下需要双肾移植?**

由于供体紧张,当肾源质量不高时(如供体>60岁或<3岁),可选择双肾移植,双侧肾移植的肾通常不能做单个肾移植使用。将供体的腹主动脉和下腔静脉与受体的髂外动脉、髂外静脉吻合。

**58. 双肾移植手术有什么特点?**

双侧肾移植手术时间延长,影响到更多的是第三间隙,需要更多液体而且出血更多。

**59. 器官配型的要求是什么?**

1995年UNOS将原来的HLA-A、B、DR六抗原相配标准修改为HLA-A、B、DR六抗原无错配标准(0 Ag MM),这也是目前国际上普遍采用的配型标准。

**60. 胰肾联合移植的适应证是什么?**

1型糖尿病伴终末期肾功能衰竭(尿毒症)是胰肾联合移植的标准适应证。2型糖尿病患者已行肾移植,如移植肾功能良好,术后无并发症,需要作胰腺移植,中断糖尿病的进程,防止糖尿病引起移植肾的损害;需要胰岛素治疗的2型糖尿病伴有尿毒症患者。

**61. 胰肾联合移植有什么优点？**

患者后期医疗费用更少（复诊费用等同于单纯肾脏移植），全职工作的机会较多，不需要终生透析及注射胰岛素，移植肾远期存活率更高。胰肾联合移植可提高终末期糖尿病肾病患者的生活质量及生存期，这是单纯肾移植不能完全实现的。

**62. 胰肾联合移植的绝对禁忌证有哪些？**

全身活动性感染（包括结核病）、溃疡病未治愈、活动性肝炎、恶性肿瘤未治疗或治愈后未满 1 年、艾滋病病毒阳性、难治性心力衰或左心室射血分数＜30％、近期心肌梗死、呼吸系统功能不全、进行性周围肢端坏死、卧床不起、严重胃肠免疫病、不能服用免疫抑制剂、伴有精神病或心理异常、依从性差、嗜烟、酗酒或吸毒。

**63. 胰肾联合移植的相对禁忌证有哪些？**

年龄＜18 岁或＞60 岁、近期视网膜出血、有症状的脑血管或外周血管病变、过度肥胖或超过标准体重 150％、乙型肝炎表面抗原阳性或丙型肝炎抗体阳性而肝功能正常、严重血管病变、癌前病变。

**64. 胰肾联合移植中胰腺移植有哪些术式？**

胰腺移植根据手术方式的不同分为膀胱引流、肠道引流、门静脉回流、外周静脉回流等不同术式，这些术式各自有不同的优缺点，可根据患者不同情况加以选择。

**65. 胰肾联合移植手术时间需要多久？**

如果手术顺利，一般需要 4～6 小时。

**66. 需要做胰肾联合移植手术患者的人群部分有什么特点？**

年龄为 15～55 岁，男女比例 1∶1，移植率：15％～20％的 ESRD。

**67. 移植肾切除几种？**

肾移植肾切除分 2 种：一种为术后 1 个月以内的早期移植肾切除术，另一种为移植术 1 个月以后的晚期肾切除术。

**68. 早期移植肾切除有什么特点?**

移植肾早期切除术病因可能是原发性肾无功能、血管内血栓形成,有时也见于难治性排斥反应。早期移植肾切除术常取原切口手术,经囊外入路。

**69. 晚期移植肾切除有什么特点?**

晚期移植肾切除常见于伴肾功能衰竭的不可逆排斥反应。患者往往需要停止使用免疫制剂,重新透析。慢性感染、由肾功能引发高血压也是切除指征。在迟发性排斥反应中,通常会有肾肿大、质脆、血尿并发症。晚期手术常取原切口经囊内入路。

**70. 麻醉药对肾脏有无影响?**

肾功能正常的患者即使血压和心排血量没有明显变化,也会出现麻醉后短暂肾功能改变,提示这种改变是由于血流在肾内分布不均匀所致。短时间麻醉,肾功能的改变是可逆的(肾血流和 GFR 在几小时内恢复正常)。大手术和长时间的麻醉后,肾脏排泄水负荷和浓缩尿液功能受损,可持续数日。

**71. 肾功能衰竭的患者如何使用麻醉药?**

肾功能衰竭影响许多常用麻醉药的作用,其原因为分布容积、电解质和 pH 的改变;血清蛋白减少,导致与蛋白质结合的药物生物利用度增加;药物生物转化受损及药物经肾脏排除减少。在 CKD 患者中,药物快速输注后起效时间取决于其再分配而不是其消除率,故不需要显著改变其负荷量。药物重复给予或长期输注时,其作用持续时间取决于药物的消除,对肾脏排泄明显增加的药物,其维持剂量应减少。

**72. 什么是持续肾脏替代治疗?**

持续肾脏替代治疗(continuous renal replacement therapy,CRRT),指任何持续体外滤除溶质和体液的模式。应用的指征除 AKI 外还包括体液清除、电解质失衡和纠正代谢性酸中毒。与常规血液透析相比,CRRT 血液流速更慢,血流动力学更平稳。

**73. 血液透析的原理是什么?**

透析目的是微量取代肾脏的排血功能,通过透析把多余的水分和无用的溶质排出体外。血液透析使用人工半透膜将患者的血液与透析液隔开,溶质通过半透膜,从高浓度一侧向低浓度一侧方运动。其中弥散受膜通透性、膜表面积、溶质浓度梯度、溶质分子量、溶液温度、透析液和血液流速的影响。

## 74. 什么是移植物抗宿主病?

移植物抗宿主病是指当免疫缺陷个体接受供体的具有免疫活性的淋巴细胞,且受体又不能将其排斥时,发生供体免疫活性淋巴细胞抗受体的反应。临床表现主要为累及皮肤、胃肠道和肝脏的反应,移植术后出现皮肤斑丘疹、黄疸、恶心呕吐、腹泻、黏膜糜烂等症状。移植物抗宿主病一般无法治愈,以改善症状为主。

## 75. 什么是宿主抗移植物反应?

宿主抗移植物反应,常见发病部位是被移植器官部位,常见病因是受者对供者组织器官产生的排斥反应。根据病情紧急程度分为超急性排斥反应、急性排斥反应和慢性排斥反应。常见病因为受者对供者组织器官产生的排斥反应。多发群体为器官移植患者,无传染性,发病部位为被移植器官部位。

## 76. 什么是超急性排斥反应?

器官移植术后数分钟至数小时内发生的排斥反应称为超急性排斥反应(hyperacute rejection)。产生原因是受者体内预先存在抗供者同种异型抗原(如HLA 抗原、ABO 血型抗原和血小板抗原等)的抗体。在移植术后,上述抗体与移植物细胞表面相应抗原结合,激活补体,导致移植物的血管内凝血和血栓形成。

## 77. 什么是急性排斥反应?

急性排斥反应(acute rejection)最常见,多发生于移植术后数天至 2 周,3 个月后反应强度逐渐减弱。除同卵双生者间或同胞兄弟姐妹中两个 HLA 单倍型完全相同者间的移植,此反应难以避免,使用免疫抑制剂,可缓解。

CD4$^+$T 细胞介导的针对移植物的迟发型超敏反应性炎症和 CD8$^+$T 细胞介导的对移植物细胞的特异性杀伤是发生急性排斥反应的主要原因。急性排斥反应病理特征表现为实质性细胞坏死并伴有淋巴细胞和巨噬细胞浸润。

## 78. 什么是慢性排斥反应?

慢性排斥反应(chronic rejection)可发生于移植后数月,甚至数年,是影响移植器官长期存活的主要障碍。其病变特征是组织结构损伤、纤维增生和血管平滑肌细胞增生,导致移植器官功能进行性丧失。慢性排斥反应的发生机制尚未完全清楚,免疫学机制:反复发作的急性排斥反应可能是导致慢性排斥反应和组织损伤的重要原因;非免疫学机制:多种非免疫学因素参与慢性排斥反应的发生。

**79. 引起终末期肾脏疾病患者死亡的首要原因是什么?**

心血管疾病是引起终末期肾脏疾病患者死亡的首要原因,即使实施了肾移植,仍然是患者的主要死因之一。急性心肌梗死、不明原因的心搏骤停、心律失常以及心肌病占透析患者死亡率的 50% 以上,且随着年龄的增长,透析患者因心脏原因死亡的病例随之增加。

**80. 终末期肾脏疾病心脏损害主要有哪些表现?**

血容量和后负荷增加可引起扩张性心肌病和心脏向心性肥大;尿毒症患者体内毒性物质和酸性代谢产物蓄积可引起心肌功能不良;肾功能衰竭可加速动脉粥样硬化的进程,特别是冠状动脉粥样硬化;终末期肾脏疾病患者还可能存在其他心脏损害如心包炎和心包积液等。

**81. 肾移植手术麻醉医生应对患者做怎样的评估?**

为了麻醉及手术安全,麻醉医师术前应充分了解患者的疾病状态及程度,合并症和重要脏器的功能,术前充分准确地评估和准备,对手术和麻醉中可能出现的问题要有充分的估计,选择科学合理的麻醉方式和适当的麻醉药物,降低麻醉风险,减少围手术期可能出现的并发症和意外,努力改善患者的预后和术后的生活质量,尽可能使患者处于最佳状态。

## 第二节　术前准备

**82. 活体肾供体术前要注意哪些问题?**

术前应详细询问病史,仔细体检以及完善各项术前检查,客观评价各器官功能,评估患者对手术及麻醉的耐受性,尤其要评价失去整个或部分器官后对机体的影响。

**83. 实施肾移植手术前受体需要做哪些准备？**

常规需要行各系统检查。心血管疾病在此类患者中非常普遍，建议对心功能进行全面评估；有尿的患者应当进行尿常规和尿培养检查；如果有透析指征，应当在手术前 24 小时内进行透析；术前 1 小时给予头孢唑林 1 g。

**84. 肾移植手术应该禁食多久？**

肾功能衰竭患者，特别是晚期尿毒症患者，胃排空时间延长（300～700 分钟），并且整个消化系统都存在问题，如食管炎、胃炎、十二指肠炎以及肝炎、消化道出血等，因此慢性肾功能衰竭患者肾移植前禁食时间至少 20 小时。

**85. 对肾移植预后有显著影响有哪些合并症？**

肾移植受体大多为慢性肾功能不全患者，病情复杂，内环境紊乱，常合并严重贫血、高血压、心血管疾病、低蛋白血症、电解质紊乱、脂代谢异常、凝血功能障碍、甲状旁腺功能异常、自主神经功能紊乱和隐匿性肺动脉高压等，上述合并症增加了肾移植手术麻醉的风险、围术期死亡率及术后并发症。

**86. 肾移植患者合并心血疾病应注意什么？**

围术期严密监测心功能及容量状况。术前详细询问患者有无心前区疼痛和活动后胸闷、气短等症状，评估运动耐量，应注意终末期肾病患者可能由于原发病影响而出现运动耐量降低。存在心律失常者应连续监测心电图至术后。存在疑似心肌缺血或心肌梗死症状时应监测肌钙蛋白变化。

**87. 肾移植患者合并高血压应如何准备？**

详细评估心脏及其他靶器官功能，至少提前 1 周进行治疗。手术当日暂停使用血管紧张素转换酶抑制剂和血管紧张素受体阻滞剂，其他长期应用的心血管药物如 β 受体阻滞剂、钙通道阻滞剂和他汀类药物等，围手术期应继续应用。

**88. 肾移植患者的血压如何控制？**

一般情况下，血压控制目标为＜130/80 mmHg。急诊肾移植时，如患者血压＞180/100 mmHg，应在有创动脉血压监测下谨慎控制性降压，调整至 140/90 mmHg 左右；如患者血压＞180/100 mmHg 并伴有心力衰竭或其他心血管系统损害，应请心血管内科医师急会诊协助处理。

**89. 肾移植患者合并糖尿病应注意什么？**

应详细询问其日常用药及血糖控制情况，手术当日停用所有降糖药及原有胰岛素方案，改为普通胰岛素控制血糖，糖尿病能显著加快高血压靶器官损害和心脏病进程，导致围手术期卒中和心肌梗死发生率大幅升高，因此对于合并糖尿病者也应仔细评估心血管系统。血糖控制目标为术前空腹血糖≤180 mg/dL（10 mmol/L），随机血糖≤216 mg/dL（12 mmol/L）。合并高血糖危象（糖尿病酮症酸中毒、高血糖高渗综合征）者，应请内分泌科医师急会诊协助处理。

**90. 腹膜透析的并发症有哪些？**

腹膜透析的并发症包括：① 腹膜炎；② 腹膜纤维化；③ 代谢并发症，应用高糖透析液时容易诱发高渗性昏迷，此外脂质代谢物紊乱、钙磷代谢紊乱和低蛋白血症也是常见并发症；④ 导管相关并发症，如引流不畅、导管移位、腹壁渗漏、腹部疝形成等；⑤ 其他，如消化道症状、淀粉样变、腕管综合征等。

**91. 为什么拟行肾移植患者需要术前进行透析？**

拟行肾移植患者术前需要规律透析，以改善氮质血症，纠正电解质紊乱，保证酸碱平衡，以改善全身情况，增加手术和麻醉的耐受力。存在严重血管内容量过多、高血钾（血清钾＞6 mmol/L）、严重酸中毒等情况者，需要在术前立即再进行一次透析，避免术中发生危及生命的并发症。

**92. 腹膜透析的临床效果如何评价？**

腹膜透析的效果体现在体内多余水及代谢产物的清除。评价腹膜透析效果主要依据临床表现和实验室检查结果，其中患者的自我主观评价非常重要。要求患者一般状况良好，睡眠和营养状况良好，水肿明显减轻，血压控制比较满意，无胃肠道症状，电解质水平正常，无代谢性酸中毒，血清肌酐控制在适当水平。

**93. 拟行肾移植患者透析后可发生哪些急性并发症？**

透析过程中和透析结束后可能立即发生一系列严重并发症，甚至危及生命，包括：① 失衡综合征：是一组以神经系统失衡为表现的征候群，如烦躁、头痛、呕吐、癫痫样发作、昏迷，甚至死亡；② 心脑血管并发症：包括低血压、高血压、心律失常、心肌缺血、心绞痛、急性心肌梗死、心包出血、心包填塞、心力衰竭和脑出血等；③ 透析器首次使用综合征：本质是过敏反应；④ 发热；⑤ 其他如空气栓塞、透析器破膜、溶血等。

## 94. 如何评估拟行肾移植的患者透析后容量?

可根据术前体重与"干重"(即透析患者在正常水平衡条件下的体重)的差值以及皮肤和球结膜状态进行评估。对预估血流动力学不稳定的患者,在术前应当行心脏超声检查。在麻醉准备时,应当准备微创血流动力学监测的相关设备,以便术中根据 CI、CO、SVV 等实施目标导向的液体治疗。

## 95. 连续性肾脏替代疗法的适应证是什么?

适应证主要包括:急性肾损伤伴低血压、心力衰竭等血流动力学不稳定情况;超滤需要量大,常规血液透析不能满足;严重高分解代谢状态,常规血液透析不能控制的高钾血症和高氮质血症;严重水钠潴留,严重高钠或低钠血症、严重酸碱失衡等。

## 96. 肥胖对肾移植患者麻醉有何影响?

肥胖是否会影响移植效果尚存在争议。肥胖患者本身可增加手术难度,延长手术时间,导致缺血再灌注损伤更明显。BMI 过高的患者术后手术部位感染、移植物功能延迟恢复、急性排斥、移植物不存活发生率均会增加。肥胖患者易发生困难气道、动静脉穿刺困难、心肺储备功能下降、药物代谢异常等,在麻醉中应予以注意。

## 97. 若拟行肾移植的患者过于肥胖如何处理?

虽然很多移植中心为移植名单设立了 BMI 上限。外科减肥手术是一种安全有效且不影响术后免疫抑制剂使用的减肥方式,若患者过于肥胖可先行减肥手术。

## 98. 肾移植围手术期免疫抑制剂应该如何使用?

肾移植免疫抑制剂是旨在减少肾移植排斥反应的抑制免疫反应药物。免疫抑制是指用物理、化学或生物的方法或手段来降低机体对抗原物质的反应性。麻醉医生应根据手术的具体要求以及手术医师的意见,按时、定量给予相应免疫抑制剂治疗。

**99. 为什么肾移植手术需严格无菌操作?**

为防止超急性排斥反应,术前、术中及术后均需使用免疫抑制治疗,造成患者抵抗力下降,极易并发感染。因此,麻醉过程的一切操作都应严格遵循无菌操作原则。

**100. 肾移植手术的麻醉药物选择原则是什么?**

麻醉药物选择原则:不经肾排泄或少量经肾排泄,对肾没有直接毒性,体内代谢产物对肾无毒性作用,不减少肾血流量和滤过率。

**101. 肾移植手术的麻醉原则是什么?**

肾移植手术的麻醉目标是在提供手术必须的镇静、镇痛及肌松条件下,尽可能维持血流动力学稳定及移植肾良好灌注。

**102. 什么是肾移植手术理想的麻醉方式?**

理想的麻醉方法应满足下列条件:起效快、可控性强、用药量少、对肾功能无影响、对全身情况无影响、麻醉操作对患者无损伤、无并发症、费用低,同时还要保证患者无痛、肌肉松弛、舒适平稳和无并发症等。

**103. 肾移植手术首选哪种麻醉方式?**

肾移植的麻醉经历了各种尝试和改进,从最早的局部麻醉到椎管内麻醉、全麻和复合麻醉,麻醉方式逐渐成熟,目前认为首选气管内插管全身麻醉。因为全身麻醉能确保患者呼吸道通畅,充分供氧,并能提供良好的肌松和适当的麻醉深度。

**104. 插管全身麻醉有什么优缺点?**

全身麻醉能确保患者呼吸道通畅,充分供氧,能够提供良好的肌松和适当的麻醉深度,麻醉效果确切,患者感觉舒适。但全身麻醉对麻醉机、监测设施、麻醉医师的水平要求较高,同时对全身生理干扰相对较大,术后肺部感染等并发症较多。

**105. 连续硬膜外麻醉有什么优缺点?**

连续硬膜外麻醉用药较少,对机体应激反应相对较小,术后肺部并发症及血栓形成、栓塞的并发症较少,费用低,能提供较满意的术后镇痛,同时对改善或维持移植肾功能起到重要作用。但不能确保麻醉效果,遇病情突变或麻醉效果欠佳,麻醉管理较为被动。

## 106. 腰硬联合麻醉有什么优缺点？

腰硬联合麻醉起效迅速、肌松完善、麻醉药用量少，显著提高了麻醉的可靠性，但是对循环影响较大，可能会发生长时间的低血压。在操作时需要严格无菌条件，以防止蛛网膜下隙感染，同时对循环、呼吸、麻醉平面的调控应更加精准。

## 107. 哪些患者不宜选用椎管内麻醉？

硬膜外麻醉术后肺部并发症及血栓形成、栓塞的并发症较全身麻醉少，麻醉费用低廉，能提供较满意的术后镇痛，同时对改善或维持移植肾功能起到重要作用，是早期国内肾移植术常用麻醉方法。但在凝血功能障碍或伴有严重贫血、低血容量或肾衰竭未经透析治疗的急症肾移植患者均不宜选用椎管内麻醉。

## 108. 肾移植手术应该怎样进行术前评估？

肾移植术前检查必须包括十二导联心电图、全血细胞分类计数、凝血功能和血电解质，如时间允许，还应进行超声心动图、肺功能、胸部 X 射线或 CT 等检查，以评估患者全身各系统情况。做好术前准备，对手术和麻醉中可能出现的问题要有充分的估计。

## 109. 肾移植手是否需要麻醉前用药？

麻醉前用药可酌情考虑，适当的镇静剂可消除患者的焦虑情绪，避免患者因紧张、恐惧引起的交感神经兴奋出现的高血压、心动过速等情况，但应注意避免出现呼吸和循环的抑制。

## 110. 移植肾切除术术前需要注意什么？

术中有严重出血可能，必须建立好充足的液体通道以利术中输血输液。体位可能引起静脉回流不畅导致血压降低。

## 111. 肾移植患者术前为什么要重视心血管功能检查？

终末期肾病患者常伴有心律失常、左心室肥厚、舒张功能障碍或者扩张性心肌病，称为心肾综合征。术前要重视心血管系统的全面检查和功能评估，特别要注意识别和鉴别隐匿性冠状动脉疾病。国内外指南均认为肾移植手术本身即为发生心血管并发症的独立中度危险因素。

### 112. 麻醉医生对肾移植患者的术前透析应该关注什么?

肾移植术前应当进行一次透析,应使血钾降至 5 mmol/L 以下,肌酐降至 353～618 $\mu$mol/L 水平。麻醉前必须了解最后一次透析的超滤量、患者的净容量状态、血红蛋白和红细胞压积、电解质水平和凝血功能等。为预防诱导期低血压,麻醉诱导前推荐使用不含钾液体适当补充血容量。

### 113. 行肾移植手术患者术前禁食需要注意什么?

晚期尿毒症患者,胃排空时间延长,整个消化系统均存在不同程度异常,如食管炎、胃炎、十二指肠炎、肝炎及消化道出血等,如合并糖尿病则胃排空时间进一步延长,因此慢性肾衰竭患者术前推荐使用促胃排空药物,并适当延长禁食时间。

### 114. 合并心血管疾病的肾移植患者术前应当如何改善心功能?

合并高血压患者应当维持抗高血压药物治疗。心功能不全失代偿患者手术风险大,应当积极治疗,限制水钠摄入、利尿、扩张血管,合理安排透析,可请心血管专科医生协助调整血管活性药物。房颤患者控制心室率小于 100 次/分,合理应用抗凝药物。应该特别注意鉴别肥厚性梗阻性心肌病或扩张性心肌病。

### 115. 肾移植患者术前如何调节好内环境?

应规律透析,改善氮质血症,纠正水电解质紊乱,保持酸碱平衡,积极治疗各种并发症和基础性疾病,以改善全身情况。术前 1 天一般需加一次透析,使血钾降至 5 mmol/L,血清肌酐降到 353～618 $\mu$mol/L。此外由于晚期患者血红蛋白较低,术前可应用叶酸、多种维生素、铁剂及促红细胞生成素改善贫血,必要时间断输新鲜血液,一般需将血红蛋白升至 70 g/L 左右。慢性肾衰竭合并高血压患者术前应维持抗高血压基础治疗,严重高血压患者治疗应持续到术前。

### 116. 如何制定肾移植术中容量管理预案?

麻醉前必须了解患者最后一次透析的超滤量、患者的净容量状态、血细胞比容、电解质水平以及透析后的"干重"等,以便于术中的麻醉管理和液体治疗。在肾移植血管吻合时应扩容治疗,维持足够的血管容量可增加肾血流,改善移植肾灌注,减少肾小管坏死,提高早期移植肾功能。补液时应注意晶体液与胶体液的比例,扩容一般首选晶体液。

### 117. 肾移植术前如何纠正贫血?

术前可以应用叶酸、铁剂、多种维生素和促红细胞生成素等。严重贫血患者,可给予红细胞输注,使血红蛋白大于 70 g/L。

### 118. 肾移植手术如何选择全身麻醉药物?

麻醉药物的选择原则:不经肾脏排泄或少量经肾排泄;对肾脏没有直接毒性;体内代谢产物无肾毒性作用;不减少肾血流量和滤过率。异氟烷几乎无代谢产物,可防止血管痉挛,对缺血的肾脏还有保护作用。因此可作为换肾患者理想的吸入麻醉剂。静脉麻醉药首选丙泊酚和芬太尼,也可选用咪达唑仑、依托咪酯、舒芬太尼和瑞芬太尼等。

### 119. 肾移植患者使用局麻药应该注意什么?

肾移植患者使用局麻药时,不宜加肾上腺素,以防发生恶性高血压。另外,因为代谢的原因,应当酌情减量麻醉药,避免局麻药中毒。

### 120. 肾移植患者如何选择肌松药?

肾功能不全患者肌松药作用时间可能延长。因为阿曲库铵和顺阿曲库铵主要经 Hoffman 代谢和血浆胆碱酯酶消除,作用时间理论上与肝肾功能无关,可以作为肾功能不全患者首选。罗库溴铵也可以安全的用于肾功能不全患者,且有特异拮抗剂。虽然琥珀胆碱可以使血清钾升高约 0.6 mmol/L,但经过术前透析的患者仍然可以安全耐受这一程度的升高,并非绝对禁忌,对于反流误吸风险比较高的患者可以选用。泮库溴铵经肾脏代谢,应当避免使用。

## 第三节　术中麻醉管理

### 121. 肾移植手术是否需要监测中心静脉压?

中心静脉压(central venous pressure,CVP)并非绝对需要的监测,但术前患者合并较为严重的心血管循环系统疾病,可以选择放置中心静脉导管监测 CVP,可为后续可能使用的血管活性药物保留静脉通道,指导术中补液维持血流动力学稳定,加快尿液生成。移植物的功能依赖于充分的灌注,整个手术过程中充分补液保证移植物充足灌注具有重要意义。

### 122. 为什么保持充足的 CVP 对于儿童受体更为重要?

因为成人供体的肾再灌注时将显著改变儿童受体的血容量。若为成人供肾给儿童,在移植肾血流开放前,通过补充白蛋白、晶体液等和(或)使用多巴胺等血管活性药物,使中心静脉压达到 $10\sim15$ cmH$_2$O,收缩压控制在 $120\sim140$ mmHg;若为儿童供肾,中心静脉压控制在 $8\sim12$ cmH$_2$O,收缩压控制在 $100\sim130$ mmHg。患者术中术后需要积极补液。

### 123. CVP 保持在多少为宜?

尽量将 CVP 维持在 $10\sim15$ cmH$_2$O,有助于预防低血压。如患者合并充血性心力衰竭,可维持在 $8\sim12$ cmH$_2$O。既往提倡在最大容量输注的基础上,术中继续大量输液,直到液体反应性达到平台。然而,这可能导致过量液体输注,损伤血管内皮细胞,并导致液体转移到组织间隙及全身脏器中,造成机体损伤。近些年,倾向于保守性液体治疗,即输液速度为 $10\sim15$ mL/(kg·h),目标 CVP 为 $7\sim9$ cmH$_2$O,不仅减少了心血管并发症,还提高了移植物存活率。

### 124. 为什么术中移植肾再灌注后 CVP 会下降?

即使术中积极补液,术中移植肾再灌注后 CVP 也可下降 $25\%\sim50\%$。降低的原因不明,可能有多种因素,例如液体的再分布、血管通透性改变、一氧化氮水平上升、开放动脉夹时肾动脉灌注的维拉帕米或罂粟碱吸收入血等。

### 125. 肾移植手术有无必要进行有创动脉压监测?

一般地说,有创动脉压并不是移植手术过程必需的监测。有创动脉压监测的主要价值在手术末期,开放髂血管和外科医生向移植物血管内注射血管扩张剂时可能发生低血压,术中应当进行相应处理,以免移植物功能延迟和深静脉血栓形成。

### 126. 肾移植手术血压会如何变化?

患者术中可能会出现较大的血压波动,低血压的发生率(49.6%)高于高血压的发生率(26.8%)。麻醉诱导和维持时须小心确定药物剂量。术前常规血压透析以及严格的液体限制,部分患者可能存在有效循环血容量不足。供肾血流开放后20 min 内血压明显下降,这是因为血液再分布有效循环血容量不足,下肢酸性代谢性产物以及内源性血管活性物质进入循环所致。

### 127. 为什么肾移植患者动脉置管经常比较困难?

患者常合并糖尿病、外周血管病、动静脉瘘等情况。由于高磷血症、钙分布异常和"血管保护性蛋白"(如胎球蛋白 A)缺乏而引起的血管钙化,在慢性肾衰竭心血管病变中起着重要作用。动脉粥样硬化往往进展迅速,血液透析患者的病变程度较透析前严重。除冠状动脉外,脑动脉和全身周围动脉亦可发生动脉粥样硬化和钙化。

### 128. 高血压尿毒症患者动脉收缩压保持在多少为宜?

术中尽量将血压维持在 140～160/90～100 mmHg。高血压尿毒症患者要尽量维持血压平稳,血压大于 180/100 mmHg 时,静脉注射硝酸甘油从 0.3 $\mu$g/kg・min 开始或硝普钠 0.1～5 $\mu$g/kg・min,血压控制在 140～160/90～100 mmHg。血压小于 140/70 mmHg 时泵入多巴胺 3～7 $\mu$g/kg・min 加上多巴酚丁胺 3～5 $\mu$g/kg・min,同时加快输液速度。

### 129. 肾移植手术平均动脉压(MAP)维持多少为宜?

MAP 是移植肾血流灌注的决定因素,稳定的 MAP 是移植肾充盈最佳,排尿时间最短的保证;肾移植手术中应维持 MAP 在基础值±20%左右,大多数患者大概在 70～90 mmHg;对于术前血压较高的患者,再灌注后为保证肾脏充盈,MAP应维持相对高的水平(>90 mmHg)。

### 130. 肾移植手术有无必要放置肺动脉导管?

肾移植手术并不需要常规放置肺动脉导管。若患者存在严重的合并症,例如有症状的冠状动脉疾病、充血性心力衰竭、心脏瓣膜病等,可以通过肺动脉导管进行精确的监测。经食管超声心动图可以帮助确定低血压的原因是低血容量还是心肌功能不全。

### 131. 终末期患者肺动脉压保持在多少为宜?

术中维持肺动脉压 18～20 mmHg。肺动脉高压被认为是终末期肾病患者死亡的独立危险因素,相当于长期严重心脏病患者的死亡风险。终末期肾病患者合并肺动脉高压报道越来越多,但发病机制并不清楚,包括有内皮功能障碍、动静脉内瘘、肺血管钙化、微型气泡机制、透析膜的影响、睡眠呼吸障碍。

**132. 肾移植手术有无必要进行功能性血流动力学监测(FHM)?**

FHM 是以心室每搏输出量周期性变化程度作为衡量标准,评估循环系统对液体负荷的反应性,进而对血容量的状态进行判断,其相应的指标反映了某一时间段的血容量、血压、血流速度或腔静脉直径的变化率,包括收缩压变异率、每搏量变异率、脉压变异率等。FHM 指导的目标导向性液体治疗对高危患者可以减少围手术期并发症,延长存活时间,但目前临床的应用证据还不充分。

**133. 经食道超声心动图(TEE)是不是肾移植常规监测指标?**

TEE 监测不是肾移植手术的常规监测指标,仅在肾移植患者伴有其他对液体治疗要求更为精确的疾病如心功能不全、肺动脉高压或严重瓣膜病时使用,或在心-肾、肝-肾、肺-肾联合移植时使用。TEE 监测能较为准确地持续直观评估心室容量、心脏功能并评算肺动脉压力。

**134. 肾移植手术术中输注液体应注意什么?**

肾移植术中补液首选晶体液,常用的晶体液有等渗氯化钠溶液、乳酸钠林格液或醋酸钠林格液。等渗氯化钠溶液含有较高浓度的氯离子,因此大量使用后易引起代谢性酸中毒。受者出现严重血管内容量不足时才考虑使用胶体,不恰当使用高渗性胶体液可能导致急性肾损伤。应避免输注含钾液体,以免发生高钾血症。可通过密切监测中心静脉压,避免过多输液。失血过多或患者贫血或合并冠心病、糖尿病等则应当适当输注新鲜血液。

**135. 肾移植术中充分补液对患者有何影响?**

肾移植患者常有水钠潴留,术中应控制输液量在 $40\sim60$ mL/kg,心功能正常的患者麻醉前 CVP 与末次血透脱水量呈显著负相关,此类患者可以用末次血透脱水量结合临床推断细胞外液量的多少。术中充分补液,术后血清肌酐水平降低,肌酐清除率增加,移植物功能恢复更快,移植物存活率更高。

**136. 肾移植手术术中需要输血吗？**

　　由于终末期肾病患者术前均存在不同程度贫血，能够耐受轻度贫血，且肾移植手术通常出血量较少，加之输血可能增加急性排斥反应的发生，因此术中应采用限制性输血策略。一般认为只有在尽最大努力降低输血风险，确定有输血指征的前提下，才能接受输血。

**137. 肾移植手术术中输血需注意什么？**

　　目前大多数移植中心并未特异延长移植肾的存活期进行输血，只有个别病例出血量过多需要输注红细胞悬液时，需注意输注巨细胞病毒阴性的血制品。输血所致的免疫耐受或免疫抑制可导致受者伤口愈合延迟、术后感染机会增加、肿瘤复发等不利影响。

**138. 若实施连续硬膜外麻醉，穿刺点如何选择？**

　　穿刺点多采用两点穿刺，上管穿刺点选择 T11～T12 或 T12～L1 间隙，向头侧置管。下管穿刺点选择 L2～L3 或 L3～L4 间隙，向尾侧置管。也有选择一点法 T12～L1 间隙穿刺，向头侧置管。

**139. 若实施连续硬膜外麻醉，麻醉平面有什么要求？**

　　手术部位包括皮肤切口、髂窝部血管分离和吻合、盆腔部操作、供肾输尿管与受体膀胱吻合。因此，麻醉范围应覆盖下腹部和盆腔，上限 T10 以上，但不应超过 T6，否则血压会产生剧烈波动，下限应达到 S5。

**140. 实施连续硬膜外麻醉时，如何选择局麻药？**

　　两点穿刺时上管麻醉平面需满足肌松，需用较高浓度的局麻药：如利多卡因为 1.5%～2%、丁卡因为 0.2%～0.3%、布比卡因为 0.5～0.75%、罗哌卡因 0.5～0.75%，下管麻醉平面不需满足肌松，只需满足镇痛，宜用较低浓度。两管结合应用可降低局麻药用量，减少局麻药中毒发生率。

**141. 实施连续硬膜外麻醉时，椎管内能否加用肾上腺素？**

　　肾移植的患者加入肾上腺素后可使肾血流量减少 25%，还可使患者血压增高。已经存在高血压或高动力循环状态的患者，像高血压、甲亢的患者，椎管内麻醉时局麻药种不建议加用肾上腺素，以免引起患者在手术过程中血压的进一步升高。

**142. 实施连续硬膜外麻醉时,能否静脉加用镇静药?**

术中可适量使用咪哒唑仑或右美托咪定进行镇静,以消除患者术中的紧张焦虑,但应注意椎管内麻醉时,患者对镇静药的敏感性增加,用小剂量可产生满意的镇静效果,剂量过大反而可能影响呼吸,并且要充分吸氧,以防缺氧对肾的损害。

**143. 肾移植患者容易发生反流误吸吗?**

肾移植手术多数是急诊手术,可能禁食时间不够。尿毒症患者大多合并有自主神经功能紊乱、糖尿病等,胃排空往往延迟,易发生胃内容物反流误吸,麻醉诱导前应考虑口服非颗粒性抗酸性药物或静脉给予 $H_2$ 受体阻断药。快速顺序诱导并按压环状软骨是首选的全麻诱导方法。必要时可进行胃部超声检查。

**144. 肾移植手术全麻诱导需要注意什么?**

患者麻醉诱导、插管过程中可能出现血压心率较大的波动。注射诱导药物应当缓慢,尽量减少药物导致的低血压。肾移植手术多数是急诊手术,可能禁食时间不够,尤其是伴有糖尿病的患者,有胃排空延迟的问题,所以应做好针对反流误吸的应急准备工作。诱导药物的剂量需要根据患者的容量状态、酸性 pH 以及合并症情况决定。

**145. 可采取哪些方式预防肾移植手术时发生反流误吸?**

术前可给予澄清的非颗粒性抗酸药以增加胃内 pH、减轻胃内酸度、加速胃排空、减少胃内残余液体量;放置胃管后,尽可能地吸尽胃内容物并进行有效的减压;备好有效的吸引装置;采用快诱导麻醉时,按压环状软骨的方法也可以防止反流和误吸的发生,选用带套囊的气管导管,插管后迅速套囊充气。

**146. 活体供体的麻醉原则是什么?**

术前应详细询问病史,仔细体检以及完善各项术前检查,客观评价各器官功能,评估患者对手术及麻醉的耐受性,尤其要评价失去整个或部分器官后对机体的影响。麻醉选择以保证供体安全、不损害供体器官功能以及有利于手术操作为原则,可采用全麻(或)联合麻醉,麻醉用药应避免使用对移植器官有不良反应的药物。

**147. 肾移植手术过程中输血有哪些注意事项?**

肾移植手术一般出血较少,不必要的输血可能引发一系列输血并发症,因此主张尽量不输血,术中出血>500 mL,或血红蛋白<60 g/L 时,可考虑输注去白红细胞或辐照红细胞。由于血浆中存在一部分抗体,因此建议肾移植术中少用血浆,应用白蛋白纠正低蛋白血症,严重凝血功能障碍可使用冷沉淀。

**148. 肾移植手术术中的低血压原因是什么?**

低血压发生的原因主要有:(1)术前血液透析的患者,血容量不足,如伴有严重贫血者更常见;(2)椎管麻醉时,阻滞平面过广;(3)全身麻醉时,尤其是麻醉诱导后麻醉药物对心血管功能产生的抑制作用,患者外周血管代偿性收缩能力差;(4)血脑屏障功能受损、中枢神经系统对诱导药物的敏感性增加;(5)血清白蛋白水平降低;(6)移植肾血管开放后,血液的重新分布,酸性代谢产物进入循环导致血管扩张;(7)开放吻合血管时使用了利尿剂。

**149. 肾移植手术术中低血压的应对措施是什么?**

在易于发生低血压的各个阶段采取相应的防治措施,如适当加快输液速度,以平衡液、林格液为主,必要时给予少量血浆代用品或人体白蛋白;CSEA、硬膜外腔给药时,应避开移植肾血流开放前后 30 min;肾动脉开放后,注意及时纠正代谢性酸中毒,尿多及时补液等措施。此外,尽量避免使用有 α 受体激动作用的血管收缩药,因为移植肾血管对血管收缩药的反应发生了改变,使用 α 受体激动药可引起移植肾血管收缩,减少肾灌注,影响移植肾功能。

**150. 活体供体的麻醉要维持多少尿量合适?**

尽管肾切除术通常失血量较少,但是仍然倡导大量输液 10~20 mL/kg·h,也有人用尿量作为指导输液的指标,确保尿量大于 2 mL/kg·h。为了增加尿量,术中手术医生可能要求使用呋塞米静脉注射或者甘露醇(0.25~1 g/kg)静滴。

**151. 从尸体供体摘除肾脏时是否需要麻醉?**

器官摘除术本身不需要麻醉药,但有时因供体脊髓反射性兴奋,可出现肌肉收缩、心率加快和血压增高等反应,妨碍供体器官的摘除,可酌情给予少量肌松药、芬太尼或硝普钠,以利供体器官的摘除,同时要避免使用强效血管收缩药物。

## 152. 尸体供体应怎样麻醉?

目前选用的供体一般是脑死亡的患者。在宣布脑死亡到取器官的这段时间,应尽量维持和改善呼吸及循环功能,施行气管内插管通气,维持正常的 $PaO_2$ 和 $PaCO_2$。

## 153. 肾移植手术可选用哪些药物诱导?

常用的麻醉药物均可用于麻醉的诱导和维持。镇静镇痛首选丙泊酚和芬太尼,也可用硫喷妥钠、咪哒唑仑、依托咪酯、舒芬太尼、瑞芬太尼、氟哌利多等。肌松药中阿曲库铵、顺式阿曲库铵通过霍夫曼消除降解,无需经肝脏代谢及肾脏移除,是最为适宜的肌松药。维库溴铵和罗库溴铵经肝和肾代谢,肌松作用时间会延长。泮库溴铵经肾代谢,应避免使用。

## 154. 肾移植手术能否使用琥珀胆碱?

一般地说,静脉给予临床剂量的琥珀胆碱可以使血清钾浓度上升 $0.6 \sim 1.0$ mEq/L,效果维持 $10 \sim 15$ 分钟以上。患者血钾浓度低于 5.5 mEq/L 时使用琥珀胆碱是安全的,但最好不要重复使用。有研究表明,20% 以上的 ESRD 患者接受透析治疗后,血浆胆碱酯酶活性会降低,但几乎不会延长肌松时间。

## 155. 肾移植手术是否能用长效肌松药?

因为受体肾脏对药物的清除减慢,麻醉药物的选择原则应当是:不经肾排泄或少量经肾排泄;对肾没有直接毒性;体内代谢产物对肾无毒性作用;不减少肾血流量和滤过率。多数非去极化肌松药作用时间会延长,因此长效肌松药(如哌库溴铵)不适合用于肾移植手术。

## 156. 肾移植手术使用顺式阿曲库铵应注意些什么?

顺式阿曲库铵主要通过 Hoffman 方式降解和血浆胆碱酯酶消除,作用时间几乎不会变化,是肾功能衰竭患者可选择的非去极化肌松药。但患者存在酸中毒时,Hoffman 消除速度减慢,可能延长其作用时间。此外,其代谢物劳丹素的清除在 ESRD 患者中会延迟,而劳丹素过高会引起神经系统兴奋和癫痫活动。

## 157. 肾移植手术怎样使用肌松药更合理?

给予小剂量肌松药后,药物作用的终止主要依靠再分布,因此小剂量单次使用作用延长可能并不明显。在单次给予大剂量、重复或持续给药时会出现明显的消除半衰期延长。肾功能差的患者应当减小维持剂量、延长给药时间。同时建议使用神经刺激仪，根据肌松情况按需给药。

## 158. 肾移植手术的全身麻醉维持要有何特点？

术中应当避免使用 α 受体激动剂，因为会减少移植物的血流。需维持足够的尿量，可使用呋塞米和甘露醇，或者小剂量的多巴胺 $0.5\sim2~\mu g/kg\cdot min$，手术结束时，可以适当给予拮抗药物并尽快拔出气管插管，然后将患者转运至麻醉恢复室（post-anesthesia care unit，PACU）继续监测尿量和电解质。

## 159. 肾移植手术无肾期的全身麻醉维持适合用哪种麻醉方式维持？

使用吸入麻醉药维持麻醉深度，是肾移植术麻醉较理想的选择。但需注意的是吸入麻醉药体内无机氟可引起肾小管损害导致多尿性肾功能衰竭，尿浓缩能力下降及进展性氮质血症。血浆无机氟浓度在 $50~\mu mol/L$ 以内，对肾功能影响很小。可选用异氟烷、恩氟烷、氟烷或氧化亚氮，禁用肾毒性强的甲氧氟烷。异氟烷几乎无代谢产物，可防止血管痉挛，对缺血的肾脏还有保护作用，因此可作为无肾患者理想的吸入麻醉药。

## 160. 肾移植手术二氧化碳分压保持在多少为宜？

宜轻度过度通气，使二氧化碳分压（$PaCO_2$）维持在 $32\sim35~mmHg$。通气量不足出现的呼吸性酸中毒可加重高钾血症，而过度通气导致的呼吸性碱中毒使氧合血红蛋白解离曲线左移减少了组织供氧，对贫血患者更为不利。

## 161. 肾移植手术结束能否使用舒更葡糖钠？

舒更葡糖钠是罗库溴铵的特异性拮抗药，因其与罗库溴铵结合产物 $100\%$ 经肾脏清除，因此不建议用于终末期肾病患者。

## 162. 吸入麻醉药对肾血流量（renal blood flow，RBF）、肾小球滤过率和尿量有什么影响？

几乎所有的吸入麻醉药均可产生剂量依赖的一过性、可逆性 RBF、GFR、尿量和尿钠分泌的降低。安氟烷、异氟烷可使肾小球滤过率下降和肾血流减少 $1/5\sim1/2$，主要由于全身血压降低、心排血量减少引起。肾自身调节功能丧失以及神经体液和神经内分泌因素也起到一定作用,通常在停药后能较快恢复。

### 163. 吸入麻醉药的肾毒性作用有哪些?

吸入麻醉药影响肾功能多为肾外因素,如低血压等。安氟烷、异氟烷可使肾小球滤过率下降和肾血流减少 1/5～1/2,吸入麻醉药的潜在肾毒性主要是由于其代谢降解的游离氟离子。游离氟离子可以引起肾小管损伤,从而降低肾的浓缩能力,产生多尿性急性肾功能衰竭。肾毒性可因氨基糖苷类药物或已存在的肾功能障碍加重。当血清内无机氟化物浓度达到 50～80 mmol/L,将出现亚临床肾毒性,血清氟化物浓度超过 80 mmol/L 即会出现临床可见的肾损害。

### 164. 除了产生无机氟离子外,七氟烷还有什么不良反应?

七氟烷还可能与钠石灰相互作用,产生具有潜在肾毒性的氟甲基二氟乙烯。动物试验发现氟乙烯具有肾毒性作用,但对人体的作用还没有定论。此外,在呼吸回路内由钡石灰或者钠石灰降解的吸入麻醉药所产生的一氧化碳,可引起患者一氧化碳中毒。

### 165. 怎样避免七氟烷在回路中产生氟甲基二氟乙烯?

七氟烷化学性质不够稳定,与碱石灰接触可产生 5 种分解产物。氟甲基二氟乙烯为其中一种,其产生与温度有关,含有氢氧化钙和氧化钙的二氧化碳吸收剂不产生该复合物。新鲜气流量至少为 2 L/min 时,可有效降低回路中该复合物浓度。

### 166. 七氟烷、恩氟烷能否用于肾移植手术?

七氟烷的组织溶解性较低,化学性质较稳定,在体内的代谢相对较低,虽然七氟烷、恩氟烷长时间使用后会出现暂时性肾浓缩功能和肾小管功能受损,但很少出现肾浓缩功能障碍。对于已经存在肾功能损害的患者使用七氟烷是否会引起肾功能恶化这一问题尚无定论,但目前认为可安全应用。

### 167. 异氟烷、氟烷、地氟烷能否用于肾移植手术?

异氟烷几乎无代谢产物,可防止血管痉挛,对缺血的肾脏还有保护作用,可作为无肾患者理想的吸入麻醉剂。氟烷没有肾毒性。地氟烷不能进行生物降解,没有肾疾病的患者长时间暴露后肾功能仍保持正常,合并肾功能损害的患者使用后也不会导致肌酐清除率的进一步下降。目前认可安全应用。

### 168. 肾移植手术能否使用吗啡?

吗啡主要在肝代谢生成吗啡-3-β-D-葡萄糖苷酸(M6G)、吗啡 3-β-D 葡萄糖醛酸(M3G)、去甲吗啡,由肾及胆汁排出体外,同时约有 10% 的吗啡以原形排出。M6G 是吗啡的主要活性代谢物,有较强的镇痛作用和依赖性,会在肾衰竭患者体内蓄积。因此应避免使用吗啡。

### 169. 肾移植手术能否使用哌替啶?

哌替啶(pethidine)为苯基哌啶的衍生物。哌替啶主要经过肝脏代谢生成哌替啶酸,去甲哌替啶酸,与葡萄糖醛酸结合形成结合型或游离型经过肾排泄,少量以原型经肾排出。这一代谢产物蓄积引起 CNS 兴奋效应,如惊厥。因此应避免使用哌替啶。

### 170. 肾移植手术能否使用芬太尼?

芬太尼(fentanyl)静脉注射 1 分钟出现作用,4 分钟达高峰,镇痛作用维持 30~60 分钟。肌内注射 7~8 分钟出现作用,维持 1~2 小时。芬太尼由肝代谢,有 7% 以原型经尿液排出,术中短时间使用是安全的。在肾功能衰竭情况下会出现前体复合物蓄积,但不会引起不良反应。然而,如果肾衰竭患者长时间使用芬太尼,仍需监测药代动力学效应。

### 171. 肾移植手术能否使用阿芬太尼?

阿芬太尼(alfentanil)为超短效麻醉性镇痛药。镇痛强度为芬太尼的 1/4,持续时间为其 1/3,起效快,静脉折射后,1~2 分钟内出现最大效应,持续 10 分钟。在肝脏内代谢,代谢物从肾排出。阿芬太尼的代谢依赖于肝内可诱导细胞色素 C 酶,可以用于肾功能不全患者。

### 172. 肾移植手术能否使用舒芬太尼?

舒芬太尼(sufentanil)是芬太尼的衍生物。因其亲脂性更高,易于透过血-脑脊液屏障,与阿片受体亲和力强,故其镇痛作用较强。舒芬太尼注射后在肝中代谢,代谢产物从肾排泄,舒芬太尼的清除率和半衰期在肾功能下降患者中没有显著的变化。可以使用。

**173. 肾移植手术能否使用瑞芬太尼？**

　　瑞芬太尼（remifentanil）是纯 μ 受体激动药。它的结构中有酯键，由血和组织中的酯酶代谢，作用时间短暂。瑞芬太尼的主要代谢产物（GR90291）由肾清除。肾衰竭时上述代谢产物清除率下降，但 GR90291 活性很低，不会产生临床影响。可安全用于肾移植手术。

**174. 肾移植手术能否使用噻嗪类利尿药？**

　　噻嗪类利尿剂对肾功能衰竭的疗效与肾功能损伤程度有关，肾功能损伤轻者效果好，但随着肾小球滤过率的下降，其利尿作用逐渐下降。当肾小球滤过率 < 25 mL/min，不能发挥利尿效应，且易出现诸多不良反应，禁用于重度肾功能障碍者。

**175. 肾移植手术能否使用袢利尿剂？**

　　袢利尿剂即髓袢利尿药，又称高效能利尿药，作用于肾脏髓袢升支粗段髓袢。常用的药物有呋塞米、依他尼酸、布美他尼，大部分经肾排泄，利尿效果良好。不良反应是低钾、低钠、低血压，还有袢利尿剂有耳毒性，需注意剂量。可用于肾病患者。

**176. 肾功能衰竭对艾司洛尔的代谢有什么影响？**

　　艾司洛尔是一快速起效、作用时间短的选择性 $\beta_1$ 肾上腺素受体阻滞剂，在体内代谢迅速，主要受红细胞胞浆中的酯酶作用，使其酯键水解而代谢。肾功能衰竭几乎不影响艾司洛尔的水解，但其代谢产物在肾功能衰竭患者中的消除时间延长，半衰期是肾功能正常患者的 10 倍。

**177. 肾移植手术能否使用钙通道阻滞剂？**

　　常用于抗高血压治疗的钙通道阻滞剂主要分为双氢吡啶类（如硝苯地平、氨氯地平、尼卡地平等）、苯噻氮䓬类（如地尔硫䓬）、苯烷胺类（如维拉帕米）、三苯哌嗪类（如氟桂利嗪）。硝苯地平、维拉帕米和地尔硫卓及氟桂利嗪等大部分在肝代谢为药理学上无活性产物，可以明显增加肾血流量、对肾小球滤过率影响小，肾功能不全患者可以给予常规剂量。应该注意的是应避免将非双氢吡啶类的钙拮抗剂与 β 受体阻滞剂合用，以免加重或诱发对心脏的抑制作用。

### 178. 肾移植手术能否使用硝酸甘油?

硝酸甘油主要在肝脏代谢,迅速而近乎完全,2 种主要活性代谢产物与母体药物相比,作用较弱,代谢后经肾脏排出。只有不到 1‰ 的硝酸甘油从尿液中以原形排泄,可正常使用。患者严重贫血时禁用,因大剂量硝酸甘油可能导致血红蛋白氧化为高铁血红蛋白,并可能加剧贫血。

### 179. 肾移植手术能否使用硝普钠?

氰化物是硝普钠的中间代谢产物,硫氰酸盐是终末代谢产物,硫氰酸盐的半衰期超过 4 天,而且在肾功能衰竭患者中更长。有报道指出当硫氰酸盐水平高于 10 mg/mL 时,会出现低氧血症、恶心、耳鸣、肌肉痉挛、定向障碍和精神病等症状。因此,应避免长期使用硝普钠。

### 180. 肾移植手术中患者血压下降后应该怎样处理?

术中如发生低血压,一般通过扩充容量来治疗,而较少使用收缩性血管活性药物,以防止肾血管的过度收缩而降低肾灌注和肾小球滤过率。必要时可静脉滴注多巴胺,以使移植肾有足够的灌注压。α 肾上腺素受体激动剂应作为最后的选择。

### 181. 肾移植术中可以应用琥珀酰明胶进行扩容吗?

一般情况下,术中扩容首选晶体,单纯晶体液即能满足肾移植手术的要求,失血过多时需输注胶体。琥珀酰明胶的消除主要通过肾小球滤过,大部分经尿排出,未排出的通过蛋白水解破坏,不会产生蓄积作用。同时还能够维持血浆容量,使静脉回心血流量、心输血量、动脉血压和外周灌注保持稳定,所产生的渗透性利尿作用有利于维持肾脏功能,不影响电解质含量和酸碱平衡,对生理功能影响较少,可以应用于肾移植术中。

### 182. 髂总血管阻断前应当做什么?

阻断髂总动脉血管后外周循环阻力增加,心脏后负荷加重,心肌耗氧增加。另外,如阻断髂总静脉可减少静脉回流,反射性引起交感神经兴奋而引起心率加快、血压升高。因此血管阻断前宜适当加深麻醉以抵消因髂总血管的阻断引起的病理生理改变。

**183. 为什么要在开放动脉夹之前注射维拉帕米或罂粟碱?**

维拉帕米和罂粟碱均为钙通道阻滞剂,对外周血管有扩张作用。尸体肾的移植,在开放动脉夹、完成血管吻合之前,在肾动脉内直接注射维拉帕米或罂粟碱,可防止出现动脉痉挛,增加肾灌注。应用时需注意进行相应的处理以预防全身血压下降。

**184. 移植肾血流开放前应注意什么?**

积极扩容,确保血容量充足,但同时应警惕容量负荷过重;复查动脉血气,维持内环境稳定;监测血糖,及时纠正;调整血压,确保血流开放后移植肾充盈良好,婴幼儿供肾应注意避免灌注压过高造成移植肾损伤;再灌注前给予呋塞米和甘露醇利尿。

**185. 移植肾血管开放前需要做哪些处理?**

移植肾血管开放前宜加快输液和减浅麻醉并辅以适当的血管活性药物,以防因移植肾血管开放后引起的血流动力学改变。依次给予甲泼尼龙 6～8 mg/kg 静脉注射、呋塞米 100 mg 缓慢静脉滴注,以及环磷酰胺 200 mg 静脉滴注。血压偏低时,少量多巴胺静脉滴注,必要时可追加,使血压维持在较术前血压略高的水平。

**186. 移植肾血管开放前对血流动力学有什么要求?**

在移植肾血流复通前,使收缩压达 18.7 kPa(130 mmHg),必要时用多巴胺 2～5 $\mu$g/kg·min 升压,中心静脉压保持在 1.54～1.74 kPa(11.5～13.05 mmHg)。但有时移植肾血流恢复后,肾素释放,可引起血压升高。若术中出现严重高血压,可使用硝普钠控制性降压。

**187. 移植肾血流开放后需注意什么?**

移植肾血流开放后可能出现一过性血压下降,应密切注意。还应观察移植肾血管开放后血液渗漏情况。努力维持循环稳定,避免低血压造成移植肾灌注不足,同时严密观察尿量。持续应用神经肌肉阻滞药直至关腹完成,避免关腹时肌张力过大或呛咳反应导致移植物移位或血管吻合口损伤。

**188. 胰肾联合移植术中有什么需要注意的地方?**

加强血流动力学监测,维持血压稳定,维持血糖不低于 17 mmol/L,保持血容量充足(CVP 10～12 mmHg),甘露醇 0.25～0.55 g/kg 静脉滴注,术中再灌注前应用免疫抑制剂(125～250 mg 甲基强的松龙,单克隆或多克隆抗体,如 ATG、Zenepax、OKT3、Simulect)。

### 189. 异氟烷、氟烷、地氟烷能否用于胰肾联合移植?

异氟烷和氟烷没有肾毒性的危险。地氟烷不能进行生物降解,没有肾疾病的患者长时间暴露后肾功能仍保持正常,合并肾功能损害的患者使用后也不会导致肌酐清除率的进一步下降。目前认为可安全应用。

### 190. 胰肾联合移植时胰腺部分与单独胰腺移植相比有何不同?

胰肾联合移植时大多采用胰液空肠近端引流的术式,也有移植中心选择体静脉引流与小肠引流同时进行。单独胰腺移植时,大多采用体静脉引流。

### 191. 胰腺移植小肠引流与体静脉有何区别?

正常人胰腺分泌的胰岛素第一次经过肝脏时有 50% 被清除,行体静脉引流者外周血中胰岛素含量比正常人高 2.5～5 倍。行小肠引流者其胰液引流至肠系膜上静脉,可避免发生高胰岛素血症发生率,术后排斥率也较低。

### 192. 胰肾联合移植可选用什么麻醉?

一般行气管插管全麻,也可行椎管内麻醉,或者全麻及椎管内麻醉联合麻醉。气管插管全麻可以选择静脉麻醉、吸入麻醉或者静吸复合麻醉。椎管内麻醉可以选择连续硬膜外麻醉或者腰硬联合麻醉。

### 193. 胰肾联合移植麻醉诱导与维持有什么需要注意?

患者麻醉诱导、插管过程中可能出现血压心率较大的波动。诱导药物注射速度应当缓慢,尽量减少药物导致的低血压。诱导药物的剂量需要根据患者的容量状态、酸性 pH 以及合并症情况决定。术中应当避免使用 α 受体激动剂,这样会减少移植物的血流。需维持足够的尿量,必要时可使用呋塞米和甘露醇。手术结束,可以适当给予拮抗药物并尽快拔出气管插管。然后将患者转运至麻醉恢复室继续监测尿量和电解质。

**194. 胰肾联合移植有无必要行有创动脉监测？**

有创动脉监测可以连续监测每一瞬间动脉压力的变化过程，不受人工加压、袖带宽度等影响。可以根据动脉波形变化、对心肌的收缩能力起到一定的分析判断作用。可及早发现动脉血压的突然变化，从而及时调整血管活性药剂量。适用于各类危重患者、脏器移植等可能术中大出血的手术。

**195. 胰肾联合移植有无必要监测 CVP？**

一般需行 CVP 监测。CVP 是中心静脉压的简称。CVP 是指血液流经右心房及上下腔静脉胸腔段的压力，正常值为 $5\sim12\ cmH_2O$。CVP 主要用于测定右心室充盈压，反映右心室前负荷，它可反映体内血容量、静脉回心血量、右心室充盈压力或右心功能的变化。作为指导临床上输液量和输液速度的参考指标，对防止心脏负荷过度及指导应用利尿药具有重要参考意义，对了解血容量、心功能、心包填塞有着重大意义。

**196. 胰肾联合移植术中血糖如何管理？**

术中影响血糖的因素很多，若不能控制术中血糖水平可导致酮血症、酸血症、电解质紊乱以及渗透性利尿引起的血容量减少等。胰腺移植的患者，每 30 分钟应监测血糖一次。胰腺灌注后 1 小时内每 10 分钟应监测一次，根据血糖水平调整胰岛素剂量，再灌注前应将血糖维持在 17 mmol/L 以下。

**197. 胰肾联合肾移植手术能否使用吗啡？**

吗啡主要在肝代谢生成吗啡- 3 - β - D -葡萄糖苷酸（M6G）、吗啡 3 - β - D 葡萄糖醛酸（M3G）、去甲吗啡，由肾及胆汁排出体外，同时有约 10％的吗啡以原形排出。M6G 是吗啡的主要活性代谢物，有较强的镇痛作用和依赖性，会在肾功能衰竭患者体内蓄积。因此应避免使用吗啡。

**198. 肾移植术中扩容治疗有哪些好处？**

术中合理的补液可使移植肾尽早恢复功能、降低术后血清肌酐水平、提高术后肌酐清除率、减少移植物功能延迟恢复情况并提高移植肾的存活率，肾移植术中输入足量晶体液扩容，能有效减少急性肾小管坏死的发生，提高肾功能恢复的速度。

**199. 肾移植术中血压应维持在何种水平?**

在移植过程中既要避免心脏抑制和(或)血管扩张出现的低血压,又要防止交感神经活动亢进而导致的肾血管过度收缩。因此肾移植术中最好将血压维持在术前水平,特别是在血管吻合完毕开放血流前,不宜低于术前血压的85%。

**200. 肾移植手术扩容治疗应在何时进行?**

扩容治疗应适时适度,只有移植肾动脉开放、供体肾功能恢复,潴留在体内的液体才能排出体外,应根据具体情况如术前情况、术中出血量、血流动力学监测指标等综合考虑。一般情况下肾移植手术主张在肾移植血管吻合时开始扩容治疗,从而维持足够的血管容量,增加肾脏血流,改善移植肾灌注。

**201. 移植肾循环建立后应用甘露醇有何益处?**

甘露醇在液体扩容同时治疗的情况下应用能降低移植后的肾小管坏死,还可防止肾皮质缺血、减轻肾小管梗阻。在开放血管后立即给予 250 mL 甘露醇可降低术后急性肾功能衰竭和透析的发生率,但禁用于无尿型患者,以免发生容量超负荷而发生心力衰竭。

**202. 移植肾血流开放前扩容和利尿有何益处?**

移植肾血管开放后外周循环阻力骤然减小,血压下降,而且还应密切注视移植肾血管开放后血液渗漏情况,需要适度扩容。甘露醇的使用及充足血容量的维持能降低肾移植患者急性肾小管坏死的发病率;使用晶体液或者胶体液充分扩容可增加肾血流,改善移植肾功能。

**203. 移植肾血流开放后的低血压应该怎么处理?**

对大多数患者来说适当地降低吸入麻醉药的浓度和补液治疗有利于维持足够的肾灌注压。出现低血压时应避免使用肾上腺素类升压药物,因为可引起肾血管收缩。补液治疗后低血压无明显改善时,可采用多巴胺 $2\sim5\ \mu g/kg \cdot min$ 升压。

**204. 肾移植麻醉苏醒期有哪些注意事项?**

麻醉苏醒期常发生血流动力学剧烈波动,尤其是对术前高血压控制不好的患者,应选用合适的短效药物降低心血管应激反应。此外,患者术后仍有发生胃内容物误吸的风险,因此,应在患者恢复保护气道的能力后拔除气管导管。

**205. 肾移植手术如何选择晶体液？**

生理盐水、乳酸钠林格液和醋酸钠林格液等均可用于肾移植手术，需根据患者血钾水平、酸碱代谢等情况选择。生理盐水不含钾离子，在肾移植患者中常规使用。但由于其含有较高浓度氯离子，因此大量使用后容易引起代谢性酸中毒和高钾血症。乳酸钠林格液和醋酸钠林格液含有一定钾离子，在血钾较高患者避免使用，醋酸钠林格液有利于预防和纠正酸中毒。

**206. 肾移植手术如何选择胶体液？**

白蛋白是内源性的胶体溶液，安全范围较大，可清除自由基和抑制细胞凋亡，是较为理想的胶体溶液。右旋糖酐可引起凝血功能障碍、严重致敏及肾毒性作用，临床已不再用于肾移植的液体治疗。琥珀酰明胶分子量小，血管内半衰期短，在组织内无蓄积，无肾脏毒性，用于肾移植围术期液体治疗安全性较高。羟乙基淀粉存在一定争议。目前认为移植肾只要有尿产生，即使严重肾功能受损，6% 130/0.4羟乙基淀粉使用也不会发生蓄积，但其用量不能超过 15 mL/kg・d。

# 第四节　术后注意事项

**207. 肾移植手术麻醉恢复期应注意什么？**

肾移植术后在手术室内或麻醉恢复室进行麻醉复苏，可应用新斯的明拮抗肌松药残余作用（舒更葡糖钠除外，因其为高分子物质且完全经肾代谢）。按照饱胃患者处理，待保护性反射完全恢复后再拔管。给予自控镇痛泵进行术后镇痛，行复合连续硬膜外镇痛者应注意监测血压，避免术后低血压影响移植肾灌注。

**208. 肾移植术后苏醒期如何维持血流动力学平稳？**

肾移植手术创伤大，患者苏醒期由于恶心、呕吐、伤口疼痛、拔除气管导管等一系列刺激，可引起血流动力学剧烈变化，不利于患者愈后，且患者剧烈咳嗽或用力可引起移植肾脏移位或者吻合血管破裂出血，完善的预防性镇痛、术中、术后镇痛、复合镇静药物能够减轻苏醒期不良反应。

**209. 肾移植术后的管理有哪些要点？**

肾移植患者术后监护病房应专人护理，保持周围环境消毒及清洁的空气层流，预防感染。早期应持续应用抗感染和免疫抑制治疗。加强血压、脉搏、呼吸、体温、氧饱和度等各项生命体征监测，及时观察尿量及引流量，保持患者呼吸、循环稳定，纠正酸碱失衡及电解质紊乱，及时诊断和治疗排斥反应。

### 210. 加速康复外科用于肾移植患者的临床疗效如何？

ERAS 理念可安全地用于肾移植患者，优化围手术期管理，加速术后康复，缩短住院时间，减少住院花费，改善预后，提高生存率。包括合理选择进入 ERAS 的患者、充分的术前准备及宣教、优化术中麻醉管理、优化术后康复、加强出院随访监测等。

### 211. 为什么肾移植术后管道管理鼓励尽早拔管？

肾移植术后留置的管道包括有尿管、引流管、双 J 管、透析导管以及静脉导管。在密切监测且病情平稳的情况下，尽量减少使用或尽早拔除管道有助于减少术后感染等并发症，同时减少对患者术后活动的影响及减轻受者心理障碍，这有助于受者加快康复。

### 212. 肾移植患者术后饮食有什么原则？

肾移植患者由于术前采取低蛋白饮食以及长期的血液透析，移植后长期使用免疫抑制剂，易引起低蛋白血症、高脂血症、糖尿病、高血压、电解质紊乱等，因此饮食基本原则是补充适量优质蛋白质、低脂肪、低胆固醇、低糖、低盐，适当补充矿物质和维生素。

### 213. 肾移植患者血糖如何管理？

肾移植患者术后由于钙调神经磷酸酶抑制剂（CNI）和糖皮质激素的应用，新发糖尿病发病率明显升高，直接影响切口愈合和感染、脓毒症的发生。术后发现血糖升高应快速撤减糖皮质激素并调整免疫抑制方案，强化胰岛素治疗。血糖建议控制在晨间空腹 $4\sim7$ mmol/L，餐前及夜间血糖 $4\sim10$ mmol/L。

### 214. 肾移植术后未拔管患者如何处理？

肾移植术后鼓励尽早拔管，避免患者呛咳反应引起的血流动力学波动。因特殊原因必须术后保留气管内插管者，早期可使用呼吸机辅助呼吸，调整合适呼吸参数，注意吸痰，避免肺部炎症发生。待患者清醒后，应尽早拔除气管导管，减少呼吸机治疗相关的并发症。

### 215. 肾移植术后如何进行疼痛管理?

肾移植患者围手术期建议行预防性镇痛和多模式镇痛:预防性镇痛是通过对受者术前、术中和术后全程的疼痛管理,达到预防中枢和外周敏化的效果,从而减少急性疼痛向慢性疼痛的转化。多模式镇痛是联合应用各种方法或药物,以达到减少阿片类药物用量及其不良反应的目的。

### 216. 肾移植术后多模式镇痛方法有哪些?

肾移植术后多模式镇痛方法包括:① 神经阻滞;② 椎管内镇痛;③ 静脉镇痛,一般术后镇痛采用持续静脉注射给药,推荐使用患者自控镇痛方法,达到持续镇痛和迅速抑制暴发痛的目的;④ 口服给药;⑤ 皮下或肌内注射给药,常用药物包括曲马多、哌替啶、吗啡和羟考酮的注射剂型;⑥ 切口局部浸润,采用长效局部麻醉药物罗哌卡因可达到术后 12 小时切口镇痛效果,常与其他方式联合使用。

### 217. 肾移植术后神经阻滞如何实施?

采用长效局部麻醉药物如罗哌卡因或甲哌卡因对肾移植患者行超声引导下腹横肌平面阻滞或腰方肌阻滞等,可有效地减少术中及术后阿片类药物的使用量,减轻术后恶心呕吐、瘙痒、肠麻痹等不良反应,提高患者术后舒适度,加速康复。

### 218. 肾移植术后常用的口服镇痛药物有哪些?

可口服的镇痛药如非甾体类由于具有一定的肾毒性,禁用于肾移植术后早期的镇痛治疗,围术期的镇痛方案建议选择无活性代谢产物的合成阿片类药物如芬太尼、瑞芬太尼、舒芬太尼、阿芬太尼以及曲马多等进行术后的镇痛处理。

### 219. 肾移植术后有哪些并发症?

肾移植术后并发症包括:淋巴瘤/淋巴管狭窄发生率为 3%～5%;术后出血发生率为 3%～5%;心肌梗死发生率为 2%～3%;输尿管瘘/输尿管狭窄发生率为 2%～3%;伤口感染发生率为 2%～3%;动脉血栓发生率为 1%～2%;静脉血栓发生率为 1%～2%;伤口出血发生率为 1%～2%;感染等其他并发症发生率为 15%～40%。

## 220. 胰肾联合移植术后需要特别注意什么?

胰肾联合移植术后需监测尿量以评估肾功能,患者需要行血液透析直至肾功能恢复。术后应密切关注术后并发症,包括出血、血栓形成、胰腺炎、胰漏和胰瘘、代谢性酸中毒及泌尿系统感染、淋巴瘘、腹腔感染、尿瘘等以及移植物排斥反应。胰腺移植患者可出现心搏骤停(因自主神经病变)。同时应注意胰腺的功能恢复,血清淀粉酶和血糖上升预示着移植胰腺功能衰竭。

## 221. 肾移植术后深静脉血栓形成原因和如何处理?

肾移植术后由于卧床、深静脉导管留置、高凝状态、大剂量糖皮质激素的使用等原因,容易导致深静脉血栓形成。肾移植术后可以通过鼓励患者早期下床活动、预防性使用低分子肝素抗凝、口服抗血小板药物、使用下肢加压装置等方法预防深静脉血栓形成。

## 222. 肾移植术后对呼吸功能有何影响?

肾移植术后由于患者卧床时间长、大量使用糖皮质激素以及大量补液,容易引起肺不张、肺部感染以及胸腔积液等呼吸系统并发症。因此鼓励患者术后早期进行呼吸功能锻炼,通过腹式呼吸法、缩唇呼吸法及呼吸训练器等可以有效增加呼吸肌力、促进肺膨胀并减少呼吸系统并发症。

## 223. 肾功能恢复的标志如何观察?

肾功能的恢复可以从多个方面进行综合分析。肾移植后患者尿量增加,血肌酐和尿素氮开始下降可以看作是肾功能开始恢复的标志,其余方法包括血压逐渐恢复正常,患者身体水肿减轻,身体状态提升、各项检查指标恢复正常等可以作为辅助判断手段。

## 224. 什么是移植肾失功?

移植肾血管接通后无尿排出称为移植肾失功。移植肾失功最常见的原因为超急性排异反应,其次为急性肾小管坏死(acue tubular necrosis,ATN),其他尚有环孢素 A 中毒以及外科技术上的原因。移植肾冷缺血时间、术中肾血流灌注、肌酐恢复正常时间、急性排斥反应、加速性排斥反应、感染等均对移植术后的肾存活时间存在重要影响。

**225. 肾移植术后早期肾功能不全有哪些常见原因?**

肾移植术后早期肾功能不全指移植后肾已开始恢复功能,但在 2 周内出现尿量减少和血肌酐升高的情况原因包括肾前性或肾后性、加速或急性排异反应、CsA中毒、感染等。肾前性原因有心功能不全、低血压、出血、血容量不足等。肾后性多为尿路梗阻,如输尿管坏死或狭窄、肾周围血肿或淋巴囊肿压迫等所致。另外,巨细胞病毒(CMV)感染亦可损害肾功能。

**226. 肾移植术后晚期肾功能减退有哪些常见原因?**

晚期肾功能减退指手术后 3 个月以上出现的肾功能减退,主要表现是血肌酐缓慢进行性升高,多数患者尿量正常。晚期肾功能减退 80% 以上见于慢性排异和慢性 CsA 中毒,其余可能为原有肾脏疾病在移植肾的复发,以及新的肾脏病变如肾炎、感染、结石等的发生。

**227. 如果移植肾早期仍无功能如何处理?**

应及时施行血液透析治疗,术后应尽快恢复移植肾的功能,术后 48 小时应持续应用多巴胺 2～3 ug/(kg · min)静脉滴注,以增加肾脏血流。同时加强抗感染治疗,加强各项监测以及时诊断和防止排斥反应,积极进行术后镇痛以减少并发症,以及使用免疫抑制剂。

**228. 肾移植受者液体容量如何评估?**

根据患者术前病史、原发病及术前检查情况,了解心功能情况,同时要了解患者术前透析时间及脱水量等治疗;了解术中血压及中心静脉压(CVP),术中补液种类及用量、出血量、尿量,术中升压药和降压药、利尿剂和扩容剂的使用情况;术后根据 CVP 监测情况,指导补液量及补液速度,保持 CVP 在 $6 \sim 12 \mathrm{~cmH_2O}$ $(1 \mathrm{~cmH_2O}=0.098 \mathrm{~kPa})$。

**229. 肾移植术后补液方案要注意什么?**

应在保持血压平稳的前提下尽量减少补液,鼓励患者早期进食进水,保持有效循环,根据患者水钠潴留情况酌情调整,避免发生水电解质紊乱。适当控制补液,不仅可以减少术后并发症,促进术后康复,而且减轻了患者医疗负担,同时减少医务人员工作量,节约医疗资源。

**230. 如果移植肾早期出现少尿现象如何处理?**

液体管理:少尿与液体入量不足、低血压、移植肾功能延迟恢复、急性排斥反应等有关。液体负荷重是少尿期始终存在的风险,应严格限制液体出入量,避免因液体入量过多导致心力衰竭、肺水肿等并发症。量出为入,每日液体需要量＝尿量＋非显性失水＋每日额外液体丢失量＋内生水量。若为肾前性少尿,可继续静脉输入生理盐水等等渗液体以扩充血容量,纠正肾脏血液灌注不足。处理电解质、酸碱平衡失调。

**231. 如果移植肾早期出现多尿现象如何处理?**

90％以上的移植肾在恢复血循环后 1～60 分钟内受者开始排尿。术后早期部分患者可出现多尿现象,这可能会导致低钾、低钠、严重脱水等并发症。因此,应严密注意患者水、电解质平衡,严格记录出入量,维持血浆胶体渗透压在正常范围,必要时给予白蛋白。

**232. 肾移植患者术后用药应注意什么?**

肾移植患者手术后要终身服用免疫抑制剂(除同卵双生子之间的移植外),在预防继发细菌感染时,应选用作用时间短、抗菌谱广的药物。避免应用免疫增强剂,避免使用对肾脏有毒性的药物,如果必需使用,则应充分考虑药物间相互作用,并在严密观察下短期应用。

**233. 移植肾切除有哪些并发症?**

术后外科并发症有切口感染、切口裂开、切口渗血或出血、尿瘘、尿路梗阻、尿路结石、淋巴瘘和淋巴囊肿、移植肾破裂、肾动脉血栓、肾静脉血栓形成、肾动脉或静脉破裂、肾动脉狭窄、肾动脉瘤、动静脉瘘。远期并发症有心血管系统并发症、移植后肿瘤、中枢神经系统并发症、消化系统并发症、血液系统并发症、肾移植术后皮肤疾病。

**234. 移植排斥有哪几种?**

根据排斥反应的发生时间分为:超急性排斥、急性加速性排斥反应、急性排斥、慢性排斥;根据发病机制分为:细胞介导的细胞性排斥反应和抗体介导的体液性排斥反应;其他不典型的类型有:亚临床排斥反应、细胞和体液反应同时存在的混合性排斥反应、慢性排斥合并急性发作等。

### 235. 移植排斥如何诊断？

解决排斥反应的关键是正确的诊断与合理的治疗,排斥反应的临床和病理表现呈多样化,不同类型排斥反应诊断标准略有不同,应结合临床表现、病理表现、辅助检查及其他检查,最终确诊需行移植肾穿刺活检术。正确诊断的"金标准"是病理学,即移植病理学。

### 236. 什么是超急性排斥？

超急性排斥(hyperacute rejection,HAR)是临床表现最为剧烈且后果最为严重的一类排斥反应,多为体内预存的供体特异性抗体所致,未经特殊处理接受ABO血型不相容的供肾也是HAR发生的重要原因,其他重要致敏因素有多胎妊娠、反复输血、长期血液透析、再次移植、某次病毒或细菌感染等。HAR多发生在移植术后数分钟至数小时内,一般发生在24 h内,也有个别延迟至48 h。

### 237. 发生 HAR 时有什么症状？

术中当供肾重新恢复血供时,移植肾逐渐充盈饱满,呈鲜红色,然而数分钟后,移植肾出现花斑,体积增大,色泽由鲜红出现紫纹,渐变呈暗红色,乃至呈紫褐色并失去光泽,移植肾由饱胀变柔软,体积缩小,肾动脉搏动有力,而肾静脉塌陷,继而肾脏搏动消失,泌尿停止。术后可出现血尿、少尿或无尿,肾区疼痛,血压升高等症状,少数病例可出现寒颤、高热等全身危重症表现。

### 238. 如何预防 HAR？

HAR一旦发生,则移植肾损伤极为严重且难于救治,常在极短时间内导致移植肾功能丧失,因此关键是预防。移植前进行补体依赖淋巴细胞毒性试验(CDC)、流式细胞仪交叉配型(FCXM)、群体反应性抗体(PRA)和抗人类白细胞抗原(HLA)抗体的检测可有效地降低HAR的发生;对于肾移植高致敏受者,移植前给予脱敏治疗以减少或预防HAR的发生。

### 239. 什么是急性排斥反应？

急性排斥(acute rejection,AR)是移植物排斥反应中最常见的一种类型,通常在移植术后几天到几个月内出现。大约90%的AR是急性T细胞介导的排斥反应(TCMR),以T细胞活化而产生迟发性变态反应,导致移植物内有大量淋巴细胞、巨噬细胞浸润从而引起组织损失,如诊断及时、治疗得当,绝大部分可逆转。另外,还存在一些急性体液性排斥反应(AMR),主要由抗体、补体等多种体液免疫成分参与所致的免疫损伤,是导致移植肾急性或慢性失功的重要原因。

### 240. 如何诊断 AR?

急性排斥反应时患者通常会出现发热、寒战、萎靡不振、关节痛、尿少等症状。但是现在由于免疫抑制剂的使用,大多数急性斥反应可能不表现出明显症状。确诊需要进行肾活检。若患者出现移植物功能恢复延迟,进行肾活检可以确诊或者排除急性排斥反应。实验室检查可以发现肌酐迅速上升超过基础水平 $10\%\sim25\%$。

### 241. 急性排斥如何治疗?

治疗急性排斥反应的主要目的是去除现有抗体并抑制其再度生成。激素冲击疗法仍是急性 TCMR 的一线治疗方案,对激素难治性 TCMR,应尽早给予抗人胸腺淋巴细胞球蛋白或抗人 T 细胞免疫球蛋白。与 TCMR 相比,AMR 的以上治疗效果较差,且预后较差,积极预防是其关键。可采用的治疗措施包括:血浆转换和免疫吸附、抗 B 细胞药物、抗浆细胞活性制剂、抗 C5 单抗等。

### 242. 什么是急性加速性排斥?

急性加速性排斥(aaccelerated acute rejection,AAR),是指发生在肾移植术后 3~5 天内的急性排斥反应,发生越早,程度越重,严重时可致移植肾破裂出血,移植肾功能迅速丧失,组织病理学改变有间质的出血及密集的细胞浸润。其诱发因素同超急性排斥反应,但慢性骨髓炎、结核和病毒感染亦可诱发,多与预先致敏抗体有关。

### 243. AAR 有什么症状?

AAR 临床表现多为高热,并伴有畏寒、明显乏力、呕吐、腹胀,白细胞计数可高可低,尿量突然减少或几天内发展至无尿,肉眼血尿,原已下降的血清肌酐水平又迅速回升,移植肾脏区域胀痛甚至剧痛。检查可发现移植肾脏肿大,质地较硬,有明显压痛。一般规律是上述症状出现得越早,加速性排斥反应程度越重。

### 244. AAR 如何治疗?

AAR 治疗困难,一旦明确诊断应尽早应用抗体冲击治疗,可视情况联合血浆置换和肾脏替代治疗。经积极的治疗后,全身反应加重,移植肾脏区域持续胀痛,肾功能恢复无好转,彩色多普勒B超检查显示无血液通过者,需综合评估继续冲击所承担的致命感染风险,以决定是否停用上述免疫抑制剂或切除移植肾。

### 245. 什么是慢性排斥反应?

慢性排斥反应(chronic rejection,CR)指发生于移植术后 6~12 个月,以逐渐丧失肾功能伴血肌酐进行性升高、高血压、血尿和蛋白尿为主要症状的一系列综合征。其发病机制尚不十分清楚,可能与体液免疫相关,是由于循环中特异性抗体低水平的免疫应答导致血管周围炎症,使移植物血管内皮持续低程度的损害伴有血管平滑肌细胞增生阻塞血管,移植物功能逐渐下降。

### 246. 如何诊断 CR?

目前对移植肾 CR 临床及病理特点认识不足,且有相当数量的肾移植受者尽管存在与 CR 相似的病理学变化,但其肾功能检查结果正常。因此,必须确定严格的 CR 临床诊断标准:① 移植肾的组织学变化符合 Banff 标准中的 CR 组织学表现;② 移植肾功能进行性减退:应当至少连续 10 次检测 Scr 水平,或以 3 个月为期限动态观察 Scr 的变化,并以 Scr 的倒数评价移植肾功能的减退;③ 发生时间应在肾移植术后 3 个月以上;④ 排除其他原因造成的移植肾功能异常。

### 247. 如何治疗慢性排斥反应?

目前尚缺乏有效的治疗手段。CR 治疗的目标是尽可能防止肾功能进行性恶化,在移植肾穿刺活检病理组织学结果的基础上,结合临床表现,积极寻找引起 CR 的原因,制定针对性的治疗方案,部分病例的病情可能会得到缓解和稳定,甚至好转。主要方法有对血压、血糖、血脂进行管理、调整或优化免疫抑制剂治疗方案以及抗凝抗栓治疗。

### 248. 什么是免疫抑制剂?

免疫抑制剂是一类对机体的免疫反应具有抑制作用的药物,能抑制与免疫反应相关细胞的增殖和功能,降低免疫应答。合理的免疫抑制方案是最大程度发挥其抗排斥反应作用的同时减少其不良反应,保障移植受者长期高质量生存的重要基础。免疫抑制治疗是肾移植成败的关键。理想的免疫抑制治疗既应保证移植肾不被排斥,同时对受者免疫系统的影响最小,而且药物的不良反应最少。

**249. 免疫抑制剂分哪几种？**

目前临床应用的免疫抑制剂分为免疫诱导药物和维持治疗药物两类。诱导药物分为多克隆抗体，目前临床应用的有抗胸腺细胞球蛋白（ATG）和抗 T 细胞免疫球蛋白（ALG）以及单克隆抗体，目前临床应用的白细胞介素 - 2 受体拮抗剂（IL - 2RA），国内常用药物为巴利昔单抗。维持药物分为四类：神经钙蛋白抑制剂、抗细胞增殖药类物、哺乳动物雷帕霉素靶蛋白抑制剂以及糖皮质激素。

**250. 神经钙蛋白抑制剂有哪些不良反应？**

环孢素（CsA）：① 约 1/3 的患者可出现与剂量相关的肾功能损伤；② 较常见的不良反应包括肝毒性及神经毒性；③ 高钾血症；④ 部分服用者有胃肠道反应及多毛、牙龈增生伴出血、疼痛等。他克莫司：① 神经毒性和消化道不良反应较明显；② 肝、肾功能损伤，高钾血症及低镁血症；③ 常见的不良反应还有高血压、白细胞增多等；④ 胰岛细胞毒性，胰岛素的合成和分泌减少继发高血糖。

**251. 抗细胞增殖药类物有哪些不良反应？**

吗替麦考酚酯、麦考酚钠：① 机会性感染，尿路感染、巨细胞病毒及疱疹病毒感染等；② 骨髓抑制；③ 胃肠道不良反应；④ 会增加淋巴瘤和其他恶性肿瘤发生的风险。硫唑嘌呤：① 骨髓抑制；② 胆汁淤积和肝功能损伤；③ 皮疹，偶见肌萎缩。咪唑立宾：① 高尿酸血症；② 血小板减少、红细胞减少等；③ 偶可出现胃肠道反应。来米氟特：较常见的有腹泻、瘙痒、可逆性 ALT 和 AST 升高、脱发、皮疹、白细胞减少等。

**252. 哺乳动物雷帕霉素靶蛋白抑制剂有哪些不良反应？**

西罗莫司与依维莫司常见不良反应：① 最常见的不良反应为高脂血症，机制尚不清；② 蛋白尿，合并糖尿病的受者较易在转换后出现蛋白尿；③ 雷帕霉素相关间质性肺炎；④ 可导致骨髓抑制与切口愈合不良；⑤ 皮肤黏膜溃疡、低钾血症、低镁血症等。

**253. 糖皮质激素有哪些不良反应？**

① 增加感染和恶性肿瘤的发生，增加病毒性肝炎和肝癌的复发率；② 易引起移植后糖尿病及代谢性骨病；③ 可致伤口愈合延迟；④ 长期使用可致白内障、高血压、肥胖、骨质疏松、消化道溃疡、儿童生长抑制、肾上腺皮质功能减退等。

### 254. 如何看待免疫抑制剂？

免疫抑制剂是一把"双刃剑"，在提高受者和移植物存活率的同时也会带来感染、肿瘤、骨髓抑制等并发症。实施肾脏移植手术后，每个患者终身都存在发生排斥反应的可能性。为控制其发生，保证移植肾存活，患者需要终身服用免疫抑制剂。用量小，免疫抑制不足，会导致排斥反应；用量大，会导致肝肾毒性及其他不良反应。因此使用需要个体化、合理化，并提倡联合用药，使免疫抑制药物发挥更好的疗效，减少不良反应。

### 255. 免疫抑制剂维持药物对麻醉管理有什么影响？

肾移植术后患者需长期使用免疫抑制剂，可能导致抗感染能力降低、肾功能下降、高血压、高氯性酸中毒、高钾血症、低镁血症、低钙血症、高凝状态等一系列不良反应。期间若须进行其他手术，需做好术前访视，了解患者心功能、血压、凝血、肝肾功、电解质等情况。制定合理麻醉方案，注意术中血流动力学、酸碱平衡以及血电解质波动情况。需严格遵循无菌原则，要注意药物之间的相互影响。术后应尽早拔除气管导管及导尿管，积极防治感染。

### 256. 肾移植术后患者麻醉的用药有哪些注意事项？

肾移植术后的患者，其间若须进行其他手术，围手术期要特别注意防治感染及药物之间的相互影响（特别是免疫抑制剂和麻醉用药）。由于大多数肾移植患者术后使用环孢素 A 维持治疗，而其具有较强的肾毒性，因此麻醉应尽量避免使用具有肾毒性或潜在肾毒性（如恩氟烷等）的药物。麻醉药物的选择应该尽量考虑不依赖肾脏排泄的药物如阿曲库铵、顺式阿曲库铵等。

### 257. 围手术期肾移植术后 24 h CVP 维持在多少合适？为什么？

肾移植术后 24 h 一般将 CVP 维持在 12～14 mmHg，有利于术后移植肾功能的恢复。若出现少尿现象，首先应考虑全身血容量不足，可短时间内增加输液，适时使用利尿剂，密切观察尿量的变化。如果经过上述处理尿量仍不增加而血压有上升趋势，则应减慢或停止输液，进一步查找原因。如果移植肾早期仍无功能，应及时施行血液透析治疗。注意防止酸碱失衡及电解质紊乱，尽量维持血压高于正常水平以利于肾灌注，必要时可静脉滴注多巴胺以增加肾血流。

## 参考文献

［1］ Guzzi F，Cirillo L，Buti E，et al. Urinary Biomarkers for Diagnosis and Prediction of Acute Kidney Allograft Rejection：A Systematic Review［J］. International journal of molecular sciences. 2020；21(18)：6889.

［2］ Franzin R，Stasi A，Fiorentino M，et al. Inflammaging and Complement System：A Link Between Acute Kidney Injury and Chronic Graft Damage［J］. Frontiers in immunology. 2020；11：734.

［3］ Bello AK，Levin A，Tonelli M，et al. Assessment of Global Kidney Health Care Status ［J］. Jama. 2017；317(18)：1864－1881.

［4］ Modi ZJ，Lu Y，Ji N，et al. Risk of Cardiovascular Disease and Mortality in Young Adults With End-stage Renal Disease：An Analysis of the US Renal Data System［J］. JAMA cardiology. 2019；4(4)：353－362.

［5］ Segev DL，Muzaale AD，Caffo BS，et al. Perioperative mortality and long-term survival following live kidney donation［J］. Jama. 2010；303(10)：959－966.

［6］ Ross LF，Thistlethwaite JR，Jr. Long-term consequences of kidney donation［J］. The New England journal of medicine. 2009；360(22)：2371.

［7］ RD M. 米勒麻醉学. 第 7 版［M］. 北京：北京大学医学出版社，2011.

［8］ Muzaale AD，Massie AB，Wang MC，et al. Risk of end-stage renal disease following live kidney donation［J］. Jama. 2014；311(6)：579－586.

［9］ Verhave JC，Tagalakis V，Suissa S，et al. The risk of thromboembolic events in kidney transplant patients［J］. Kidney international. 2014；85(6)：1454－1460.

［10］ D. Wasnick JFBDCMJ. 摩根临床麻醉学. 第 5 版［M］. 北京：北京大学医学出版社，2015.

［11］ 郭曲练，姚尚龙. 临床麻醉学［M］. 北京：人民卫生出版社，2016.

［12］ Schmid S，Jungwirth B Anaesthesia for renal transplant surgery：an update［J］. European journal of anaesthesiology. 2012；29(12)：552－558.

［13］ Shivaswamy V，Boerner B，Larsen J Post-Transplant Diabetes Mellitus：Causes，Treatment，and Impact on Outcomes［J］. Endocrine reviews. 2016；37(1)：37－61.

［14］ Joosten SA，Sijpkens YW，van Kooten C，et al. Chronic renal allograft rejection：pathophysiologic considerations［J］. Kidney international. 2005；68(1)：1－13.

［15］ Halloran PF Immunosuppressive drugs for kidney transplantation［J］. The New England journal of medicine. 2004；351(26)：2715－2729.

# 肾上腺手术麻醉

## 第一节　疾病与手术基础

**1.** 肾上腺是个什么器官？

　　肾上腺是人体相当重要的内分泌器官，位于两侧肾脏的上方，左右各一，共同为肾筋膜和脂肪组织所包裹。

**2.** 肾上腺结构是怎样的？

　　肾上腺分为皮质和髓质两部分，肾上腺皮质由外向内分为球状带、束状带和网状带，分别具有不同的功能；肾上腺髓质主要分泌肾上腺素、去甲肾上腺素和多巴胺等，肾上腺分泌的不同激素对人体有不同的功能和作用。

**3.** 肾上腺的大体解剖是怎样的？

　　左肾上腺呈半月形，右肾上腺为三角形。两侧肾上腺共重 $10\sim15$ 克。从侧面观察，腺体分肾上腺皮质和肾上腺髓质两部分，周围部分是皮质，内部是髓质。两者在发生、结构与功能上均不相同，实际上是 2 种内分泌腺。

**4.** 肾上腺的血供是如何分布的？

　　肾上腺动脉进入被膜后，分支形成动脉性血管丛，其中大部分分支进入皮质，形成窦状毛细血管网，并与髓质毛细血管通连。少数小动脉分支穿过皮质直接进入髓质，形成窦状毛细血管。髓质内的小静脉汇合成一条中央静脉，经肾上腺静脉出肾上腺。

**5.** 为什么说肾上腺皮质对髓质细胞的激素生成有很大的影响？

　　肾上腺的大部分血液是经过皮质到达髓质的，血液中含有糖皮质激素，其中的糖皮质激素可增强肾上腺细胞内 N-甲基转移酶的活性，使去甲肾上腺素甲基化为肾上腺素。由此可见，肾上腺皮质对髓质细胞的激素生成有很大的影响。

**6.** 肾上腺怎样支配神经？

　　位于 T10～L2 水平的脊髓内神经元发出交感神经节前纤维，进入内侧的交感神经干，再从交感神经干分出，通过腹腔神经丛，随肾上腺小动脉进入肾上腺髓质。神经末梢呈突触形式包绕嗜铬细胞。少许副交感神经以相同的径路进入肾上腺髓质。

**7.** 肾上腺皮质分泌哪些激素？功能和作用有哪些？

　　肾上腺皮质主要分泌皮质醇激素：球状带分泌盐皮质激素，主要是醛固酮；束状带分泌糖皮质激素，主要是皮质醇；网状带分泌性激素，主要是雄性激素。

**8.** 肾上腺皮质分泌的激素有哪些作用？

　　皮质激素主要调节水电解质平衡；糖皮质激素主要调节糖、蛋白质和脂肪代谢；雄性激素主要调节人体的雄性激素的水平和正常的第二性征。

**9.** 肾上腺皮质球状带的结构特点是什么？

　　紧靠被膜，约占皮质厚度的 15％。细胞呈低柱状或立方形，排列成球形细胞团；核小而圆，染色深；胞质少，弱嗜碱性，含少量脂滴。电镜下，最明显的特征是含有大量滑面内质网、粗面内质网、游离核糖体和高尔基复合体。

**10.** 肾上腺皮质束状带的结构特点是什么？

　　约占皮质厚度的 78％，由多边形的细胞排列成束。细胞体积大，胞核染色浅，位于中央。胞质内充满脂滴，在普通染色标本中，脂滴被溶去，留下许多小空泡，使束状带细胞呈泡沫状。电镜下，滑面内质网远多于球状带，常环绕脂滴和线粒体排列，粗面内质网也较发达。

**11.** 肾上腺皮质网状带的结构特点是什么？

　　约占皮质厚度的 7％，紧靠髓质，细胞排列成不规则的条索状，交织成网。细胞较束状带的小,胞核亦小,染色深,胞质弱嗜酸性,含有少量脂滴和较多脂褐素。电镜下,此带细胞内含有大量滑面内质网。

**12. 肾上腺髓质功能和作用有哪些?**

肾上腺髓质主要分泌儿茶酚胺类激素,其中以肾上腺素和去甲肾上腺素为主,它们通过肾上腺素能受体而广泛作用于心血管、平滑肌,从而维持血压稳定和神经内分泌系统功能。

**13. 肾上腺常见疾病有哪些?**

肾上腺皮质增生、肾上腺囊肿、肾上腺皮质腺瘤、肾上腺皮质腺癌、肾上腺髓质脂肪瘤、肾上腺嗜铬细胞瘤、肾上腺转移瘤、肾上腺结核、肾上腺出血等。

**14. 肾上腺疾病有何风险?**

肾上腺疾病的最大风险是引起体内激素水平紊乱,可以引起严重的高血压并导致心脑血管疾病,比如高血压危象、心律失常、心肌梗死、眼底出血等,还可以出现糖尿病、低血钾、性征异常症等。

**15. 肾上腺疾病手术适应证有哪些?**

肾上腺皮质病变:醛固酮增多症、皮质醇增多症、皮质醇减少症、肾上腺性征异常症;肾上腺髓质病变:嗜铬细胞瘤;其他肾上腺肿瘤:肾上腺腺瘤等。

**16. 什么是原发性醛固酮增多症?**

原发性醛固酮增多症(hyperaldosteronism)是指由于肾上腺皮质球状带肿瘤或增生而造成醛固酮分泌增多,导致潴钠、排钾、体液容量扩张、抑制肾素-血管紧张素系统。

**17. 什么是继发性醛固酮增多症?**

继发性醛固酮增多症(secondary hyperaldosteronism,SH)是指病因在肾上腺外,多因有效血容量降低、肾血流量减少等,继而肾素-血管紧张素-醛固酮系统功能亢进,过多的血管紧张素Ⅱ兴奋肾上腺皮质球状带使醛固酮分泌增多。

**18.** 醛固酮增多症在心血管方面有哪些表现？

高血压。

**19.** 醛固酮增多症在代谢方面有何表现？

低血钾性碱中毒、手足抽搐、心肌及营养失调、心律不齐；低血钾性周期性麻痹。

**20.** 醛固酮增多症在泌尿方面有哪些表现？

肾功能障碍、多尿、夜尿、尿比重偏低。

**21.** 什么是皮质醇增多症？

库欣综合征（cushing syndrome，CS）又称皮质醇增多症（hypercortisolism），是由于多种原因引起的肾上腺皮质长期分泌过多糖皮质激素所产生的临床症候群，也称为内源性库欣综合征。按其病因可分为促肾上腺皮质激素（ACTH）依赖型和非依赖型两种。此外，长期应用大剂量糖皮质激素或长期酗酒也可引起类似库欣综合征的临床表现，称为外源性、药源性或类库欣综合征。

**22.** 皮质醇增多症在蛋白质代谢方面有何异常？

皮质醇升高后可抑制肝外组织摄取氨基酸合成蛋白质，促进其蛋白质分解而出现负氮平衡，从而影响皮肤、肌肉、骨骼等生长与修复。表现为皮肤菲薄，面部红润，皮下毛细血管清晰可见，呈多血质面容，易损伤而出现瘀斑；皮肤弹力纤维断裂，而皮肤张力增加，可在腹部、臀部、腘窝、腋下等部位形成宽大、梭形紫纹。

**23.** 皮质醇增多症在糖代谢方面有哪些异常？

过量的皮质醇促进糖异生作用，拮抗胰岛素的降糖作用，减少葡萄糖被肌肉及脂肪细胞利用，引起不同程度的血糖升高。60%～90%的皮质醇增多症患者表现为糖耐量降低，10%～30%的患者出现类固醇性糖尿病，而该类糖尿病患者很少出现酮症或酮症酸中毒，但可有多尿、口干、多饮症状。

**24.** 什么是皮质醇减少症？

皮质醇减少症又称肾上腺皮质功能减退症（adrenocortical insufficiency），按病因可分为原发性和继发性，按病程可分为急性和慢性。其不能产生正常量的皮质醇,应激时更不能相应的增加皮质醇的分泌而产生一系列肾上腺皮质激素缺乏的临床表现。

**25. 什么是肾上腺危象?**

指由各种原因导致肾上腺皮质激素分泌不足或缺如而引起的一系列临床症状,可累及多个系统。主要表现为肾上腺皮质激素缺乏所致的症状,如脱水、血压下降、体位性低血压、虚脱、厌食、呕吐、精神不振、嗜睡乃至昏迷。患者有时会被误诊为急腹症而行手术治疗或延误诊断,最终进展为全昏迷,甚至死亡。

**26. 皮质醇减少症在消化系统有何表现?**

厌食、恶心、呕吐等常为早期症状,如能及时识别,加以治疗,常很快好转。也可有腹痛、腹泻等症状。

**27. 皮质醇减少症在神经系统有何表现?**

软弱、萎靡、无欲、淡漠、嗜睡、极度衰弱状,也可表现为烦躁不安、谵妄、神志模糊,甚至昏迷。

**28. 皮质醇减少症在循环系统有何表现?**

心率加快(可达 160 次/分)、四肢厥冷、循环衰竭、血压下降,陷入休克。

**29. 什么是肾上腺性征异常症?**

肾上腺性征异常症是指由于肾上腺皮质增生、肿瘤使雄激素或雌激素合成和分泌过多引起的男性化或女性化,或者因性激素分泌减少而引起的性分化异常。肾上腺性征异常症可导致性腺萎缩,性机能紊乱,还可能出现肾上腺皮质功能急性状态,甚至危象。

**30. 肾上腺性征异常症有哪些病理生理表现?**

皮质醇和醛固酮分泌减少、皮质功能减退;雄激素分泌增加;男性早熟;女性男性化;假两性畸形。

**31. 肾上腺性征异常症有哪些常见分类?**

临床上通常分为先天性和后天性两大类。先天性通常与染色体遗传有关,后天性是由肾上腺皮质肿瘤或癌引起的。

### 32. 什么是肾上腺嗜铬细胞瘤？

嗜铬细胞瘤（pheochromocytoma）是由嗜铬细胞所形成，主要见于肾上腺髓质的肿瘤。嗜铬细胞内颗粒含儿茶酚胺，无调节性分泌大量儿茶酚胺进入血液循环，引起全身性病理生理改变和临床症状。该肿瘤良性居多，临床表现随其内分泌的异常而变化，典型病例为分泌大量儿茶酚胺，引起阵发性高血压、心悸、头痛等。

### 33. 嗜铬细胞瘤高血压有哪些表现？

高血压为本症的主要和特征性表现，可呈间歇性或持续性发作。典型的阵发性发作常表现为血压突然升高，可达 $200\sim300/130\sim180$ mmHg，伴剧烈头痛，全身大汗淋漓、心悸、心动过速、心律失常，心前区和上腹部紧迫感、疼痛感、焦虑、恐惧或有濒死感、皮肤苍白、恶心、呕吐、腹痛或胸痛、视力模糊、复视，严重者可致急性左心衰竭或心脑血管意外。

### 34. 嗜铬细胞瘤低血压有哪些表现？

本病也可出现低血压或直立性低血压，甚至休克或高血压和低血压交替出现。

### 35. 嗜铬细胞瘤的常见心脏病变有哪些？

大量儿茶酚胺可致儿茶酚胺性心脏病，可出现心律失常如期前收缩、阵发性心动过速、心室颤动。部分病例可致心肌退行性变、坏死、炎性改变等心肌损害，而发生心衰。长期、持续的高血压可致左心室肥厚、心脏扩大和心力衰竭。

### 36. 嗜铬细胞瘤的代谢功能有何表现？

高浓度的肾上腺素作用于中枢神经系统，尤其是交感神经系统而使耗氧量增加，基础代谢率增高可致发热、消瘦。肝糖原分解加速及胰岛素分泌受抑制而使糖耐量减退，肝糖异生增加。少数可出现低钾血症、高钙血症。

### 37. 嗜铬细胞瘤在消化方面有何表现？

过多的儿茶酚胺使肠蠕动及张力减弱，故可致便秘、肠扩张、胃肠壁内血管发生增殖性或闭塞性动脉内膜炎，致肠坏死、出血或穿孔；胆囊收缩减弱，Oddi 括约肌张力增强，可致胆汁潴留、胆结石。病情严重且病程长者可致肾衰竭等。

**38. 什么是肾上腺腺瘤?**

肾上腺除上述提及的具分泌活性的皮质醇增多症、醛固酮增多症、肾上腺性征异常症、嗜铬细胞瘤外,临床上还能见到一些肾上腺肿瘤,一般都泛称为肾上腺腺瘤,他们大多数并无功能,许多是来源于肾上腺间质细胞的肿瘤如脂肪瘤、囊肿、纤维瘤、髓性脂肪瘤等,虽然没有功能,但有时会发生恶变。

**39. 什么是电视腹腔镜下肾上腺手术?**

电视腹腔镜下肾上腺手术是指在电视下利用腹腔镜器械进行手术。

**40. 电视腹腔镜下肾上腺手术有何优点?**

$CO_2$ 气腹过程中必然会造成一系列的生理紊乱,因此对麻醉管理的要求更高难度也更大,但电视腹腔镜手术具有腹壁创伤小、术后疼痛轻、恢复快、住院时间短等优点,已越来越受到广大患者与医生的欢迎。手术适应证不断增多,操作技术不断提高,而并发症则越来越少。

# 第二节    术前准备

**41. 术前怎样评估肾上腺功能及麻醉风险?**

对患者进行心理评估,主要是安抚患者,让患者接受这种手术,不要紧张;对重要器官功能进行准备,比如心、肝、脾、肺、肾,以及对糖尿病、高血压、出凝血功能进行评估。

**42. 常用术前麻醉药物对肾上腺皮质功能有何影响?**

术前用药如巴比妥类或苯二氮䓬类镇静药、吗啡或哌替啶等镇痛药有助于降低皮质醇的分泌。

**43. 吩噻嗪类术前麻醉药物对肾上腺髓质功能有何影响?**

术前用药中,吩噻嗪类药物短期使用时对肾上腺髓质具有 α 肾上腺素能受体阻滞作用。

**44. 氯丙嗪对肾上腺髓质功能有何影响？**

氯丙嗪对儿茶酚胺有一定的抑制作用，在作为冬眠合剂使用时作用最明显。

**45. 氟哌利多对肾上腺髓质功能有何影响？**

氟哌利多也有轻度的 α 肾上腺素能受体阻滞作用。

**46. 吗啡对肾上腺髓质功能有何影响？**

静脉注射吗啡 0.2 mg/kg，血浆肾上腺素浓度增高，去甲肾上腺素则有下降趋势。

**47. 哌替啶对肾上腺髓质功能有何影响？**

术前使用哌替啶 2 mg/kg 时，血浆中儿茶酚胺浓度没有升高；但经静脉使用镇痛新 1.2 mg/kg 5 分钟后，血浆儿茶酚胺浓度可升高 70%。

**48. 醛固酮增多症患者术前实验室检查有哪些异常？**

持续性或间歇性低钾血症，血钠正常或偏高，肾脏浓缩功能减退。

**49. 醛固酮增多症患者术前特殊检查有哪些？**

肾素-血管紧张素基础值测定及负荷试验、血浆醛固酮基础值测定及负荷试验；定位检查：磁共振、CT、选择性肾上腺血管造影等。

**50. 醛固酮患者手术如何选择麻醉方法？**

根据具体病情、手术选用全身麻醉或椎管内麻醉，对于麻醉前血钾已纠正，血压基本正常，无明显心、肾功能障碍的患者，可按照一般麻醉原则进行选择。

**51. 醛固酮增多症患者术前处理的主要目的是什么？**

纠正电解质紊乱，补钾使血钾恢复正常，并适当控制高血压。

**52. 醛固酮增多症患者术前的低钾血症如何处理？**

术前除补钾外，主要用安体舒通进行抗醛固酮治疗。安体舒通为醛固酮的竞争性拮抗药，具有保钾排钠的作用。用量为 50～100 mg，每日 3 次，用药 2 周以上，使血钾恢复到正常水平，同时血压亦降低后，再施行手术。用药期间应严密观察血钾变化,防止血钾过高。

**53. 对醛固酮增多症患者血压控制不满意者其高血压如何处理?**

对血压控制不满意者应辅以钙通道阻滞剂、血管紧张素转化酶抑制剂等。

**54. 对血压过高、血钠高、代谢紊乱比较明显的醛固酮增多症患者应如何处理?**

宜低盐饮食,但一般不宜使用利血平等使体内儿茶酚胺耗损的药物,以免手术时血压突然严重下降。

**55. 醛固酮增多症术前如何应用激素?**

对侧肾上腺皮质功能正常者,术前不必使用;要作双侧肾上腺皮质切除或一侧已切除的患者再次手术时,麻醉前需给足量的皮质类固醇激素,一般术前晚及术日晨可肌内注射皮质激素,术中用地塞米松 1 mg/kg 静脉滴注维持。

**56. 皮质醇增多症患者术前实验室一般检查结果如何?**

RBC 计数和 Hb 含量增多、WBC 总数及中性粒细胞增多、淋巴细胞和嗜酸粒细胞绝对值减少。

**57. 皮质醇增多症患者术前实验室特殊检查结果有何特点?**

尿 17 -羟皮质类固醇 24 小时含量明显升高、血皮质醇浓度升高。

**58. 皮质醇增多症手术麻醉方法如何选择?**

根据不同医院的设备和医师的经验技术,可采用全麻或硬膜外麻醉。病情较轻、一般情况较好的患者可于连续硬膜外阻滞下进行手术,其优点是方法简单,对肾上腺皮质功能影响小,患者恢复快;病情较重、一般情况较差者宜于浅全麻下施行手术,全身麻醉优点在于便于呼吸管理,术中循环动力学稳定,患者舒适度高。

**59. 皮质醇增多症术前如何处理?**

皮质醇增多症患者由于代谢和电解质紊乱,对于手术耐受性差,而肾上腺的切除又可使功能亢进突然转为功能不足,机体很难适应这种变化,因此术前应纠正代谢紊乱,治疗并发症。

**60. 术前如何纠正皮质醇增多症患者的糖代谢紊乱？**

纠正代谢紊乱并发糖尿病患者，给予饮食治疗，类固醇激素引起的糖尿病对外源性胰岛素往往不太敏感，一般不用；严重时可应用胰岛素，但在肿瘤切除后注意可能发生低血糖。使用蛋白合成激素减轻氮的负平衡状态。

**61. 术前如何纠正皮质醇增多症患者的低钾血症？**

治疗低钾血症及高血压。1/3 病例有低钾血症，应口服补钾，少数醛固酮增多者，可少量使用螺内酯。对于有高血压的患者，术前应用降压药，减轻心脏负荷，改善心功能，也有利于心律失常的防治。

**62. 术前针对皮质醇增多症患者的肾上腺皮质功能应如何准备？**

术前充分评估肾上腺皮质功能，并根据手术性质决定是否应用激素。肾上腺皮质增生者，一般不必使用；双侧肾上腺切除，术中补充即可，单侧切除不必应用；单侧肾上腺腺瘤与癌肿时，对侧肾上腺往往萎缩，为预防手术切除肿瘤后肾上腺皮质功能不全的危象发生，一般术前日晚及术日晨肌内注射醋酸可的松 25～50 mg。

**63. 皮质醇增多症患者进行麻醉前用药时需注意什么？**

皮质醇增多症患者对镇静、镇痛药耐受性较差，虽肥胖但不能按每千克体重常规剂量给药，并须减少麻醉前用药的剂量，且病情越重，耐量越低。

**64. 皮质醇增多症患者术前处理应注意哪些事项？**

皮质醇增多症患者病情复杂，可出现脂肪松厚、皮肤紫纹、脱发、肌萎缩、骨质疏松等多种情况。我们应在搬动患者、安置体位时防止发生病理性骨折，同时防止胸、腹部过分受压而影响呼吸。

**65. 皮质醇增多症患者插管前准备需要注意什么？**

皮质醇增多症患者多存在向心性肥胖、满月脸、短颈、水肿、脂肪松厚等问题，麻醉医师在术前宜充分评估并准备处理插管困难的一系列物品。

**66. 皮质醇减少症患者术前实验室检查一般有哪些异常？**

低血钠、高血钾，白细胞分类示中性粒细胞减少，淋巴细胞相对增多，嗜酸性粒细胞明显增多；血糖和糖耐量试验：可有空腹低血糖，口服糖耐量试验示低平曲线。

**67. 皮质醇减少症患者术前激素一般查哪些？**

激素测定：血浆皮质醇、血浆 ACTH、血或尿醛固酮、尿游离皮质醇。

**68. 肾上腺性征异常症患者术前需作哪些处理？**

对肿瘤（或增生）患者肾上腺皮质功能不全者术前应进行激素治疗；对外阴整形的患者一般无需进行激素治疗。

**69. 嗜铬细胞瘤患者术前实验室检查准备有哪些？**

血、尿儿茶酚胺及其代谢物测定来确定肿瘤所分泌的激素是以去甲肾上腺素或是以肾上腺素为主；必要时进行影像学检查或动脉造影等进行肿瘤的诊断及定位；对于肿瘤对心脏的影响应引起足够的重视，心电图或心脏彩超检查有助于判断心功能的情况。

**70. 嗜铬细胞瘤患者麻醉前评估与准备参考标准有哪些？**

术前 48 h 血压不超过 165/90 mmHg（监测血压 1 h，$\leqslant$165/90 mmHg）；直立性低血压不低于 80/45 mmHg；心电图没有 ST - T 改变；每 5 分钟室性期前收缩<1 次。

**71. 嗜铬细胞瘤如何选择麻醉？**

以气管内插管全麻为主，或全麻联合连续硬膜外阻滞麻醉更适合于该手术，可以克服两种麻醉的不足并发挥两者的优势。

**72. 嗜铬细胞瘤全麻诱导的原则是什么？**

应选择快速诱导气管内插管。

**73. 嗜铬细胞瘤患者手术选择全麻时针对其高血压应如何准备？**

为控制高血压，可用扩血管药（如硝普钠）静脉滴注；也可在全麻后硬膜外腔注入低浓度局麻药，以阻滞交感神经、扩张周围血管产生降压作用，对控制术中高血压发作有效。

**74. 嗜铬细胞瘤手术选择硬膜外麻醉术前应准备什么？**

嗜铬细胞瘤手术时硬膜外麻醉也可采用，但在术中血压骤升骤降的过程中容易引起患者极度不适,需提前充分准备术中辅助用药以解除患者术中不适。

**75. 嗜铬细胞瘤术前的心血管方面问题怎样处理?**

控制高血压:α 和 β 肾上腺素能受体阻滞药的应用;补充血容量,由于这类患者常伴有红细胞增多,血细胞压积>50%,又因血管经常处于高度收缩状态,丢失了大量血浆,促使机体处于低血容量状态,因此强调术前、术中必须改善血容量的不足;对长期持续高血压而存在潜在充血性心力衰竭或心肌炎者,可给予洋地黄类药和利尿药。

**76. 嗜铬细胞瘤患者在消化系统方面的术前处理有哪些?**

应避免术前灌肠准备,此操作有诱发高血压发作的危险,可改用流质饮食和服缓泻药。

**77. 嗜铬细胞瘤术前用药应注意什么?**

使患者安静,缓解其紧张和恐惧的心理,可术前晚口服咪达唑仑 10 mg。避免使用阿托品,可选用吗啡 8~10 mg+东莨菪碱 0.3 mg 或咪达唑仑 10 mg+东莨菪碱 0.3 mg 于术前 30 min 肌内注射。

**78. 嗜铬细胞瘤术前如何控制血压?**

术前需要应用肾上腺素能阻滞药作充分准备。

**79. 嗜铬细胞瘤术前应用的肾上腺素能阻滞药有哪些?**

α 肾上腺素能阻滞药:苯苄胺或里杰丁等;β 肾上腺素能阻滞药:心得安或艾司洛尔。

**80. 有明显高血压的嗜铬细胞瘤患者的 α 肾上腺素能阻滞药如何应用?**

有明显高血压,收缩压高于 150 mmHg,舒张压高于 110 mmHg 时,可用苯苄胺,初次量为口服 40 mg/d,每天递增 10~20 mg,严重者可达 200 mg/天。(或口服里杰丁 25 mg/d,术前 1~2 小时再肌内注射里杰丁 3~5 mg)用药期间要预防直立性低血压。

**81. 对嗜铬细胞瘤患者需迅速控制血压时 α 肾上腺素能阻滞药如何应用？**

如需迅速控制阵发性严重高血压发作，可在应用苯苄胺的同时，用里杰丁 1～5 mg（加入 250 mL 液体中静滴）。应用 1～2 天后随血压的下降即可停滴里杰丁。

**82. 嗜铬细胞瘤患者的 β 肾上腺素能阻滞药如何应用？**

β 肾上腺素能阻滞药一般不能单独使用，只能在应用 α 肾上腺素能阻滞药见效后才允许应用，否则有可能引起强烈的全身血管收缩，而导致严重高血压危象及心力衰竭。因此，只适用于应用 α 肾上腺素能阻滞药而并发心动过速，或患者合并严重心动过速或房性心动过速者。

**83. 肾上腺腺瘤术前需做什么准备？**

对于多数来源于间质细胞的肿瘤，因无功能，术前不必做特殊准备，但如瘤体较大，则需了解其位置、与周边组织器官的关系等，便于评估术中的难易程度并选择适当的麻醉方法。如怀疑为"功能隐匿"性肿瘤时，要更进一步检查和随访，提高术前检出率，避免术中发生意外。

**84. 电视腹腔镜下行肾上腺手术麻醉前应作何些准备？**

与开放性肾上腺手术的术前准备大致相同，根据肿瘤的起源与临床表现进行相应的检查与处理。由于气腹可造成一系列生理紊乱，尤其是对循环系统与呼吸系统的影响。因此，在术前准备时应对患者的心肺功能有一全面的了解。心、肺、肝、肾功能严重损害者以行开放性手术为好；对于高龄或有疝气（包括膈疝）者不宜进行电视腹腔镜手术。

**85. 电视腹腔镜下行肾上腺手术有哪些适应证？**

引起皮质醇增多症、醛固醇增多症、肾上腺性征异常症的肾上腺增生性疾病及肾上腺皮质的直径＜5 cm 的肿瘤；引起儿茶酚胺增多症的肾上腺髓质增生及直径＜3 cm 的肾上腺嗜铬细胞瘤；无功能偶发瘤（直径＜5 cm）；肾上腺囊肿、髓性脂肪瘤等。

**86. 肾上腺嗜铬细胞瘤体积小时应如何选择手术方法？**

肾上腺嗜铬细胞瘤体积小时，手术操作难度不大，对瘤体的影响亦不大，有经验者可选择腹腔镜手术。瘤体直径达 3 cm 以上者宜行开放性手术。

**87. 对于明确的恶性肿瘤应如何选择手术方法？**

如明确为恶性肿瘤，考虑到切除范围和彻底性，一般不主张采用腹腔镜手术。

**88. 对不确定性质的肿瘤应如何选择手术方法？**

对于无功能偶发瘤，如性质不能确定，基于有可能为恶性肿瘤，如采用腹腔镜手术，瘤体直径宜限于 5 cm 之内。

# 第三节　术中麻醉管理

**89. 术前常用麻醉药物如巴比妥类或苯二氮䓬类镇静药、吗啡或哌替啶等镇痛药对肾上腺皮质功能有哪些影响？**

皮质醇是对刺激最敏感的激素，即术前的不安和焦虑均会引起皮质醇分泌增加，有研究证明手术当日晨，血中皮质醇浓度很高。术前常用的药物如巴比妥类或苯二氮䓬类镇静药、吗啡或哌替啶等镇痛药有助于降低皮质醇的分泌。

**90. 常用静脉麻醉药对肾上腺皮质功能有何影响？**

常用静脉麻醉药如氟哌啶、芬太尼、安泰酮对肾上腺皮质功能影响不大。但氯氨酮、γ羟基丁酸钠可使血浆内皮质醇浓度增高。

**91. 低温手术对肾上腺皮质功能有何影响？**

低温情况下，垂体-肾上腺皮质应激反应受到抑制，皮质醇分泌降低。

**92. 手术创伤对肾上腺皮质功能有何影响？**

手术创伤是比麻醉更严重的刺激，特别是一些重大的手术和广泛的烧伤等可引起显著的内分泌反应。由于垂体的促肾上腺皮质激素分泌增加，皮质醇、醛固酮及抗利尿激素均可增加。手术过程中的皮质醇分泌增加可持续至术后数日，其升高程度与持续时间主要取决于手术创伤的大小。肾上腺皮质激素分泌的增加，可使血浆皮质醇增加 1.5 倍。

**93. 术中低血压对肾上腺皮质功能有何影响？**

低血容量产生低血压时，肾动脉收缩，促使肾小球旁细胞释放肾素，通过血管紧张素促使醛固酮浓度增高,低血压情况改善后,醛固酮又恢复至低血压前水平。

**94. 术中缺氧或二氧化碳蓄积时对肾上腺皮质功能有何影响?**

术中缺氧或二氧化碳蓄积时,垂体分泌的促肾上腺皮质激素使血浆皮质醇浓度增高,但重度低氧血症时,皮质醇分泌反而被抑制。

**95. 术前应用阿托品及东莨菪碱对肾上腺髓质功能有何影响?**

术前使用阿托品及东莨菪碱,尿中儿茶酚胺代谢产物没有变化。有报道使用阿托品可使血浆儿茶酚胺增高。

**96. 吸入麻醉药乙醚对肾上腺髓质功能有何影响?**

乙醚可使儿茶酚胺浓度增高,主要使去甲肾上腺素浓度增高。

**97. 氯胺酮的使用对肾上腺髓质功能有何影响?**

氯胺酮使用后可见血浆儿茶酚胺增加;有人观察到静脉注射氯胺酮 2 mg/kg 和琥珀酰胆碱 1 mg/kg 后 2 分钟儿茶酚胺增加 50％以上。

**98. 椎管内麻醉对肾上腺髓质功能有何影响?**

椎管内麻醉的选择对儿茶酚胺的影响较小。

**99. 手术中的低温对肾上腺髓质功能有哪些影响?**

手术中低温可导致血浆儿茶酚胺的变化,随体温下降到 32℃时儿茶酚胺水平增高,当进一步降低至 24℃时儿茶酚胺恢复到基础水平。体外循环后血中肾上腺素浓度平均增高 3.35 $\mu$g/L,去甲肾上腺素增高 1.93 $\mu$g/L。

**100. 手术本身的刺激对肾上腺髓质功能有哪些影响?**

手术本身的刺激强度也是儿茶酚胺水平变化的重要因素,有人报道在硬膜外麻醉下,行上腹部手术,麻醉后切皮前肾上腺素及去甲肾上腺素变化不大,但在切皮后 90 分钟两者血浆内浓度均有显著增高,这是创伤后交感神经兴奋的结果。

**101. 术中出血对肾上腺髓质功能有哪些影响?**

术中出血导致血容量不足时儿茶酚胺增加。在动物的出血性休克模型中,休克后肾上腺素较对照组高出 32 倍,去甲肾上腺素增高 6 倍。

**102. 术中缺氧或二氧化碳蓄积对肾上腺髓质功能有哪些影响?**

低氧血症或二氧化碳蓄积可增加儿茶酚胺的分泌。酸碱平衡紊乱可影响交感神经活动,酸中毒可增强交感神经活动,相反,碱中毒则常常起抑制作用。

**103. 醛固酮增多症患者的低血钾对手术麻醉有何危险性?**

低血钾不仅可致周期性麻痹,严重时可累及呼吸肌而发生呼吸困难,而且可引起严重的心律失常而发生室颤。此外,碱中毒可增加临床处理的难度。

**104. 醛固酮增多症患者的麻醉如何选择?**

患者一般情况好、术前准备充分,可选用硬膜外麻醉或腰麻联合硬膜外麻醉(CSEA),该法对醛固酮浓度无明显影响,但仍不能防止术中触及或挤压肿瘤引起的醛固酮大量释放。

**105. 醛固酮增多症患者存在呼吸功能问题时如何选择麻醉?**

气管内插管、全身复合麻醉特别适用于有潜在性呼吸功能不全、侧卧位手术及可能损伤胸膜的患者。吸入麻醉中最好不用恩氟烷,因其可使醛固酮分泌增加,硬膜外麻醉与全麻联合麻醉则是一种较好的选择。

**106. 醛固酮增多症患者术中麻醉管理有哪些注意事项?**

麻醉期间应严密监测心电图,预防血压的急剧波动,不可盲目地使用降压药,应合理调整麻醉深度,维持呼吸及循环功能。

**107. 醛固酮增多症硬膜外麻醉应当注意什么?**

硬膜外麻醉时由于外周血管扩张,回心血量减少,易诱发低血压,应注意适时适当地补充血容量及合理使用血管活性药物。同时要注意给予的局麻药剂量及维持合适的麻醉平面,避免剧烈的血压波动。

**108. 醛固酮增多症高血压合并症在术中如何管理?**

虽然高血压也常是此类患者的合并症,但一般在麻醉手术中并无专门进行降压的必要。

**109. 醛固酮增多症患者的低血钾合并症在术中如何管理?**

醛固酮增多症患者术中给予机械通气时应避免通气过度,避免呼吸性碱中毒。

**110. 醛固酮增多症术中麻醉主要应注意哪些方面?**

醛固酮增多症术中应特别注意循环系统(血压与心律)变化,尤其对那些术前已有心律失常或心电图已表现出低钾的患者。

**111. 醛固酮增多症术中出现低血压该如何处理?**

醛固酮增多症术中出现的循环变化一般见于曾有心律失常或心肌病变患者,多发生在首次麻醉剂量的高峰时间,应尽快补充血容量,合理使用升压药。

**112. 醛固酮增多症术中出现高血压该如何处理?**

对于在肾上腺周围操作时可能发生的一过性血压增高,可密切观察,多数不需特殊处理。

**113. 术中醛固酮增多症皮质激素如何应用?**

双侧肾上腺切除或一侧切除后发生原因不明的低血压要考虑肾上腺皮质功能不足,应及时补充皮质激素。

**114. 皮质醇增多症手术麻醉的风险性有哪些?**

患者多伴有高血压、心脏肥大、心电图异常,术中易发生血压过高,甚至导致颅内出血或心衰;患者肥胖,可造成气管插管困难;肾上腺切除后有发生急性肾上腺机能危象的危险。

**115. 皮质醇增多症手术全身麻醉诱导时的注意事项是什么?**

若患者呈水牛背、鱼样嘴、两颊与下颌脂肪堆积、颈短及肌张力差等,气管内插管较困难,应注意在全麻诱导时,谨防呼吸道梗阻,必要时保留自主呼吸,表面麻醉下明视气管内插管。

**116. 皮质醇增多症全麻下行肾上腺切除术时有哪些注意事项?**

肾上腺切除时应密切注意血压心率的变化,补充血容量和纠正低钾、低钠,麻醉中应用肌松药,进行完善的辅助或控制呼吸,维持良好的气体交换。

**117. 皮质醇增多症全麻下行肾上腺切除术术后应注意哪些事项？**

手术结束时,除维持呼吸稳定、循环稳定外,还要求患者清醒后方可拔管;监测心电图和血压,危重者监测中心静脉压。翻身、体位安置时要注意血压的变化;动作应轻柔,避免骨折的发生。

**118. 皮质醇增多症硬膜外阻滞的优点是什么？**

对青壮年,一般情况已有改善者可选用硬膜外麻醉:硬膜外麻醉对肾上腺皮质功能干扰小,麻醉并发症少,恢复较快。

**119. 皮质醇增多症硬膜外阻滞有何局限性？**

皮质醇增多症硬膜外阻滞应严格控制阻滞平面,不宜过高从而影响患者通气;由于骨质疏松间隙定位较困难、穿刺部位有感染、呼吸循环功能较差,以气管内插管全身复合麻醉为妥,有利于呼吸循环的管理;对于有精神症状、硬膜外穿刺部位有感染、合并心血管系统疾患、呼吸功能明显降低的患者,不宜应用硬膜外阻滞。

**120. 全麻药物对皮质醇增多症患者肾上腺皮质功能有何影响？**

静脉麻醉药如依托咪酯乳剂的长期使用会对肾上腺皮质功能产生抑制作用,麻醉期短期使用无碍。

**121. 对皮质醇增多症患者应怎样进行呼吸管理？**

此类患者呼吸储备及代偿功能差,对缺氧耐受性低,再加上体位的影响(侧卧头低足低位),手术时胸膜破裂发生气胸,全麻过深或硬膜外阻滞平面过高等,均可进一步影响患者的通气,麻醉中应严密观察患者的通气状态,维持呼吸道通畅,并进行辅助呼吸等呼吸管理。

**122. 对皮质醇增多症患者术中血压波动应当如何处理？**

首先调整麻醉深度、维持体液平衡,必要时给以小剂量拟肾上腺素药配合以静脉滴注氢化可的松治疗。

**123. 对皮质醇增多症患者术中肾上腺区操作时应当注意些什么？**

术中肾上腺区操作时,血压容易骤升,应备好降压药,最好选择泵注。如发生高血压危象,立即泵注硝普钠降压;切除肾上腺血压可能下降,必要时予以升压;双侧肾上腺切除、准备切除对侧肾上腺而改变体位和切下对侧肾上腺后,血压可能急速下降,宜事先准备肾上腺素和氢化可的松。

### 124. 皮质醇增多症术中发生肾上腺皮质功能不全有哪些原因?

肿瘤切除后可能发生肾上腺皮质功能不全,如术中不明原因低血压、休克、心动过缓、发绀、高热等且一般的抗休克治疗如输液、使用升压药等效果欠佳时应考虑肾上腺皮质功能不全——由于腺瘤的自主分泌抑制了下丘脑-垂体-肾上腺轴,使对侧肾上腺皮质功能低下。

### 125. 对皮质醇增多症患者术中发生肾上腺皮质功能不全如何处理?

肾上腺腺瘤切除后,体内糖皮质激素水平急剧下降,对侧肾上腺皮质功能不能代偿时,可发生肾上腺皮质功能衰竭而危及生命。术中、术后均应给予糖皮质激素治疗,地塞米松 $0.5 \sim 1.0$ mg/kg 静脉注射。

### 126. 对皮质醇增多症患者术中发生肾上腺危象如何处理?

术中若出现发热、多汗、心动过速及不明原因低血压,应考虑是肾上腺危象,可静脉滴注氢化可的松。应用糖皮质激素可防治输血反应、术后喉炎及声门水肿。

### 127. 对皮质醇增多症行双侧肾上腺切除术的患者是否使用糖皮质激素?

双侧肾上腺全切术患者,术后长期服用可的松替代治疗者,在作其他手术时,术前、术中和术后都要补充糖皮质激素,而且量要大,如血压仍不能维持,可加用多巴胺,同时注意维持血容量。

### 128. 对皮质醇增多症患者术中需要特殊注意的事项有哪些?

皮质醇增多症患者皮肤菲薄,皮下毛细血管壁变薄,呈多血质,有出血倾向;晚期患者骨质疏松,可发生病理性骨折,麻醉手术过程中应保护好皮肤和固定好肢体;此类患者抗感染能力差,应用肾上腺皮质激素后,炎性反应可被抑制,麻醉后呼吸系统感染症状不是很明显,而且容易使炎症扩散,应加强抗生素的应用及其他抗感染措施。

### 129. 对皮质醇增多症患者拔管应注意哪些事项?

拔管时因肥胖和肌力减弱,易出现呼吸道梗阻,缺氧发绀,即使按正常手法托起下颌,也很难维持呼吸道通畅,需准备并及时置入口咽通气道。

**130. 对肾上腺皮质功能减退者长期使用糖皮质激素对麻醉有何影响?**

长期使用糖皮质激素可导致骨质疏松,影响术中体位;长期使用糖皮质激素存在肥胖问题与插管困难;肥胖、脊柱骨质疏松、椎体破坏等问题,可影响椎间定位;对药物耐受力低、应激能力差;肌无力、低钾等,可影响肌松药的使用以及会出现术后延迟性呼吸抑制。

**131. 对肾上腺皮质功能减退者术中发生肾上腺危象的机制是什么?**

手术应激会使人体对皮质醇的需求量增加,对于肾上腺皮质功能减退患者来说,其肾上腺储备功能不全,无法进一步分泌更多的皮质醇,可导致血管张力进行性降低,以及 α 肾上腺素能受体对去甲肾上腺素的反应机制受损。当这种应激状态持续存在,即可导致肾上腺危象的发生。

**132. 肾上腺皮质功能减退者术中发生肾上腺危象有哪些表现?**

血压下降、循环衰竭、休克;恶心、呕吐、腹痛、腹肌紧张;软弱无力、烦躁不安、嗜睡昏迷;失水、少尿、高热或低体温;化验检查呈现低血糖、低血钠和低皮质醇的"三低"和高血钾、高尿素氮的"两高"特点。

**133. 肾上腺皮质功能减退者术中发生肾上腺危象时该如何补充激素?**

迅速补充肾上腺皮质激素:大量短效氢化可的松 $200\sim400$ mg 溶于 $500\sim2\,000$ mL 液体中静滴,24 小时可输入 $300\sim600$ mg,危象控制后减量,因氢化可的松半衰期为 90 分钟,故应持续静滴,或加用长效地塞米松 1 mg/kg 静注,分 $2\sim3$ 次注入。

**134. 肾上腺皮质功能减退者术中发生肾上腺危象时该如何抗休克治疗?**

补充皮质激素后,血压仍低,应适当补液,必要时可用多巴胺 $5\sim10$ μg/(kg·min)或去氧肾上腺素(新福林)$25\sim100$ μg/kg 静滴或 0.15 μg/(kg·min)微泵输注,维持循环功能,充分供氧,防止 $CO_2$ 蓄积;纠正电解质和酸碱失衡,纠正低血糖。

**135. 对肾上腺皮质功能减退者术中应用氢化可的松或甲泼尼龙或地塞米松有哪些不良反应？**

体液与电解质紊乱：水钠潴留、低钾性碱中毒；胃肠道：消化道出血、胰腺炎；神经系统：颅内压升高；内分泌：糖尿病、对胰岛素和降糖药的需要量增加；心脏：短期大量应用可发生心律失常、循环虚脱、心脏停搏。

**136. 肾上腺性征异常术中如何作麻醉管理？**

已接受恰当的激素治疗的患者或术前无皮质功能不全的（整形）患者对麻醉无特殊要求。

**137. 肾上腺性征异常术中发生循环系统改变应当如何处理？**

肾上腺性征异常术中可发生血压难以维持或发生"原因不明"的血压骤降，此时可给予氢化可的松辅助治疗。

**138. 嗜铬细胞瘤患者手术麻醉的主要危险性是什么？**

嗜铬细胞瘤的围术期风险极大，主要是急剧的血流动力学改变所致：嗜铬细胞瘤患者于术前检查、麻醉诱导、体位改变、皮肤及腹膜切开，特别是在手术探查、肿瘤分离、挤压时可发生血压骤升，出现高血压危象；术前漏诊、误诊或隐匿性嗜铬细胞瘤患者手术，术前未经充分的准备，则上述危象更易发生，可出现严重失误而导致患者意外死亡。

**139. 嗜铬细胞瘤患者手术麻醉除血流动力学紊乱外还存在哪些危险？**

嗜铬细胞瘤危象除在围术期出现高血压危象外，还可并发休克、心律失常、急性左心衰、肺水肿甚至猝死；当肿瘤切除后易发生低血容量性休克和代谢性酸中毒；脑血管意外、脑水肿、脑出血。

**140. 嗜铬细胞瘤患者全身麻醉诱导时的注意事项是什么？**

麻醉诱导前应在局麻下行桡动脉穿刺置管连续监测 MAP，同时监测 ECG。并将降压、升压、强心、利尿以及各种急救药物准备齐全，并稀释好以备急用。建立 2~3 条输液通路适当扩容后再开始诱导。诱导方法不宜以快速为主，而应以平稳、减轻心肌氧耗为目的。血压、心率平稳后气管插管，若血压仍高，心率＞100 次/分，可给予艾司洛尔 1~2 mg/kg 或乌拉地尔 0.5 mg/kg 或尼卡地平 20~

30 μg/kg 静注后再气管插管。

## 141. 嗜铬细胞瘤如何进行维持麻醉？

麻醉维持以丙泊酚＋芬太尼复合少量异氟烷吸入的静吸复合麻醉为宜(肌松药间断静注)，不仅麻醉平稳，而且有利于控制血压，是一组较好的麻醉维持方法。若连续硬膜外麻醉与全麻联合麻醉可在 T10～11 或 T9～10 穿插置管后再行全麻，硬膜外麻醉最好用 0.75％罗哌卡因与 2％利多卡因混合液(1∶1)或 0.5％罗哌卡因维持，全麻以丙泊酚 200 mg＋芬太尼 0.1 mg 微泵输注，40～80 μg/kg·min 维持。

## 142. 嗜铬细胞瘤患者术中可能发生的危急情况有哪些？

高血压危象：阵发性或持续性血压增高超过 250 mmHg 以上，持续 1 分钟；心律失常：由于血内儿茶酚胺浓度过高，血压剧烈波动，再加上麻醉用药、缺氧、二氧化碳蓄积等因素而加剧；低血压：在结扎肿瘤血管或切除肿瘤后体内内源性儿茶酚胺骤降，周围血管扩张减弱，再加上血容量不足，麻醉药或硬膜外阻滞的影响，心脏代偿功能不全，肾上腺素能阻滞药作用等因素的影响，可发生低血压。

## 143. 嗜铬细胞瘤患者术中为何会发生嗜铬细胞瘤危象？

嗜铬细胞瘤为肾上腺髓质、交感神经节、旁交感神经节及其他部位的嗜铬组织肿瘤。肿瘤持续或间断地释放大量儿茶酚胺(包括肾上腺素和去甲肾上腺素)引起患者持续性或阵发性高血压和多个器官功能及代谢紊乱。严重者可引起高血压危象、内出血、心律失常、急性左心衰、肺水肿甚至猝死，称为嗜铬细胞瘤危象。

## 144. 嗜铬细胞瘤危象的发生原因有哪些？

高血压可发生于体位改变、探查触摸肿瘤时，上述操作使肿瘤分泌大量儿茶酚胺致血压剧升可达到 200～300/130～180 mmHg 的高血压危象状态；围术期由于麻醉手术操作，切除肿瘤可诱发嗜铬细胞瘤危象，出现急性左心衰、肺水肿、脑水肿或低血压休克。

## 145. 嗜铬细胞瘤患者术中发生低血压的原因是什么？

低血压休克多发生于肿瘤突然出血、坏死、减少或停止释放儿茶酚胺或肿瘤被切除，血液循环内儿茶酚胺含量骤降，致使血管突然扩张，血容量相对不足，血压下降引起低血压休克；患者还可出现发热、大汗、苍白或发绀、肺水肿等临床表现。

**146. 发生嗜铬细胞瘤危象时如何处理血压？**

及早诊断是治疗的首要条件；立即降压可用酚妥拉明 5～10 mg 静注，当血压降至 160/100 mmHg 后，继以酚妥拉明 10～50 mg/500 mL GS 液静滴维持或用硝普钠 0.5～5 $\mu g/kg\cdot min$ 维持并适当扩容。

**147. 发生嗜铬细胞瘤危象并发心衰时该如何处理？**

出现心衰、肺水肿时应立即行气管内插管机械通气＋PEEP 治疗，充分供氧，适当吸痰，同时给予吗啡 10～20 mg，东莨菪碱 0.6～12 mg，呋塞米 20～40 mg 静注和多巴胺 2～6 $\mu g/kg\cdot min$ 泵入等强心利尿措施。

**148. 发生嗜铬细胞瘤危象并发心律失常如何处理？**

心律紊乱出现室上速可用艾司洛尔 0.5 mg/kg 静注，出现室性心律可用利多卡因 1～2 mg/kg 静注；加强各项监测：包括 ECG、$SpO_2$、血气、电解质、血糖、MAP、CVP 等并及时纠正异常情况。

**149. 嗜铬细胞瘤患者术中血压如何波动？**

在探查和分离肿瘤时常出现血压骤升，收缩压可达 200～280 mmHg，甚至更高。一旦切断肿瘤的周围血管后，常发生血压骤降，甚至测不到。对于术中的这种血压一升一降，在麻醉处理中必须加以主动控制。

**150. 针对嗜铬细胞瘤患者维持平稳血压我们应当如何管理？**

麻醉开始后应在扩血管药物的配合下逐渐扩容，逐步增大血管床的容积。降压药物可选用硝普钠以 0.5～5 $\mu g/kg\cdot min$ 的速率微泵输注，或（和）苄胺唑啉或尼卡地平以 10～20 $\mu g/kg$，分次静注，以控制血压。

**151. 嗜铬细胞瘤术中探查肿瘤可能发生的血压危急情况应当如何管理？**

在翻身、切皮、探查分离肿瘤中使 MAP 维持在 80 mmHg 左右。一定要在扩张血管的基础上扩容，以晶胶结合的形式输注，在切除肿瘤前达到增加血管床容积和增加血容量的目的。

**152.** 对嗜铬细胞瘤术中切除肿瘤时可能发生的血压危急情况我们应当如何管理？

肿瘤切除时，停用降压药并加快输液。

**153.** 对嗜铬细胞瘤术中切除肿瘤后可能发生的血压危象如何管理？

肿瘤切除后低血压的处理：除补充血容量外，必要时采用小剂量去甲肾上腺素静滴（$0.01 \sim 0.1\ \mu g/kg \cdot min$）或多巴胺处理，在严密 MAP、CVP、NIBP、ECG、$SpO_2$ 和尿量监测下输液输血。若血容量补给充分，血压不会明显下降，往往不需要升压药物。肿瘤切除后，给予葡萄糖以预防低血糖，若可能存在肾上腺皮质功能不全，可给予糖皮质激素。

**154.** 面对嗜铬细胞瘤患者术中出现的高血压如何处理？

探查分离肿瘤时，血压常突然上升，如果超过原血压水平的 20％ 时，即应立即开始降压：由于硝普钠起效快，作用时间短，因此临床最常用。5％ 葡萄糖加入硝普钠 50 mg，微量泵缓慢静脉输入，从 $0.5\ \mu g/(kg \cdot min)$ 开始根据血压变化调节速度；酚妥拉明能特异性地阻滞肾上腺能受体，能对抗循环中过量的儿茶酚胺，起效快，作用时间短（$5 \sim 10$ min），多用于间断注射，每次 $1 \sim 2$ mg。

**155.** 嗜铬细胞瘤术中低血压原因有哪些？

由于术前已存在低血容量，且患者对高水平内源性儿茶酚胺已产生耐受，切除肿瘤后内源性儿茶酚胺又突然下降，外周血管严重扩张，有效循环血容量急剧不足，加上术前使用肾上腺能阻滞药及其持续作用，患者可出现严重低血压。

**156.** 嗜铬细胞瘤术中降压注意事项有哪些？

降压的理想程度为：降至原最高血压升高水平的 20％～30％ 即可。手术野渗血往往较多，必须及时补足血容量，不能因为血压高而施行欠缺补充方案，这十分重要。

**157.** 嗜铬细胞瘤术中升压注意事项有哪些？

去甲肾上腺素的滴注速度及滴注持续时间取决于患者术前的苯苄胺准备程度以及术中血容量的补足程度。术前准备满意及术中血容量补足者，一般仅需慢速短时间滴注，否则常需持续滴注数小时至十数小时，或更长时间，才能使血管张力恢复正常。一旦血压回升并已维持稳定,应尽早逐步减慢滴速,直至完全停用去甲肾上腺素。

**158. 嗜铬细胞瘤术中可能出现的血压波动应当如何预防?**

麻醉前利用外套管穿刺针开放二条静脉通路,其一供输液输血用,另一作为控制血压的用药途径;麻醉者必须与手术者保持密切联系,连续监测血压、脉率的变化,随时了解手术分离肿瘤的进展程度,力求紧密配合手术的血压骤升和骤降的过程,以取得降压和升压的最佳效果。

**159. 嗜铬细胞瘤患者麻醉中的呼吸管理需注意什么?**

麻醉中力求避免缺氧和二氧化碳蓄积,因两者均促使肿瘤的儿茶酚胺分泌增加,尤其在二氧化碳蓄积时极易并发严重心律失常,如室性心动过速,甚至室颤。

**160. 嗜铬细胞瘤麻醉中的体液管理需注意什么?**

在术中麻醉医生应当时刻注意保证嗜铬细胞瘤患者的输血补液量应比失血量大,在切断供应肿瘤的最后一条血管之前,需适当扩充血容量,这样可显著减少去甲肾上腺素的用量。

**161. 嗜铬细胞瘤麻醉中的监测管理指标有哪些?**

术中需常规连续监测 MAP、CVP、NIBP、ECG、$SpO_2$、HR、血气、血糖、电解质 Hb 和 Hct,必要时应行乳酸和 PCWP 监测。如果出现室性心动过速或频繁室性早搏,应提高警惕,可静脉慢注利多卡因 1～2 mg/kg 治疗。急性心力衰竭并不多见,必要时可用快速输注洋地黄制剂。

**162. 针对术前未诊断出的嗜铬细胞瘤而按"腹部包块"剖腹探查的患者应如何处理?**

针对此类患者,上述的麻醉方案也同样适用,但是由于缺少严格的术前准备,因此,风险性倍增。麻醉处理必须格外细致谨慎;麻醉危险性倍增的问题,必须与患者家属再次谈话,以征得谅解与同意,并执行签字认可。

**163. 妊娠期嗜铬细胞瘤手术麻醉有哪些危险性?**

易误诊:此病易与妊娠毒血症、先兆子痫或子痫相混而发生误诊,术前未经充分的准备而让其自然分娩或术中毫无思想与物品准备,患者出现高血压危象或嗜铬细胞瘤危象,处理不及时或不当可造成产妇和胎儿死亡;一般的嗜铬细胞瘤切除的危险性对孕妇均存在,加上妊娠因素危险更甚。

**164. 妊娠期嗜铬细胞瘤手术的麻醉处理有哪些原则?**

妊娠合并嗜铬细胞瘤一经诊断,手术切除肿瘤是唯一挽救产妇及胎儿生命的方法,而不应该靠药物治疗等其自然分娩。不管妊娠处于何阶段,经短时间药物准备后即应手术。妊娠在 4～8 个月期间,可不必终止妊娠,但外科手术有可能引起流产或早产,若妊娠晚期则可将剖宫产与肿瘤切除一并进行。

**165. 妊娠期嗜铬细胞瘤术应如何选择手术时机?**

孕期切除嗜铬细胞瘤的最佳时机,目前认为是在怀孕中期,术后允许正常分娩;如因各种因素导致不宜手术,则应继续使用酚苄明治疗,直到胎儿达到满意的体质量;此时由内分泌科、产科和麻醉科医生行 MDT,同时有患者或家属参与,决定肿瘤切除和剖腹产的时机。

**166. 妊娠期嗜铬细胞瘤手术麻醉与非妊娠者手术麻醉准备有何差异?**

准备与非妊娠者相同,用肾上腺素能受体阻滞剂控制血压并行扩容治疗,可降低产妇和胎儿死亡率;β受体阻滞剂如普萘洛尔(心得安)对胎儿有影响,慎用或不用;术前用药避免阿托品,镇静药可选咪达唑仑 5 mg 肌内注射。

**167. 妊娠期嗜铬细胞瘤手术麻醉诱导时有何特殊?**

麻醉选择以全麻为宜,麻醉诱导力求平稳,避免血压、心率大幅波动,小剂量硫喷妥钠 4～5 mg/kg 可减弱交感神经的活动,降低血浆中儿茶酚胺的浓度,对胎儿虽有抑制作用,但仍为诱导首选用药;可加用小剂量咪达唑仑或丙泊酚。

**168. 妊娠期嗜铬细胞瘤手术麻醉选择硬膜外时应注意什么?**

妊娠期嗜铬细胞瘤手术也可选择硬膜外＋全麻联合麻醉,可避免缺氧及 $CO_2$ 蓄积,硬膜外麻醉可阻滞交感神经及手术部位传入神经冲动,抑制儿茶酚胺的释放,加上局麻药(如利多卡因)的作用有助于心血管的稳定,但应注意补充血容量,并将麻醉平面控制在 T8 以下,避免低血压,尤其是肿瘤切除后。

**169. 妊娠期嗜铬细胞瘤与非妊娠者术中处理差异是什么?**

术中不同阶段出现的心血管紊乱的麻醉处理同非妊娠者;足月胎儿娩出后应积极抢救与复苏。

**170. 嗜铬细胞瘤术中应当避免哪些麻醉药物?**

吗啡和阿曲库铵可引起组胺释放,进而导致肿瘤释放的儿茶酚胺增加。阿托品、泮库溴铵及琥珀胆碱等或有拟交感作用,可能会刺激交感神经系统,因此也应慎用。

**171. 肾上腺腺瘤的麻醉管理有哪些原则?**

一般情况下,全身麻醉和硬膜外麻醉均适用于这类手术,但对于怀疑"功能隐匿性"的肿瘤或生长位置复杂,尤其呈恶性变趋势者,最好选用全身麻醉,并准备好必要的监测装备及应急用药,以防万一。

**172. 电视腹腔镜下行肾上腺手术的麻醉应如何选择?**

目前,电视腹腔镜下行肾上腺手术大多经腹腔操作,也有从腹膜后径路进行的。无论何种途径,$CO_2$ 气腹的影响都是存在的。从安全与可靠的角度考虑,麻醉应选择气管插管全身麻醉。

**173. 电视腹腔镜下行肾上腺手术麻醉气管插管有哪些注意事项?**

麻醉医师与手术医师不必顾虑术中撕破胸膜,气管插管深度应适当偏浅些,以免气腹抬高膈肌后导管滑入支气管。

**174. 电视腹腔镜下行肾上腺手术麻醉有哪些注意事项?**

麻醉可选择全凭静脉麻醉,也可选择静脉与吸入复合麻醉,行机械控制通气。在 $CO_2$ 气腹操作前就应开放上肢静脉通路与动脉血压监测,并做好各项必需的监测,以防 $CO_2$ 充气过程中压迫肿瘤而使儿茶酚胺等激素分泌骤增,引起心律与血流动力学的剧烈变化。

**175. 电视腹腔镜下行肾上腺手术麻醉呼吸监测的重点是什么?**

重点监测脉搏血氧饱和度($SpO_2$)和呼气末二氧化碳分压($PetCO_2$)。因为气腹造成的膈肌抬高可使呼吸受限,同时呼吸顺应性下降,可能导致 $SpO_2$ 变化。进

行 $PetCO_2$ 的监测可动态了解 $CO_2$ 的吸收情况。

**176.** 电视腹腔镜下行肾上腺手术术中 $SpO_2$ 变化的处理方法是什么？

　　若出现 $SpO_2$ 下降，首先要考虑呼吸机的工作情况是否正常，再观察是否因充气过快、过多压迫了下腔静脉的回流而使血压下降。及时调整呼吸机和充气速度都能迅速改善 $SpO_2$。

**177.** 电视腹腔镜下行肾上腺手术动脉血 $CO_2$ 如何变化？

　　$CO_2$ 气腹时，随时间的延长 $PaCO_2$ 有上升的趋势，但气管插管，正常机械正压通气时，虽仍有 $CO_2$ 的吸收及血 $PaCO_2$ 升高，但 $PaCO_2$ 的上升一般不会超过正常范围。当然必要时也可作动脉血气分析，以全面掌握氧合与酸碱平衡，并进行适时的正确处理。

**178.** 电视腹腔镜下行肾上腺手术气腹对循环方面有何影响？

　　主要包括气腹本身对下腔静脉的机械压迫，以及 $CO_2$ 吸收后对心功能和周围血管阻力的影响。这种影响对于美国麻醉医师协会标准（American Society of Anesthesiologists，ASA）Ⅰ～Ⅱ级的患者完全可以代偿，不会有较大的血流动力学改变。对心肺储备功能较差者，则应严密监测血压、心率等血流动力学指标，根据血流动力学的变化调整充气速度与充气量。$CO_2$ 充气后腹压增高，压迫分泌性肾上腺肿瘤，使儿茶酚胺分泌增加导致的循环系统变化，这种变化常常凶险而且严重，应引起麻醉医师的重视。

**179.** 电视腹腔镜下行肾上腺手术麻醉中气腹对循环方面的影响如何处理？

　　除一般的血压、心电图、$SpO_2$ 等监测外，必要时还须行 Swan-Ganz 漂浮导管或经气管多普勒或经食管多普勒监测心排血量、中心静脉压、心脏指数、每搏指数、体及肺循环阻力等多项血流动力学参数，以便指导用药与处理。

**180.** 电视腹腔镜下行肾上腺手术补液时有哪些注意事项？

　　无论患者是否为分泌性肿瘤，术中均以输非糖溶液为主。若考虑患者能量的补充，同开放性手术一样，也可给予复方乳酸钠山梨醇液，以避免加重应激性高血糖。术中监测输液、输血和血量与尿量，根据血流动力学的监测结果合理输液，以免过量而加重原本已受损的心肺负担。此外，还应注意为避免 $CO_2$ 气腹对输液的影响,所有输液通路均应按常规限定在上肢或头颈部。

**181. 电视腹腔镜下行肾上腺手术有何并发症? 如何防治?**

由于术中二氧化碳长时间高压灌注,可导致 $CO_2$ 大量吸收,肺不能迅速清除而造成酸中毒,血 pH 多在 7.30 以下。一过性高 $CO_2$ 血症术后可较快恢复。严重时,术中可出现 $CO_2$ 肺栓塞或脑栓塞。据文献报道,经腹膜后人造腔隙径路 $CO_2$ 吸收量较少,血中二氧化碳分压改变小。

**182. 电视腹腔镜下行肾上腺手术术中并发症如何防治?**

术中注意避免二氧化碳长时间高流量灌注,麻醉中适度换气,术毕利用麻醉机加强换气,以避免二氧化碳分压过高。术后护理中注意保持呼吸道通畅。

## 第四节　术后注意事项

**183. 肾上腺手术麻醉后如何搬运患者?**

患者从手术室返回病房常需 3 人合作搬运:由 3 人站在同一侧,同时托起患者,其中一人将患者头部托住,保证患者不会后仰摇摆,以免因体位改变引起血压波动。搬动中要注意动作轻稳,步调一致,防止术中缝线的滑脱,引起继发出血。不要压迫手术部位,注意保护输液肢体,并注意固定患者引流管,勿使其受牵拉而脱出,要接好各种引流瓶、袋,保持引流的畅通。

**184. 肾上腺患者手术后的呼吸管理有哪些注意事项?**

由于行肾上腺手术的患者均为全身麻醉,将患者搬至病床后,应予去枕平卧,头侧向一边,以防止舌后坠和口腔内分泌物或呕吐物吸入气管引起吸入性肺炎和窒息。

**185. 肾上腺手术后常规生命体征监测原则是什么?**

立即予以氧气吸入,测量血压、脉搏、呼吸,以了解运送过程中患者生命体征的变化,并向医生了解术中情况、麻醉程度、失血量以及输液输血量,为术后观察病情、书写护理记录提供依据。

## 186. 肾上腺手术后的常规注意事项是什么？

警惕患者躁动,注意患者安全,严防坠床。患者躁动时可能将被子踢开,要随时盖好,注意保暖。冬季使用热水袋时应防止烫伤,热水袋温度一般不可超过50℃,并要用热水袋套或毛巾包好,不可直接接触患者皮肤。患者出汗时要及时擦干并更换内衣和床单,避免患者因湿冷而受凉、感冒。

## 187. 醛固酮增多症术后电解质变化如何控制？

醛固酮瘤患者手术后血、尿醛固酮浓度迅速下降,电解质紊乱可能于数日至数周内恢复至正常。但患者术后肾脏潴钠功能较差,故须注意监测血电解质水平,作为术后补液治疗的依据。在饮食中亦需补充氯化钠。大部分患者术后血压将大幅下降或降至正常,但亦有患者因血管病变时间较长而不易很快逆转。醛固酮分泌抑制状态持续一段时间后也将会逐步恢复正常。对于特发性肾上腺皮质增生患者,手术后高血压、低血钾如未明显改善者,可继续服用安体舒通,200～400 mg/d,多可控制症状。

## 188. 醛固酮增多症术后如何合理处理？

术后第 1 天即停钾盐、螺内酯和降压药物,如血压波动可据实调整药物;静脉补液应有适量生理盐水,无需补充氯化钾(除非血钾<3 mmol/L);术后最初几周推荐钠盐丰富的饮食,以免对侧肾上腺被长期抑制、醛固酮分泌不足导致高血钾。

## 189. 醛固酮增多症术后应重点监测什么事项？

应当密切观察患者病情变化,在手术治疗以后,除了进行常规的抗感染治疗外,还需要密切监测血压,血钾的变化。

## 190. 醛固酮增多症术后药物治疗原则是什么？

一般情况下,可以选择使用一些降压药物或者是钙离子拮抗剂来进行辅助治疗。

## 191. 醛固酮增多症术后药物适量应用原则是什么？

药物的用量可以酌情减量,千万不要盲目的增加药物的剂量,否则就可能会导致病程延长,甚至还会因为长期高血压、低血钾而引起肾脏病变。

**192. 皮质醇增多症术后如何合理处理？**

术后给予抗炎、补液、补充糖皮质激素等对症治疗；应于手术后第一日每 8 小时肌内注射醋酸可的松 50～100 mg，以后逐渐减量，持续 1～2 周或更长时间；皮质醇增多症患者抗感染能力差，应用肾上腺皮质激素后，炎症反应可被抑制，麻醉后呼吸系统感染症状不会很明显，而且容易使炎症扩散，应加强抗生素的应用及其他抗感染措施。

**193. 皮质醇增多症术后密切监测的原则是什么？**

密切观察患者有无嗜睡、出汗、头晕、食欲缺乏、腹泻等肾上腺皮质功能低下的表现。

**194. 皮质醇增多症术后药物治疗原则是什么？**

预防感染，应用广谱抗生素；坚持药物适量应用原则。

**195. 皮质醇增多症患者术后并发症如何预防？**

手术切除分泌激素的肿瘤或增生腺体后，体内糖皮质激素骤降，患者可出现心率增快、恶心、呕吐、腹痛、腹泻、周身酸痛、血压下降、疲倦等现象，甚至出现肾上腺危象。术后应该严密观察，遵医嘱按时口服或者静脉滴注糖皮质激素，并根据病情逐渐减量；同时应预防感染。

**196. 肾上腺皮质功能减少症术后治疗原则是什么？**

基础治疗加以替代治疗，即应用生理量的糖皮质激素。

**197. 肾上腺皮质功能减少症术后注意事项有哪些？**

注意休息、防止过度劳累、预防感染、预防肾上腺危象。

**198. 嗜铬细胞瘤麻醉后如何处理？**

麻醉后处理的重点是维持血流动力学稳定，主要用去氧肾上腺素、去甲肾上腺素或多巴胺升压，同时保持高容量补液，使血管功能逐渐恢复正常，此过程中逐渐减少升血药的用量，一般在 3～4 天内停药。麻醉后血流动力学改变常持续到术后，仍应继续严密观察血压、中心静脉压、心率、心律变化，及时采取有效措施，维持循环功能稳定，直至患者完全恢复正常。对于两侧肾上腺手术的患者或原因不明持续低血压的患者,应给与足量的肾上腺皮质激素。

**199. 嗜铬细胞瘤患者术后麻醉恢复期主要出现哪些症状?**

术后血压过低或波动剧烈者应调整血容量;心动过速突出且血压提升者(β型肿瘤),升压药中试加入肾上腺素、氢化可的松;术后多汗、低血压、烦躁者应检测血糖,并及时治疗或除外低血糖;术后(高血压)症状不减甚或加重者可能为对侧遗留肿瘤;儿茶酚胺在手术后 7~10 天即可恢复正常水平,因此在术后 1 周时要测定儿茶酚胺或其代谢物以明确肿瘤是否完全切除。

**200. 嗜铬细胞瘤术后应注意哪些事项?**

术后的有创监测应持续至少 12~24 小时,患者必须在 ICU 行留观护理;在肿瘤切除后,患者血压很快下降,如术后仍存在持续性高血压,可能是肿瘤未切除干净或已伴有原发性高血压或肾性高血压。

**201. 电视腹腔镜下行肾上腺手术术后并发症有哪些?**

继发出血、胃潴留、肠粘连、切口疝、腹腔感染、肩痛、气肿。

**202. 电视腹腔镜下行肾上腺手术术后并发症继发出血如何防治?**

诱发原因有术后患者剧烈呕吐、呃逆、术后过早活动等,为防此症,术中止血要牢靠,术后应以卧床休息为主。胃潴留患者须行胃管减压,并注意观察腹膜后引流管引流液的量和性质。

**203. 电视腹腔镜下行肾上腺手术术后如何防治并发症胃潴留?**

宜及早行胃管持续减压。

**204. 电视腹腔镜下行肾上腺手术术后并发症肠粘连、切口疝如何防治?**

经腹腔途径操作可能发生该并发症。手术时应减少创伤,避免腹腔污染,缝切口时宜拎起腹壁,防止缝扎住肠管或网膜。穿刺孔大时深层也要缝团。

**205. 电视腹腔镜下行肾上腺手术术后如何防治腹腔感染?**

注意器械的消毒及无菌操作,防止腹腔中空腔脏器的损伤而污染腹腔,术后注意预防感染。

**206.** 电视腹腔镜下行肾上腺手术术后并发症肩痛如何防治？

　　该症状由二氧化碳刺激膈肌引起，几天内可自愈。

**207.** 电视腹腔镜下行肾上腺手术术后并发症气肿如何防治？

　　可沿纵隔扩散至颈面部，亦可至会阴部，造成皮下气肿、腹膜外气肿、纵隔气肿、气胸、心包积气等，皮下气肿一般数天可吸收。

## 参考书籍

［1］　邓小明,姚尚龙,于布为,等.现代麻醉学［M］.北京：人民卫生出版社,2020.
［2］　郭曲练,姚尚龙.临床麻醉学［M］.北京：人民卫生出版社,2016.

# 第十一章

# 输尿管、膀胱手术麻醉

## 第一节　疾病与手术基础

**1. 输尿管解剖特点是什么？**

输尿管是位于腹膜外位的肌性管道。平第 2 腰椎上缘起自肾盂末端，止于膀胱。长 20～30 cm。全长可分为输尿管壶腹部、输尿管盆部和输尿管壁内部。

**2. 输尿管的三处狭窄在哪里？**

上狭窄位于输尿管与肾盂移行处；中狭窄位于小骨盆上口，输尿管跨过髂血管处；下狭窄位于输尿管的壁内部。这些狭窄处常是输尿管结石滞留的部位。

**3. 输尿管的神经支配有哪些？**

支配输尿管的交感神经纤维起源于 T10～L2 节段，连接节后纤维的突触位于主动脉肾节、上腹下丛和下腹下丛。支配输尿管的副交感神经由 S2～S4 节段传入。源于输尿管的痛觉纤维主要投射于 T10～L2 躯体节段，即下背部、腰部、髂腹股沟部和阴囊或阴唇。

**4. 膀胱容量有多少？**

膀胱是储存尿液的肌性囊状器官，其形状、大小、位置和壁的厚度随尿液充盈程度而异。正常成年人的膀胱容量平均为 350 mL～500 mL，超过 500 mL 时，因膀胱壁张力大而产生疼痛。膀胱的最大容量为 800 mL。女性容量小于男性，老年人膀胱容量增大。

**5. 膀胱的形态是怎样的?**

空虚的膀胱呈三棱椎体形,分尖、体、底和颈四部。膀胱尖朝向前上方。膀胱的后面朝向后下方呈三角形,称膀胱底。膀胱尖与底之间为膀胱体。膀胱的最下部称膀胱颈,与男性的前列腺底和女性的盆膈相毗邻。

**6. 膀胱的内面结构是怎样的?**

膀胱内面被覆粘膜,当膀胱壁收缩时,粘膜聚集成皱襞称膀胱襞。

**7. 什么是膀胱三角?**

膀胱底内面,有一个呈三角形的区域,位于左、右输尿管口和尿道内口之间,此处膀胱粘膜与肌层紧密连接,缺少粘膜下层组织,始终保持平滑,称膀胱三角。

**8. 膀胱三角的临床意义有哪些?**

此区是肿瘤、结核和炎症的好发部位,膀胱镜检查时应特别注意。两个输尿管口之间的皱襞称输尿管间襞,膀胱镜下所见为一苍白带,是临床寻找输尿管口的标志。

**9. 膀胱受哪些神经支配?**

支配膀胱和尿道的交感神经来源于 T11～L2 节段,随骶前神经向下通过左、右腹下神经丛支配膀胱。副交感神经自 S2～S4 节段发出,组成副交感神经盆丛。膀胱分支延伸到膀胱底部,支配膀胱和邻近的尿道。膀胱的运动神经支配主要来自于副交感神经纤维。

**10. 输尿管疾病有哪些?**

由先天性或获得性因素引起。任何输尿管疾病如结石、息肉、肿瘤、畸形等内在因素或邻近肿瘤和转移淋巴结的压迫、损伤及腹膜后炎症等外来因素,均会引起动力性或机械性输尿管梗阻,导致肾积水、感染和肾功能损害。

**11. 常见输尿管疾病有哪些?**

输尿管结石、输尿管狭窄、输尿管息肉,先天性输尿管畸形、重复输尿管、获得性输尿管疾病等。

**12. 什么是输尿管结石?**

输尿管结石多数来源于原发的肾结石。结石在重力以及尿路的蠕动作用下而下降进入输尿管。所以输尿管结石的成分与肾结石相同,以草酸盐结石为主,其次为尿酸结石。原发性输尿管结石少见,多继发于一些输尿管疾患,如输尿管息肉、肿瘤、囊肿、狭窄、憩室以及巨输尿管症等,由于输尿管中尿液淤滞,在尿液积聚扩张部位形成结石。

**13. 输尿管结石对机体产生的影响有哪些?**

输尿管结石形成后会对输尿管产生各种继发性损害,损伤程度视结石的大小、形状、部位、病史等而定。主要的继发病变有尿路梗阻、继发感染和上皮损伤等。

**14. 输尿管中上段结石有哪些症状?**

输尿管绞痛;血尿;绞痛发作时可合并有恶心呕吐、冷汗、面色苍白、发热、腹胀、呼吸急促等症状。

**15. 输尿管中上段结石引起的输尿管绞痛的特点是什么?**

通常是一侧腰痛,疼痛多呈绞痛性质,可放射到同侧下腹部、睾丸或阴唇。

**16. 输尿管中上段结石引起的血尿的特点是什么?**

血尿较轻微,大多数仅有镜下血尿。但疼痛发作后血尿加重,约半数患者出现肉眼血尿。

**17. 输尿管膀胱壁内段结石有哪些临床症状?**

输尿管膀胱壁内段结石可引起尿频、尿急、尿痛及同侧肾积水和感染。双侧输尿管结石可致无尿。如有肾积水和感染,体检可能触及肾脏并可有压痛,有时沿输尿管走行部位有压痛。直肠或阴道指诊可能触及输尿管下段结石。

**18. 先天性输尿管畸形包括哪些?**

包括输尿管完全缺如、双输尿管畸形、输尿管膨出、异位输尿管开口、下腔静脉后输尿管、输尿管肾盂连接处畸形、输尿管囊肿等。

**19. 双输尿管畸形如何分类？**

双输尿管畸形是最常见的泌尿系畸形之一，女性多于男性，常为双侧，分为不完全性和完全性两类。不完全性输尿管大多无临床症状，当动力性因素造成反流导致梗阻和感染时需手术治疗。完全性双输尿管畸形有两个输尿管芽，形成了两根完全独立的输尿管和肾盂，两根输尿管均开口于膀胱或一根开口于膀胱，另一根异位开口于尿道或泌尿系统外，多数有尿路感染症状。

**20. 什么是获得性输尿管疾病？**

包括输尿管结石、肿瘤、炎症、损伤和外来压迫等疾病。

**21. 输尿管肿瘤的表现特征有哪些？**

输尿管肿瘤少见，男性多于女性，血尿为常见症状，静脉尿路造影显示输尿管腔内充盈缺损和肾积水，膀胱镜检查时可见肿瘤自输尿管脱出；行输尿管插管初时出血增多，继续插入时尿液转清更支持诊断，需采取手术治疗。

**22. 什么叫输尿管镜检查？**

输尿管镜手术是通过一细长的窥镜，经尿道、膀胱、输尿管口进入 0.2 cm～0.5 cm 直径的输尿管，在直视下或借助电视监视系统，可以很清晰地观察到输尿管内的病变，如结石、肿瘤、炎症、息肉等。输尿管疾病可用输尿管镜进行诊断与治疗。

**23. 微创经皮肾穿刺输尿管镜取石术(mini-PCNL，MPCNL)的优点及适用范围是什么？**

MPCNL 是近年来开展的治疗肾和输尿管上段结石的微创技术，它具有创伤小、定位准确、取石彻底、并发症少、术后恢复快等优点，已成为众多泌尿外科医生和结石患者的首选，逐步取代了传统的开放手术方式，成为上尿路结石的主要治疗方法。MPCNL 将微创外科手术技术应用于肾、输尿管结石手术治疗中，是一种有效、方便的手术方式，亦适用于复杂性肾结石的治疗。

**24. 钬激光碎石术是什么？**

钬激光碎石术使泌尿系结石的治疗迈上了一个新台阶。钬激光波长 2.1 $\mu$m，为脉冲式激光，是最新的用于外科手术的激光。光纤末端的钬激光与结石反应后产生水汽化，形成微小的空泡，并将能量传至结石，使结石粉碎成粉末状。水吸收了大量的能量,减少了对周围组织的损伤。同时钬激光对人体组织的穿透深度很浅,仅为 0.4 mm。因此在碎石时可以做到对周围组织损伤最小,安全性极高。

### 25. 常见膀胱疾病有哪些?

好发于膀胱部位的疾病:膀胱炎、膀胱结核、膀胱结石、膀胱癌、尿失禁、膀胱过度活动症、血尿、排尿困难、尿潴留等。这些疾病,往往提示膀胱结构或者功能的异常。

### 26. 什么是膀胱炎?

膀胱炎是一种常见的尿路感染性疾病,占尿路感染的 60% 以上,分为急性单纯性膀胱炎和反复发作性膀胱炎。其致病菌多数为大肠埃希菌,占 75% 以上,通常多发生于女性,因为女性的尿道比男性的尿道短,又接近肛门,大肠杆菌易侵入。

### 27. 膀胱炎有哪些症状?

膀胱炎主要的临床表现为尿频、尿急、尿痛、排尿不适、下腹部疼痛,终末血尿常见,部分患者迅速出现排尿困难。

### 28. 什么是膀胱结核?

膀胱结核常继发于肾结核,少数由前列腺结核蔓延而来。膀胱结核多与泌尿生殖系结核同时存在。早期病变为炎症、水肿、充血和溃疡,晚期发生膀胱挛缩。病变累及输尿管口发生狭窄或闭锁不全,致肾、输尿管积水,肾功能减退。膀胱结核常由肾结核演变而来。

### 29. 膀胱结核有哪些症状?

结核性膀胱炎多数患者的最初症状为尿频,以后尿频逐渐加重并伴有尿急、尿痛、血尿。排尿从 3～5 次/天逐渐增加到 10～20 次/天,如果膀胱症状加重,黏膜有广泛溃疡或膀胱挛缩,容量缩小,则排尿每天达数十次,甚至尿失禁,患者十分痛苦。

### 30. 什么是膀胱癌?

膀胱癌是指发生在膀胱黏膜上的恶性肿瘤。吸烟和膀胱癌有关,这类患者同时伴有冠状动脉疾病和慢性阻塞性肺疾病。由于年龄或者继发性尿路梗阻,患者多有潜在的肾损伤。膀胱癌可以通过膀胱镜检查和 CT 或者 MRI 进行分期。

**31. 膀胱癌的发病率高吗?**

膀胱癌的平均发病年龄是 65 岁,男女比例 3∶1。在男性泌尿生殖系统常见恶性肿瘤中,膀胱移行细胞癌仅次于前列腺腺癌。

**32. 膀胱癌的病理类型有哪些?**

膀胱癌的病理类型包括膀胱尿路上皮癌、膀胱鳞状细胞癌、膀胱腺癌,罕见的还有膀胱透明细胞癌、膀胱小细胞癌、膀胱类癌。

**33. 膀胱肿瘤的治疗方法有哪些?**

膀胱内灌注化疗常用于表浅肿瘤,通过膀胱镜行经尿道膀胱肿瘤切除(transurethral resection of bladder tumors,TURBT)多用于低级别非浸润型膀胱肿瘤。一部分患者可能在根治性膀胱切除术前行放疗以缩小肿瘤。在膀胱切除术后通常立即行尿流改道术。

**34. 膀胱癌有哪些症状?**

典型症状:无症状性肉眼血尿。90%患者可发现肉眼或镜下血尿,此为最早期症状,逐步发展会导致持续性血尿。晚期患者由于肿瘤阻塞或者浸润,会出现尿潴留和疼痛,以及上尿路梗阻、下腹部肿块、下肢浮肿等症状。

**35. 膀胱癌的手术治疗方式及镇痛方式有哪些?**

手术治疗包括电灼疗法、电切、激光整块切除、膀胱部分切除、经尿道肿瘤切除或膀胱切除术。可以用 NSAIDs、对乙酰氨基酚、阿片类和神经调节药物来控制疼痛。

**36. 膀胱镜检查的适应证有哪些?**

膀胱镜检查是一种很常用的泌尿外科手术,可以用于诊断性或治疗性的,适应证包括血尿、反复的泌尿系统感染、膀胱异物,肾结石与尿路梗阻、膀胱活检、逆行肾盂造影、经尿道膀胱肿物切除术、肾结石取石或激光碎石、输尿管(支架)置入或调整均可经膀胱镜进行。

**37. 什么叫做根治性膀胱切除术?**

在根治性膀胱切除术中,男性患者所有前骨盆的器官均被切除,包括膀胱、前列腺和精囊,女性患者切除膀胱、子宫、宫颈、卵巢和部分阴道前穹窿。还会行盆腔淋巴结清扫和尿流改道术。

**38. 根治性膀胱切除术的手术特点及注意事项有哪些?**

手术时间长,出血量大。术中控制性降压可减少出血量,又可提高手术野清晰度。

**39. 根治性膀胱切除术围手术期并发症和死亡的发生率如何?**

根治性膀胱切除术在所有泌尿外科大手术中的围手术期并发症和死亡率最高,尤其是老年患者。但是,随着新辅助化疗和加速康复外科的发展,其围手术期并发症和死亡率逐渐降低,且1年~5年生存率逐渐升高。与开腹根治性膀胱切除术相比,机器人辅助根治性膀胱切除术可减少围手术期并发症,减少失血量及输血量,缩短住院时间。

**40. 什么叫做尿流改道术?**

尿流改道术(如将输尿管吻合至一段肠段)通常在根治性膀胱切除术后立即进行。所选肠段可以留在原位,如尿道乙状结肠吻合术,或同其肠系膜血管一起分离并连接到尿道或皮肤瘘口。游离的肠段可以作为一个输出道(如回肠膀胱)或被重建为一个可控膀胱(新膀胱)。输出道可用回肠、空肠或结肠重建。

**41. 巨输尿管症的定义及常见原因有哪些?**

巨输尿管是指直径超过 7 mm 的输尿管扩张。引起巨输尿管的原因有原发性(输尿管本身问题)和继发性(继发于膀胱病变,如神经源性膀胱、膀胱出口狭窄及感染)。

**42. 巨输尿管有哪些分类?**

巨输尿管可以分为四类:梗阻型、反流型、非梗阻型非反流型及反流伴有梗阻型。

**43. 什么是输尿管异位开口？**

输尿管异位开口是指输尿管开口未进入膀胱三角区，包括单一集合系统或重复集合系统的输尿管。

**44. 什么是输尿管膨出？**

输尿管膨出是输尿管远端有囊性扩张的输尿管异位开口的一种形式，其远端位于膀胱内或跨越膀胱颈和尿道。输尿管膨出可能发生在单一集合系统或重复集合系统中，而在重复集合系统中通常发生在上肾部输尿管。

**45. 输尿管息肉有哪些临床表现及好发部位？**

输尿管息肉的临床表现包括腰痛、血尿，或偶然检查发现的肾积水。输尿管息肉可起源于输尿管任何部位，但最好发于肾盂输尿管连接部。

**46. 儿童经皮肾镜碎石术的适应证有哪些？**

经皮肾镜碎石术（PCNL）作为儿童结石首选治疗方式的相关适应证包括：较大的上尿路结石（>15 mm），>10 mm 的肾下级结石，合并泌尿系畸形导致梗阻及结石清除障碍，以及已知的胱氨酸或磷酸氨镁成分的结石。

**47. 膀胱壁的组成部分有哪些？**

膀胱壁由 3 层组织组成：黏膜、逼尿肌及浆膜。

**48. 婴幼儿的膀胱容量是如何评估的？**

婴幼儿预估膀胱容量（mL）＝38＋2.5×月龄（月）。

**49. 儿童的膀胱容量是如何评估的？**

儿童预估膀胱容量（mL）＝[年龄（年）＋2]×30。

**50. 膀胱憩室的诊断标准是什么？**

排泄性膀胱尿道造影（VCUG）是诊断膀胱憩室的金标准。

**51. 什么是 Prune-Belly 综合征？**

Prune-Belly 综合征（Prune-Belly syndrome）是由多种不同程度的病变相互影

响而形成的综合性病变。主要表现为三联症状：腹部肌肉的缺失、双侧腹腔内睾丸和泌尿道异常。泌尿道的异常主要表现为不同程度的肾积水、肾发育不良、输尿管扩张迂曲、膀胱扩大及前列腺部尿道扩张。同时伴有呼吸道、胃肠道、心血管系统及运动系统异常。

**52. Prune-Belly 综合征患者常合并的呼吸系统问题有哪些？**

Prune-Belly 综合征患者在任何年龄段均可能出现呼吸困难。由于肾发育不良或严重的膀胱出口梗阻导致的严重羊水过少会引起肺发育不良，且可能导致新生儿死亡。另外，Prune-Belly 综合征患儿可能出现气胸或纵隔积气伴或不伴肺发育不良；由于无法产生有效的腹内压可能会引发肺不张和肺炎。据报道，有 55% 的患者存在严重的呼吸系统问题。

**53. 新生儿后尿道瓣膜首选的治疗方式是什么？治疗的目的是什么？**

新生儿后尿道瓣膜，治疗首选膀胱镜下瓣膜切除。治疗目的是恢复尿道排尿功能，并使膀胱正常充盈-排空循环，该方法比导尿和尿液转流更合理。

**54. 何种原因引发后尿道瓣膜患者病情恶化为瓣膜膀胱？**

① 多尿；② 膀胱顺应性差，高压排尿，膀胱壁张力高；③ 残余尿。以上 3 个原因共同促成膀胱过度扩张，导致瓣膜膀胱的原始损害。

**55. 你知道睾丸扭转的好发年龄吗？**

鞘膜内睾丸扭转可发生在任何年龄，但绝大多数发生在 10 岁以后，12～16 岁为睾丸扭转的高发期。睾丸扭转的发病率为 1/4 000，左侧多见，罕见有双侧发病。

**56. 睾丸扭转最常见的体征是什么？**

睾丸扭转最常见的体征是睾丸触痛、睾丸方向异常和提睾反射消失。

**57. 支配输尿管的交感神经和副交感神经分别起源于哪里？**

支配输尿管的交感神经纤维起源于 T10～L2 节段，连接节后纤维的突触在主动脉肾节和上腹下神经丛、下腹下神经丛。支配输尿管的副交感神经由 S2～S4 节段传入。伤害性感受器纤维与交感神经纤维伴行，到达相同的脊髓神经节段。

**58.** 支配膀胱和尿道的交感神经和副交感神经分别起源于哪里？

支配膀胱和尿道的交感神经来源于 T11～L2 节段，随上腹下神经丛走行，向下通过左、右腹下神经丛支配膀胱。副交感神经自 S2～S4 节段发出，组成副交感神经盆丛，该丛有下腹神经丛加入。膀胱分支延续到膀胱底部，支配膀胱和邻近尿道。膀胱的运动支配主要来源于副交感神经（膀胱三角除外），因此数量远比交感神经纤维多。

**59.** 支配膀胱牵张、疼痛、触温觉的信号分别是由什么神经传导的？

膀胱牵张和饱胀感的信号是副交感神经传导的，而疼痛、触觉和温度觉的信号是由交感神经传入的。支配膀胱底部和尿道的交感神经纤维中 α 肾上腺素能神经占优势，支配膀胱顶部和侧壁的神经中 β 肾上腺素能神经占优势。

**60.** 体外震波碎石术有哪些并发症？

术后很快出现的输尿管绞痛，表现为恶心、呕吐；血尿；心律失常，包括心动过缓、房早和室早，这些都继发于操作期间心脏传导系统的机械性牵张；肾被膜下血肿；高血压。

## 第二节　术前准备

**61.** 输尿管切除手术患者有哪些特点？

患者常常由于先天性畸形、病理性梗阻等进行输尿管切除术。术前除常规检查外，应特别注意患者的肾功能，如肌酐、尿素氮的升高程度和速度，是否有伴发的肾性贫血、高血压和糖尿病。

**62.** 输尿管下段结石手术常用哪些术式？

目前输尿管下段结石的治疗方法主要有：体外震波碎石术、腹腔镜和开腹手术。

**63.** 输尿管上 2/3 段结石常用术式有哪些？

体外震波碎石；经皮肾镜取石术；腹腔镜下取石。

**64. 输尿管下 1/3 段结石和膀胱结石常用术式有哪些？**

体外震波碎石；膀胱镜下取石；输尿管镜取石；钬激光碎石。

**65. 输尿管结石手术体位有哪些？**

常用仰卧位或截石位。

**66. 输尿管手术前保护措施有哪些？**

输尿管手术多数需特殊体位，如侧卧位、膀胱截石位等，对呼吸循环影响甚大。术前应注意体位对外周神经的牵拉，对眼、耳、生殖器等重要器官的压迫，提前做好保护措施。

**67. 输尿管手术前准备有哪些注意事项？**

输尿管手术患者术前准备除了要考虑肾功能异常，电解质，以及感染情况，还要考虑到暗室对泌尿外科医师使用尿道内镜检查和手术有利，但对麻醉医师观察病情不利，故要使患者头部、麻醉机及监护仪有一定的照明度。

**68. 输尿管手术患者术前实验室检查有哪些？**

查血、尿常规、凝血时间等常规检查；B超检查了解肾、膀胱、前列腺情况；X射线腹部平片及静脉肾盂造影。

**69. 输尿管手术麻醉术前评估项目有哪些？**

合并有高血压等基础疾病的患者应积极治疗。有出血性疾病或抗凝治疗的患者，避免椎管内麻醉。

**70. 输尿管手术可使用哪些麻醉方法？**

根据患者结石的位置、大小以及手术的难度来进行综合的判断，输尿管手术可选用局麻、硬膜外麻醉、蛛网膜下腔阻滞、气管插管全身麻醉。

**71. 不同部位的输尿管结石麻醉方式有哪些选择？**

一般的输尿管切开取石可在硬膜外麻醉下完成，输尿管结石手术可以在全麻下进行操作，也可以在椎管内麻醉或者局麻下进行操作。一般情况下输尿管上段结石如果需要进行软镜碎石，都是在全麻下进行操作；输尿管下段结石如果手术操作时间比较短,可以在局麻下进行操作;中段有结石可以进行椎管内麻醉,也可以进行全身麻醉。

## 72. 钬激光治疗泌尿系统结石有哪些术前准备?

告知患者手术方法消除患者紧张情绪;常规辅助检查,皮试;术前 8 小时禁食,4～6 小时禁饮;影像学检查定位结石。

## 73. 灌洗液吸收综合征是什么意思?

MPCNL 术中为了保持术野的清晰和冲走小碎石,要用大量的生理盐水灌注液加压冲洗。随着手术时间的延长、灌注液的增加、组织损伤的加大等均可增加术中吸收液体过多,导致中心静脉压逐渐增高等呼吸循环功能显著变化,甚至出现肺水肿。同时也可出现低钙血症、低蛋白血症、高氯性酸中毒等水电解质失衡即为灌洗液吸收综合征。

## 74. 尿流改道术对麻醉有哪些要求?

尿流改道术麻醉的主要目标包括充分补液、在尿道开放时能维持快速尿流。椎管内麻醉常使交感神经阻滞产生副交感兴奋,导致肠道收缩且活跃,使得可控性回肠膀胱重塑操作变得困难。罂粟碱(100～150 mg 于 2～3 小时内缓慢静脉输注)、格隆溴铵(1 mg)或胰高血糖素(1 mg)可以缓解这一问题。

## 75. 闭孔神经反射是什么意思?

闭孔神经反射是临床开展膀胱肿瘤电切除十分常见的不良现象之一,特别是在膀胱侧壁肿瘤的切除中,因闭孔神经的闭孔管道与膀胱侧壁十分接近,在电切过程中产生的感应电可对闭孔神经产生一定程度刺激,致使下肢突发性内收或内旋,大腿内收肌群剧烈收缩,可带动躯干突然跳动。

## 76. 硬膜外麻醉对闭孔神经反射有哪些影响?

硬膜外麻醉是膀胱肿瘤电切术常规应用麻醉方法,麻醉效果良好,但对预防闭孔神经反射无明显作用。

## 77. 闭孔神经阻滞麻醉对闭孔神经反射有哪些影响?

目前闭孔神经阻滞麻醉可有效预防闭孔神经反射发生,但闭孔神经变异以及定位困难增加了闭孔神经阻滞麻醉难度,成功率较低,且不能完全避免闭孔神经反射发生。

### 78. 气管插管全身麻醉对闭孔神经反射有哪些影响?

气管插管全身麻醉可杜绝闭孔神经反射,但对于年龄较大患者,尤其是伴有心肺功能不全患者,大大增加了麻醉风险,易引起肺部感染等术后并发症发生。

### 79. 经膀胱穿刺推注利多卡因对闭孔神经反射有哪些影响?

经膀胱穿刺推注利多卡因可对肿瘤及闭孔神经周围局部麻醉,可降低闭孔神经反射发生,且操作简单,安全性高,近年来已在临床中广泛应用。

### 80. 膀胱镜手术的麻醉前有哪些评估项目?

膀胱镜操作在泌尿外科最常用。需膀胱镜检查的患者多是老年人,患者可能曾有多次的膀胱镜检查史,无需麻醉前用药,但麻醉医师应仔细查阅患者的各项检查和合并症的治疗用药,并作出麻醉前评估。

### 81. 膀胱镜检查采用截石位可发生哪些并发症?

截石位安置不当可造成医源性损伤,出现皮肤肌肉或神经受压牵拉受损;截石位对呼吸、循环功能也会产生明显影响。

### 82. 截石位对呼吸系统产生哪些影响?

表现为功能残气量的减少,患者易出现肺不张和低氧血症,头低脚高>30°的屈氏位可加重这种影响。

### 83. 截石位对循环系统产生哪些影响?

下肢抬高促进静脉回流,可诱发充血性心力衰竭,下肢抬高后血压往往升高,但心排血量无明显变化,抬高的下肢放平因静脉回流减少容易导致血压降低,区域阻滞麻醉和全身麻醉引起的血管扩张可加重血压下降,故在下肢放平时应立即测量血压。

**84. 膀胱镜检查手术常用灌洗液有哪些？**

手术常使用灌洗液以扩张尿路，冲洗掉手术产生的血液、组织和结石等，最常用的灌洗液为非离子化溶质近似等张液，如 1.5％甘氨酸溶液，或 2.7％山梨醇和 0.54％甘露醇混合液等；其次为电解质溶液，如生理盐水和乳酸林格液；灭菌用水、蒸馏水等已较少应用。

**85. 使用电解质溶液用于灌洗液有哪些优缺点？**

电解质溶液（生理盐水和乳酸林格液）为等张液体，吸收入血也不会导致溶血；因液体离子化，术中使用单极电烧是不安全的，可选择双极电烧。电解质溶液其价格便宜且患者易耐受，可适用于不使用电刀的单纯诊断性检查。

**86. 使用蒸馏水用于灌洗液有哪些优缺点？**

蒸馏水视野清晰且不导电，价格便宜，但大量吸收可致低钠血症、水中毒和溶血，仅适用于短小且出血少的手术如经尿道膀胱肿瘤切除术。

**87. 使用非离子化溶质近似等张液用于灌洗液有哪些优缺点？**

相对便宜、可视度好和不导电等特点，由于这些溶液都是低渗液，但仍有大量吸收而引发低钠血症的风险，但因其接近血液渗透压故可减少溶血。

**88. 膀胱穿刺局部麻醉时有哪些注意事项？**

注射麻药的速度要慢，使利多卡因能充分弥散，从而增强对神经的阻滞作用，同时避免局部浓度过高；边注射边进针，使膀胱壁扩张增厚，可以在一定程度上减轻局部电流的影响。

**89. 膀胱癌根治性手术的麻醉方式如何选择？**

可选择气管插管全麻或气管插管全麻联合椎管内麻醉。

**90. 膀胱癌根治性手术中并用椎管内麻醉有哪些优缺点？**

并用椎管内麻醉时可使患者的血压下降，从而产生控制性降压的效果，又能减少全麻药的用量，还可提供高质量的术后镇痛。缺点是肠蠕动增强，肠管轻微收缩，使膀胱再造变得复杂。

## 第三节　术中麻醉管理

**91.** 术中仰卧位和截石位对机体有哪些影响？

　　刚摆体位时回心血量增加，血压增加，恢复平卧位时体位性低血压；呼吸困难；皮肤软组织损伤、腰部酸痛、腓总神经损伤、下肢深静脉血栓形成、小腿筋膜室高压综合征等。

**92.** 经皮肾镜取石术术中监测包括什么？

　　常规心电监护；电解质；体温。

**93.** 经皮肾镜取石术术中的液体管理包括什么？

　　基础需要量；额外 1 000～2 000 mL 乳酸钠林格液；小剂量呋塞米 10～15 mL；如患有心脏疾患则限制补液。

**94.** 膀胱肿瘤手术术中应注意哪些方面？

　　膀胱肿瘤施行膀胱全切、回肠代膀胱术是泌尿科手术时间较长、创伤大、出血多的手术，如果管理不当，手术后期有可能发生创伤出血性休克，应做好大量输血准备，同时要输注适量平衡液以补充细胞外液，纠正酸中毒，补充钙剂，防治大量输血并发症。该类患者麻醉时可行急性等容血液稀释或高容血液稀释；同时应警惕闭孔神经反射导致膀胱穿孔。

**95.** 尿道膀胱切除术术中应注意哪些事项？

　　膀胱肿瘤可能发生于膀胱内的不同位置，而侧壁肿瘤可能邻近闭孔神经。这种情况下，如果施行椎管内麻醉或者全身麻醉不使用肌松药，电烧切除可能刺激闭孔神经导致大腿内收。所以 TURBT 多选用全身麻醉以及肌松药，而且 TURBT 很少会发生大量灌洗液的吸收。

**96.** 经尿道膀胱镜检查手术有哪些特点和要求？

　　接受尿道膀胱镜手术的多为高龄患者，常合并高血压、心血管病；截石位对呼吸、循环的影响；检查中膀胱内大量灌洗，失血量较难估计，灌洗液有进入血循环的可能。

**97. 经尿道膀胱镜检查手术的在血流动力方面有哪些术中并发症？**

阻滞平面过高（超 T10）时，会引起低血压；截石位时，下肢抬高和可因膀胱灌洗液的吸收，回心血量增加，虽有手术失血，但未必即是反映血压的改变；截石位改为平卧位，回心血量突然减少，血压（显著）下降。

**98. 经尿道膀胱镜检查手术中如何防止血压下降？**

手术结束前补充血容量；放平下肢时动作应轻巧；必要时加快输液。给小量血管活性药。

**99. 经尿道膀胱镜检查手术的术中并发症有哪些？**

低钠血症及水中毒。

**100. 经尿道膀胱镜检查手术中发生低钠血症及水中毒的原因是什么？**

手术损伤后尿道而致静脉窦开放或因手术（电灼）损伤，创面血管开放以致大量（低渗）灌洗液被吸收。

**101. 经尿道膀胱镜检查手术中发生低钠血症及水中毒有哪些病理改变？**

循环容量增加，心脏负担加重；细胞外液稀释；低渗而致溶血、凝血障碍。

**102. 经尿道膀胱镜检查手术中发生低钠血症及水中毒的有哪些临床表现？**

血压升高、脉压增宽、心率减缓；意识障碍、烦躁不安、昏沉；出血增加。

**103. 经尿道膀胱镜检查手术在电解质紊乱方面的术中并发症如何预防？**

避免使用低渗液灌洗（可使用 3%～5% 甘露醇或 1.2%～1.5% 的甘氨酸）；灌洗液瓶的高度不应超过手术台 1 m（距患者 60 cm）；尽量缩短手术时间。

**104. 针对经尿道膀胱镜检查手术在电解质紊乱方面术中并发症如何处理？**

快速利尿；利尿药作用不明显时，可以使用高渗（3%）的氯化钠灌注。

**105. 根治性膀胱切除术术中有哪些注意事项？**

根治性膀胱切除术整个手术过程通常需要 4～6 小时,术中常需要输血治疗。气管插管全身麻醉以及使用肌松药可提供最佳的手术条件。优化术中液体输注(应用无创心输出量监测)可能减少输血需求、术后并发症以及住院时间。许多临床医师行动脉置管并开放两路大口径静脉通路。应使用空气温毯和静脉输液加温装置降低低体温风险。

**106. 根治性膀胱切除术术中应用控制性降压有哪些优缺点？**

控制性降压可以减少开腹膀胱切除术术中出血及输血需求。一些外科医师认为控制性降压可以改善术野。然而,平均动脉压低于 55 mmHg～65 mmHg 可能与急性肾损伤和卒中风险升高有关。

**107. 膀胱镜检查如何进行麻醉管理？**

麻醉管理根据患者的年龄、性别及手术目的调整。小儿多使用全身麻醉。在涉及取活检、烧灼、调整输尿管等操作的治疗性膀胱镜手术中,无论患者性别均需要使用区域阻滞麻醉或全身麻醉。

**108. 女性行膀胱镜检查选择何种麻醉方式？**

由于女性尿道短,大部分女性患者在行诊断性膀胱镜检查时,使用利多卡因凝胶表面麻醉复合或不复合镇静即可达到满意的效果。

**109. 男性行膀胱镜检查选择何种麻醉方式？**

男性患者通常需要在区域阻滞麻醉或全身麻醉下行诊断性膀胱镜检查。

**110. 膀胱镜检查手术全身麻醉药物如何选择？**

全身麻醉由于手术时间短(15 分钟～25 分钟),多数膀胱镜手术安排在门诊,适合于门诊手术的任何麻醉方式都可使用。使用全身麻醉时,对药物宜选择起效及苏醒快,作用时间短的药物,静脉麻醉药可选丙泊酚、芬太尼、瑞芬太尼等;短效肌松药如罗库溴铵、维库溴铵、顺阿曲库铵等;吸入麻醉药可选用七氟烷、地氟烷等;可使用喉罩;对肥胖、高龄和肺功能储备不良者在采用截石位和屈氏位时应严密监测氧饱和度和血压。

### 111. 膀胱镜手术行区域麻醉有哪些注意事项？

硬膜外麻醉和蛛网膜下隙麻醉均可满足膀胱镜手术。大多数麻醉医师倾向于选择蛛网膜下腔麻醉，因为硬膜外麻醉一般需要 15 分钟～20 分钟才能达到满意麻醉平面，而蛛网膜下隙麻醉仅不到 5 分钟。目前研究尚不支持蛛网膜下隙给予高比重局麻药后立即抬高下肢变为截石位，因为会明显增加麻醉扩散平面或增加发生严重低血压的可能性。感觉阻滞平面达 T10 即可满足所有膀胱镜手术。

### 112. 回肠膀胱成形术有哪些麻醉特点？

手术时间长：6～8 小时；渗血多：盆腔静脉丛；体液丢失多；阻滞麻醉范围广；可发生空气栓塞。

### 113. 回肠膀胱成形术有哪些注意事项？

体质差者宜分期手术；一次完成手术应注意双管硬膜外阻滞（T11～T12 向头、L3～L4 向骶置管）、手术于盆腔内操作时经下管注药，于腹部损伤经上管注药；不适于用硬膜外阻滞的患者，可选用全身麻醉。

### 114. MPCNL 对麻醉管理的要求有哪些？

椎管内麻醉和全身麻醉两种麻醉方式均取得满意的镇痛效果。MPCNL 对麻醉的要求相对较高，应有较为广泛的麻醉平面，且术中要求变换患者体位，对机体循环产生一定的影响，增加了麻醉管理的难度。此外，术中必须使用大量的灌注液及较高的灌流压，易出现灌流液吸收综合征等，因此必须加强术中的麻醉管理及并发症的防治。术中严密监测生命体征、做好保温措施、缩短手术时间、降低灌注压力、减少灌注液量和创面出血，这些都是减少不良反应的关键。

### 115. MPCNL 术中可出现哪些不良反应？

不同程度的灌洗液吸收综合征；低体温现象；苏醒延迟；肾严重出血。

### 116. MPCNL 术中如何预防灌洗液吸收综合征？

灌洗液吸收综合征是 MPCNL 常见的不良反应，临床上常表现为血压升高、胸闷不适等症状。术中应严密监测患者的生命体征、呼吸循环功能情况，尽量缩短手术时间，避免术中长时间高压灌洗而导致肾实质损伤。

**117. MPCNL 术中出现肾严重出血如何处理？**

肾严重出血是经皮肾镜手术最常见、最严重的并发症。麻醉医生应要求术前必须备血，术中严密监测生命体征；出现肾严重出血时，要积极与术者沟通改变手术方式，并立即止血。

**118. 膀胱癌手术的术中管理要点有哪些？**

监测动脉压、中心静脉压、尿量，并根据中心静脉压调节输液量，使患者保持充足的尿量，有利于输尿管移植。对于椎管内阻滞造成的肠管活动增强，可使用罂粟碱、大剂量抗胆碱能药物［如格隆溴铵（胃长宁）1 mg］或胰高血糖素处理。

**119. 经尿道前列腺切除术（TURP）引发膀胱穿孔的分类以及临床表现有哪些？**

腹膜外穿孔：更常见，表现为耻骨上充盈、腹部痉挛，或耻骨上、腹股沟区或脐周疼痛。腹膜内穿孔：表现为腹部疼痛或从膈肌向肩部的牵涉痛，可导致高血压、心动过速和腹部膨隆，随后出现低血压和心血管虚脱。

# 第四节　术后注意事项

**120. 根治性膀胱切除术术后镇痛常采用何种方式？**

术后镇痛常采用连续硬膜外镇痛或者腹横肌阻滞（transversus abdominis plane，TAP）。

**121. 尿流改道术术后可能引起哪些电解质紊乱？如何治疗？**

肠道黏膜长期接触尿液（缓慢的尿流）可以导致许多代谢异常。空肠输出道可出现低钠血症、低氯血症、高钾血症和代谢性酸中毒。结肠和回肠输出道则更容易出现高氯性代谢性酸中毒。术后早期放置输尿管支架、保持快速尿流可以缓解这一问题。

**122. 输尿管结石手术后什么时候可以进食、进水？**

如果是输尿管切开取石术后，则术后需要禁食，等待胃肠道完全通气后再进食、进水，避免过早进食、进水而引起腹胀、腹痛；如果是微创手术，则对饮食无任何要求；麻醉完全清醒后，无论胃肠道是否通气，都可以进食、进水。

**123. 输尿管结石手术后为何禁忌患者憋尿?**

输尿管结石手术后,均会在输尿管内留置支架管。留管期间建议避免从事剧烈活动,以免引起腰痛、血尿等症状。留管后因抗反流机制消失,故禁忌患者憋尿,如膀胱内过度充盈,则尿液可会由膀胱经输尿管支架管逆行进入肾脏,可导致上尿路感染,患者出现腰痛。

**124. 输尿管结石手术后若有结石残留应如何处理?**

输尿管结石手术后,可能存在结石残留,术后需要定期到医院复查,如有较大的结石残留,则需要辅助体外碎石治疗。如果结石不大,则需要多饮水、多排尿,并且进行适度的活动,增加排石的作用。

**125. MPCNL 术后出现低体温并苏醒延迟有哪些原因?**

术后低体温的发生使得麻醉药物的代谢时间延长,进而使全麻术后患者的苏醒时间延长。出现低体温的常见原因有:由于手术室室温偏低,加上术中操作时易出现灌洗液浸湿手术单,造成患者局部体温下降;术中大量、长时间使用温度较低的灌洗液冲洗,也会将体内热量大量散发导致体温下降;全身麻醉时,麻醉药物和肌松药的使用导致体温调节中枢功能受到抑制,使机体体温更易随着外界温度改变而变化。

**126. 如何处理术后低体温?**

适当调节室内温度和湿度,术前予皮肤保护贴粘贴保护穿刺部位皮肤,并用防水胶单保护好被单,防止术中冲洗液弄湿被服。同时建议术中使用灌洗液应在使用前加温至接近人体体温,以减少人体热量的散发。

**127. 钬激光治疗泌尿系统结石术后护理有哪些?**

严密监测生命体征变化;麻醉后常规护理;留置导管,观察尿液颜色、尿量。

**128. 泌尿系统结石术后肾造瘘管有哪些护理?**

造瘘管妥善固定,避免扭曲,防止脱落,限制活动;引流带低于造瘘口位置,以免倒流引起逆行感染;观察引流液颜色、尿量,并保持通畅,定期挤捏引流管以防小血块堵塞,影响病情的观察;肾造瘘口周围敷料保持清洁干燥,如有浸湿及时更换,预防感染;遇有造瘘管内连续性出血,及时夹闭,通过导尿管判断出血量,也可判断是否有活动性出血。

**129. 泌尿系统结石术后肾造瘘管何时是拔管时机？**

造瘘管留置时间为术后 3 天～5 天,拔管前先闭管 24 小时～40 小时(需要 2 次经肾造瘘管通道行钬激光碎石的患者,肾造瘘管暂不拔,等二次碎石后,按以上方法拔出造瘘管。)以证明肾盂至膀胱引流通畅,并观察有无腰部胀痛,漏尿,发热等不良反应,如有则不能拔管,3 天～4 天督促患者 2 小时～4 小时排尿 1 次,以免膀胱过度膨胀,尿液反流至肾脏。

**130. 留置双 J 管的护理有哪些作用？**

钬激光腔内输尿管结石,肾结石碎石术均要留置双 J 管,双 J 管上端盘曲在肾盂内,下端盘曲在膀胱内,双 J 管可随人的体位改变而上下活动,嘱其术后不要剧烈活动,患侧不能做大的伸展活动,以免双 J 管移位;由于双 J 管存在,输尿管膀胱开口的抗反流机制消失,在排尿状态下,逼尿肌收缩,膀胱内压力增高,少量尿液通过双 J 管腔反流至肾脏,若尿液引流不畅可致使置管一侧腰部胀痛不适,严重者影响肾功能。所以,保持大便通畅,减少引起腹压增高因素,定时排空膀胱,防受凉,防止憋尿,若有腰部胀痛不适报告医生。

**131. 泌尿系统结石术后有哪些并发症？**

输尿管穿孔;肾脏出血;血尿;发热;感染性休克;大出血。

**132. 泌尿系统结石术后并发症输尿管穿孔如何观察及护理？**

输尿管穿孔多为术中置入导丝或输尿管镜不慎损伤所致,术后严密观察是否有腹部隆起,腹部刺激征等,以判断有无尿液外渗。

**133. 泌尿系统结石术后并发症肾脏出血有哪些观察及护理？**

经皮肾镜术和经皮肾造瘘术时,若操作不慎可致肾出血,术后严密观察生命体征变化及肾造瘘颜色和量,如有血压下降,造瘘管引流液颜色为深红色且短时间内量增多,即报医生处理。

**134. 泌尿系统结石术后并发症血尿有哪些观察及护理？**

由于术中置入输尿管镜损伤黏膜和双 J 管刺激输尿管膀胱黏膜所致,2～3 d 自行消失。

**135. 泌尿系统结石术后为何发热?**

由于术后留置双 J 管,留置尿管,肾造瘘管可激发逆行感染引起发热。

**136. 泌尿系统结石术后应注意什么?**

嘱其出院后 3 个月内不能剧烈运动,不干重体力劳动,尤其是不能做患侧四肢和腰部伸展运动,不能憋尿、受凉,保持大便通畅,避免增加腹压;多饮水,每日饮水在 2 000 mL～3 000 mL,饭后 1.5 h 饮水 250 mL,睡前饮水 250 mL,以增加尿量,保持每日尿量在 2 000 mL 以上;降低尿中形成结石物质的浓度,减少晶体沉淀,预防结石形成,还有利于结石排出。饮食方面:限制含钙高,草酸丰富的食物,多食含纤维丰富的食物,观察尿量及颜色,如有不适来院复查。

**137. 膀胱手术后有哪些注意事项?**

膀胱肿瘤施行膀胱全切、回肠代膀胱术是泌尿科手术时间较长、创伤大、出血多的手术,如果管理不当,手术后期有可能发生创伤出血性休克。为防止休克,应有大量输血准备,输血量与输血速度一般应多于出血量,同时要输用适量平衡液以补充细胞外液,纠正酸中毒,补充钙剂,防治大量输血并发症。该类患者麻醉时可行急性等容血液稀释或超容血液稀释。

**138. TURP 综合征有哪些症状?**

TURP 综合征是指机体由于吸收了大量的冲洗液所引起的一系列与神经系统和心血管系统有关的症状和体征。中枢神经系统改变包括恶心、兴奋、意识模糊、视力障碍、抽搐和昏迷。心血管系统改变包括高血压或低血压、心动过缓、心律失常、肺水肿和心脏停搏。

**139. 经尿道前列腺切除术(TURP)手术中冲洗液吸收的量与哪些因素有关?**

冲洗液的静水压;手术技巧:手术时间(灌洗液吸收平均 10 mL/min～30 mL/min)、冲洗液的种类、灌注速度和膀胱镜的型号;静脉窦开放的数量和大小;外周静脉压力。

## 参考文献

[ 1 ]　梅骅,陈凌武,高新. 泌尿外科手术学[M].北京:人民卫生出版社,2008.

［2］ 孙颖浩,那彦群,侯建全.实用泌尿外科学［M］.北京：人民卫生出版社,2019.

［3］ 曾国华,王少刚,李建兴.坎贝尔-沃尔什泌尿外科学［M］.河南：河南科学技术出版社,2020.

［4］ 那彦群,郭震华.实用泌尿外科学［M］.北京：人民卫生出版社,2011.

［5］ 吴序立,吴琳珊,郑培奎,等.基层医院输尿管镜钬激光碎石术治疗输尿管结石的综合疗效分析［J］.中华腔镜泌尿外科杂志,2014;8(03)：210-213.

［6］ 黄健,王建业,孔垂泽,等.中国泌尿外科和男科疾病诊断治疗指南［M］.北京：科学出版社,2019.

［7］ Concato J，Horwitz RI，Feinstein AR，et al. Problems of comorbidity in mortality after prostatectomy［J］. Jama. 1992;267(8)：1077-1082.

［8］ Atallah MM，Hoeft A，El-Ghorouri MA，et al. Does spinal anesthesia affect cerebral oxygenation during transurethral prostatectomy? ［J］. Regional anesthesia and pain medicine. 1998;23(2)：119-125.

［9］ Hongo F，Narukawa T，Fujihara A，et al. Usefulness of bicarbonate Ringer's solution as perfusate during transurethral resection of the prostate［J］. Contemporary clinical trials communications. 2021;21：100744.

［10］ Demirel I，Ozer AB，Bayar MK，et al. TURP syndrome and severe hyponatremia under general anaesthesia［J］. BMJ case reports. 2012;2012.

［11］ Ma Q，Fang L，Su R，et al. Uric acid stones, clinical manifestations and therapeutic considerations［J］. Postgraduate medical journal. 2018;94(1114)：458-462.

［12］ Buehrle DJ，Clancy CJ，Decker BK Suprapubic catheter placement improves antimicrobial stewardship among Veterans Affairs nursing care facility residents［J］. American journal of infection control. 2020;48(10)：1264-1266.

第
十
一
章

# 第十二章

# 前列腺手术麻醉

## 第一节　前列腺及其手术基础

**1. 前列腺的解剖位置是如何的?**

　　前列腺是男性生殖系统的附属腺,为不成对的实质性腺体,位于膀胱与尿生殖膈之间,包绕尿道根部,其形状和大小均似稍扁的栗子。上端宽大,下端尖细,体的后面较平坦,贴近直肠,可经直肠指诊触及。纵径 3 cm,横径 4 cm,前后径 2 cm,重约 20 g。它的大小、功能很大程度上依赖于雄激素。

**2. 前列腺如何分区?**

　　前列腺由四个紧密相连的完整区域组成,即前区、外周区、中央区和前列腺前区。

**3. 与前列腺增生相关的是前列腺的哪个区?**

　　一般从 40 岁开始,前列腺前区的前列腺组织开始有结节增生,形成中叶、侧叶和后叶。中叶和后叶与尿道梗阻有密切关系。

**4. 前列腺分泌物富含哪些成分?**

　　前列腺分泌物是精液的主要成分,为无色混浊液,呈弱酸性(pH6.5),富含蛋白水解酶,纤维蛋白溶酶,有液化精液的作用;还含高浓度的锌、柠檬酸和酸性磷酸酶,后二者是检测前列腺功能和法医鉴定精液的敏感指标。

**5. 前列腺和前列腺尿道受哪些神经支配？**

前列腺和前列腺尿道接受来自前列腺丛的交感神经、副交感神经支配。前列腺丛由副交感神经盆丛发出。部分下腹丛神经加入副交感神经盆丛。这些神经的脊髓来源主要是腰骶段。

**6. 前列腺癌的流行病学特征是什么？**

前列腺癌是老年男性的常见恶性肿瘤，其发病率有明显的地区和种族差异。全球范围内，欧美国家前列腺癌发病率最高，居男性实体恶性肿瘤首位，亚洲前列腺癌发病率远低于欧美。我国前列腺癌发病率近年来呈显著上升态势，这与人均寿命的延长、饮食结构的改变以及诊断技术的提高有关。

**7. 如何诊断前列腺癌？**

最可靠的诊断方法包括直肠指诊以及血清前列腺特异性抗原（prostate-specific antigen，PSA）测定。触诊到肿块或硬结以及发现 PSA 升高都应该进行前列腺穿刺活检，活检有时需在经直肠超声引导下进行。

**8. 决定前列腺癌的治疗方式主要包括哪些因素？**

决定治疗方式的重要因素包括肿瘤分期和分级、患者的年龄、前列腺特异性抗原浓度以及合并症的情况。临床分期基于活检 Gleason 评分、MRI 确定是否有淋巴结转移，以及明确是否存在骨转移？

**9. 前列腺癌如何治疗？**

治疗方法的选择不仅与疾病所处阶段有关，还与患者年龄、预期寿命、医疗条件和生活方式有关。如果肿瘤没有转移，治疗选择包括"观察"、短距离放射治疗（前列腺植入放射性粒源）、手术治疗、放射治疗（包括外部射线放射治疗、调强放射治疗、血肿清除术、质子束放疗等）、冷冻手术、疫苗疗法，以及其他非手术治疗。

**10. 前列腺癌手术治疗有哪些方式？**

手术方式包括传统的经耻骨后（下腹部）或会阴切口开腹根治性前列腺切除术，或腹腔镜下根治性前列腺切除术，后者可通过机器人辅助完成。

第十二章

**11. 转移性前列腺腺癌如何实施去势治疗？**

转移性前列腺腺癌的激素疗法为双侧睾丸切除术。手术时间通常较短（20~45 分钟），一般选择经阴囊正中切口。虽然双侧睾丸切除术可以在局部麻醉或区域麻醉下进行，大多数的患者和临床医生更倾向于全身麻醉（通常使用喉罩）或者椎管内麻醉。

**12. 前列腺根治术患者的手术体位有哪些？**

仰卧、背部过伸和耻骨高于头部的 Trendelenburg 体位。

**13. 前列腺根治术麻醉方法可以选择哪些？**

硬膜外麻醉、蛛网膜下腔麻醉、全身麻醉以及硬膜外麻醉复合全身麻醉均可用于前列腺根治术。

**14. 什么是良性前列腺增生？ 有哪些主要临床表现？**

良性前列腺增生（benign prostatic hyperplasia，BPH），也称前列腺增生症，是引起老年男性排尿障碍原因中最为常见的一种良性疾病，主要表现为组织学上的前列腺间质和腺体成分的增生、解剖学上的前列腺增大、尿动力学上的膀胱出口梗阻，临床表现为下尿路症状（lower urinary tract symptoms，LUTS）及相关并发症。

**15. 前列腺增生症的手术适应证有哪些？**

对症状严重、存在明显梗阻或有并发症者应选择手术治疗。

**16. 前列腺增生症的手术方式有哪些？**

经尿道前列腺切除术（transurethral resection of the prostate，TURP）适用于大多数良性前列腺增生患者，是目前最常用的手术方式。是通过尿道放入前列腺切除器，用电切-电凝金属圈或激光气化能量切除前列腺组织。可分为单极 TURP 和双极 TURP。近年来，经尿道前列腺剜除手术和经尿道前列腺激光手术也得到越来越多的应用。开放手术仅在巨大的前列腺或合并巨大膀胱结石者选用，多采用耻骨上经膀胱或耻骨后前列腺切除术。

**17. 前列腺增生症有哪些手术并发症？**

虽然前列腺增生症手术疗效肯定，但仍存在一些并发症。如出血：膀胱痉挛；机械摩擦、结痂脱落，进而导致出血；尿失禁：与手术的操作水平有关，通常是由于手术时括约肌损伤，通过提肛运动锻炼括约肌，轻度尿失禁普遍可恢复；尿道狭窄：术中损伤可导致尿道狭窄，术后需要定期到医院进行复查。

**18. 前列腺增生症合并尿路感染、残余尿量较多或有肾积水、肾功能不全时如何手术？**

有尿路感染、残余尿量较多或有肾积水、肾功能不全时，宜先留置导尿管或膀胱造瘘引流尿液，并抗感染治疗，待上述情况明显改善后再择期手术。

**19. 行经尿道前列腺切除术的患者通常有哪些合并症？**

接受经尿道前列腺切除术的患者通常年龄较大，可合并心、肺、血管和内分泌疾病。约有 67% 的患者合并心脏病，50% 合并心血管疾病，77% 合并心电图异常，29% 合并慢性阻塞性肺疾病，8% 合并糖尿病。有时这些患者由于长时间的利尿治疗和限制液体摄入会出现脱水和电解质紊乱，在麻醉和手术中应格外注意。

**20. 什么是 PKRP？**

继经尿道前列腺电切术（TURP）后，治疗良性前列腺增生（BPH）的腔内微创技术不断发展改进，等离子体双极电切术（plasma kinetic resection of the prostate，PKRP）是一种新型治疗 BPH 的方法。具有易掌握、止血效果好、组织损伤小、安全性高等优点。

**21. 单极 TURP 与 PKRP 有何区别？**

单极 TURP 能量高，在最低限度凝血下快速切除前列腺组织。人体作为能量载体，在单极电极和体表负极板间形成完整的电环路。单极 TURP 要求使用不含电解质的膀胱冲洗液。在等离子体双极电切术（PKRP）中，电环路在前列腺切除器内，能量不流经人体。能量被限制在前列腺的切除位置，并从双极前列腺切除器的第二臂返回。

**22. 双极 TURP 术中膀胱冲洗液有什么特点？**

双极 TURP 具有双极电切的优点，可以使用常规生理盐水作为膀胱冲洗液。

采用双极电切时电流局部自限,不会通过膀胱冲洗液传导。生理盐水可以避免低渗膀胱灌洗液相关的并发症,如甘氨酸吸收,但不能预防容量超负荷。

### 23. 什么是激光 TURP 技术?

激光前列腺切除术有望在将来取代单极 TURP 技术。钛钇铝石榴石(yttrium-aluminum-garnet,YAG)、高能光选择性磷酸钛氧钾(KTP;绿激光)、高性能系统绿光(High Performance System,HPS)是目前 TURP 使用最多的 3 种激光系统。YAG 激光的波长决定了其容易被水吸收,限制了其对组织的切除穿透。KTP 和 HPS 的波长决定其可被氧合血红蛋白和血液丰富的组织吸收,使薄片前列腺组织蒸发汽化。以上技术在前列腺切除过程中形成了一个凝固区域,最大限度地减少了出血和冲洗液吸收。

### 24. 激光 TURP 技术有何优势?

激光 TURP 的 5 个优势:① 可使用蒸馏水或生理盐水作为膀胱冲洗液;② 最大限度地减少冲洗液的吸收;③ 最大限度地减少甚至完全避免了 TURP 综合征的发生;④ 显著减少出血,使得抗凝患者也可以使用;⑤ 不再强调区域麻醉为首选的麻醉技术。

### 25. 激光 TURP 有哪些潜在的并发症需要注意?

前列腺沟的电凝和术后前列腺碎片脱落可导致继发性尿道梗阻和尿潴留。

### 26. 什么是经尿道前列腺微波消融术?

经尿道前列腺微波消融术(transurethral microwave thermotherapy,TUMT)具有微创的特点,可以在门诊局部麻醉或骶管阻滞下完成。对某些特定的患者,可以用高能量的 TUMT 替代目前的 TURP 技术。可在门诊实施经尿道前列腺微波消融术,并且无严重并发症。

### 27. TUMT 与 TURP 相比有哪些优劣?

与 TURP 相比,虽然在长期缓解尿道梗阻方面 TUMT 的效果较差,但是由于 TUMT 创伤小,不良反应少,可以在门诊实施,因此适用于老年和高风险患者。

**28. 经尿道前列腺切除术与耻骨上或耻骨后前列腺切除术相比,在并发症发生率和死亡率上有无区别?**

很多麻醉医师和泌尿科医师认为 TURP 比开放的前列腺切除术简单、安全。但事实上,单极 TURP 和耻骨后、耻骨上前列腺切除术在死亡率上并无差别。但是,由于 TURP 中双极及激光应用等这些技术进步,手术的死亡率已经降至 0.10%。

## 第二节  术前准备

**29. 如何评价患者心功能?**

美国心脏病学会/美国心脏协会(American College of Cardiology/American Heart Association,ACC/AHA)指南建议考虑心脏风险、心功能、手术风险分级。要特别关注患者既往心脏评估及干预措施[冠状动脉支架和埋藏式自动心复律-除颤器(automatic implantable cardioverter-defibrillator,AICD)的植入]。对所有器官系统进行检查时,要特别关注循环功能,尤其是存在不稳定冠状动脉综合征、失代偿性充血性心力衰竭(congestive heart failure,CHF)、严重心律失常、严重瓣膜病患者的循环状态。

**30. 术前通常进行哪些检查评价患者心功能?**

患者的活动耐量是评估心肺功能的最佳方法,常规 ECG、胸部 X 射线片是必需的,如果存在充血性心力衰竭、心绞痛、晕厥、心律失常等症状或体征,应该考虑超声心动图、24 小时动态心电图、冠脉 CT 等检查。

**31. 既往的心肌梗死会增加围术期再梗死的风险吗?**

会。既往心肌梗死(myocardial infarction,MI)或缺血性心脏病是围手术期心脏病发病率的中度预测因子,但不稳定冠状动脉综合征、严重心绞痛或近期 MI 提示有更高的临床风险。

**32. 近期有心肌梗死病史的患者,是否建议将手术推迟一段时间? 为什么?**

急性 MI($\leqslant$7 天)或近期 MI(>7 天且$\leqslant$30 天)需要评估残余心肌风险性。风险分级取决于疾病状态,有活动性缺血患者为最高危。因此,尽管尚无证据支持,但谨慎起见,MI 后至少 6 周再行择期手术。

**33. Q 波心肌梗死患者发生再梗死的风险是否会高于非 Q 波 MI 患者?为什么?**

　　研究显示 Q 波 MI 患者发生再梗死的风险高于非 Q 波 MI 患者。非 Q 波 MI 患者相关的冠状动脉呈不完全性梗死,冠状动脉再通率高于 Q 波 MI,病情较轻,预后较好。

**34. 术前是否应停用所有抗高血压药或治疗心绞痛的药物?为什么?**

　　所有抗高血压药物和抗心绞痛药物,尤其是 β 受体阻滞剂都应用至手术当日,以避免突然停药造成的高血压反弹和心动过速。应用 ACEI 或血管紧张素 II 受体拮抗剂的患者术中可能由于存在低血容量而出现低血压。因此,建议 ACEI 或血管紧张素 II 受体拮抗剂应用至手术前一天,待血容量充足后再恢复应用,从而避免出现肾功能障碍。

**35. 植入心脏埋藏式复律除颤器的患者,术前评估应特别注意哪些?**

　　放置埋藏式复律除颤器(implantable cardioverter-defibrillator,ICD)的患者需要行术前评估,收集最近的准确信息,包括装置的特征、何时放置、因何适应证放置。手术当天,需要评估装置的设定、起搏依赖、基线心律及心率、心动过速病史、磁铁的效果、电池状态。

**36. 植入心脏埋藏式复律除颤器的患者术中应注意些什么?**

　　考虑到潜在的电磁干扰,应该关闭 ICD 的抗心动过速程式,准备好外部除颤电极直到手术完毕后装置恢复初始设置。

**37. 冠状动脉支架有哪些类型?**

　　冠状动脉支架有裸金属支架(bare metal stents,BMS)和药物洗脱支架(drug-eluting stents,DES)2 种。药物洗脱支架有西罗莫司和紫杉醇两种。

**38. 置入冠状动脉药物洗脱支架围手术期应注意些什么?**

　　放置药物洗脱支架可减少裸金属支架置入后发生的新生内膜增生反应,此反应是再狭窄的主要原因。新近文献认为药物洗脱支架(DES)可抑制或延迟冠状动脉支架支柱的内皮化。置入药物洗脱支架的患者如果过早停止抗血小板治疗,有发生晚期血栓的风险。

**39. 经皮冠状动脉介入术后患者行非心脏手术,抗血小板治疗建议是什么?**

行冠状动脉扩张未植入支架的患者建议服用噻吩并吡啶(噻氯匹啶或氯吡格雷)和阿司匹林 2~4 周,择期手术推迟 2~4 周。植入 BMS 后推荐抗血小板治疗 4~6 周,择期手术推迟 4~6 周。植入 DES 后,要求至少应用 12 个月抗血小板治疗,择期手术推迟 12 个月。新型的 DES 所需要的药物治疗时程可能不同,需请心脏科医师会诊帮助指导择期手术的时机。

**40. 拟行经皮冠状动脉介入(percutaneous coronary interention,PCI)手术或考虑行球囊血管成形术的患者,围手术期如何抗血小板治疗?**

有 PCI 适应证且在未来的 12 个月内计划行择期手术的患者可考虑球囊血管成形术或 BMS。围术期应继续每日服用阿司匹林,持续应用阿司匹林不是椎管内麻醉的禁忌证。

**41. 冠状动脉支架术后患者行非心脏手术,术前评估须了解哪些信息?**

冠状动脉支架患者的术前评估包括以下信息:支架植入的时间,干预之前的冠状动脉解剖,冠状动脉支架的类型,干预的位置,支架植入时的并发症,干预之后的解剖(例如不完全血管再生的可能性),抗血小板治疗策略。

**42. 冠状动脉支架术后实施高出血风险手术时围术期抗血小板治疗策略如何调整?**

有显著出血风险的择期手术应延迟到噻吩并吡啶治疗的推荐疗程结束。如果必须手术而且噻吩并吡啶治疗必须暂停(围术期出血风险高手术),那么可继续服用阿司匹林,且术后应尽早恢复噻吩并吡啶治疗。

**43. 置入药物洗脱支架行围手术期出血中低风险手术如何进行抗血小板治疗?**

药物洗脱支架(drug-eluting stents,DES)患者行围手术期出血低风险及中风险手术时,推荐维持"双重"抗血小板治疗,常使用阿司匹林+氯吡格雷。

**44. 为什么接受机器人前列腺癌根治术的患者术前评估应重点关注心肺功能？**

除了常规内容外，还需要重点关注患者是否存在严重的心肺系统疾患。由于机器人手术要求的长时间气腹及特殊体位，对于术中心肺生理功能的影响可能使得部分患者不能耐受。

**45. 术前存在心脏功能异常的患者是否可以耐受机器人手术？**

美国心脏学会指南认为术前存在心绞痛、近期心肌梗死、心力衰竭、明显的心率失常和瓣膜性疾病的患者需要取消或者延迟机器人手术。

## 第三节　术中麻醉管理

**46. 机器人辅助的前列腺切除术术中补液应注意什么？**

术中补液量不能过度，否则会加重气道、喉头的水肿，及眼结膜和眼眶周围、头面部的肿胀。一般认为，这类手术的术中补液量控制在 $1\,500 \sim 2\,000$ mL。但是也需要防止术中液体限制导致的术后低血压、少尿和肾功能受损等并发症。

**47. 机器人辅助的前列腺切除术对患者循环系统有哪些影响？**

$CO_2$ 气腹对循环的影响主要是静脉回心血量减少，心排血量减少，外周血管阻力和中心静脉压、肺动脉压增加。严重头低脚高位导致下肢灌注压降低、Willis 环平均动脉压升高、中心血容量增加、心排血量降低、重要脏器灌注压降低。对于冠心病患者，可能导致心肌耗氧量增加、心肌缺血和心律失常和心肌氧供降低，存在一定风险。大部分患者是能够承受上述这些循环的变化。

**48. 机器人辅助的前列腺切除术体位对患者呼吸系统有哪些影响？**

屈氏（Trendelenburg）体位造成膈肌上移，患者的肺顺应性和功能残气量降低、死腔量增加、气道阻力提高，通气/血流比例失调。

**49. Trendelenburg 体位的患者 $CO_2$ 气腹压力应为多少？**

资料显示：过度头低（$45°$）的屈氏体位和 $CO_2$ 气腹使气道峰压和平台压增加 $50\%$，肺顺应性降低 $68\%$。因此，欧洲内镜手术协会推荐屈氏体位的患者 $CO_2$ 气腹压力不能超过 12 mmHg，以减轻其对肺顺应性的影响。

**50. 机器人辅助前列腺根治术的体位摆放应注意什么？**

机器人辅助前列腺根治术的体位可能会造成肢体的神经损伤。其中截石体位对腓总神经的压迫损伤最常见，过度的屈氏体位会带来臂丛神经损伤。长时间的机器人辅助前列腺根治术需要格外关注下肢血供，以及感觉运动功能的变化。在患者肩背部放置靠垫，以及采用"X"形的绑带将患者的肩与对侧的髋部固定，可以降低头低位压迫导致的臂丛神经损伤。

**51. TURP 手术体位对麻醉的影响如何？**

TURP 手术通常在截石位和轻度 Trendelenburg 体位下完成。这种体位可导致肺血容量的改变，肺顺应性降低，膈肌向头部移位，以及肺容量参数降低，如残气量、功能残气量、潮气量和肺活量。在这种体位下，心脏前负荷可增加。TURP 手术常见的神经损伤包括腓总神经、坐骨神经和腹股沟神经。

**52. 如何早期判断 TURP 综合征和膀胱穿孔？**

对清醒或适当镇静患者的意识状态评估是 TURP 综合征和膀胱穿孔早期征象的最佳监测指标。

**53. 如何评估 TURP 术中的出血量？是否需要考虑输血？**

TURP 术中的出血量很难估计，所以有赖于低血容量的临床表现判断失血量。手术切除时平均出血量约 $3\sim5$ mL/min（总出血量通常为 $200\sim300$ mL），很少危及生命。术后短暂的血细胞比容降低可能仅为大量冲洗液吸收造成的血液稀释。很少有患者需要术中输血。

**54. 前列腺切除术患者是否易发生深静脉栓塞？**

是的。前列腺切除术患者易发生深静脉栓塞的原因众多，主要包括高龄、合并恶性肿瘤、心脏疾病、静脉曲张和肥胖。

**55. TURP 术中须对患者采用哪些监测？**

应采用下列监测：美国麻醉医师协会（American Society of Anesthesiologists，ASA）标准化监测，包括多导联 ST 段分析 ECG、体温，可考虑有创动脉血压，如果必要可考虑行经胸超声心动图（transthoracic echocardiography，TTE）检查。

**56. 单极 TURP 手术患者适合选用哪种麻醉技术？为什么？**

区域麻醉是单极 TURP 术的最佳麻醉方法，主要有以下原因：可以监测患者的神智从而早期发现 TURP 综合征。麻醉平面应低于 T10，可早期发现前列腺血管撕裂或膀胱穿孔，患者会诉腹膜或膈肌（肩膀）疼痛。促进血管扩张和外周血管血液充盈，从而减轻循环超负荷的严重程度。与全身麻醉相比，区域麻醉可以降低深静脉血栓的发生率，可以降低术中血压和外周静脉压，从而减少失血。

**57. TURP 手术区域阻滞麻醉的理想平面是什么？**

前列腺和膀胱颈的内脏疼痛感觉来源于 S2 和 S3 神经根的传入副交感神经纤维传导，而 S2 和 S3 神经根伴随盆腔内脏神经走行。膀胱的感觉受来源于 T11～L2 神经根的腹下丛交感神经支配。TURP 的区域麻醉的感觉阻滞平面要求达到 T10，以消除膀胱膨胀和术中其他原因造成的不适。应避免 T9 以上的感觉阻滞平面，因为此时如果发生包膜穿孔，则不会出现包膜牵拉症状（如前列腺包膜穿孔时的疼痛）。

**58. 单极 TURP 术选择区域麻醉是否可以降低术后高血压和心动过速的发生率？**

区域麻醉方便提供术后镇痛。相比于全麻，可降低术后高血压和心动过速的发生率。高血压和心动过速常常发生于全身麻醉恢复期。

**59. TURP 手术蛛网膜下腔阻滞麻醉相比连续硬膜外阻滞麻醉是否具有优势？**

很多麻醉医师对于 TURP 手术，多选择蛛网膜下腔阻滞麻醉，或腰硬联合麻醉。相比连续硬膜外阻滞麻醉，蛛网膜下腔阻滞麻醉在老年患者中更易操作，而且 TURP 手术时间一般不会太长；其次，单纯连续硬膜外麻醉偶尔可出现骶神经根阻滞不全，导致镇痛不完善。

**60. 哪些情况下，TURP 手术首选全身麻醉？**

对需要机械通气、血流动力学支持的患者，存在区域麻醉禁忌证和拒绝区域麻醉的患者，必须选择全身麻醉。

**61. 抗凝治疗的患者接受麻醉时应注意哪些问题？**

对于抗凝治疗的患者，区域麻醉可能并不安全。使用抗凝、抗血小板等抗血栓药物和其他药物导致凝血异常的患者,区域麻醉导致血肿的风险增加。一旦发生椎管内血肿或其他深部血肿,可能造成严重的不良后果,如截瘫、神经损伤等。故应结合患者个体情况,权衡出血/栓塞风险与区域麻醉的收益,选择最佳的麻醉方法和时机。

**62. TURP 手术采用区域麻醉发生围手术期死亡的概率会低于全身麻醉吗？为什么？**

对于 TURP 手术,椎管内麻醉与全身麻醉在死亡率和患者预后等方面的指标较为相似。手术超过 90 分钟、前列腺大于 45 g、急性尿潴留和年龄大于 80 岁患者,术后并发症发生率增加。无论采用区域麻醉还是全身麻醉,患者术后心肌梗死、肺栓塞、脑血管意外、一过性脑缺血发作、肾衰竭、肝功能不全及需要延长机械通气时间等并发症的发生率相似。由于激光 TURP 技术的应用,冲洗液的吸收量很小,也就不再强调区域麻醉作为首选的麻醉方式。

**63. TURP 接受区域麻醉和全身麻醉术后认知功能改变是否存在差异？**

目前的研究结果未能证实,TURP 接受区域麻醉和全身麻醉术后认知功能改变存在明显差异,脑血氧监测证实 TURP 术后患者行为功能改变与液体吸收导致的脑脊液增加有关。老年患者术前精神异常也影响了术后精神状态。

**64. TURP 术中使用哪种静脉输液？**

由于单极 TURP 术患者常出现稀释性低钠血症,围术期静脉输液宜选择生理盐水,该溶液钠离子含量为 154 mEq/L。在单极和双极 TURP 术(而非激光TURP)患者中,容易发生冲洗液吸收所致的循环超负荷,因此应仔细监测术中静脉输液量。

**65. 什么是 TURP 综合征？**

TURP 综合征是指术中前列腺组织的静脉窦开放,大量灌洗液吸收入血后,导致的液体超负荷、低钠血症、血浆渗透压降低、溶血、电解质紊乱等一系列症状体征,治疗不及时可进一步发生脑水肿和肺水肿,危及生命。

**66. TURP 综合征有哪些临床表现？**

TURP 综合征可发生于手术开始后 15 分钟至术后 24 小时。患者可首先主诉眩晕、头痛、恶心、胸部和咽喉发紧和气短，接着出现烦躁不安、意识不清及干呕。有些患者主诉腹痛，血压升高（收缩压和舒张压），心率下降。如不迅速治疗，患者将出现发绀、低血压，最终心跳停止。

**67. TURP 综合征表现出的神经系统体征有哪些？**

部分 TURP 综合征会首先出现神经系统体征。患者先表现为昏睡，然后意识消失、瞳孔散大、对光反射迟钝，随后出现短时间的强直-阵挛惊厥，继而持续昏迷数分钟至数小时。

**68. 全麻下经尿道前列腺切除术出现 TURP 综合征有哪些表现？**

如采用全身麻醉，TURP 综合征的典型表现是血压先升后降、脉搏氧饱和度下降，严重的顽固性心动过缓。ECG 可出现结性心律、ST 段改变、U 波和 QRS 波增宽。全身麻醉苏醒通常延迟。

**69. 如何早期识别 TURP 综合征？有哪些特异性征兆？**

TURP 术中出现烦躁不安和表达不清是 TURP 综合征的特异性征兆，后者常由轻微的肺水肿、低氧血症和脑水肿所引起，切忌将其诊断为麻醉深度不足，在存在 TURP 综合征的情况下使用镇静药或实施全身麻醉常会发生严重的并发症，甚至死亡。

**70. TURP 综合征的治疗原则是什么？**

TURP 综合征治疗原则是通过袢利尿剂排出过多的水，限制液体入量，防止电解质紊乱、低氧血症和组织灌注不足。

**71. 双极和激光 TURP 术是否会发生低钠血症？**

双极和激光 TURP 可使用生理盐水作为膀胱冲洗液，不会发生低钠血症。双极 TURP 中，膀胱冲洗液可经由前列腺静脉窦吸收入血管，而激光 TURP 中创面会很快凝结，因而不会出现上述情况。

**72. TURP 术中所用冲洗液有哪些重要特点？**

理想的 TURP 冲洗液为等张或接近等张、电离活性不强、无毒并且透明的液体。单极 TURP 应避免使用含电解质的溶液，因为它们可以将电流从电切镜传导至周围组织引起烧伤。由于 TURP 术中冲洗液会被大量吸收,因此只能采用无毒液体。此外,液体须透明,以保证术野清晰。如果低张性膀胱冲洗液吸收入血管,可导致低钠血症、低渗透压,更严重时可出现溶血。使用生理盐水行双极及激光 TURP 术可避免这些并发症。

### 73. TURP 术中为什么很少使用纯蒸馏水?

蒸馏水完全透明,无电解质成分,过去常规作为 TURP 冲洗液。但由于它是低张溶液,被患者吸收后可导致溶血、休克和肾衰竭。

### 74. TURP 术有哪些冲洗液可供选择?

这些年来,已经有许多等张或接近等张的溶液进入临床,基本上已完全取代了纯蒸馏水。目前最常用的液体是甘氨酸(1.2%和 1.5%)。有时也会使用甘露醇(3%~5%)、葡萄糖(2.5%~4%)、山梨醇(3.5%)、Cytal(2.7%山梨醇和 0.54%甘露醇的混合液)以及尿素(1%)溶液。为了保持透明,这些溶液被制备成中度低渗。激光 TURP 术中冲洗液很少被吸收,因此灭菌用水和甘氨酸溶液可作为激光 TURP 的膀胱冲洗液,但有报道称膀胱穿孔或尿道创伤时仍可出现 TURP 综合征。

### 75. TURP 术中持续膀胱冲洗对体温有何影响?

TURP 术中有数升冲洗液经过膀胱,可导致体温每小时下降 1℃。约半数行 TURP 术的患者术毕出现低温和寒战。

### 76. 如何预防和减少体温下降及寒战?

加温的灌洗液可有效地减少热量丧失和寒战。全身和鞘内使用阿片类药物也可减少寒冷引起的术后寒战。

### 77. 如果膀胱冲洗液没有经由前列腺的血管吸收,那么低钠血症是如何发生的?

如果发生膀胱穿孔并发症,大量冲洗液聚集至腹膜内及腹膜后间隙,可导致大量低张性冲洗液吸收入血管,最终发生低钠血症。

**78. TURP 术中患者如何发生冲洗液吸收？**

使用单极和双极切除技术时，冲洗液可从开放的前列腺静脉窦直接进入血液，同时在前列腺周围和腹膜后间隙聚集，后面一种情况主要见于术中侵及前列腺囊时。

**79. 影响 TURP 术中冲洗液的吸收量取决于什么？**

液体吸收量主要取决于灌注压力、静脉压力以及手术持续时间和手术创面大小。

**80. TURP 术中冲洗液会被吸收多少？**

TURP 术中患者可以吸收多达 8 L 冲洗液，平均吸收速率为 $10\sim30$ mL/min，最高可达 200 mL/min，术后平均增重 2 kg。激光 TURP 由于切除区域狭长且具有止血优势，可防止前列腺静脉窦开放及冲洗液的吸收。

**81. 如何估计 TURP 术中冲洗液的吸收量？**

TURP 术中冲洗液吸收量的实用估计方法可根据下列公式：

$$吸收容量 = \frac{术前[NA^+]}{术后[NA^+]} \times 细胞外液容量 - 细胞外液容量$$

使用这个公式时，需在手术开始和评估吸收容量时分别测定血清钠离子。细胞外液容量（extracellular fluid，ECF）为体重的 $20\%\sim30\%$。例如，如果患者术前体重为 60 kg，细胞外液约为患者体重的 20%，测得血清钠离子浓度从 140 mEq/L 降至 100 mEq/L，可计算出冲洗液吸收量为 4.8 L。

$$140/100 \times ECF - ECF = 1.4$$
$$ECF - ECF = 0.4$$
$$ECF = 0.4 \times 60 \times 20\% = 4.8 \text{ L}$$

**82. 手术时间与 TURP 综合征的关系如何？**

许多人认为手术时间长短是 TURP 综合征发生最重要的决定因素。但是也有几项研究报道，在手术开始后 $15\sim20$ 分钟即可发生 TURP 综合征。总而言之，手术时间和冲洗液吸收量的相关性较差。在一份大样本研究中，发现除非手术时间超过 150 分钟，否则行 TURP 术患者并发症的发生率和死亡率与手术时间并不相关。同样，低钠血症的发生率和严重程度也与手术时间无关。

**83. 哪些因素会增加 TURP 综合征的发生率？**

　　TURP 综合征常见于前列腺巨大、术中侵及前列腺囊或冲洗液静水压过高时。巨大前列腺有着丰富的静脉网，从而促进冲洗液吸收入血。术中前列腺囊破坏可促使冲洗液进入前列腺周围和腹膜后间隙。冲洗液压力是决定患者冲洗液吸收速率的重要因素，这个压力主要取决于输液架上冲洗液的悬挂高度，当高度超过 60 cm，冲洗液的吸收明显增加。术中膀胱过度充盈也会使吸收加速。

**84. TURP 术中冲洗液大量吸收对心肺和肾功能有何影响？**

　　TURP 术中冲洗液大量吸收可引起血容量升高和高血压，并诱发心绞痛和肺水肿，同时对肾功能也有不良影响。有人观察到术中冲洗液吸收量与术后尿量呈负相关。

**85. TURP 患者是否出现循环超负荷症状与哪些因素相关？**

　　TURP 患者是否出现循环超负荷症状取决于患者的心血管状态、灌洗液吸收的量和速度、外科手术的失血量。

**86. TURP 术中冲洗液大量吸收对中枢神经系统有何影响？**

　　有些 TURP 综合征患者出现神经系统体征是由于水中毒，表现为去大脑体位、阵挛和 Babinski 反射阳性，最终出现惊厥并陷入昏迷。双眼检查示视乳头水肿、瞳孔扩大和对光发射迟钝。脑电图示双侧半球低电压。患者可持续昏迷数小时到数天。

**87. TURP 术患者出现中枢神经系统功能障碍有哪些原因？**

　　原因并非低钠血症本身，而是急性低渗状态。由于血-脑屏障不允许钠离子通过而允许水分子通过，所以这种渗透状态的改变是可以预见的。急性低渗状态导致的脑水肿可增加颅内压，引起库欣（Cushing）反射导致心动过缓和高血压。此外，脑水肿并不是由于血浆胶体渗透压降低，而是由于重量克分子渗透压浓度降低。TURP 术经常伴发的高血容量和低钠血症，可诱发脑水肿、增高颅内压，进而诱发神经系统症状。颅内压增高与 TURP 术中体重增加程度直接相关。

**88. 体内钠离子的生理作用是什么？**

　　钠离子是细胞外液中最主要的电解质，无处不在对维持细胞外液的渗透压及容量具有重要作用。特别是心脏和脑组织中的钠离子,对于维持细胞兴奋性非常重要。血清钠离子浓度极度降低可使脑、心和肾功能改变。

**89. 冲洗液大量吸收对血清钠离子有哪些影响?**

TURP 术中,血清钠离子浓度通常会下降 3～10 mEq/L。但是低钠血症的严重程度与术中冲洗液的吸收量并不一致。血清钠离子浓度降低主要取决于冲洗液的吸收速率而不是吸收量。

**90. 接受 TURP 的患者血清钠离子水平和神经症状发生率之间有何关系?**

严重的急性低钠血症通常伴有异常的神经系统症状,并会导致不可逆的脑损伤。神经系统体征可伴有脑电图异常,如 α 波活动消失和高幅慢波活动的不规则放电。然而低钠血症的严重程度与神经系统症状发生率之间并无关联,因为低钠血症可能并不是 TURP 综合征中神经系统紊乱的唯一或主要原因。

**91. 接受 TURP 的患者出现中枢神经系统功能紊乱的原因是否为低钠血症?**

中枢神经系统功能紊乱的原因不是低钠血症,而是急性低渗状态。有些患者,中度低钠血症可能表现有严重的神经系统症状;而另一些患者,即便是严重低钠血症也没有任何症状。然而,低于 120 mEq/L 时患者通常是有症状的。显然,决定因素是血清钠离子浓度下降的速率而不是下降的总量,血清钠离子浓度下降越快,神经系统症状的发生率越高。

**92. 急性低钠血症对心血管系统有什么影响?**

当血清钠离子浓度降至 120 mEq/L 以下时,可出现心血管系统抑制表现。低于 115 mEq/L 可致心动过缓、室性逸搏、QRS 波增宽、ST 段抬高及 T 波倒置。血清钠离子浓度低于 110 mEq/L 时,患者可发生呼吸和心跳停止。

**93. 哪些预防措施可降低 TURP 综合征的发生率?**

术前准备充分,纠正水电解质失衡,术中严密监测血钠和渗透压。术前合并慢性心功能不全的患者应积极使用利尿剂,治疗并限制入液量,术中输液推荐微量输注。危重患者应考虑采用保守术式。将冲洗液静水压限定在 60 cmH$_2$O 以内,悬挂高度不得超过 60 cm,膀胱不应过度充盈,限制手术时间。如果出现 TURP 综合征,应通知外科医生并立即开始治疗。如血钠降至 120 mEq/L 以下,应尽快结束手术。区域麻醉造成血压降低,建议使用少量血管收缩药而不应大量输液。

**94. TURP 综合征患者如何治疗?**

尽快结束手术;静脉给予呋塞米 20～40 mg;鼻导管或面罩给氧,必要时考虑气管插管;行动脉血气分析、血清渗透压和钠离子浓度分析;如血钠异常降低并出现低钠血症的临床体征,推荐静脉给予高张盐水($3\%\sim5\%$),输注速率不应超过100 ml/h;如出现惊厥,可静脉给予短效抗惊厥药。如惊厥不能停止,可加用巴比妥或苯妥英钠,必要时还可以使用肌松剂;如出现肺水肿或低血压,推荐采用有创血流动力学监测;如果怀疑显著失血,应考虑给予浓缩红细胞。

**95. 纠正低钠血症总是需要给予盐水吗? 为什么? 快速纠正低钠血症的风险是什么?**

使用高张盐水纠正低钠血症并不是必需的,有时甚至有害。除非患者出现低钠血症的临床体征,否则不推荐给予盐水。自发或人工利尿通常可以在数小时内纠正低钠血症。患者术中循环常处于超负荷,输入盐水可诱发肺水肿。此外,快速静脉给予高张盐水还可能引起中枢脑桥脱髓鞘病变(渗透性脱髓鞘综合征)。为了减少输入盐水造成的不良反应,应监测血清渗透压,先积极纠正低钠血症直至症状完全缓解,随后纠正速度不得超过 1.5 mEq/L・h。

**96. 甘氨酸的毒理作用是什么?**

甘氨酸是一种与脊髓和脑内 γ 氨基丁酸相类似的抑制性神经递质。当被患者大量吸收时,甘氨酸对心脏和视网膜有直接毒性作用。

**97. 正常的甘氨酸血浆浓度是多少?**

正常的甘氨酸血浆浓度为 13～17 mg/L。

**98. 行 TURP 术的患者大量吸收甘氨酸会出现哪些病理生理改变?**

有研究显示,行 TURP 术的患者吸收甘氨酸可以使心排血量平均下降17.5%。动物研究中,给予精氨酸可逆转甘氨酸的心肌抑制效应。高甘氨酸血症可引起 TURP 术中患者出现短暂的视物模糊(失明)。

### 99. 行 TURP 术的患者出现甘氨酸中毒的表现有哪些?

在行 TURP 的患者中发生甘氨酸中毒并不常见,可能是由于大部分被吸收的甘氨酸都被保留在前列腺周围和腹膜后间隙,进入循环较为有限。甘氨酸最常见的代谢产物是氨、乙醛酸和草酸。在有些患者中,TURP 术中甘氨酸的过量吸收可导致血氨升高。在对于并存肾疾病的患者高草酸血症可损害肾功能,这在老年患者行 TURP 时较为常见。

### 100. 甘氨酸中毒的解毒剂有哪些?

甘氨酸可通过加强兴奋性神经递质 N -甲基- D -天冬氨酸(N-methyl D-aspartate, NMDA)的效应引发脑病和惊厥。镁离子对 NMDA 受体产生负调控,稀释性低镁血症可增加惊厥的易感性。因此,TURP 术中患者出现惊厥时可给予镁剂治疗。

### 101. TURP 引起的血氨增高,其症状及临床过程有哪些?

血氨增高的症状和体征通常在手术开始后 1 小时内出现。典型症状包括恶心、呕吐,继而昏迷。血氨水平升至 500 mmol/L 以上,患者可持续昏迷 10～12 小时,直到血氨浓度降至 150 mmol/L 才最终清醒。血氨升高可持续至术后,可能与术后甘氨酸从前列腺周围间隙中不断吸收有关。

### 102. 为什么接受 TURP 术的有些患者出现血氨升高而有些患者没有? 对这些患者有没有预防治疗性措施?

正常情况下,肝中的鸟氨酸循环可将氨转化为尿素。精氨酸是此循环中一个重要的中间产物。行 TURP 术的患者如已合并精氨酸缺乏,则不能将甘氨酸代谢产生的过量氨解毒,因而出现血氨升高。消耗内源性精氨酸储备的时间约为 12 h,大约等于术前禁食时间。但不推荐在 TURP 患者中常规给予精氨酸,因为在少数情况下会引发高血氨。

### 103. TURP 相关失明有哪些临床特点?

短暂失明是 TURP 术令人担忧的并发症之一。患者主诉视物模糊,物体周围有色圈,术中或术后在恢复室内均可发生。尽管有时可与其他 TURP 相关并发症同时出现,但失明通常可表现为一个孤立症状。检查双眼可见瞳孔扩大且无反应。TURP 相关的失明在术后可逐渐改善,视力在术后 8～48 小时恢复正常。

## 104. TURP 相关失明发生的机制是什么？预后如何？

TURP 相关失明的原因尚不清楚。眼内压和视盘仍然正常。与皮质性失明不同，TURP 相关失明保留光感和瞬目反射，这很有可能是由于甘氨酸对视网膜的毒性作用所引起。"甘氨酸是已知的抑制性神经递质"这一事实也支持这个理论。在动物研究中，已证实甘氨酸抑制神经元的视觉通路。此外，TURP 相关失明的严重程度与甘氨酸血浆浓度直接相关。术后，随着甘氨酸血浆浓度降低，视力逐渐改善。

## 105. 哪些妇科手术伴发的综合征与 TURP 综合征相似？

宫腔镜检查伴发的症状类似于 TURP 综合征。操作包括用于诊断目的的宫腔内检查，以及有时经宫颈子宫内膜或黏膜下肌瘤切除术，后者常常需要电烧。与 TURP 相同，宫腔镜手术也需要使用不含离子的等张冲洗液，常用的液体包括葡萄糖和甘氨酸。低钠血症、高甘氨酸血症、循环超负荷和凝血异常等不良反应已有报道。

## 106. 影响 TURP 出血量的因素有哪些？

增生的腺体的血管分布、腺体大小和手术时长。前列腺组织释放的尿激酶引起的纤溶酶活性增加也是影响术中失血的一个因素。术中开放的静脉窦的数量、是否存在感染、是否存在因反复或最近置入尿管引起的前列腺炎症都可影响 TURP 的失血量。另外，有证据表明，区域麻醉的交感神经阻滞所引起的收缩压下降和外周静脉压降低，可以减少前列腺手术的失血量。

## 107. 如何评估 TURP 术中出血量？

增生的前列腺血管丰富，术中出血通常非常明显。血液被冲洗到引流桶中，与大量的灌洗液混合在一起，所以对失血量的估计非常不准确和极其困难。目前尝试通过切除时间（2～5 mL/min 切除时间）和前列腺大小（20～50 mL/g）来估计失血量。然而，这些只是粗略估计，主要可以通过监测患者的生命体征和血细胞比容来更好地估计失血量，从而决定是否需要输血。

## 108. 使用什么药物可以减少 TURP 术中出血量？

由于前列腺组织富含肾上腺素受体，使用肾上腺素受体激动剂可引起前列腺血管床收缩，以减少出血。

### 109. TURP 术中大量出血的原因是什么?

接受 TURP 的患者围术期常发生出血。其中,一个可能原因是冲洗液过量吸收所导致的稀释性血小板减少;另一个可能原因是下尿路黏膜局部释放纤维蛋白溶解物质(纤维蛋白溶酶原和尿激酶),在术中和术后即刻引起局部纤维蛋白溶解并促进前列腺创面出血。

### 110. 什么药物可以预防 TURP 术中大量出血?

预防性给予 ε‑氨基己酸(一种抗纤维蛋白溶解药),可减少前列腺床血管的出血。

### 111. TURP 术中出现全身凝血异常的机制是什么? 有什么病理特点?

TURP 中凝血异常是由于弥散性血管内凝血(disseminated intravascular coagulation,DIC)。其特点包括:血小板计数和血浆纤维蛋白原水平异常降低。活检可见机体许多部位形成大量微血栓,继发纤溶常伴发 DIC,造成这些患者血中纤维蛋白降解产物水平较高。

### 112. TURP 术中哪些因素可以触发患者发生弥散性血管内凝血? 如何治疗?

TURP 术中 DIC 是由于富含促凝血酶原激酶的前列腺颗粒进入血液引发的。推荐治疗包括补充血容量和给予血小板、冷沉淀物和新鲜冰冻血浆。但肝素的使用仍存在争议。

### 113. TURP 术中膀胱穿孔的原因是什么?

TURP 术后膀胱穿孔的发生率不到 1‰,大多数由切除器或电刀引起,也可由电切镜尖端导致,或者冲洗液引起膀胱过度扩张所致。

### 114. TURP 术中膀胱穿孔有哪些体征表现?

膀胱穿孔的早期表现是冲洗液回流突然减少,该体征经常不被注意,往往要等到大量冲洗液积聚于腹腔引起腹部疼痛后才被发现。其他临床体征:血压先降低,随后升高出现高血压,同时伴有恶心。无论全身麻醉还是区域麻醉,都可观察到肢体的反射类型运动。腹膜内穿孔时由于横膈刺激可引起严重肩痛,且症状出现更快。腹膜后穿孔表现为脐周、腹股沟或耻骨上疼痛。症状和体征的出现和严重程度取决于穿孔的部位、大小和灌洗液种类。

**115. 膀胱穿孔如何处理?**

膀胱穿孔的诊断需膀胱镜检证实,处理措施为立即行耻骨上膀胱切开术。

**116. TURP 术中膀胱爆炸的原因是什么? 发生后有哪些症状?**

前列腺或膀胱组织电切过程中可以产生多种爆炸性气体,特别是氢气,爆炸可通过电切镜的热金属环触发。在响亮的"砰"一声后,患者诉突然的腹痛,并常伴有冲洗液回流突然减少。

**117. 什么情况容易出现术中膀胱爆炸?**

一般情况下,膀胱内氧气浓度极低尚不足以引起燃烧或爆炸,但如果术中冲洗液内进入空气,膀胱内氧气浓度将升高,进而引起爆炸。

**118. 如何预防 TURP 术中发生膀胱爆炸?**

为避免 TURP 术中空气进入膀胱,应采取严格的预防措施。如果在手术开始时观察到膀胱内有空气,必须在电切开始前将气排净。术中应经常将膀胱排气以避免爆炸性气体蓄积。

**119. TURP 术中低血压的原因是什么?**

TURP 术中低血压较为常见的原因有循环超负荷合并慢性心衰,心梗或心肌缺血,失血导致的严重贫血,以及严重低钠血症和水中毒。

**120. 机器人辅助腹腔镜根治性前列腺切除术的优势是什么?**

与开腹耻骨后前列腺切除术相比,腹腔镜机器人辅助前列腺切除术手术时间较长但操作失血量少、输血量少、术后疼痛评分较低、术后阿片类药物需求量低、术后恶心呕吐发生率低、住院时间短。

## 第四节　术后注意事项

**121. TURP 术后患者发生菌血症的病源是什么?**

前列腺常存有多种大量细菌。TURP 术易使这些细菌进入血流,导致术后菌血症。而且术前置入的导尿管也可促进尿道中细菌生长。行 TURP 术的患者约有 30％术前即已存在尿液感染,其中半数患者术后可出现菌血症。

### 122. 什么因素可以增加 TURP 术后菌血症的发生率?

手术破坏前列腺静脉窦、冲洗液静水压过高都有利于细菌进入血液循环,可增加菌血症的发生率。

### 123. TURP 术后败血症的表现有哪些?

败血症的体征通常在术后恢复室中出现,包括发热、寒战、低血压和心动过速。严重脓毒血症可导致心动过缓、低血压和心力衰竭,死亡率 25％～75％。

### 124. 采取什么措施预防 TURP 术后败血症的发生?

经尿道手术后菌血症很常见。因为抗生素不易进入前列腺,TURP 术前预防性给予抗生素并不能使尿液达到无菌。但仍推荐术前给予抗生素以保护血液免受细菌侵袭。由于败血症严重影响预后,行 TURP 术的患者预防性应用抗生素极其重要。最常用的包括庆大霉素、左氧氟沙星、头孢菌素等。

### 125. 若 TURP 术后疑似发生败血症,是否进行血培养后再针对性应用抗生素?

如果怀疑 TURP 术后的患者发生败血症,应立即开始广谱抗生素治疗,不必等待血培养结果。

### 126. TURP 术后会患者出现一过性低血压、寒战的原因是什么?

有时,行 TURP 术的患者术后会出现一过性低血压、严重寒战和发热,这些症状只持续几小时,随之消失。出现这些症状的原因并不清楚,但可能为细菌内毒素的吸收所致。

### 127. 机器人辅助前列腺根治术术后出现呼吸功能窘迫有可能是因为什么?

机器人辅助前列腺根治术(robot-assisted laparoscopic radical prostatectomy,RALP)术后还需要注意可能出现的气道和声门水肿。有报道这类手术术后气道水肿和术后呼吸功能窘迫的发生率在 0.7％。手术期间,麻醉医生需要经常检查气管套囊的压力,是否漏气。对于长时间的屈氏体位手术,需要监测气管导管套囊的压力,使其数值低于 30 cmH$_2$O。

**128. 机器人辅助前列腺根治术后患者主诉肩背部疼痛是什么原因?**

RALP 患者术后疼痛,尤其是术后第一天的疼痛较传统手术显著降低。术后疼痛主要包括切口痛、内脏痛和肩背痛,由于机器人微创手术,使得前两者显著降低,但是很多患者术后仍然主诉肩背部疼痛,这可能与气腹导致腹腔内的 $CO_2$ 没有完全排出体外有关。有学者发现手术期间使用低气腹压力(10 mmHg,而不是通常使用的 14 mmHg)能够显著降低患者术后肩部疼痛。

**129. 如何减轻患者机器人辅助前列腺根治术术后肩痛?**

麻醉医生在手术结束时仍然保持患者头低 30° 的屈氏体位,并且控制呼吸、扩张肺,也有助于 $CO_2$ 排出体外,降低术后肩痛。局部使用的局麻药、非甾体类抗炎镇痛药也有助于缓解术后的肩痛。

**130. 哪些因素会增加机器人辅助前列腺根治术后发生深静脉血栓的风险?**

RALP 术后深静脉栓塞并发肺栓塞是此类手术患者术后死亡的主要原因。其深静脉血栓的发生率低于 0.5%,而传统开腹前列腺癌根治术的发生率为 2.5%。吸烟、前列腺体积大、手术时间长等因素均会增加发生术后深静脉血栓的风险。

**131. 机器人辅助前列腺根治术术后应如何防范深静脉血栓?**

对于无深静脉血栓危险因素的患者,可以鼓励其早期活动而非使用预防性药物治疗,而对于存在深静脉血栓危险因素的患者,术后可以联合使用预防性药物、间断加压设备和穿弹力袜等措施来预防静脉血栓的形成与危害。

**132. 术后低温是心肌梗死(MI)的危险因素吗?**

是的。低温可使术后 MI 的发生率显著增高,因此围术期维持正常体温非常重要。

**133. 如何诊断围手术期心肌梗死?**

术中 MI 可以完全没有症状,也可由于突然的血压下降而引起麻醉医师的注意。突然的血压下降可伴有心动过速,有时与急性失血所致的低血容量性低血压难以鉴别。

ECG 可以很好地监测冠状动脉循环是否良好。只有 Q 波宽度大于 0.03 s 才能明确诊断 MI,但是 Q 波的变化通常在术后而不是术中出现。心肌特异性酶如肌钙蛋白 I(cTnI)、肌钙蛋白 T(cTnT)在敏感性和组织特异性上被证实优于其他生化指标,其水平升高成为了围术期 MI 的生化诊断标准。

### 134. TURP 术后发生尿失禁有哪些原因?

括约肌损伤、膀胱反射亢进和影响外括约肌机制的残余梗阻,为 TURP 术后发生尿失禁可能的原因。其多因解剖标志不熟或术中出血而视野模糊所造成。

### 135. 对 TURP 术后数周内仍有尿失禁者,可采取以下哪些措施?

留中段尿常规和培养,以控制可能存在的感染因素;行尿动力学检查,以排除膀胱逼尿肌反射亢进和不稳定性膀胱;膀胱镜检查,除外残余前列腺组织梗阻。对精阜两侧残留的前列腺尖部组织可作进一步电切。轻度尿失禁患者可做盆底肌收缩训练和药物治疗,如麻黄素、丙咪嗪等。

### 136. TURP 术后排尿不畅的原因有哪些?

术后排尿不畅多系局部组织炎症水肿、膀胱内陈旧血块积聚、精阜旁组织残留和逼尿肌收缩无力引起,需作对症处理。若拔导尿管后排尿顺畅,而 2~3 个月后尿线渐细,则应考虑尿道狭窄的可能。

### 137. TURP 术后发生尿道狭窄有哪些原因?

尿道狭窄大多由于手术时过度扩张尿道、电切镜型号过大、术后导尿管过粗、留置导尿管时间过久造成,应尽力避免这些因素。术后尿流率随访,有助于早期发现尿道狭窄。

### 138. TURP 术后出现性功能障碍有哪些表现?如何尽可能减少发生?

TURP 对性功能的影响主要为阳痿和逆行射精。术中应避免过度电灼前列腺侧壁包膜,电切时应尽量保留膀胱颈部。麻黄素或丙咪嗪可治愈部分逆行射精的患者。

## 参考文献

[1] 陈孝平,汪建平. 外科学[M]. 北京:人民卫生出版社,2013.

［2］ Seif NE，Shehab HA，Elbadawy AM Prophylaxis versus Treatment against Transurethral Resection of Prostate Syndrome：The Role of Hypertonic Saline［J］. Anesthesia，essays and researches. 2020；14(1)：104－111.

［3］ Teo JS，Lee YM，Ho HSS An update on transurethral surgery for benign prostatic obstruction［J］. Asian journal of urology. 2017；4(3)：195－198.

［4］ 邓小明,姚尚龙,于布为,黄宇光. 现代麻醉学［M］.北京：人民卫生出版社,2020.

［5］ 王天龙,李民,冯艺,李成付. 姚氏麻醉学：问题为中心的病例讨论［M］.北京：北京大学医学出版社,2018.

［6］ 王天龙,刘进,熊利泽.摩根临床麻醉学［M］.北京：北京大学医学出版社,2020.

［7］ Schoeb DS，Schlager D，Boeker M，et al. Surgical therapy of prostatitis：a systematic review［J］. World journal of urology. 2017；35(11)：1659－1668.

［8］ Ene C，Geavlete P，Geavlete B What's New in Bipolar TURP for Surgical Management of BPH？［J］. Chirurgia. 2020；115(3)：307－313.

# 泌尿系统结石手术麻醉

## 第一节　疾病与手术基础

**1. 什么是尿路结石?**

尿路结石又称为尿石症,为最常见的泌尿外科疾病之一。尿路结石可分为上尿路结石和下尿路结石,前者指肾结石和输尿管结石,后者指膀胱结石和尿道结石。

**2. 尿路结石的分类有哪些?**

根据不同的分类标准,对尿路结石可进行如下分类:① 按结石的部位分类:分为上尿路结石和下尿路结石。上尿路结石是指肾结石和输尿管结石,下尿路结石是指膀胱结石和尿道结石;② 按照病因分类:分为代谢性结石、感染性结石、药物性结石和特发性结石;③ 按晶体成分分类:分为含钙结石和非含钙结石;④ 按 X 线是否显影分类:分为 X 射线阳性结石和 X 射线阴性结石。

**3. 我国尿路结石的流行病学分布特点是什么?**

流行病学资料显示,我国尿路结石的发病率为 1%～5%,南方地区高达 5%～10%,新发病率为 150～200/10 万人。男∶女为 3∶1,上尿路结石男女比例相近,下尿路结石男性明显多于女性。好发年龄在 25～40 岁。

**4. 尿路结石的病因是什么?**

尿路结石的形成原因十分复杂,但基本遵循尿过饱和—晶核形成—晶体生长—晶体聚集—晶体滞留—结石形成的基本过程。多数学者认为尿路结石的形成是多因素综合作用的结果。可将引起尿路结石的因素分为内在因素和外在因素。内在因素包括体内代谢异常、尿路梗阻、尿路感染、营养水平和遗传等；外在因素包括自然和社会环境因素。

### 5. 尿路结石成分主要有哪些？

尿路结石成分主要有：一水或二水草酸钙、尿酸、磷酸镁铵、胱氨酸、碳酸磷灰石、碳酸钙、磷酸氢钙等。其中，草酸钙结石最常见，磷酸盐、尿酸盐、碳酸盐次之，胱氨酸结石罕见，通常尿路结石以多种盐类混合形成。

### 6. 人体哪些部位最容易产生尿路结石？

肾脏和膀胱是尿路结石最容易生成的部位。输尿管结石基本来源于肾脏结石，尿道结石基本来源于膀胱结石。输尿管和尿道由于有持续尿液冲洗，自身很难生成结石，只有在输尿管狭窄、输尿管憩室、尿道憩室等情况下才会原发产生结石。肾脏内有肾盂和很多肾盏，容易发生局部尿液滞留，而膀胱是一个储尿器官，尿液中的结晶、脱落上皮等容易在肾盏和膀胱内聚集形成结石。

### 7. 尿路结石的好发人群有哪些？

尿路结石本身就为常见病、多发病，如果有以下情况者更容易罹患尿路结石：① 初发结石年龄小于 35 岁，提示患者本身具有内在结石好发因素；② 双肾多发结石患者，累计罹患尿路结石 3 次；③ 有明确结石形成代谢异常疾病，如甲状腺旁腺功能亢进、痛风、糖尿病、肥胖及骨质疏松等；④ 有明确尿路梗阻者，如肾盂输尿管连接部狭窄、肾盏狭窄、双肾盂双输尿管畸形及输尿管末端囊肿等；⑤ 长期卧床患者，瘫痪、骨折等，容易使血钙增高，进一步造成尿钙增多，形成肾结石；⑥ 不健康生活方式：缺乏运动，饮水少，长期高温环境工作，高蛋白、高糖、高脂、高草酸及高嘌呤饮食，如职业司机、炼钢工人及白领等；⑦ 有尿路结石家族史者。

### 8. 什么是上尿路结石？主要症状有哪些？

肾和输尿管结石，又称上尿路结石，主要症状是疼痛和血尿。其程度和结石部位、大小、活动与否以及有无损伤、感染、梗阻等有关。

**9. 输尿管三个生理狭窄处是什么?**

输尿管有三个生理狭窄处,即肾盂输尿管连接处、输尿管跨过髂血管处及输尿管膀胱壁段。

**10. 输尿管结石好发于什么部位?**

结石沿输尿管行径移动,常停留或嵌顿于生理狭窄处。由于输尿管内径自上而下由粗变细,结石位于输尿管下 1/3 处最为多见。

**11. 上尿路结石的临床表现有哪些?**

① 疼痛:肾结石可引起肾区疼痛伴肋脊角叩击痛。肾盂内大结石及肾盏结石可无明显临床症状,或出现活动后上腹或腰部钝痛。输尿管结石可引起肾绞痛或输尿管绞痛;② 血尿:通常为镜下血尿,少数可见肉眼血尿。有时活动后镜下血尿是上尿路结石的唯一临床表现;③ 恶心、呕吐:常见于输尿管结石引起尿路梗阻时;④ 膀胱刺激征:结石伴感染或输尿管膀胱壁段结石时,可有尿频、尿急、尿痛。

**12. 上尿路结石如何诊断?**

① 典型临床表现:与活动相关的疼痛和血尿,尤其是肾绞痛和肾区叩击痛;② 尿液检查:肉眼或镜下血尿;③ 超声:为首选影像学检查,能显示结石的高回声及其后方的声影;④ 尿路 X 线平片;⑤ 静脉尿路造影;⑥ 逆行肾盂造影;⑦ CT;⑧ 内镜检查:包括肾镜、输尿管镜、膀胱镜检查等。

**13. 上尿路结石是如何影响肾功能的?**

由于肾盏结石进入肾盂或输尿管,结石可自然排出,或停留在尿路的任何部位。一旦结石堵塞肾盂输尿管连接处或输尿管,可引起急性完全性尿路梗阻或慢性不完全性尿路梗阻。前者在及时解除梗阻后,不影响肾功能;后者往往导致渐进性肾积水,使肾实质受损、肾功能不全。

**14. 什么是腰痛?**

腰痛是一个很模糊的概念,有些患者所讲的腰痛,并不是指肾区痛,而是泛指整个腰背部,甚至包括了腰骶部的疼痛。尿路结石引起的腰痛主要在肾区,相当于两个肾脏在腰背部的体表投影,即从脊柱外侧起向外 5 cm、上至第 11 胸椎(T11)、下至第三腰椎(S3)之间的区域。肾实质并无感觉神经分布,是无痛感的。

**15. 什么是肾区痛?**

即由肾被膜、输尿管及肾盂等受牵扯而发生的疼痛。可分为三种:肾绞痛、肾区钝痛、肾区胀痛。但肾区痛也可由其他原因引起,如腰肌劳损、腰椎骨质增生、腰部扭伤等。

**16. 什么是肾绞痛?**

输尿管结石可引起肾绞痛(renal colic)或输尿管绞痛,典型的表现为疼痛剧烈难忍,阵发性发作,位于腰部或上腹部,并沿输尿管行径放射至同侧腹股沟,还可放射到同侧睾丸或阴唇。结石处于输尿管膀胱壁段,可伴有膀胱刺激症状及尿道和阴茎头部放射痛。

**17. 什么是下尿路结石? 有哪些主要症状?**

下尿路结石包括膀胱结石和尿道结石。膀胱结石的典型症状为排尿突然中断,排尿困难。尿道结石的典型症状为排尿困难,点滴状排尿,重者可发生急性尿潴留。

**18. 下尿路结石的临床表现是什么?**

① 疼痛:膀胱结石的疼痛放射至远端尿道及阴茎头部,严重的尿道结石可伴会阴部剧痛;② 膀胱刺激征;③ 血尿;④ 感染,憩室内结石可仅表现为尿路感染。

**19. 下尿路结石如何诊断?**

根据典型症状和影像学检查可作出诊断,常见的辅助检查有:① 超声检查:能发现膀胱及后尿道强光团及声影,还可同时发现膀胱憩室、良性前列腺增生等;② X 射线检查:能显示绝大多数结石,怀疑有尿路结石时,还需作尿路 X 线平片及排泄性尿路造影;③ 膀胱尿道镜检查:能直接见到结石,并可发现膀胱及尿道病变。

**20. 膀胱结石的分类有哪些?**

膀胱结石分为原发性膀胱结石和继发性膀胱结石。原发性膀胱结石多发于男性,与营养不良和低蛋白质饮食有关,其发生率在我国已明显降低。继发性膀胱结石常见于良性前列腺增生、膀胱憩室、神经源性膀胱、异物或肾、输尿管结石排入膀胱等。

**21. 膀胱结石的危害有哪些?**

膀胱结石长久存在可能会形成膀胱癌,结石会造成慢性炎症、感染、水肿、充血及溃疡。持续的黏膜损伤、黏多糖保护层破坏以及膀胱结石导致的炎症会增加膀胱癌变的风险。

**22. 上尿路结石的治疗策略是什么?**

上尿路结石的治疗方法大体分 4 大类: ① 保守治疗,包括定期随访观察、药物排石和溶石治疗等;② 体外冲击波碎石术(extracorporeal shock wave lithotripsy,ESWL);③ 微创手术,包括输尿管硬镜碎石术及逆行肾内手术和(或)经尿道软性输尿管肾镜(retrograde intrarenalsurgery,RIRS)、经皮肾镜取石术(percutaneous nephrolithotomy,PCNL)、腹腔镜切开取石术、膀胱镜下碎石术等;④ 开放手术,包括肾实质切开取石术、肾盂切开取石术及输尿管切开取石术等。

**23. 膀胱结石的治疗策略是什么?**

膀胱结石采取手术治疗,并应同时治疗病因。膀胱感染严重时,应用抗菌药物;若有排尿困难,则应先导尿,以利于引流尿液及控制感染。手术方式包括: 经尿道膀胱镜取石或碎石和耻骨上膀胱切开取石术。大多数结石可应用碎石钳机械碎石,并将碎石取出,适用于结石<3 cm 者。较大的结石需采用超声、激光或气压弹道碎石。结石过大、过硬或膀胱憩室病变时,应施行耻骨上膀胱切开取石。儿童、孕妇膀胱结石可视情况采取保守治疗。

**24. 尿道结石的治疗策略是什么?**

应根据结石的位置选择适当的方法,如结石位于尿道舟状窝,可向尿道内注入无菌液体石蜡,将结石推挤出尿道口,或用血管钳经尿道口伸入将结石取出。前尿道结石采用阴茎根阻滞麻醉下,压迫结石近端尿道,阻止结石后退,注入无菌液体石蜡后轻轻地向尿道远端推挤,钩取或钳出,取出有困难者可选择内镜下碎石后取出。尽量不作尿道切开取石,以免尿道狭窄。后尿道结石可用尿道探条将结石轻轻地推入膀胱,再按膀胱结石处理。

**25. 什么是内科排石治疗?**

内科排石治疗是尿石症急性期的一种治疗方式,对于直径大于 10 mm 的结石,服用 α 受体阻滞剂坦索罗新(flomax)、多沙唑嗪(cardura)或特拉唑嗪

(hytrin)，或者钙通道阻滞剂硝苯地平(procardia，adalat)可缓解尿石症的急性疼痛，并在几天至几周的时间内增加排石的速度。

## 26. 什么是体外冲击波碎石术？

体外冲击波碎石(extracorporeal shock wave lithotripsy，ESWL)通过 X 线或超声对结石进行定位，利用高能冲击波聚焦后作用于结石，使结石裂解，直至粉碎成细砂，随尿液排出体外。20 世纪 80 年代初应用于临床，实践证明它是一种安全而有效的非侵入性治疗，且大多数的上尿路结石可采用此方法治疗。

## 27. 冲击波碎石的作用机制是什么？

冲击波主要通过应力效应和空化效应粉碎结石。① 应力效应：当冲击波在结石中传播时，结石随着波动而被压缩和拉伸，当结石分子所受到的压缩力和拉伸力超过自身应力极限时，结石就会受到破坏，可使结石整体粉碎成较大碎块；② 空化效应：冲击波在水中传导时会产生大量的空化气泡。这种空化气泡破裂导致的"微喷射"反复锤击结石，结石表面发生剥蚀，可使较大结石碎块进一步粉化。

## 28. 体外碎石机的工作原理和组成部分是什么？

所有的碎石机均具有相似的技术原理，由 3 个主要部分组成：一个能量源，大部分为火花塞(电磁膜或压电元素)；一个将冲击波聚焦的系统，如椭圆体或反射镜；一个荧光镜或超声波，使结石聚焦显像并定位。

## 29. 为什么说体外碎石机在迭代发展？

最早用于临床的碎石机(Dornier HM - 3)是在一个水槽中用钢盆和金属框架椅将患者固定于坐位的装置。目前第一代碎石机还在很多医院使用。由于需要将患者的身体浸入水中，对生理和监测提出了挑战。第二、三代碎石机(如 Siemens、Lithostar、Wolf Piezolith、Dornier HM - 4、MFL 5000、MPL 9000)主要从消除水浴以及将患者的不适减至最小方面做出改善。

## 30. 什么是新型碎石机？有哪些优势？

新型碎石机没有水槽，而且使用的是多功能床。除了完成碎石术外，不必将患者搬离手术台也可完成其他手术，如膀胱造口术和支架置入术。由于冲击波高度聚焦，所以在入口处引起的疼痛较轻。

第十三章

**31. 什么是体外冲击波碎石的适应证?**

体外冲击波碎石适用于直径≤2 cm 的肾结石及输尿管上段结石。输尿管中下段结石治疗的成功率比输尿管镜取石低。

**32. 什么是体外冲击波碎石的禁忌证?**

碎石焦点位于肺与肠道、结石远端尿路梗阻、妊娠、出血性疾病、严重心脑血管病、主动脉或肾动脉瘤、尚未控制的泌尿系感染等是体外冲击波碎石的禁忌证。过于肥胖、肾位置过高、骨关节严重畸形、结石定位不清等,由于技术性原因而不适宜采用此法。

**33. 体外冲击波碎石的效果如何?**

与结石部位、大小、性质、是否嵌顿等因素有关。结石体积较大且无肾积水的肾结石,由于碎石没有扩散空间,效果较差,常需多次碎石。胱氨酸、草酸钙结石质硬,不易粉碎。输尿管结石如停留时间长合并息肉或发生结石嵌顿时也难以粉碎。

**34. 体外冲击波碎石有哪些并发症?**

碎石后多数患者出现一过性肉眼血尿,一般无须特殊处理。肾周围血肿形成较为少见,可保守治疗。感染性结石或结石合并感染者,由于结石内细菌播散、碎石梗阻引起肾盂内高压、冲击波引起的肾组织损伤等因素,可发生尿源性败血症,病程进展往往很快,可继发感染性休克甚至死亡,需高度重视积极治疗。

**35. 什么是"石街"?**

碎石排出过程中,由于结石碎片或颗粒排出可引起肾绞痛。若碎石过多地积聚于输尿管内,可引起"石街",患者腰痛或不适,有时可合并继发感染等。

**36. 体外冲击波碎石术是否有治疗次数限制?**

是的。为了减少并发症,体外冲击波碎石应采用低能量治疗、限制每次冲击次数。若需再次治疗,间隔时间 10 天以上为宜,推荐 ESWL 治疗次数不超过 3～5 次。

**37. 什么是经皮肾镜碎石取石术?**

经皮肾镜碎石取石术(percutaneous nephrolithotomy,PCNL)即在超声或 X

射线定位下,经腰背部细针穿刺直达肾盏或肾盂,扩张并建立皮肤至肾内的通道,在肾镜下取石或碎石。较小的结石通过肾镜用抓石钳取出,较大的结石将结石粉碎后用水冲出。碎石选用超声、激光或气压弹道等方法。取石后放置双J管和肾造瘘管较为安全。

## 38. 什么是经皮肾镜碎石取石术的适应证?

经皮肾镜碎石取石术适用于所有需手术干预的肾结石,包括完全性和不完全性鹿角结石、≥2 cm 的肾结石、有症状的肾盏或憩室内结石、体外冲击波难以粉碎及治疗失败的结石,以及部分第四腰椎(L4)以上较大的输尿管上端结石。

## 39. 什么是经皮肾镜碎石取石术的禁忌证?

凝血机制障碍、过于肥胖穿刺针不能达到肾,或脊柱畸形者不宜采取此法。

## 40. 什么是激光碎石术?

激光碎石术适用于输尿管下段结石而不能使用体外震波碎石的患者。脉冲染料激光器是波长 504 nm 的激光束通过有机绿色染料产生的。激光束很容易被结石吸收,脉冲能量释放引起结石碎裂。光束通过裸露的金属丝穿过硬式输尿管镜到达结石,尿管镜比膀胱镜长且定点准确,但有发生输尿管穿孔的危险。

## 41. 什么是气压弹道碎石术?

气压弹道碎石术(pneumatic lithotripsy)是利用压缩空气产生的能量推动碎石手柄内的子弹体,在弹道内将能量传递给探针,探针头反复与结石撞击,当能量超过结石张力时,使结石解体而达到碎石目的的方法。

## 42. 输尿管镜的分类有哪些?

输尿管镜分为输尿管硬镜及输尿管软镜,前者更为常见,主要用于输尿管结石、狭窄等的处理。输尿管软镜又称软性输尿管肾镜,镜体纤细,前端柔软可弯曲,经尿道通过输尿管可达肾脏,观察和处理输尿管硬镜不能达到的肾盂、肾盏结石。

## 43. 什么是输尿管硬镜碎石取石术?

输尿管硬镜碎石取石术(ureteroscope lithotripsy,URL)即经尿道置入输尿管硬镜,在膀胱内找到输尿管口,在安全导丝引导下进入输尿管,用套石篮、取石钳将结石取出,若结石较大可采用超声、激光或气压弹道等方法碎石。

**44. 什么是输尿管硬镜碎石取石术的适应证?**

适用于中、下段输尿管结石,ESWL 失败的输尿管上段结石,X 射线阴性的输尿管结石,停留时间长的嵌顿性结石,亦用于 ESWL 治疗所致的"石街"。

**45. 什么是输尿管硬镜碎石取石术的禁忌证?**

输尿管严重狭窄或扭曲、合并全身出血性疾病、未控制的尿路感染等不宜采取此法。结石过大或嵌顿紧密,体位达不到要求者,亦不宜行此术。

**46. 什么是逆行肾内手术(经尿道软性输尿管肾镜)?**

逆行肾内手术(retrograde intrarenal surgery,RIRS)采用逆行途径,向输尿管置入安全导丝后,在安全导丝引导下放置软镜镜鞘,直视下置入输尿管软镜,随导丝进入肾盏或肾盂并找到结石。使用 200 μm 光纤导入钬激光,将结石粉碎成易排出的细小碎石,较大结石可用套石篮取出。

**47. 什么是逆行肾内手术(经尿道软性输尿管肾镜)的适应证?**

逆行肾内手术(经尿道软性输尿管肾镜)适用于直径小于<2 cm 的肾下盏结石和肾盏憩室结石的治疗。

**48. 什么是逆行肾内手术(经尿道软性输尿管肾镜)的禁忌证?**

① 肾盂输尿管结合处狭窄、输尿管上段结石息肉包裹、输尿管狭窄、肾积水导致输尿管弯曲、肠代膀胱或是输尿管膀胱再吻合以致寻找输尿管口困难、尿道狭窄;② 肾下盏漏斗与肾盂成角<25°者;③ 未被控制的糖尿病其他感染;④ 不能控制的全身出血性疾病;⑤ 严重的心肺功能不全,不能耐受手术者;⑥ 严重髋关节畸形,截石位困难。

**49. 上尿路结石在什么情况下需要进行开放手术?**

① ESWL、URL、PCNL 及其他的上尿路结石治疗方式存在禁忌证;② ESWL、URL、PCNL 及其他的上尿路结石治疗方式治疗失败,或上述治疗方式出现并发症需开放手术处理;③ 存在同时需要开放手术处理的疾病,例如肾内集合系统解剖异常、漏斗部狭窄、肾盂输尿管交界处梗阻或狭窄、肾脏下垂伴旋转不良等。

**50. 上尿路结石开放手术治疗的手术方式有哪些？**

　　① 单纯性肾盂或肾窦内肾盂切开取石术；② 肾盂肾实质联合切开取石术；③ 无萎缩性肾实质切开取石术；④ 放射状肾实质切开取石术；⑤ 肾部分切除术和全切除术；⑥ 输尿管切开取石术。

**51. 什么情况下需要选择腹腔镜输尿管切开取石术？**

　　腹腔镜输尿管切开取石术（laparoscopic ureterolithotomy，LUL）适用于＞2 cm 输尿管结石；或经 ESWL、输尿管镜手术治疗失败者。一般不作首选方案。

**52. 腹腔镜输尿管切开取石术的手术入路有哪些？**

　　腹腔镜输尿管切开取石术的手术入路有经腹腔和经腹膜后两种，后者只适用于输尿管上段结石。

**53. 双侧上尿路若同时存在结石时，其手术治疗原则是什么？**

　　治疗原则：① 双侧输尿管结石，可采用双侧 URL，若失败，可行输尿管逆行插管或行经皮肾穿刺造瘘术，也可行 PCNL；② 一侧肾结石，另一侧输尿管结石时，先处理输尿管结石；③ 双侧肾结石时，先处理容易取出且安全的一侧。若肾功能极差，梗阻严重，全身情况不良，宜先行经皮肾造瘘。待情况改善后再处理结石；④ 孤立肾上尿路结石或双侧上尿路结石引起急性完全性梗阻无尿时，只要患者全身情况许可，应立即施行手术。

# 第二节　术前准备

**54. 肾和腹腔内输尿管的神经支配特点是什么？**

　　支配肾的交感神经来源于 T8～L1 节段的节前纤维，在腹腔丛和主动脉肾神经节处聚集；支配肾的节后纤维主要由腹腔丛和主动脉肾神经节发出。支配输尿管的交感神经纤维起源于 T10～L2 节段，连接节后纤维的突触在主动脉肾节和上腹下神经丛、下腹下神经丛；支配输尿管的副交感神经由 S2～S4 节段传入。来源于肾和输尿管的痛觉主要分布于 T10～L2 躯体节段，有效阻滞这些神经节段可提供良好的麻醉及镇痛效果。

## 55. 膀胱和尿道的神经支配特点是什么？

支配膀胱和尿道的交感神经来源于 T11～L2 节段，随上腹下神经丛行走，向下通过左、右腹下丛神经支配膀胱；副交感神经自 S2～S4 节段发出，组成副交感神经盆丛，该丛有下腹神经丛加入。膀胱分支延续到膀胱底部，支配膀胱和邻近的尿道。膀胱的运动支配主要来自副交感神经纤维（膀胱三角除外），膀胱牵张和饱胀感由副交感神经传导，疼痛、触觉和温度觉由交感神经传入。支配膀胱底部和尿道的交感神经纤维中 α 肾上腺素能神经占优势，支配膀胱顶部和侧壁的神经中 β 肾上腺素能神经占优势。

## 56. 尿路结石引起疼痛的区域在哪里？

尿路结石引起的疼痛主要在肾区，相当于两个肾脏在腰背部的体表投影，即从脊柱外侧起向外 5 cm、上至 T11、下至 S3 之间的区域。肾实质并无感觉神经分布，是无痛感的。

## 57. 如何区别肾绞痛和腰肌劳损？

肾绞痛表现为疼痛剧烈难忍，阵发性发作，位于腰部或上腹部，并沿输尿管行径放射至同侧下腹部、会阴部及大腿，常伴恶心、呕吐、血尿等症状，且疼痛不随体位变化而缓解。腰肌劳损患者多有久坐、腰椎间盘突出等病史，多表现为双侧腰背、骶尾部持续的轻中度疼痛，调整合适体位后疼痛可缓解，不伴恶心、呕吐、血尿等症状。

## 58. 如何区别肾绞痛和急性肾梗死？

急性肾梗死的典型表现为持续性腰腹部疼痛伴恶心、呕吐和发热，这些症状和尿路结石引起的肾绞痛很相似。平扫 CT 是肾绞痛首选的确诊方法，几乎能发现所有的尿路结石，但不易发现急性肾梗死。急性肾梗死有赖于增强 CT 和动脉造影。因此，对于有类似肾绞痛表现的患者，如果平扫 CT 没有发现尿路结石，又有急性肾梗死的高危因素，应考虑急性肾梗死的可能，必要时行增强 CT 和动脉造影检查。

## 59. 泌尿系统结石患者术前需做的检查项目有哪些？

除术前常规检查，如血常规、出凝血时间、电解质、肝肾功能检查、肺功能试验、胸片和心电图外，还应进行尿常规、尿生化、尿培养、尿脱落细胞检查、泌尿系统影

像学检查等，包括泌尿系 B 超、尿路 X 射线平片（KUB）、静脉尿路造影（IUV）、CT
尿路成像（CTU）等。

**60. 泌尿系统结石的各种影像学检查特点分别是什么？**

　　泌尿系超声可以发现大于 2 mm 的 X 射线阳性及阴性结石，还可以检测到梗
阻和肾积水；尿路 X 线平片（KUB）可以大致确定结石的位置、形态、大小和数量；
静脉尿路造影（IUV）一般结合 KUB 进行，可以进一步明确结石位置、结石引起的
尿路梗阻情况以及对肾功能的影响，此外还可发现在 KUB 上不能显示的阴性结
石；CT 尿路成像（CTU）是定位结石和鉴别并发症最敏感的检查方法。

**61. 对于尿路结石，为什么 CT 尿路成像优于静脉尿路造影检查？**

　　CT 尿路成像（CTU）是将螺旋 CT 扫描与静脉尿路造影（IVU）相结合的一种
检查方法，具有分辨率高、三维立体、准确度高等优点，可以准确判断结石的有无、
大小、多少、部位及梗阻、积水和邻近脏器情况。对于合并有肾结石且需要同时治
疗的患者可行 CTU 检查以评估肾脏情况，完全可以代替静脉尿路造影检查。IVU
在患者肾功能严重受损以及肾绞痛发作的急性梗阻期往往导致尿路不显影或者显
影不良，而在这种情况下 CTU 仍能准确评价结石情况和肾脏情况。

**62. MRI 能否诊断尿路结石？**

　　尿路结石是矿物质，没有游离原子核，在磁共振检查中不显影。因此，MRI 对
于尿路结石的诊断效果极差，不用于结石的常规检查。但是磁共振水成像（MRU）
检查能够了解上尿路梗阻的情况，且不需要造影剂即可获得与静脉尿路造影同样
的效果，也不受肾功能改变的影响。对于不适合做静脉尿路造影和 CT 造影的患
者（如碘造影剂过敏、严重肾功能损害、儿童和孕妇）可以考虑采用。

**63. 泌尿系统结石手术麻醉前评估的要点有哪些？**

　　除关注患者的一般情况、既往史、实验室检查等常规内容以外，应注意以下几
点：① 重点关注心肺功能情况（特别是拟行腹腔镜手术的患者）；② 术前应了解是
否存在结石感染的情况；③ 行肾、输尿管结石手术患者应注意术前肾功能情况；
④ 了解外科对体位的要求（截石位、侧卧位、头低位等），对制定围术期管理策略和
预防体位相关并发症十分重要。

第十三章

**64. 泌尿系统结石手术的麻醉用药原则是什么?**

① 不宜选用全部经肾脏以原型排出的药;② 部分以原型经肾脏排泄的药物要减量;③ 药物经肝脏代谢,但其代谢产物要经过肾脏排泄,而代谢产物有严重不良反应时不宜选用,如氯琥珀胆碱;④ 禁用肾毒性药物,如氨基苷类抗生素;⑤ 注意药物间的相互作用,如长期服用巴比妥类药物的患者,由于肝药酶的诱导作用,可促进和增加恩氟烷的代谢,使血中的无机氟增加;⑥ 注意低蛋白血症、体液和电解质紊乱、酸碱失衡等对药物作用强度和作用时间的影响,如低蛋白血症和代谢性酸中毒可增强非去极化肌松药的作用。

**65. 术前若出现肾绞痛应如何处置?**

尿路结石患者术前常会有剧烈难忍、反复发作的肾绞痛。非甾体类镇痛消炎药(双氯芬酸钠和吲哚美辛等)、阿片类镇痛药(布桂嗪、哌替丁或曲马多等)和 α 受体阻滞剂等均可用于缓解肾绞痛。治疗肾绞痛应遵循疼痛治疗的三阶梯原则。首次发作的肾绞痛应先从非甾体类镇痛消炎药开始,若镇痛效果不理想,可考虑加用阿片类药物。一般情况下,阿片类药物与解痉药联合使用可缓解大多数肾绞痛。

**66. 椎管内麻醉适用于哪些泌尿系统结石手术?**

适用于膀胱镜及输尿管镜手术。由于患者清醒,容易及时发现一些泌尿腔镜术中并发症如膀胱穿孔等。

**67. 全身麻醉适用于哪些泌尿系统结石手术?**

适用于禁忌椎管内麻醉的泌尿系统结石手术,而腹腔镜手术则首选全身麻醉。

**68. 椎管内麻醉会对肾功能造成哪些影响?**

椎管内麻醉阻滞平面不超过 T6,一般低血压发生率较低,对肾功能无明显影响。当阻滞平面达 T1～T2 时,肾血流量约减少 18%;若收缩压下降 20% 以上,尿量减少。肾耐受低血压的极限是平均动脉压 60 mmHg,时限为 30 分钟,因此,椎管内麻醉时收缩压不应低于原水平的 20%。

**69. 全身麻醉会对肾功能造成哪些影响?**

由于目前使用的静脉或吸入全麻药对肾血流和肾功能的影响较小,因此,全身麻醉可以安全地用于急性肾衰竭患者的麻醉。全麻要点为正确选择全麻诱导和维持药物,及主要不从肾排泄的肌松药;避免缺氧和 $CO_2$ 潴留,避免高血压和低血压,维持血流动力学稳定。

**70. 体外冲击波碎石术前需要抗感染吗? 为什么?**

在没有尿路感染的情况下,体外冲击波碎石不需要抗菌预防。若术前存在尿路感染,则必须进行抗感染治疗。否则,感染尿液和结石里、冲击波碎石后石头碎块会释放大量细菌和炎性介质,加之碎石梗阻于输尿管引起的肾盂高压、冲击波引起的肾组织损伤等因素,可引起腰酸、怕冷、发热甚至尿源性脓毒血症,可继发感染性休克甚至死亡。

**71. PCNL、RIRS 和 URL 术前需要抗感染吗? 为什么?**

需要。因为在这 3 种手术过程中,为了清晰地显露手术视野,需要持续地向尿路中灌注生理盐水。通常生理盐水的灌注压力大于肾盂血管灌注压力,这个压力差就会使大量灌注液被肾盂黏膜静脉血管和淋巴管以及肾周组织所反向吸收。如果术前感染没得到有效控制,尿液和结石中存在的细菌及释放的内毒素伴随灌注液被机体吸收,大量细菌和感染毒素进入血管,会产生尿源性脓毒血症,甚至导致感染性休克,危及患者的生命安全。

**72. 泌尿系统结石手术术前是否可以预防性应用抗生素?**

抗生素预防应在结石介入治疗前进行,主要基于术前的尿培养结果、局部抗菌谱,并咨询当前泌尿外科抗生素预防的最佳实践政策声明。在没有尿路感染的情况下,体外冲击波碎石不需要抗菌预防。如果需要,围手术期抗生素治疗应在手术后 60 分钟内进行并视手术时长给予补充。建议在输尿管镜取石、经皮肾镜碎石取石术、开放式和腹腔镜/机器人取石手术中使用抗生素预防。建议单次口服或静脉注射覆盖革兰氏阳性和阴性泌尿病原体的抗生素。

**73. 日间手术模式是否可以应用于输尿管镜碎石术?**

有研究认为,日间手术模式对输尿管镜碎石术治疗输尿管结石是安全可行的。日间手术不仅可以缩短住院时间,减少院内感染的发生,还可以减少患者医疗费用。符合目前提倡的术后快速康复(enhanced recovery after surgery, ERAS)概念。但能否采用日间手术模式治疗结石应根据患者基础疾病、结石部位、时间、大小等视情况而定。

第十三章

**74. 治疗大型输尿管上段嵌顿结石的主要方法是什么?**

微型经皮肾镜取石术(mini-percutaneous nephrolithotomy,MPCNL)、经尿道输尿管镜碎石术(transurethral ureteroscope lithotripsy,URSL)以及后腹腔镜输尿管切开术(retroperitoneal laparoscopic ureterolithotomy,RPLU)是治疗大型输尿管上段结石的主要方法。有研究认为 MPCNL 和 RPLU 更适合上尿路结石>15 mm 的患者,而 URSL 更适用于不适合全麻的患者或主动要求使用该术式的患者。

**75. 如何减少 ESWL 时出现心律失常的风险?**

有心律失常病史以及安装起搏器或植入型心律转复除颤器(implantable cardioverter defibrillator,ICD)的患者在行 ESWL 时出现心律失常的风险高。冲击波与心电图的 R 波同步可减少 ESWL 时心律失常的发生。通常将冲击波设定在 R 波后 20 ms 发生,使之落在心室不应期。研究表明无心脏疾患的患者可安全地接受非同步冲击。

**76. 如何减少 ESWL 时出现肺损伤的风险?**

冲击波冲击空气-组织交界部位时可能会造成组织损伤,最常见的是肺损伤。由于小儿与成人相比其肺基质离肾的距离更短,故在行 ESWL 时出现肺损伤的风险高。有研究推荐可将聚苯乙烯泡沫片或聚苯乙烯泡沫板放于小儿背部来降低肺损伤风险。

**77. 如何减少 RIRS 时由于机械通气导致的结石移位风险?**

为了最大限度地减少呼吸运动引起的肾脏移位,有可采用周期性呼吸暂停的技术,该技术允许在呼吸过程中进行短暂呼吸,以促进结石清除,并尽量减少激光碎石术中结石的移动,但该技术有引起高碳酸血症的风险。也有人提出使用高频喷射通气复合小容量机械通气的方法,且取得了较好的效果。

**78. 合并高血压的泌尿系统结石患者术前管理应注意什么?**

术前访视时,应了解高血压的严重程度和持续时间、目前用药以及是否合并高血压并发症;了解患者遵循药物治疗计划的情况,抗高血压药物应持续到手术前;了解是否有心肌缺血、脑灌注受影响或周围血管疾病、运动耐量下降等情况。术前眼底检查对高血压患者有益。血清肌酐和尿素氮水平是评估肾功能的最佳方法。

术前用药可缓解手术焦虑,尤其适用于高血压患者,给予咪达唑仑可减缓轻到中度的术前高血压。

**79. 合并缺血性心脏病的泌尿系统结石患者术前管理应注意什么?**

术前访视时必须询问是否有胸痛、呼吸困难、活动耐力差、晕厥或黑矇等症状并明确与活动强度的关系,还应询问现在和过去的治疗、并发症和以前的评估结果等。通过这些资料对疾病的严重程度和心室功能做出评价。动态心电图(Holter)检测、运动心电图、心肌灌注扫描和超声心动图检查对确定围手术期风险和是否需要冠状动脉造影有重要意义。术前可单独应用苯二氮䓬类或联合应用阿片类药物。

**80. 合并慢性阻塞性肺疾病的泌尿系统结石患者术前管理应注意什么?**

慢性阻塞性肺疾病(chronic obstructive pulmonary disease,COPD)被定义为一种呼吸气流受限且不完全可逆的状态,与吸烟密切相关且好发于男性。术前患者的肺功能检查、胸部影像学检查或动脉血气分析等结果应详细分析。心血管系统的评估也是必不可少的。COPD 的患者术前应至少戒烟 6 周,以减少分泌物和降低肺部并发症风险。患者使用的长效支气管扩张剂和祛痰药应使用至手术当天。术前胸部物理治疗和膨肺干预可能减少术后并发症。

**81. 合并哮喘的泌尿系统结石患者术前管理应注意什么?**

哮喘患者的术前评估重点关注近期哮喘诱发因素,全面回顾病史和体格检查。对于频发或慢性的支气管痉挛患者应给予合适的支气管扩张剂,患者术前应没有或仅有轻微的呼吸困难、气喘及咳嗽症状。胸片可以发现空气潴留的征象;肺功能检查 FEV1、FEV1/FVC、FEF 25%~75% 及呼气流速峰值等呼气气流相关检查可用于评估气道梗阻的严重程度和使用支气管扩张剂后的气道可逆性。

**82. 合并脑血管疾病的泌尿系统结石患者术前管理应注意什么?**

术前应对神经系统和心血管系统进行评估。首先明确是否有脑卒中、神经系统病变的表现和残余损害程度等。若卒中或短暂的神经系统损伤在近期发生而又未能完全评估,需采取择期手术。需注意脑血管病变常合并其他的全身性疾病如糖尿病、高血压、COPD、冠状动脉疾病和肾功能损害等。许多发生过非缺血性脑卒中或短暂性脑缺血发作（TIAs）的患者都会长期服用华法林（warfarin）或进行抗血小板治疗，麻醉医生应综合评估抗血小板治疗和抗凝治疗的利弊后再决定围术期停止还是维持目前治疗。

**83. 合并糖尿病的泌尿系统结石患者术前管理应注意什么？**

　　基本原则是积极治疗糖尿病，控制并发症，改善全身情况，提高患者对麻醉和手术的耐受力。同时要详细了解其病史、疾病程度、血糖、尿糖、治疗方案、手术种类，以便制定麻醉围术期管理方案。糖化血红蛋白（HbA1c）可反应术前 2～3 个月的血糖变化。糖尿病肾功能障碍者通常有蛋白尿和血肌酐升高。免疫系统受累的糖尿病患者感染风险升高，应更加注意无菌操作。

**84. 合并嗜铬细胞瘤的泌尿系统结石患者术前管理应注意什么？**

　　嗜铬细胞瘤多以阵发性高血压为特点。该类患者由于长期的血压升高导致外周血管收缩，血管床缩小，循环血容量一般比正常减少 20%～50%，表现为血液浓缩，血细胞比容及血红蛋白增加。术前的体液容量准备也非常重要。不论哪一型嗜铬细胞瘤，术前准备或治疗中均会应用肾上腺素受体阻滞药，以调节和维持围术期循环系统的稳定。术前准备中 α、β 受体阻滞药通常是相互配合使用。术前可使用苯二氮䓬类镇静抗焦虑药以消除患者的紧张与恐惧。

**85. 合并甲状腺功能亢进症的泌尿系统结石患者术前管理应注意什么？**

　　甲状腺功能亢进症是一种常见的内分泌疾病，年轻女性多见。甲亢患者围术期最大的危险时发生甲状腺危象，必须作充分的术前准备，尽量控制甲状腺功能接近正常水平。一般采用口服硫氧嘧啶类药物，或在必要时加用适量 β 肾上腺素受体阻滞药；同时有规律地监测临床体征和实验指标（如 T3、T4），以确定手术时机。抗甲状腺药物和 β 肾上腺素受体阻滞药可服用至术晨。

**86. 合并甲状腺功能减退症的泌尿系统结石患者术前管理应注意什么？**

　　严重甲状腺功能减退症（甲减）的患者不应进行择期手术。在急诊手术前应静脉给予 T3 进行治疗。但轻到中度的甲减并非取石手术的禁忌证。甲减患者通常给予最小剂量的术前镇静，因其非常可能出现药物诱导的呼吸抑制。低氧状态下可能无法自主增加分钟通气量。经治疗甲状腺功能恢复正常的患者可在术晨服用平时剂量的激素药物。

**87. 合并肾功能不全的泌尿系统结石患者的术前管理应注意什么？**

伴有肾器质性或功能性障碍的结石患者，麻醉和手术会显著改变其肾功能。而肾功能不全也将显著影响麻醉药物的药代动力学和药效动力学。若患者已出现肾功能不全的症状，应进一步评估肾异常的原因和程度，包括：① 疾病持续时间；② 详尽的尿分析、尿培养；③ 评估肾小球滤过率（GFR）等。虽然病史和体格检查同样重要，但是肾体征变化很大。轻至中度肾功能受损是患者术前管理重点是保留残余肾功能。

**88. 合并神经系统疾病的泌尿系统结石患者术前管理应注意什么？**

术前评估应包括：① 神经系统检查（神志、肢体活动度、瞳孔对光反射、有无视神经乳头水肿、脑部 CT 或 MRI 结果等）；② 全身重要器官功能的评估，如心、肺、肝、肾功能检查；③ 纠正水、电解质紊乱；④ 患有中枢神经系统疾患的患者，术前谨慎使用镇静药。长期服用的抗癫痫、利尿、降压、抗心律失常、抗凝药等术前不能停用。

**89. 合并神经肌肉疾病的泌尿系统结石患者术前管理应注意什么？**

术前评估应关注疾病近况、受累肌群、治疗药物和并存疾病。在择期手术前应使用药物将患者病情调整到最佳状态。呼吸肌与口咽肌无力的患者术前应给予免疫球蛋白或接受血浆分离置换疗法。若肌力恢复正常，则术后呼吸并发症的发生率与正常患者相似。

**90. 合并创伤的泌尿系统结石患者术前管理应注意什么？**

创伤患者病情严重程度不一致，麻醉处理也各不相同。首先要了解创伤患者的病情特点，进行病情估计。一是创伤程度的分级，分级方法有 2 种：① 美国麻醉师协会 ASA 评估分级（P1～P6）：级别越高，病情越重，麻醉风险越大；② 创伤评分（trauma score，TS）：分值越小，创伤程度越重。二是一般情况评估，包括了解创伤范围、出血程度、循环呼吸情况、输血补液量、进食时间及原来身体状况等。

**91. 合并血液系统疾病的泌尿系统结石患者术前管理应注意什么？**

血液病患者常存在贫血、出血或感染等病情，并继发心、脑、肺、肾等重要器官的病理生理改变。术前访视时应全面了解病史、家族史、体格检查及实验室检查。严重贫血者，术前应尽量改善全身情况，如少量输血或成分输血，纠正贫血。出凝血障碍者宜输新鲜血小板、冷沉淀物，以弥补凝血因子Ⅷ的不足。全身情况改善的患者可按常规使用麻醉药。伴脑出血、周身情况差或严重出血者，避免使用阿片类药。

### 92. 老年泌尿系统结石患者的术前管理应注意什么？

两个原则：① 高度警惕常见的与老年相关的疾病病程，如心血管和呼吸系统疾病；② 术前整体评估患者特定和重要相关器官系统的储备功能。故询问病史、体格检查和适当的实验室检查对于评估伴发疾病是很必要的。由于肾在衰老过程中对水钠代谢的调节能力减弱，围术期限制液体的摄入十分重要。

### 93. 小儿泌尿系统结石患者的术前管理应注意什么？

术前管理包括对症治疗和积极补水。与肾绞痛相关的疼痛最好的治疗方法是麻醉镇痛药联合非甾体类抗炎药物，特别是吗啡（morphine）和酮洛酸（ketoralac）。恶心和呕吐应用静脉止吐剂治疗。当儿童有顽固性疼痛或呕吐、感染伴梗阻时，应住院治疗。由于小儿面对手术会有不同程度的恐惧，应在术前访视时做好与患儿及其家属的安抚和解释工作。对于不合作的患儿，适当给予镇静剂咪达唑仑和（或）氯胺酮是常用的方法。

### 94. 妊娠期泌尿系统结石患者的术前管理应注意什么？

妊娠期尿石症的治疗多以保守治疗为主，在解痉镇痛基础上增加液体摄入以促进结石排出。但严重的尿石症会对母体和胎儿造成诸多威胁，如早产、流产、胎膜早破和子痫前期，需进行手术治疗。妊娠期妇女机体发生一系列生理变化，制定麻醉方案需根据这些变化进行调整。术前访视时应全面评估孕妇和胎儿的情况，了解体格检查及实验室检查指标、既往病史、药物过敏史及家族史等。麻醉前6小时严格禁食禁饮。

### 95. 肥胖的泌尿系统结石患者的术前管理应注意什么？

肥胖者常伴有其他并发症，如高血压、冠心病、糖尿病、阻塞性睡眠呼吸暂停（OSA）等，故术前应详尽评估心肺储备功能；肥胖者发生吸入性肺炎的概率增高，可考虑提前给予 $H_2$ 受体拮抗剂和甲氧氯普胺；由于脂肪组织过多，在寻找动静脉穿刺点、进行面罩通气和插管时可能会遇到困难，应提前做好准备；患者既往手术及麻醉记录也是术前评估的重要信息来源。

## 第三节　术中麻醉管理

**96. 尿外科手术的麻醉原则是什么？**

最重要的是保证患者安全、无痛、舒适及腹肌松弛,避免腹、盆腔神经反射等。

**97. 体外冲击波碎石术的麻醉方式有哪些？**

用于 ESWL 的麻醉方式包括全身麻醉、硬膜外麻醉、蛛网膜下腔阻滞麻醉、使用或不使用肋间神经阻滞的腰部浸润麻醉和镇痛—镇静麻醉(包括患者自控镇痛)。

**98. 体外冲击波碎石术全麻有什么优势和不足？**

全身麻醉的优点是起效快,并且可控制患者的体动,可通过调节通气参数以减少结石随呼吸的运动。缺点包括可能发生体位损伤,同时如果需要进行附加手术时可能需要将麻醉后的患者转运到另一个位置。

**99. 体外冲击波碎石术硬膜外麻醉有什么优势和不足？**

硬膜外麻醉的优势：患者是清醒的,可以移动,从而减少了损伤的可能性。缺点是起效慢。

**100. 体外冲击波碎石术硬膜外麻醉理想的麻醉平面是多少？**

老式水浴体外碎石通常采用连续硬膜外麻醉。肾由 T10～L2 神经支配,所以感觉阻滞平面达到 T6 可以保证足够的麻醉效果。

**101. 为什么使用阻力消失法置硬膜外管时应使用生理盐水而不是空气？**

使用阻力消失法置硬膜外管时,应该使用生理盐水而不是空气,因为注射入硬膜外腔的空气提供了一个界面,可引起冲击波能量的衰减和局部组织的损伤。

**102. 为什么不要使用海绵胶带保护硬膜外管？**

这类胶带如果位于冲击波行进路径中会导致冲击波能量消散。

**103. 体外冲击波碎石术选择脊髓麻醉是否容易发生低血压?**

是的。蛛网膜下腔阻滞麻醉起效快,可作为一种选择,但与硬膜外麻醉相比,患者低血压的发生率(患者治疗时为坐位)较高。一个系列研究报道发现,全身麻醉、硬膜外麻醉和蛛网膜下腔阻滞麻醉低血压发生率分别为 13％、18％和 27％。

**104. 哪种麻醉方案最适合体外冲击波碎石术?**

无论是否联合使用肋间神经阻滞,腰部局部浸润在合并静脉镇静时可提供良好的麻醉,而且避免了低血压的发生。此外,很多麻醉医师也成功地将不同组合的静脉镇痛-镇静方案用于碎石术。

**105. 体外冲击波碎石术中如果使用水浴可引起哪些病理生理改变?**

使用 Dornier HM3 碎石机的水浴可导致明显的心血管和呼吸系统改变。其中,心血管系统:中心血容量、中心静脉压、肺动脉压增加;呼吸系统:肺血流量、呼吸频率增加,肺活量、功能残气量、潮气量会降低。

**106. 体外冲击波碎石术是否会引起心律失常?**

在 ESWL 术中,10％～14％的患者出现冲击波引起的心律失常,但目前已经非常罕见。心律失常与冲击波对传导系统的机械刺激有关。现代碎石机的接地系统确保了电流不引起心律失常,但心电图伪迹还是很常见。一旦停止碎石,心电图伪迹和心律失常都消失。

**107. 体外冲击波是否可以导致组织损伤? 会出现哪些表现?**

冲击波确实可导致组织损伤,并且损伤程度取决于暴露的组织和冲击波到达组织时的能量。损伤多为皮肤损伤和腰部瘀斑,也可发生腰部肌肉的痛性血肿。手术结束时常出现血尿,是由于冲击波引起肾和输尿管内皮损伤所致。必须充分补充水分以防止凝块阻塞。

**108. 体外冲击波碎石术如何进行术中镇静、镇痛?**

很多新型碎石机冲击波的焦点区域很小。为了保证结石随呼吸的移动仅限于焦点区域,应给予充分的镇静和镇痛。包括使用阿芬太尼的患者自控镇痛,以及联合应用阿芬太尼和丙泊酚。也可使用短效吸入麻醉药或静脉麻醉药联合喉罩通气的全身麻醉。

**109. 体外冲击波碎石术中麻醉监护应注意什么?**

必须全程使用标准麻醉监护。即使有与 R 波同步的冲击波,室上性心律失常也可能发生。使用浸入式碎石时,心电图电极片应用防水敷料与患者紧密贴合。若使用水浴,应加强氧饱和度的监测,因浸入水浴槽后患者功能残气量改变。还应实时监测患者体温和水浴温度,防止低氧血症和低体温的发生。

**110. 体外冲击波碎石术中如何进行体液管理?**

通常使用开放性静脉补液治疗。在给予初始的静脉晶体负荷量后,小剂量呋塞米联合 1 000~2 000 mL 液体输注可以保持较快的尿流速,也有助于冲刷结石碎片和血凝块。心功能储备差的患者则需要更保守的液体疗法。

**111. 使用新型碎石机进行体外冲击波碎石术一般采用哪种麻醉方式?**

使用新型碎石机治疗时,一般采用静脉镇痛-镇静为主的麻醉方法,甚或不用麻醉亦能完成治疗。

**112. 安装了起搏器的患者接受体外冲击波碎石术需要注意什么?**

在治疗前应将起搏器重新程控,将起搏器调至无请求模式,以避免冲击波干扰其功能。同时应准备其他起搏方法,以备不时之需。虽然大多数安置于胸部的起搏器与冲击路径之间存在比较安全的距离,但仍有可能导致一些起搏器损坏。双室起搏器对干扰最为敏感。碎石应从较低能量水平开始,观察起搏器的功能,然后逐渐加大能量。

**113. 安装了埋藏式自动复律除颤器的患者能否进行体外冲击波碎石术?**

埋藏式自动复律除颤器(AICD)和碎石机的生产厂家都普遍认为 AICD 是碎石术的禁忌证,但装有 AICD 的患者曾成功进行碎石治疗。经静脉安装的 AICD 比老式的安装在腹部的除颤器更安全。AICD 装置应在治疗前即刻关掉,治疗后即刻重新开启。

**114. 合并有腹主动脉瘤的患者能否进行体外冲击波碎石术?**

如果结石不是紧邻动脉瘤,小的腹主动脉瘤患者可安全进行碎石治疗。

**115. 碎石部位附近安装了假体的患者能否进行体外冲击波碎石术？**

矫形外科义肢如髋关节假体，甚至哈氏棒，只要它们不在冲击波路径上，可以进行碎石治疗。

**116. 泌尿系统结石手术中截石位对患者生理功能有何影响？**

截石位时由于功能残气量减少，患者出现肺不张与低氧血症。下肢抬高增加回心血量。通常平均动脉压升高，但是心输出量没有明显改变。相反，由截石位或头低脚高位迅速放平下肢时会减少静脉回流并导致低血压。因此，在放平下肢后，应立即测量血压。

**117. 激光碎石术的麻醉方式有哪些？**

理想情况下，应该实施全身麻醉来保证患者不动。如果使用区域麻醉，麻醉平面要求达到 T8～T10。

**118. 激光碎石术的注意事项有哪些？**

赤裸的激光丝尖锐，容易造成输尿管黏膜损伤。然而，这些激光不被红细胞和其他组织吸收，确保不会发生组织凝固和热损伤。因为激光束可反射，所以使用者和其他工作人员以及患者都应使用保护性眼罩。

**119. 输尿管镜下钬激光碎石术发生感染性休克的危险因素有哪些？**

钬激光碎石术发生感染性休克的危险因素有：高龄，女性，鹿角状结石，尿路感染，手术时间长，出血多，术前合并症如糖尿病，外科医生手术技巧等。

**120. 为什么经皮肾镜碎石取石术中要采取俯卧位？**

PCNL 通常用于巨大肾结石而无法碎石的患者，要求俯卧位，避免体动或咳嗽可能导致的肝、脾、肾脏、结肠、胸膜的损伤。俯卧位可提供多种可能的穿刺部位，外科医生可以很容易地在解剖结构不良的情况下（如异位、马蹄形肾、旋转肾、肝肿大、脾肿大、脊柱侧凸等）进行穿刺。对手术入路的选择也有更大的宽容性。

**121. 经皮肾镜碎石取石术使用全身麻醉有什么优势和不足？**

全身麻醉下行 PCNL 手术患者在手术时间长短、手术安全性、疼痛感的减轻等方面均有优势。但全身麻醉的费用高，并且有较高的肺部并发症风险，插管和拔管时对患者刺激性强,术后恢复时间较长,且术后易出现恶心、呕吐等不良反应。

## 122. 经皮肾镜碎石取石术使用硬膜外麻醉有什么优势和不足?

由于 PCNL 对肌松要求不高,采用硬膜外麻醉就能达到良好的镇痛效果,但也有研究提出硬膜外麻醉不能为少数患者提供足够的镇痛。麻醉持续时间延长与手术期间疼痛增加有关。硬膜外麻醉另一个优点是费用低,患者接受度大。但硬膜外麻醉和 PCNL 对患者体位摆放的要求不同,故可能导致循环系统的波动,需在术中严密监测患者生命体征。

## 123. 经皮肾镜碎石取石术使用腰硬联合麻醉有什么优势和不足?

与硬膜外麻醉相似,腰硬联合麻醉镇痛起效快、效果好,安全性高,不良反应少。但仍可能因体位变动的幅度大而导致患者术中血压波动,术中应严密监测呼吸系统和循环系统情况,及时处理。

## 124. 经皮肾镜碎石取石术使用硬膜外骶管麻醉有什么优势和不足?

骶管麻醉主要阻滞胸部神经后腰骶神经,对脊神经影响较小,故可以减少循环系统的波动。骶管麻醉主要通过手触与骨性标志的方式判断骶管位置实施操作,但因骶管裂孔、骶角解剖结构存在一定变异性,具有定位不准等缺陷。

## 125. 经皮肾镜碎石取石术使用局部浸润麻醉有什么优势和不足?

局部浸润麻醉在国内 PCNL 中的应用较少。虽然可提供有效的围术期镇痛,治疗费用也较低,但其应用范围受到结石部位、患者脊柱情况等的限制。

## 126. 泌尿系统结石腹腔镜手术的最佳麻醉方式是什么?

因为充入的二氧化碳引起腹腔和胸腔内压明显升高以及严重头低位和长时间手术,需要选择控制呼吸的全身麻醉。

## 127. 泌尿系统结石腹腔镜手术麻醉有哪些特殊的注意事项?

因泌尿系统主要位于腹膜后,充入的 $CO_2$ 面临的是巨大的腹膜后间隙和其与胸腔及皮下组织的交通结构,可能会导致皮下气肿,并可能一直扩散到头颈部。黏膜下 $CO_2$ 导致的膈肌肿胀可压迫上呼吸道而危及生命,在拔管前一定要注意这个并发症。第二,这些手术时间长,$CO_2$ 大量吸收可引起酸血症和明显的酸中毒。

**128. 泌尿系统结石腹腔镜手术应重点监测哪些指标？**

腹腔镜手术应重点监测呼气末二氧化碳、潮气量、气道压力、肺顺应性等。

**129. 开放手术的麻醉方式如何选择？**

全身麻醉。为减少体位、冲击波带来的严重不适和术中翻转体位插管的不便，全身麻醉是更安全、有效的选择。

**130. 膀胱镜手术的麻醉方式如何选择？**

膀胱镜手术的患者通常可在局部麻醉复合或不复合镇静下完成，若需全身麻醉，喉罩通气通常为气管插管的有效替代方法。

**131. 膀胱镜手术若采用区域阻滞麻醉，其麻醉平面应达到多少？**

硬膜外麻醉和蛛网膜下腔阻滞麻醉感觉阻滞平面达 T10，均可满足大部分膀胱镜手术。

**132. 合并高血压的泌尿系统结石患者术中管理应注意什么？**

原则是在适当的范围内维持血压相对稳定。临界高血压患者的治疗与血压正常的患者相同，但是长期高血压或血压控制欠佳的患者，可能需要维持较高的平均动脉压以保证适当的脑血流。一般动脉压应维持在较术前低 20% 的水平。若术中存在明显的高血压（＞180/120 mmHg），动脉压应维持在正常高限（150～140/90～80 mmHg）。

**133. 合并缺血性心脏病的泌尿系统结石患者术中管理应注意什么？**

最重要的是维持良好的心肌氧供需平衡。应通过加深麻醉或应用肾上腺素能受体阻滞剂，控制自主神经介导的心率增快和血压升高，同时避免冠状动脉灌注压或动脉血氧含量过度降低。舒张压通常应维持在 50 mmHg 以上。冠脉闭塞分级较高的患者，应维持相对较高的舒张压。应避免左室舒张末压过度升高（如容量超负荷）。贫血可能导致心动过速，恶化心肌氧供需平衡。

**134. 合并慢性阻塞性肺疾病的泌尿系统结石患者术中管理应注意什么？**

硬膜外麻醉可减少肺容量、限制辅助呼吸肌活动等，导致呼吸困难和分泌物潴留，胸部本体感觉的丧失和手术体位（截石位、侧卧位等）也会加重清醒患者的呼吸困难。全身麻醉诱导前预给氧处理可防止诱导时患者氧饱和度的快速下降。术中引起低血压通常为气胸和高碳酸血症/酸中毒引起的右心衰。术中还应行血气分析,虽然脉搏氧饱和度可准确显示动脉血氧饱和度,但血气分析有助于发现肺内分流引起的一些细微改变。

## 135. 合并哮喘的泌尿系统结石患者术中管理应注意什么?

哮喘患者麻醉中最为关键的就是气管插管过程。面罩通气的全身麻醉或区域麻醉可以避免气管插管时的风险,但不能消除发生支气管痉挛的可能性。麻醉诱导药物的选择并不重要,只要在气管插管前达到足够的深度即可。增加诱导药物剂量、以 2~3 倍最低肺泡有效浓度(MAC)的吸入麻醉药通气 5 分钟、静脉或气管内使用利多卡因(lidocaine)1~2 mg/kg 等可减少反射性支气管痉挛的发生。吸入麻醉药因其支气管舒张作用常被用于麻醉的维持。

## 136. 合并脑血管疾病的泌尿系统结石患者术中管理应注意什么?

原则是维持脑血流、保证脑灌注和降低颅内压。全麻时,可采用脑电图、诱发电位检查、颈动脉残端压、脑红外分析仪、经颅多普勒超声等评估脑供氧是否充足。

## 137. 合并糖尿病的泌尿系统结石患者术中管理应注意什么?

术中血糖管理的目标是在维持血糖低于 10 mmol/L 的前提下避免发生低血糖。高血糖可能带来高渗状态、感染、伤口愈合不良以及死亡率升高。严重的高血糖可导致代谢失控,需积极治疗。如果患者术前正在服用除胰岛素以外的口服降糖药,则可继续服用直到手术当天。一切管理方法的核心在于频繁检测血浆葡萄糖水平。

## 138. 合并嗜铬细胞瘤的泌尿系统结石患者术中管理应注意些什么?

原则是保持循环稳定、避免缺氧和 $CO_2$ 蓄积。术中精神紧张、创伤刺激、缺氧和 $CO_2$ 蓄积等均可诱发儿茶酚胺的释放,出现严重高血压危象,甚或心力衰竭、脑出血等。术中应严密监测血压、脉搏、心电图的变化,一旦血压超过原水平 1/3 或达到 200 mmHg,应采取降压措施,如酚妥拉明(phentolamine)、硝普钠(Sodium nitroprusside)静脉滴注。

**139. 合并甲状腺功能亢进症的泌尿系统结石患者术中管理应注意什么？**

术中应严密监测心血管功能及体温。为避免心率和血压过高，对于有症状或才纠正不久的甲亢患者，术中最好避免使用氯胺酮（可间接激动肾上腺素能受体）和其他可刺激交感神经系统的药物或毒蕈碱受体抑制剂。甲亢治疗不完全的患者可能长期处于容量不足的状态，麻醉诱导时可能会出现血压大幅度下降。在进行碎石术时应达到足够的麻醉深度，以避免心动过速、高血压及心律失常。甲亢不增加麻醉药的需求量，最低肺泡有效浓度并没有增加。

**140. 合并甲状腺功能减退症的泌尿系统结石患者术中管理应注意什么？**

甲低患者更易受麻醉药低血压效应的影响，具体原因与心输出量降低、压力感受器反射迟钝和血容量减少有关。推荐使用氯胺酮（ketamine）或依托咪酯（etomidate）作为麻醉诱导药物。如发生难治性低血压，应考虑是否有并存原发性肾上腺功能不全的可能性。其他潜在的并发症有低血糖、贫血、低钠血症、因舌体肥大导致的插管困难、低基础代谢率导致的体温过低等。

**141. 合并肾功能不全的泌尿系统结石术中管理应注意什么？**

目前大多数麻醉药的消除多依赖肾排泄，对肾功能不全的患者需调整麻醉药用量以防药物代谢产物蓄积。术中避免使用经肾排泄和损害肾功能的药物；避免使用血管收缩药，以免减少肾血流量，加重肾功能损害。麻醉期间肾功能的损害主要来自手术造成的不良血流动力学效应或麻醉本身、间接的内分泌效应与正压通气等。术中液体出入量的监测至关重要，维持肾血流正常的灌注是有效的肾保护措施。

**142. 合并神经系统疾病的泌尿系统结石术中管理应注意什么？**

术中除常规监测血压、心电图、脉搏氧饱和度及呼吸外，有条件的还应监测中心静脉压（CVP）、颅内压、脑电图、呼气末二氧化碳 $P_{ET}CO_2$ 及诱发电位等。

**143. 合并神经肌肉疾病的泌尿系统结石术中管理应注意什么？**

围术期可能需要调整抗胆碱酯酶药、免疫抑制剂或激素的用法。呼吸肌或延髓受累的重症肌无力患者发生误吸的风险增高，甲氧氯普胺（metoclopramide）、$H_2$ 受体阻滞剂或质子泵抑制剂可能降低误吸风险。许多重症肌无力患者对非去极化肌松药（NMBs）极度敏感，除 NMBs 外，其他的常规药物可用于重症肌无力患者。

这些患者对阿片类和苯二氮䓬类药物的呼吸抑制作用也极敏感，术前应谨慎使用。术中应使用神经刺激仪密切监测神经肌肉阻滞，拔管前也应仔细评估通气功能。

**144. 合并创伤的泌尿系统结石术中管理应注意什么？**

① 维持良好的血压水平；② 控制心律失常；③ 支持心泵功能；④ 稳定内环境；⑤ 改善微循环；⑥ 监测应全面且系统；⑦ 及时发现生命体征变化，早期判断，有效处理。

**145. 合并血液系统疾病的泌尿系统结石术中管理应注意什么？**

血液病患者术中的重要特点之一是出现异常出血，其诱因较多，如先天性凝血因子缺乏、原发性纤维蛋白溶解亢进、弥散性血管内凝血（DIC）、大量输血、血小板减少与功能异常等。小儿患者麻醉期间宜输平衡盐液或 $5\%\sim10\%$ 的葡萄糖盐水，加强监测，以尽早发现呼吸、循环的变化。成人患者术前经少量多次输血准备后，一般都能较好地耐受麻醉，术中管理也无额外困难。

**146. 老年泌尿系统结石麻醉术中管理应注意什么？**

老年患者对麻醉药物更加敏感，较少的药物剂量就可以达到所需的临床效果，药物作用时间也延长，所以在术中用药时应适当减少剂量，采用短效麻醉药、短效肌松药比较合适。同时，由于老年患者常合并有心血管疾病、呼吸系统疾病等慢性病，麻醉过程中应避免循环波动，加强呼吸系统管理。

**147. 小儿泌尿系统结石麻醉术中管理应注意什么？**

术中保持严密的监测尤为重要，血压、心电图、$SpO_2$、体温及 $P_{ET}CO_2$ 是必须监测的项目。麻醉期间应不断观察皮肤黏膜色泽是否红润，有无发绀或苍白，呼吸幅度大小，脉搏强弱及频率，尿量等。

**148. 妊娠期泌尿系统结石麻醉术中管理应注意什么？**

妊娠期症状性肾结石的推荐治疗方法是逆行输尿管双 J 支架置入术或经皮肾穿刺术。但由于胎儿的辐射照射，以及手术期间全身麻醉和患者俯卧位的风险，PCNL 在妊娠期的使用受到限制。但也有研究显示，妊娠中期和晚期患者仰卧位和侧卧位进行了超声引导下的 PCNL，并取得了良好的效果。麻醉方式的选择应力求简单、安全。麻醉时需充分吸氧，尽力维持循环稳定。必要时选择清醒气管插管以防呕吐和反流误吸。术中应严格监测母胎生命体征,积极防治仰卧位低血压综合征。

## 149. 肥胖的泌尿系统结石术中管理应注意什么?

肥胖患者误吸和通气不足风险增加,应严密监测血氧饱和度。不管采取什么体位,都应注意降低组织压迫损伤的风险。有创动力学检测深静脉置管的指征应当相对宽松一点,心电图电极片位置应贴准确,麻醉深度和肌松监测也有必要。常用麻醉药物的剂量是根据患者的实际体重还是理想体重计算,主要取决于个体的药物动力学。液体管理可采用目标导向液体治疗,具有促进术后快速康复的优点。

# 第四节　术后注意事项

## 150. 哪些因素能有效预防结石,降低结石复发风险?

结石类型和疾病严重程度决定复发风险,包括一般因素、结石形成相关疾病、遗传决定的结石形成、药物诱发的结石形成、与结石形成相关的解剖异常和环境因素。饮食习惯的正常化、充足的液体摄入和均衡的饮食、充足的体育活动和保持正常的 BMI 水平是预防结石病的主要策略。高危结石患者需要针对复发进行特定的预防,通常采用药物治疗。

## 151. 如何通过饮食预防尿路结石?

① 大量饮水:以增加尿量,稀释尿中形成结石物质的浓度,减少晶体沉积,亦有利于结石排出;② 调节饮食:推荐吸收性高钙尿症患者摄入低钙饮食;草酸盐结石患者应限制浓茶、菠菜、番茄、芦笋、花生等摄入;③ 高尿酸患者应避免高嘌呤食物如动物内脏。此外,还应增加水果、蔬菜、粗粮及纤维素摄入。

## 152. 高尿酸患者为什么要少吃高嘌呤食物?

高嘌呤食物在体内核苷酸酶、黄嘌呤氧化酶等的作用下最终分解代谢成尿酸,过多形成的尿酸就会形成结晶,沉积于肾,导致尿路结石。因此,伴有高尿酸尿症的尿路结石患者应避免高嘌呤饮食。

## 153. 尿路结石患者为什么要多吃蔬菜、水果和粗纤维食物？

蔬菜、水果含水量多，摄入后可稀释尿液中的结石危险因子，如尿钠、尿钙等，同时增加尿枸橼酸的浓度，尿枸橼酸盐能有效预防含钙结石复发。因此，低枸橼酸尿症患者可以通过增加水果和蔬菜的摄入来预防结石复发，特别是柑橘类水果。但有些草酸含量高的蔬菜水果应避免过多食用，如菠菜、苋菜等。增加摄入粗纤维食物如米麸等，可以减少尿钙的排泄，降低多种含钙尿路结石的复发率。但某些纤维素食物如麦麸等富含草酸，草酸钙结石患者应避免过多食用。

## 154. 碱性枸橼酸盐能预防尿路结石吗？

碱性枸橼酸盐可预防大多数尿路结石。碱性枸橼酸盐能够增加尿枸橼酸的排泄，降低尿液中草酸钙、磷酸钙和尿酸盐的过饱和度，提高对结晶聚集和生长的抑制能力，能有效溶解尿酸结石，并能有效地减少含钙结石的复发。

## 155. 噻嗪类药物能预防尿路结石吗？

能。临床医生可能会推荐噻嗪类药物配合或不配合柠檬酸钾给尿钙高或相对高的患者，以及没有明确证据表明代谢异常的复发性钙结石患者。噻嗪可通过低钙效应减少复发性钙石形成。使用柠檬酸钾或氯化钾是为了防止噻嗪类药物引起的低钾效应。

## 156. 高盐的摄入会增加患泌尿系统结石的风险吗？

会。高盐饮食会降低肾近端小管对钠和水的再吸收，从而阻止钙的再吸收。

## 157. 动物蛋白的摄入会增加患泌尿系统结石的风险吗？

会。动物蛋白可降低尿液 pH 并增加尿液中的尿酸，摄入过多的动物蛋白是尿酸排泄过多和钙石形成的危险因素之一。以往的临床、流行病学和代谢研究表明，过度食用动物蛋白可能导致结石形成。对于复发性草酸钙结石患者，限制动物蛋白摄入每日 $0.8\sim1.0$ g/kg，可减少结石形成。

## 158. 吃糖过多会增加患泌尿系统结石的风险吗？

会。实验表明，所有在人体内可以代谢的二糖与单糖，包括葡萄糖、蔗糖、果糖及半乳糖等，均可促进钙离子的吸收，并显著增加尿钙排泄，促进含钙结石的生成。因此，适当限制糖的摄入不仅有利于减少肥胖、糖尿病、心脑血管疾病的发生，对尿路结石的预防也有积极的作用。

### 159. 尿路结石患者需要控制体重吗？

需要。近年来，流行病学研究发现，西方国家中肥胖及体重超重人群中尿路结石的发病率明显升高，这些人群常常合并有高血压、糖尿病、高脂血症及高尿酸血症等代谢性疾病，高盐、高糖、高脂及高尿酸都会增加尿液中钙、草酸盐及尿酸等结石物质的含量，增加罹患尿路结石的风险。

### 160. 尿路结石有什么特殊性预防措施？

① 草酸盐结石患者可口服维生素 $B_6$，以减少草酸盐排出；口服氧化镁可增加尿中草酸溶解度。② 尿酸结石患者可口服别嘌呤醇和碳酸氢钠，以抑制结石形成。③ 有尿路梗阻、尿路异物、尿路感染或长期卧床等，应及时去除这些结石形成的诱因。

### 161. 哪些行为可以防止感染性结石的形成？

增加液体摄入、彻底的手术取石、短期或长期抗生素治疗、使用蛋氨酸或氯化铵进行尿液酸化、限制脲酶摄入量。对于严重感染，乙酰羟肟酸可能是一种选择。植物溶素可降低白细胞和菌尿水平，增加利尿和尿碱化，减少尿路感染复发和结石形成。

### 162. 什么可以防止胱氨酸结石的形成？

在胱氨酸结石患者中，适当的水化和碱化尿液通常是一线预防。如果仍然发生结石复发，则提供胱氨酸结合剂的二线预防。由于在半胱氨酸尿患者中经常观察到复发性结石形成，因此强烈建议进行药物预防。胱氨酸在尿液 pH$<$7.0 时难以溶解，当尿液胱氨酸浓度为$>$250 mg/dL 时就会形成结石。成人患者的液体摄入量应至少达到 4～5 L/d 才能使尿液胱氨酸浓度$<$250 mg/dL。在碱化的尿液中，如果没有禁忌证，通常会使用柠檬酸钾使尿液 pH 达到 7.0～7.5。

### 163. 体外冲击波碎石术后如何促进结石排出？

体外冲击波碎石后需要大量饮水，饮水量需要 24 小时大于 2 000 mL。增加尿量推动结石，促进结石快速排出。

**164. 体外冲击波碎石术后出现血尿如何处置?**

碎石后多数患者出现一过性肉眼血尿,一般无须特殊处理。应注意卧床休息,密切观察尿液颜色变化情况,如尿液颜色加深,或出现大量血尿,须立即返院。

**165. 体外冲击波碎石术术后若血细胞比容下降提示什么?**

若术后血细胞比容下降应怀疑肾周大血肿的发生。

**166. 体外冲击波碎石术后出现肾绞痛如何处置?**

体外冲击波碎石以后,肾绞痛症状可反复发作。建议备用止痛的药物,如双氯芬酸钠,疼痛时口服。因体外冲击波碎石以后,较大的结石击碎为较小的结石,在排石过程中会产生剧烈的疼痛感。

**167. 体外冲击波碎石术后需要重点观察什么?**

体外冲击波碎石后需要观察尿色、尿量等改变,有时体外冲击波碎石可导致"石街"形成,造成输尿管阻塞,这时会出现无尿的现象。如果出现明显的尿量减少,甚至无尿现象发生,则需要急诊处置。

**168. 体外冲击波碎石术后护理需要注意哪些事项?**

由于治疗中要确定结石完全震碎是困难的,因此患者术后应保持多活动状态,利于结石排出。碎石后鼓励多饮水。大约 2 周后随诊 KUB 和超声评估结石是否碎石成功和是否完全排出。

**169. 输尿管硬镜碎石取石术的术后并发症有哪些?**

感染、黏膜下损伤、假道、穿孔、撕裂等都是输尿管硬镜碎石取石术的并发症。输尿管撕脱和断裂是最严重的并发症,与术中采用高压灌注、进镜出镜时操作不当有关,应注意防范。远期并发症主要是输尿管狭窄或闭塞等。

**170. 输尿管硬镜碎石取石术后需要重点观察什么?**

输尿管硬镜碎石术后,需留置 DJ 管。在这期间可能会有血尿、腰酸、尿频等不适,拔除 DJ 管后会逐渐消失。对于术中发现有输尿管狭窄、息肉增生的患者,拔除 DJ 管后要更加注意,以便及时发现有无输尿管狭窄。若出现输尿管狭窄,一定要尽早治疗,以避免长期肾盂积水造成肾功能损害。

### 171. 尿路结石手术治疗后为什么要留置 DJ 管？

DJ 管适用于肾结石、输尿管结石等上尿路手术以及输尿管狭窄的扩张等治疗过程中,其主要作用有以下 3 个方面:① 保护输尿管、防止狭窄：碎石术中可能会损伤输尿管黏膜,如果没有支架管的支撑隔离,损伤的输尿管就会有瘢痕形成及畸形愈合,从而引起输尿管狭窄;② 引流肾积水、保护肾脏;③ 扩张输尿管、防治结石,留置的 DJ 管可以扩张输尿管,从而方便术后碎石排除。通畅的输尿管也可以预防结石复发。

### 172. DJ 管为什么会引起血尿、腰酸、尿频等不适？

① 血尿：血尿是由 DJ 管与肾盂输尿管膀胱黏膜摩擦所致,输尿管狭窄和服用活血药物的患者,血尿会更加严重;② 腰酸：留置 DJ 管后,膀胱输尿管抗反流机制消失,排尿时膀胱压大于肾盂压引起尿液反流,从而引起腰酸不适和逆行感染;③ 尿频：由于 DJ 管的一端位于膀胱三角区,就会引起不同程度的尿频、尿急等不适。

### 173. 如何减少术后留置 DJ 管引起的不适症状？

① 留置 DJ 管后由于膀胱输尿管抗反流机制消失,排尿时膀胱压大于肾盂压引起尿液反流,导致腰酸不适和逆行感染。故患者术后应多喝水,勤排尿;② 患者应减少活动,尤其是要减少跑步、上下楼梯等需要反复抬腿等动作。这样可减少DJ 管与输尿管黏膜摩擦引起的血尿;③ 要多饮水,增加尿量,促进术后碎石的排出和稀释尿液,减轻血尿症状,减少尿路感染风险;④ 根据术中情况和医嘱,尽早拔除 DJ 管。

### 174. 经皮肾镜碎石取石术的术后并发症有哪些？

经皮肾镜碎石取石术并发症有肾实质撕裂或穿破、出血、漏尿、感染、动静脉瘘、损伤周围脏器等,术中术后出血是 PCNL 最常见及最危险的并发症。

### 175. 经皮肾镜碎石取石术后麻醉管理应注意什么？

许多临床研究发现经皮肾镜手术后常发生躁动,主要原因是术后尿管刺激或损伤膀胱三角区黏膜及尿道黏膜,其次俯卧位、术中大量液体冲洗、DJ 管置入、伤口引流管、低体温、气管导管刺激等也是引起术后烦躁的原因。手术结束前半小时予右美托咪定(dexmedetomidine)静脉泵注,可有效降低经皮肾镜钬激光碎石取石术患者全身麻醉拔管期躁动的发生率及严重程度。患者术中及术后易发生低体温,加强体温监测和术中保暖有必要。

**176. 逆行肾内手术(经尿道软性输尿管肾镜)的术后并发症有哪些?**

因术中需置入输尿管鞘,可能导致集合系统出血,输尿管损伤甚至撕裂等并发症。术后还容易出现石街。此外,术中若操作不当使肾盂内压过高,机体水吸收增加,则容易并发 SIRS 甚至脓毒症。

**177. 泌尿系统结石术后镇痛的方式有哪些?**

术后镇痛的方式有:① 全身给药,包括口服、肌内注射和静脉注射镇痛药;② 局部给药,包括局部浸润、外周神经阻滞和椎管内给药。此外,也有尝试在导尿管表面涂抹利多卡因-普洛卡因乳膏(Lidocaine-prilocaine cream)用于男性泌尿外科手术术后镇痛,且取得了良好效果;③ 患者自控镇痛(patient controlled analgesia,PCA),是目前术后镇痛最常用和最理想的方法,包括静脉 PCA、皮下 PCA、硬膜外 PCA 和外周神经阻滞 PCA;④ 多模式镇痛等。

**178. 泌尿系统结石手术在麻醉恢复期,应特别注意哪些事项?**

① 腹腔镜术后拔管前应常规吸痰和手法膨肺,皮下气肿显著者,应拔管前后监测血气分析。避免术后肺不张、低氧血症或严重高碳酸血症的发生;② 长时间术中低钠血症、高碳酸血症等可造成患者出现轻微脑水肿甚至影响苏醒,应及时纠正诱因和适当利尿脱水;③ 截石位手术患者,应注意体位导致循环系统波动。

**179. 如何治疗泌尿系统结石术后发生的低温寒战?**

包括鉴别和治疗可能出现的低体温。术后的常规棉被保暖和充气式保温毯的应用可使复苏期体温维持稳定。研究显示,许多阿片类药物、昂丹司琼和可乐定可有效地消除寒战反应,但是在成人最常用哌替啶 $0.35\sim0.4$ mg/kg 静脉注射。

**180. 如何治疗泌尿系统结石术后发生的尿源性脓毒血症?**

① 支持治疗,稳定血压和维持呼吸通畅,必要时可机械通气。维持水、电解质平衡是治疗尿源性脓毒血症患者的重要一部分;② 早期合理地应用抗菌药物,能显著提高存活率。抗菌药物的经验性治疗需采用广谱抗菌药物,随后根据细菌培养结果进行调整;③ 控制合并因素,如果合并因素与治疗有关,应该马上控制和

(或)去除这些因素;④ 某些特殊治疗,如对脑垂体-肾上腺皮质轴功能相对不足的患者应用氢化可的松,应用胰岛素严密控制血糖。

**181. 合并高血压的泌尿系统结石术后管理应注意什么?**

术后高血压较常见,尤其术前血压控制不满意的患者更常见。无论是在恢复室还是术后早期恢复阶段,均应严密监测血压。持续升高的血压能导致心肌缺血和充血性心衰,还能造成伤口出血和血管缝线断裂。呼吸异常、焦虑、疼痛、容量过多或膀胱胀满等均可加重高血压。如必要可静脉使用拉贝洛尔控制高血压和心动过速,心率慢的患者可使用血管扩张药控制血压。当患者可口服时,应恢复术前药物治疗。

**182. 合并缺血性心脏病的泌尿系统结石术后管理应注意什么?**

和术中管理的目标一致,术后管理应防止心肌缺血、监测心肌损伤并及时治疗。有效的镇痛治疗方案应包括在围术期的管理计划中,针对不同患者的不同情况而特别制定不同方案。

**183. 合并慢性阻塞性肺疾病的泌尿系统结石患者术后管理应注意什么?**

手术结束后,拔除气管导管的时机应视支气管痉挛和呼吸衰竭的发生风险来综合考虑,但已有一些证据表明手术室内拔管是有益的。拔管成功主要取决于以下几点:① 足够的镇痛;② 神经肌肉接头阻滞的恢复;③ 没有明显的支气管痉挛和分泌物;④ 没有高碳酸血症和酸中毒;⑤ 没有麻醉药物残留引起的呼吸抑制。FEV1 低于 50% 预测值的患者通常需要一段时间的术后呼吸支持。

**184. 合并哮喘的泌尿系统结石患者术后管理应注意什么?**

理想状况下,患者在手术结束时应没有任何程度的哮喘。使用抗胆碱酯酶药拮抗非去极化肌松药的神经肌肉阻滞作用时,只要事先使用了适当剂量的抗胆碱药就不会引起支气管收缩。深麻醉下(气道反射恢复前)拔管可减少麻醉苏醒时发生支气管痉挛的概率。单次静脉给予 1.5～2 mg/kg 利多卡因有助于减弱苏醒时的不良气道反射。

**185. 合并脑血管疾病的泌尿系统结石患者术后管理应注意什么?**

应注意防止术后麻醉苏醒延迟及血栓形成。术毕拔管时,麻醉不宜过浅,否则患者常不能耐受气管导管的刺激而引起剧烈呛咳,导致颅内压升高。

### 186. 合并糖尿病的泌尿系统结石患者术后管理应注意些什么?

术后仍应持续密切监测血糖,一是因为胰岛素在起效及持续的时间存在个体差异。二是手术恢复期可能发生应激性高血糖。

### 187. 合并嗜铬细胞瘤的泌尿系统结石患者术后管理应注意什么?

嗜铬细胞瘤患者在术后仍可能发生复杂的病情变化,出现各种严重症状,如高血压、心律失常、心功能不全、代谢异常等。在术后应密切观察血流动力学的变化,最好有专人监测、治疗。全麻恢复期还可能出现低血糖,此时患者主观症状少,多表现为循环抑制,且对一般处理反应迟钝,一经输入含糖溶液,症状立即改善。

### 188. 合并甲状腺功能亢进症的泌尿系统结石术后管理应注意什么?

术后带来的最严重的威胁是甲状腺危象。患者常表现为高热、心动过速、意识改变(如烦躁、谵妄、昏迷)和低血压。发生时间通常为术后 6~24 小时,但术中也可能出现,表现与恶性高热类似。治疗策略包括脱水及降温、输注艾司洛尔或其他 β 受体阻滞剂(目标是将心率控制在 100 次/分钟以内)、丙硫氧嘧啶(每 6 小时 250~500 mg 口服)、碘化钠(1 g 静脉输注 12 小时),以及及时纠正其他病因(如感染)。

### 189. 合并甲状腺功能减退症的泌尿系统结石术后管理应注意什么?

低体温、呼吸抑制和缓慢的药物生物转化可能使甲减患者麻醉苏醒延迟,因此可能需要持续机械通气。因甲减患者有呼吸抑制倾向,术后多模式镇痛方法比仅依赖阿片类药物镇痛更合适。

### 190. 合并肾功能不全的泌尿系统结石患者的术后管理应注意些什么?

需警惕术后肾衰竭的发生。低血容量和低灌注是术后急性肾衰竭的重要因素。由于术后肾衰竭的死亡率超 50%,因此对这类患者麻醉管理的重点是预防肾衰竭。

### 191. 合并神经系统疾病的泌尿系统结石术后管理应注意什么?

术后要保持气道通畅和充分的肺泡通气。意识水平是判断颅内并发症的重要标志,除非有特殊原因,术后一般不保留气管导管,以便尽快完成神经系统检查和术后病情评估。此外,应注意术后糖皮质激素的应用和液体输入量的管理,术后动脉压过高时应适当降压。

### 192. 合并神经肌肉疾病的泌尿系统结石术后管理应注意什么?

患神经肌肉疾病的患者易发生术后呼吸衰竭和误吸,由于离床活动困难和摔倒的风险增加而延迟术后康复。术后患者恢复进食后应恢复药物治疗。术后抗胆碱酯酶治疗可能存在患者需求量改变、迷走反射增强等问题。

### 193. 合并创伤的泌尿系统结石术后管理应注意什么?

重点在于术后并发症的防治。常见的并发症有弥散性血管内凝血(DIC)、成人呼吸窘迫综合征、急性肾功能衰竭。尽管术后必须评价神经学功能,但创伤患者不应术后早期拔管,许多患者需要继续呼吸机支持。不同的患者对疼痛药物治疗需求差异甚大,因此需仔细调整镇痛药的用量。建议小剂量多次给予快速起效的静脉内药物直至达到疼痛缓解。镇痛药引起的反应性低血压常提示低血容量,应在进一步复苏同时迅速查找是否存在隐匿性出血。

### 194. 合并血液系统疾病的泌尿系统结石术后管理应注意什么?

术后应常规持续监测心电图、血流动力学指标、血氧饱和度、呼气末二氧化碳($P_{ET}CO_2$),防止出现低氧血症和高 $CO_2$ 血症。术毕尽早使患者清醒,待呼吸循环正常后再拔管。术后尚未清醒的患者,若血压不平稳,应留恢复室继续观察,最好送无菌隔离室由专人护理。应采用硅胶管或质软的塑料导管鼻腔给氧,避免压迫鼻腔黏膜导致出血和感染。

### 195. 老年泌尿系统结石术后疼痛如何管理?

术后疼痛和术后认知功能障碍是老年患者常见的术后并发症。处理衰弱的老年患者术后疼痛时应谨记以下 3 个原则:① 尝试多模式镇痛方法很重要,如患者自控静脉镇痛与区域神经阻滞联合,可提高镇痛效果和减轻镇痛药毒性;② 使用位点专一镇痛是对全身镇痛方法的有效补充,如泌尿系统结石的老年患者可考虑肋间神经阻滞;③ 除非患者有禁忌证,非甾体类抗炎药应常规使用,以减少麻醉性镇痛药用量,提高镇痛效果和减少炎性介质的释放。

**196. 如何预防老年泌尿系统结石术后认知功能障碍？**

老年患者术后认知功能障碍（post operative cognitive dysfunction，POCD）的病因呈多因素，包括药物因素、疼痛、潜在的脑血管病变、手术方式、术前虚弱等。术前增加认知刺激、感官输入、运动、补充液体和营养，术中减少中枢性抗胆碱药的使用，术后采用多模式镇痛等可能有一定的预防作用。

**197. 小儿泌尿系统结石术后麻醉管理应注意什么？**

术后应注意呼吸系统的护理，全麻患儿应吸引呼吸道和口腔分泌物，带患儿清醒呼吸道维持通畅，循环稳定后拔除气管导管。术后循环系统的护理应维持血容量，控制心率，适当输液及补充电解质。体温监测也有必要。术后疼痛应尽早处理，不要等患儿伤口疼痛时才做处置。儿童结石术后早期并发症多为感染性，虽然术后抗生素的使用一直存在争议，但也有研究倾向于术后继续抗生素治疗 1 周。

**198. 妊娠期泌尿系统结石术后麻醉管理应注意什么？**

术后仍应对孕妇生命体征、胎心率、子宫收缩情况进行严密监测，术后尽早采取半卧位，下床活动，多饮水排尿，防止尿液倒流。

**199. 肥胖的泌尿系统结石术后麻醉管理应注意什么？**

肥胖患者术后应尽量减少体位的搬动，这样有利于为患者提供连续的专业护理和辅助治疗，45°坐姿有助于改善通气和氧合。肥胖患者应尽可能使用持续气道正压力通气（continuous positive airway pressure，CPAP）或双相正压通气，同时推荐使用脉氧仪监测 $SpO_2$。

**200. 膀胱结石术后的随访复查要点有哪些？**

根据膀胱结石的形成原因，要定期检查有无尿道狭窄、前列腺增生、尿路感染、膀胱异物等。因此，要定期复查肾、输尿管、膀胱、前列腺 B 超和尿常规，特殊患者还可应做膀胱尿道镜和 CT 等检查。若出现以上疾病，应及时药物或手术治疗。同时，要鼓励患者多饮水，均衡饮食，多运动，勤排尿，促进膀胱尿液中的沉淀物排出，避免进一步形成膀胱结石。

**201. 尿道结石术后的随访复查要点有哪些？**

① 手术疗效和并发症的复查。术后短期常伴有尿路感染，可酌情服用抗生

素,并根据尿常规和中段尿培养结果及时调整和停用。定期复查 B 超和尿流率检查有无结石残留和尿道狭窄等并发症发生;② 尿道结石复发的预防。定期复查 B 超以了解肾、输尿管和膀胱有无结石以及结石的大小和位置等情况,并及时给予治疗,减少继发性尿道结石的来源。对于原发性尿道结石,更要定期复查和积极治疗尿道憩室、尿道狭窄等原发性因素,减少原发性尿道结石的复发。

## 参考文献

［1］ 陈孝平,汪建平. 外科学［M］. 北京:人民卫生出版社,2013.

［2］ 彭波王,耿和. 名医讲堂:尿路结石 200 问［M］. 上海:上海交通大学出版社,2021.

［3］ Assimos D,Krambeck A,Miller NL,et al. Surgical Management of Stones:American Urological Association/Endourological Society Guideline,PART I［J］. The Journal of urology. 2016;196(4):1153－1160.

［4］ Gadzhiev N,Oibolatov U,Kolotilov L,et al. Reducing kidney motion:optimizing anesthesia and combining respiratory support for retrograde intrarenal surgery:a pilot study［J］. BMC urology. 2019;19(1):61.

［5］ 郭曲练,姚尚龙. 临床麻醉学［M］. 北京:人民卫生出版社,2016.

［6］ 王天龙,刘进,熊利泽. 摩根临床麻醉学［M］. 北京:北京大学医学出版社,2020.

［7］ Taguchi K,Cho SY,Ng AC,et al. The Urological Association of Asia clinical guideline for urinary stone disease［J］. International journal of urology:official journal of the Japanese Urological Association. 2019;26(7):688－709.

# 第十四章

# 外生殖器手术麻醉

## 第一节　疾病与手术基础

**1.** 外生殖器包括哪些部分？

外生殖器是指生殖器位于腹腔外的部分。男性外生殖器包括阴茎、阴囊、睾丸，女性外生殖器包括阴阜、大小阴唇、阴蒂、尿道口及前庭部分。

**2.** 涉及到睾丸的外科疾病有哪些？

隐睾、睾丸肿瘤、睾丸扭转、睾丸附睾结核、睾丸鞘膜积液、睾丸缺失。

**3.** 涉及到男性尿道的外科疾病有哪些？

尿道下裂、尿道上裂、尿道损伤、尿道狭窄、小儿尿道瓣膜、尿道憩室。

**4.** 涉及到男性阴茎的外科疾病有哪些？

包皮过长、尿失禁、阴茎弯曲、阴茎硬结、阴茎角、阴茎癌、隐匿性阴茎、阴茎阴囊转位、成年人小阴茎、阴茎外伤、两性畸形、尿道癌。

**5.** 涉及到阴囊的外科疾病有哪些？

阴囊外伤、过敏性紫癜、腹股沟疝嵌顿、特发性阴囊水肿、阴囊佩吉特病。

**6.** 女性外生殖器涉及的外科疾病有哪些？

外阴硬化性苔藓、前庭大腺囊肿、前庭大腺炎、两性畸形。

**7. 外阴良性肿瘤有哪些？**

　　乳头瘤、汗腺瘤、纤维瘤、平滑肌瘤。外阴上皮内瘤变。

**8. 外阴恶性肿瘤有哪些？**

　　外阴鳞状细胞癌、外阴恶性黑色素瘤、外阴基底细胞癌。

**9. 阴茎主要受什么神经支配？**

　　阴茎的交感和副交感均来自迷走神经。阴茎的感觉神经主要来自第 2、3、4 骶神经。

**10. 阴茎背神经如何分布？**

　　阴茎背神经为一对位于阴茎背侧并行的两条神经，自耻骨联合下、阴茎根部 11 点及 1 点处发出，位于阴茎深筋膜与阴茎白膜之间。分支向阴茎头方向呈扇形朝两侧分开。分布于阴茎头、阴茎海绵体、阴茎外侧及背侧的皮肤。

**11. 除了阴茎背神经阴茎还有哪些神经？**

　　尚有会阴神经、髂腹股沟神经及生殖股神经的小分支分布在阴茎腹侧的皮肤及包皮系带。

**12. 睾丸主要受什么神经支配？**

　　睾丸与肾有共同的胚胎来源，其神经支配也与肾及输尿管上段相似，来自 T10～S4。睾丸、附睾、精索的交感神经来自 T10～L2 脊神经。睾丸的副交感神经来自迷走神经，附睾来主要受 S2～S4 脊神经支配。睾丸的痛觉传导水平在 T10～L1。

**13. 阴囊主要受什么神经支配？**

　　阴囊前部的神经支配为髂腹股沟神经和生殖股神经（L1、L2），后部为外阴神经（S2、S4）的会阴部分支。

**14. 阴茎鳞状细胞癌时需要切除多少阴茎？**

　　切除肿瘤远端 2 cm。

**15.** 阴茎鳞状细胞癌发病率是多少？

低于 1%。

**16.** 阴茎假体植入常用于治疗什么疾病？

植入假体用于治疗器质性阳痿。

**17.** 器质性阳痿发病率是多少？

占男性的 1%～2%。

**18.** 阴茎切除术常采用什么切口？

阴茎环状切口。

**19.** 阴茎假体植入术常采用什么切口？

双侧阴茎根切口。

**20.** 阴茎切除术和阴茎假体植入术一般需要多久时间？

2 小时左右。

**21.** 尿道成形术耗时多久？

一般 3 小时左右。

**22.** 尿道切除术耗时多久？

一般 2 小时左右。

**23.** 括约肌植入一般需要多久？

一般需 3 小时左右。

**24.** 尿道成形术手术过程是怎样的？

尿道狭窄不能经尿道扩张时，则需行切开尿道成形术。取会阴部横切口或竖切口向下直至尿道，将其与周围组织分开。切开狭窄区，在导尿管上行端吻合。修复较长的尿道狭窄还需放置阴囊、包皮或面颊膜补片。

第十四章

**25. 括约肌植入常用于治疗什么病?**

人工泌尿系括约肌植入常用于治疗尿失禁。

**26. 括约肌植入术过程是怎样的?**

取会阴部切口,经切口将一个球囊装置植入尿道球部附近,在耻骨上取一个切口放置贮器和导管,可以使球囊膨胀或放气。

**27. 外阴根治术主要用于治疗什么?**

腹股沟-股骨部和外阴全切术对侵入性外阴癌是一种时间依赖性的治疗措施。

**28. 外阴根治术需要切除哪些部位?**

广泛外阴切除和腹股沟淋巴结清扫术的范围,必要时还应同时行盆髂淋巴结清扫。

**29. 外阴癌患者好发于哪个年龄段?**

患者平均年龄 70 岁左右。

**30. 外阴癌发病率是多少?**

约 2.5/100 000,占女性生殖器恶性肿瘤的 3％～5％。

**31. 外阴癌的病因是什么?**

确切病因不明。危险因素包括:外阴营养不良、外阴肉芽肿性病变、Bowen病、尖锐湿疣。糖尿病、高血压、动脉硬化、未经产、动脉硬化、梅毒血清阳性、宫颈恶性肿瘤、人乳头瘤病毒感染等也与本病有关。

**32. 激光治疗可用于妇科的哪些疾病?**

激光治疗常应用于外阴、阴道和宫颈癌前期及子宫颈癌变的治疗。

**33. 激光治疗有什么特点?**

激光治疗通过高冷的汇聚光束选择性的毁坏组织,气化后的组织不留瘢痕。激光灼烧后的组织出血很少。

**34. 儿科常见阴茎手术有什么？**

儿科阴茎手术常用于纠正先天性尿道异常或包皮环切。

**35. 包皮环切的原因有哪些？**

包皮环切采用两个切口取出阴茎皮肤多余的皮肤，以充分暴露阴茎头。手术原因可能是宗教、种族、医学方面的。

**36. 包皮过长或包茎的发生率有多少？**

占男性儿童的 61% 左右。

**37. 实施包皮切除术的适应证是什么？**

包茎或包皮过长，反复发生包皮、阴茎头炎，且急性感染已控制。包皮过长，包皮外口狭小，虽能翻转，但易造成嵌顿。有嵌顿包茎史，经整复术后炎症水肿已消退，感染已控制。因包皮阴茎头炎导致的继发性包茎。包皮良性肿瘤及其他皮肤性病如尖锐湿疣等。

**38. 实施包皮切除术的禁忌证有哪些？**

阴茎发育异常：如蹼状阴茎、隐匿性阴茎、尿道下裂等。急性包皮炎、阴茎头感染。凝血功能异常。

**39. 儿童割包皮手术如何选择最佳时机？**

儿童割包皮手术无确切的年龄限制。5 岁以内的儿童会因为配合比较差，并不建议做包茎手术，但如若存在排尿困难、经常感染、包皮嵌顿等问题，则需要尽早手术。5 岁之后的儿童要尽早去做割包皮手术，以免影响发育。

**40. 割包皮手术是否能减轻尿路感染的发生率？**

包皮环切术能显著降低新生儿尿路感染的机会，从 7‰ 降到 2‰ 以下。但包皮环切术的并发症（如出血、感染）发生的概率也在 2% 左右，需权衡利弊。

**41. 割包皮手术是否能减轻尿路阴茎癌的发生率？**

包皮环切术是阴茎癌的重要预防措施。研究发现，包皮环切术预防阴茎癌的发生与手术年龄有关，20 岁前进行包皮环切者阴茎癌发病率极低。也有人认为包皮局部的清洁更为重要，与包皮无关。

**42. 包皮手术能否减轻 HIV 感染？**

有研究表明及时割包皮可有效减少 HIV 感染。

**43. 尿道下裂是指什么？**

尿道下裂是由于尿道发育不完全造成的异常尿道开口。缺损可出现在阴茎头冠至会阴间的任何地方。

**44. 尿道黏膜脱垂是什么，有什么症状？**

尿道黏膜脱垂又称尿道黏膜外翻，它是指尿道黏膜及黏膜下组织脱出并外翻于尿道口外的一种女性尿道疾病。比较罕见，多发生于儿童和老年妇女，其次为绝经期的妇女。临床症状为尿频、尿急、尿道出血、活动后发现尿道口处出血，量或多或少、尿道口肿块。

**45. 尿道黏膜脱垂怎样治疗？**

成人不完全脱垂可用注射疗法。完全型脱垂的治疗以手术为主，但术后并发症较多。手术治疗适用于保守治疗无效、黏膜脱垂明显者，尤其嵌顿性脱垂者。

**46. 尿道黏膜脱垂怎样进行手术治疗？**

常用术式有两种：环形切除是最常用的手术方法，但应注意切除时勿用力向外牵拉尿道黏膜，以免切除过多。环扎术一般较少用，在尿道内置一导尿管，在脱出黏膜的基底部用 4 号丝线缚扎于导尿管上，让其坏死脱落。

**47. 阴蒂成形术主要用于治疗什么疾病？**

阴蒂成形术是一种女性外科手术。对一些做变性手术的人来说，这也是一项必须完成的标志性治疗。阴蒂为女性性器官，少数人阴蒂肥大，影响美观，有时影响性生活。对肥大的阴蒂宜行部分阴蒂切除术。

**48. 诊断阴蒂肥大时需注意什么？**

阴蒂肥大在确诊前必须与男性假两性畸形及女性假两性畸形相鉴别。一旦性别确诊为女性或长期以女性生活者，可按女性治疗。

**49. 阴蒂肥大有哪些病因？**

阴蒂肥大常与遗传基因有关，由胚胎发育期在遗传基因控制下生殖结节发育异常所致；后天获得性则常与内分泌紊乱有关，即雄性激素增高。

**50. 阴蒂整形术有哪几种术式？**

有两种：阴蒂切除术，阴蒂阴唇成形术。

**51. 阴蒂切除术是怎样进行的？**

先将阴蒂牵引，切开阴蒂包皮并分离阴蒂海绵体，从阴蒂根部切断，创面直接缝合。由于阴蒂的神经、血管及大部分海绵体均已切除，术后阴蒂的性刺激反应敏感度明显降低，影响性快感。

**52. 阴蒂阴唇成形术是怎样进行的？**

取截石位，于阴蒂背侧皮肤作"工"字形切口。切除肥大的阴蒂海绵体，并楔形切除肥大的阴蒂头部，以缩小阴蒂。缝合阴蒂头楔形创面，并将阴蒂头固定于阴蒂根部，阴蒂皮肤自身折叠，缝合形成部分小阴唇。这样不仅可形成正常形态的女性外生殖器，同时还保留了阴蒂头的性敏感度。

**53. 阴茎背神经选择性切断术为什么可以治疗早泄？**

近来的研究表明，早泄除了心理因素外，也与患者阴茎头的感觉较正常人更敏感有关。行阴茎背神经选择性切断后，可以降低阴茎头的敏感性，提高射精刺激阈值，延长射精潜伏期，改善患者的性生活质量。

**54. 输精管结扎术有哪些适应证？**

已婚男子为实行计划生育，经夫妻双方同意，行双侧输精管结扎术；一侧附睾结核而不希望生育者，可在切除病侧附睾时结扎对侧输精管，以预防病变蔓延至对侧附睾；前列腺肥大症施行前列腺切除时，为了预防术后并发附睾炎，也可施行双侧输精管结扎术。

**55. 阴茎再植术有哪些适应证？**

完全离断伤后 6～12 小时之内，创面污染不重，离断的阴茎无严重组织挫伤者；不完全离断，未超过 24 小时，且血供尚好，无明显坏死倾向者。受伤超过 24 小时,但未超过 48 小时,离断的阴茎在伤后迅速接受持续冷藏。

**56. 阴茎再植术有什么禁忌证?**

伤后阴茎离体超过 12 小时而未接受冷藏,或创面污染严重、组织严重挫伤,或离断部分已有坏死者。

**57. 前臂游离皮瓣阴茎再造术适应证有哪些?**

各种原因所致的阴茎完全或不完全缺损;阴茎严重发育不良,无法进行正常性交;女性转向男性化的性别转换者。

**58. 前臂游离皮瓣阴茎再造术适应证有哪些?**

供区皮肤有炎症、瘢痕等异常;前臂供区尺动脉和桡动脉间的侧支循环不好;年龄较大伴有动脉粥样硬化的患者;Jackson 分期 Ⅱ～Ⅲ 期的阴茎恶性肿瘤,手术切除后有复发、转移可能者。

**59. 前臂游离皮瓣阴茎再造术手术过程大致是怎样的?**

尿流改道:耻骨上膀胱穿刺造口＞阴茎支撑物制备＞前臂皮瓣设计＞阴茎再造皮瓣的设计与切取＞阴茎体成形。受区准备:解剖尿道口及预制阴茎体的移植床＞预制阴茎体移植阴茎再造＞关闭创面。

**60. 睾丸固定术有什么适应证?**

先天性隐睾,激素治疗不佳者。成人隐睾,一般仍可行睾丸固定术,若单侧隐睾且该侧睾丸已高度萎缩,应行睾丸切除,以防睾丸恶性变。异位睾丸、游走睾丸或合并有腹股沟疝的隐睾。外伤性睾丸脱位,经手法复位未成功者。

**61. 先天性隐睾手术治疗的适宜年龄是多少?**

该手术适宜年龄是 1～2 岁。

**62. 睾丸固定术手术步骤是怎样的?**

取腹股沟斜切口,显露睾丸。松解精索,关闭腹膜鞘状突。扩大阴囊。固定睾丸。牵引睾丸、关闭切口。

**63. 阴囊急症病因有哪些?**

85%～90%是由于睾丸扭转、睾丸附件扭转、睾丸炎及附睾炎所致。此外尚有感染性鞘膜积液,睾丸肿瘤,嵌顿疝,阴囊创伤,自发性阴囊水肿,过敏性紫癜,罕见病因为继发于腹腔内感染(如腹膜炎,阑尾炎)。

**64. 阴囊急症有什么特点?**

阴囊急症均以局部疼痛为特点,除创伤、感染有明确病史外,睾丸扭转、睾丸附件扭转及睾丸炎、附睾炎在病史上无明显差异,仅睾丸附件扭转、附睾炎、睾丸炎相对睾丸扭转而言,症状的发作及进展相对缓和。睾丸扭转任何年龄均可发生。

**65. 阴囊急症治疗原则是什么?**

睾丸扭转进展较快,若扭转时间大于 12 小时,挽救成功几率将大大减小。青春期前急性睾丸炎及附睾炎较少,对于急性阴囊、睾丸肿痛,怀疑存在睾丸扭转时需即时手术探查。

**66. 睾丸肿瘤分为哪几类?**

睾丸肿瘤是在青年男性中最常见恶性肿瘤,分为原发性和继发性两类。绝大多数为原发性。原发又可分为生殖细胞肿瘤和非生殖细胞肿瘤两类。

**67. 生殖细胞肿瘤分为哪几类?**

生殖细胞肿瘤分为精原细胞瘤和非精原细胞瘤。

**68. 非生殖细胞肿瘤分为哪几类?**

非生殖细胞肿瘤发生于睾丸间质细胞,包含睾丸间质细胞瘤、睾丸支持细胞瘤、性腺胚细胞瘤、睾丸类癌。

**69. 精原细胞瘤有什么特点?**

精原细胞瘤最为常见,生长速度较缓慢,预后一般较好。

**70. 非精原细胞瘤有什么特点?**

非精原细胞瘤如胚胎癌、畸胎癌、绒毛膜上皮癌等,比较少见,但恶性程度高,较早出现淋巴和血行转移,预后较差。

**71. 继发性睾丸肿瘤有哪些？**

　　继发性睾丸肿瘤较为罕见，包括睾丸恶性淋巴瘤、白血病性睾丸肿瘤。

**72. 睾丸肿瘤如何治疗？**

　　一般认为，无论何种类型的睾丸肿瘤，应首先行根治性睾丸切除术。单纯切除睾丸可能无法根治，需视情况配合施行腹膜后淋巴结清除术，以达到根治的目的。

**73. 睾丸肿瘤施行腹膜后淋巴结清除术时需清除哪些淋巴？**

　　清除范围包括病侧肾周筋膜内所有的淋巴结、脂肪和结缔组织；外侧上自肾蒂，下达腹股沟内环的精索血管及淋巴结、脂肪和结缔组织；内侧上自肾蒂上方一横指，下达髂血管和髂外血管的近 1/3，以及对侧的髂总动脉分叉处之淋巴结、脂肪及结缔组织、腹膜后淋巴结。

**74. 睾丸肿瘤施行腹膜后淋巴结清除术是否需要清除对侧淋巴？**

　　根据睾丸肿瘤淋巴结转移特点，做双侧清除较为合理。但对没有转移的患者（尤其儿童），可行扩大性单侧腹膜后淋巴结清除术。

**75. 鞘膜积液是一种什么疾病？**

　　鞘膜积液是指鞘膜腔内积聚的液体超过正常量而形成的囊肿。当鞘膜本身或睾丸、附睾等发生病变时，液体的分泌与吸收失去平衡，形成鞘膜积液。鞘膜内如长期积液、内压增高，可影响睾丸的血运和温度调节，引起患侧睾丸萎缩。

**76. 鞘膜积液分哪几类？**

　　根据鞘状突闭合的位置不同，可分为睾丸鞘膜积液、精索鞘膜积液、混合型鞘膜积液、睾丸精索鞘膜积液（婴儿型）、交通性鞘膜积液五种类型。

**77. 鞘膜积液如何治疗？**

　　病程缓慢、积液少、无明显症状，婴幼儿时期单纯鞘膜积液常在 2 岁前自行消失，无须治疗。因全身疾病引起的积液，当全身疾病痊愈后，积液可逐渐被吸收。如鞘膜积液较大影响生活，可行手术治疗。

**78. 治疗鞘膜积液的手术方式有哪些？**

鞘膜开窗术：手术简单，创伤小；鞘膜翻转术：临床常用的手术方式，手术简便，效果好；鞘膜折叠术（Lord 手术）：适用于鞘膜比较薄的患者；鞘膜大部切除术：是最常用的手术方式，复发机会小；鞘状突高位结扎及切断术：交通性鞘膜积液通常采用此种术式。

**79. 鞘膜积液常见于哪个年龄段？**

各个年龄阶段都可发生鞘膜积液，但好发于小儿。成人鞘膜积液约占泌尿外科门诊病例的 5％～7％，多数是因为慢性前列腺炎就诊时偶然发现，少数是因为急性发作来就诊，一般容易被患者忽略。

**80. 何谓阴囊 Paget 病？**

阴囊 Paget 病是一种罕见的皮肤恶性肿瘤，又被称为阴囊湿疹样癌或阴囊炎性癌，属于皮肤附属器（包括毛发、汗腺、皮脂腺和指/趾甲）来源的肿瘤，为表皮内腺癌。

**81. 阴囊 Paget 病有什么临床表现？**

发病初期阴囊皮肤发红、粗糙、出现小水泡样皮疹。伴有皮肤瘙痒和烧灼感，也可无症状。因抓挠皮肤受损至渗液、结痂、脱屑。如此反复，经久不愈，病程多长达数年至 10 余年。皮肤病变界线清楚，表现为红斑样脱屑性斑片或斑块，病变皮肤表面可有糜烂、渗液、结痂，甚至可形成溃疡。

**82. 阴囊 Paget 病如何治疗？**

阴囊 Paget 病对放疗、化疗不敏感，限期切除是首选的治疗，切除范围应达到肉眼所见肿瘤病变周围正常皮肤 2 cm 以外的阴囊壁全层。深层组织受侵犯者应将睾丸、精索一并切除。

**83. 手术治疗 Paget 病时有无必要切除淋巴结？**

病变侧腹股沟淋巴结肿大常为炎症所致，手术前可先行抗感染治疗 1 周。淋巴结活检阳性者行腹股沟淋巴结清扫术，同时切除同侧睾丸和精索。腹股沟淋巴结清扫手术可同期进行，也可在原发病灶切除后 2～3 周进行。

第十四章

**84. 阴囊损伤有哪几种？**

　　闭合性损伤：包括阴囊挫伤、阴囊血肿，致伤因素常为踢伤、跨伤、挤压伤等，多发生于平时运动和重体力劳动中，主要为钝性损伤；开放性损伤：包括裂伤、撕脱伤、穿透伤及枪伤等，常发生于工矿劳动、战伤或动物咬伤等，主要为锐性损伤。

**85. 阴囊损伤什么情况下需要手术治疗？**

　　单纯性阴囊裂伤无感染者，应尽早（8～24 小时内）清创缝合。若阴囊血肿较大且进行性加重，则需手术清除血凝块，彻底止血，合并感染形成脓肿则切开引流。有慢性炎症，鞘膜增厚硬化则可行鞘膜切除术。鞘膜积血经一段时间后血肿机化，外形和硬度似肿瘤，机化块压迫睾丸，导致睾丸组织萎缩，应采取手术切除治疗。

**86. 什么是精索静脉曲张？**

　　精索静脉曲张是一种血管病变，指精索内蔓状静脉丛的异常扩张、伸长和迂曲，可导致疼痛不适及进行性睾丸功能减退，是男性不育的常见原因之一。是常见的男性泌尿生殖系统疾病，多见于青壮年。

**87. 精索静脉曲张发病率是多少？**

　　发病率占正常男性人群的 10%～15%，在男性不育症中占 19%～41%。通常见于左侧，占 77%～92%，亦可双侧发病，占 7%～22%，少见单发于右侧，约占 1%。

**88. 治疗精索静脉曲张有哪些手术方式？**

　　开放的精索静脉高位结扎术、腹腔镜下精索静脉高位结扎术、显微镜下精索静脉结扎术、精索静脉介入栓塞术。

**89. 开放的精索静脉高位结扎术治疗精索静脉曲张有什么特点？**

　　在内环以上的部位结扎精索内静脉。操作简单，但无法同时结扎精索外静脉。

**90. 腹腔镜下精索静脉高位结扎术治疗精索静脉曲张有什么特点？**

　　镜下从内环口处结扎精索内静脉。手术创伤小、疗效好、恢复快，可同时结扎双侧精索内静脉。

**91. 显微镜下精索静脉结扎术治疗精索静脉曲张有什么特点？**

在外环口下，借助显微镜放大作用，结扎所有精索内静脉，同时保留精索内动脉和淋巴管。该种术式的并发症最小。

**92. 性别由什么构成？**

人的性别由染色体的性别、生殖腺的性别（卵巢、精巢）、性器官的性别、社会的性别、脑的性别组成。

**93. 什么是性别发育异常？**

性别发育异常（disorders of sex development，DSD）并非脱离男性女性的疾病，而是介于两者中间的疾病，通常表现为外生殖器外观的异常。

**94. DSD 有什么原因？**

通常从妊娠 7 周时开始进行性分化，到妊娠 12 周时基本完成。在这一过程中，许多基因和激素参与其中，其中任一环节出现问题，都可能使分化发生障碍，形成性分化疾患。

**95. DSD 分哪几类？**

分为真两性畸形、男性假两性畸形、女性假两性畸形、混合性性腺发育不良。

**96. 什么是真两性畸形？**

Y 染色体缺如或异常，体内有两种不同的性腺（卵巢和睾丸），较罕见。

**97. 什么是男性假两性畸形？**

患者体内有 Y 染色体，内生殖器为单一发育不完全的睾丸，有不同程度的外生殖器女性化表现。

**98. 什么是女性假两性畸形？**

患者染色体组型为 46,XX，体内具有卵巢、输卵管和子宫，但有外生殖器畸形及早熟的男性化表现。

**99. 什么是混合性性腺发育不良?**

患者一侧为发育不全的睾丸,另一侧为条索状性腺。

**100. 女性假两性畸形的新生儿如何决定性别?**

所有诊断为女性假两性畸形的新生儿,只要染色体属于 46,XX,就应该将其性别指定为女性,予以会阴重建术,而不必估计患儿男性化的程度。

**101. 男性假两性畸形的新生儿如何决定性别?**

男性假两性畸形根据外生殖器两性程度分为:男性外生殖器型,这类小儿一般按尿道下裂处理;女性外生殖器型,这类患儿无法生长男性器官,合适性别为女性,需切除睾丸,终身服用雌性激素替代治疗。

**102. 混合性性腺发育不良及真两性畸形的新生儿如何决定性别?**

混合性性腺发育不良及真两性畸形,须在小时候根据表观,父母的要求,小儿心理,社会本身的认可决定性别。不管是哪种性别,卵睾必须切除。

**103. 女性尿道周围腺和尿道旁腺切开术适应证是什么?**

尿道腺管由于感染导致水肿或梗阻发生的腺管及腺体扩张,分泌物滞留,感染控制后形成的囊肿或假性憩室。

# 第二节　术前准备

**104. 外阴手术的麻醉有什么特点?**

尿道、阴茎、阴囊、睾丸、会阴部手术通常时间较短,可选用腰麻,其操作简便、阻滞完善,也可根据具体情况放置硬膜外导管或采用较为舒适的喉罩全麻。

**105. 阴茎假体植入术前需要注意什么?**

需要行假体植入的患者常并存内科疾病,应详细评估病变及其治疗情况。

**106. 阴茎假体植入术神经系统方面需要注意什么?**

患者常合并糖尿病及脊髓损伤的病史,存在神经病变或自律高反应性病史。

自律高反应症状包括充血、鼻塞、横断平面下排泄及有害刺激引起高血压。

**107. 阴茎假体植入术前血液系统需要注意什么？**

凝血功能障碍患者可能存在阴茎异常勃起。镰状细胞贫血患者存在阴茎异常勃起高发。

**108. 阴茎切除和阴茎假体植入术前用药有什么要求？**

焦虑患者术前需要镇静。可使用氯羟去甲安定 $1\sim2$ mg，术前 $1\sim2$ 小时口服。或者咪哒唑仑 $1\sim2$ mg，术前静脉注射。

**109. 前列腺癌行姑息性睾丸切除术时需注意什么？**

转移性前列腺癌术前需做神经系统检查，确定有无脊髓转移、是否存在脊髓或神经根压迫。如有，则不适合行椎管内麻醉。

**110. 外阴肿瘤术前需要注意什么？**

外阴肿瘤患者一般年龄在 $60\sim79$ 岁，常合并高血压、糖尿病、冠脉粥样硬化等疾病，手术危险性比较高，因此，应做好术前各系统的功能状态评估。

**111. 外阴肿瘤是否需要术前给药？**

一般不需要，若患者过于焦虑可给予咪哒唑仑 $1\sim3$ mg。

**112. 实施包皮切除术前要做哪些准备？**

术前进行血常规检查，以排除部分手术禁忌证（如血液系统疾病）。清洗外阴部及包皮囊。包皮过长者应翻转包皮清洗，尽可能洗去包皮垢。包皮无法翻转者可将 $1:5\,000$ 高锰酸钾溶液或呋喃西林用钝针头或小塑料管插入包皮囊进行冲洗。术前 1 天或当天剃除阴毛。需要采用基础麻醉者，术前禁食饮 6 小时。

**113. 生殖器畸形手术术前需要注意什么？**

生殖器畸形患者常伴有继发性或先天性内分泌异常，并可导致严重的电解质紊乱，如 $Na^+$ 下降，$K^+$ 上升。患者的电解质水平需要在术前评估。治疗上予以类固醇替代治疗。

**114. 阴茎再植术术前须做哪些准备？**

将离断的阴茎段置于 4℃ 的等渗盐水中备用；输血、止痛镇静、抗休克治疗；应用抗菌药物预防感染；剃去阴毛，用肥皂水和清水彻底洗涤外阴部。

**115. 前臂游离皮瓣阴茎再造术术前要做哪些准备？**

Allen 试验检测前臂尺动脉和桡动脉间的侧支循环；进行右季肋部和耻骨区皮肤准备；手术前 1 周禁烟。

**116. 睾丸肿瘤腹膜后淋巴结清除术术前要做哪些准备？**

备血 600~1 200 mL；术前 2 天起口服肠道抗菌药物，流质饮食；术前 1 天剃去阴毛及腹部皮肤准备；术前清洁灌肠，并留置导尿管和胃管。

**117. 阴囊 Paget 病手术前要做哪些准备？**

提前两周使用抗生素，对需要手术部位进行湿敷。

**118. 阴囊外伤创面严重污染时需注意什么？**

创面感染时不宜行一期阴囊重建术，术前应用抗生素湿敷。

**119. 精索静脉曲张术前要做哪些准备？**

进行精液分析，了解是否存在生精功能减退；生殖内分泌及精子抗体等一系列检查；清洁术野皮肤；常规术前禁饮禁食。

**120. 两性畸形校正术前需注意什么？**

对于女性假两性畸形的外阴整形术，需要在系统地给予激素替代治疗使外阴形态、血压、电解质平稳后方能进行。对于小阴茎合并严重尿道下裂的患儿，术前睾酮治疗可能会增加阴茎长度，对于小阴茎手术整形是有益的，同时也可明确阴茎对睾酮刺激是否敏感。

**121. 女性尿道周围腺和尿道旁腺切开术可采用什么麻醉？**

可采用骶麻、腰麻。

**122. 女性尿道周围腺和尿道旁腺切开术前需如何准备？**

术前和术晨阴道冲洗，术前应用抗生素预防感染及常规禁饮禁食。

**123. 尿道下裂术前如何准备？**

阴茎过小者，适当应用男性激素治疗，待阴茎发育后，再行手术。有尿路感染者，术前必须严格控制感染。术前 3 天每天用肥皂水清洗会阴部，并用洗必泰湿敷。详细检查尿道口的位置，正确估计阴茎伸直术后尿道口回缩的位置，同时测量包皮、阴茎及阴囊的皮肤是否可以利用。

# 第三节　术中麻醉管理

**124. 阴茎切除和阴茎假体植入术可选用哪种麻醉方式？**

根据手术时间、患者年龄、并存疾病及患者要求选择。腰麻、骶麻、连续硬膜外麻醉或全身麻醉均可备选。骶麻满意度较高，腰段硬膜外麻醉可能效果欠佳。

**125. 阴茎持续勃起可采取什么麻醉？**

可采用硬膜外麻醉，患者有可能在接受麻醉后阴茎变松软，因此最好麻醉后观察 30~60 分钟再行手术。

**126. 治疗血管性阴茎勃起障碍有哪些术式？**

有阴茎动脉重建术、阴茎静脉矫正术、阴茎静脉动脉化手术。

**127. 阴茎动脉重建术、阴茎静脉矫正术可采用什么麻醉？**

可采用硬膜外麻醉或腰麻。

**128. 阴茎静脉动脉化手术可采用什么麻醉？**

可采用硬膜外麻醉。

**129. 阴茎硬结症手术治疗时可采取什么麻醉？**

可采取阴茎根部神经阻滞、骶麻、腰麻等。

**130.** 阴囊成形术可采用什么麻醉?
可采用腰麻或硬膜外麻醉。

**131.** 睾丸活检可采用什么麻醉?
可采用局部浸润麻醉。

**132.** 睾丸切除术可采用什么麻醉?
可采用局部浸润麻醉或腰麻。

**133.** 睾丸下降固定术可采用什么麻醉?
根据幼儿年龄和配合情况采取椎管内麻醉或全麻。

**134.** 附睾切除术可采取什么麻醉?
可采用局麻或骶麻。

**135.** 输精管附睾吻合术可采取什么麻醉?
可采取局麻或骶麻。

**136.** 人工精液池成形术可采用什么麻醉?
可采用局麻或腰麻。

**137.** 外阴活检常采取什么麻醉?
常用局麻。

**138.** 前庭大腺脓肿切开术采用什么麻醉?
常采用局麻。

**139.** 外阴良性肿瘤采用什么麻醉?
早期较小时局麻即可,若手术切除部位较大可视情况采取椎管内麻醉或全麻。

**140.** 外阴血肿清除术采用什么麻醉?
可视情况采用骶麻、硬膜外、全麻。

**141.** 尿道肉阜切除术采用什么麻醉？

局麻或表麻。

**142.** 单纯外阴切除术可采用什么麻醉？

可采用双侧会阴神经阻滞、骶麻、硬膜外麻等麻醉方式。

**143.** 陈旧性会阴Ⅰ度裂伤修补术采用什么麻醉？

可无需麻醉，或者局麻。

**144.** 陈旧性会阴Ⅱ度裂伤修补术采用什么麻醉？

局部浸润麻醉或者硬膜外麻醉。

**145.** 陈旧性会阴Ⅲ度裂伤修补术采用什么麻醉？

可采用连续硬膜外麻醉。

**146.** 阴蒂过长切除术可采用什么麻醉？

可采用局麻、双侧会阴神经阻滞、硬膜外麻醉、骶麻。

**147.** 阴道口扩大术采用什么麻醉？

可采用硬膜外麻醉或者骶管麻醉。

**148.** 阴道紧缩术可采用什么麻醉？

可采硬膜外麻醉。

**149.** 处女膜闭锁切开术可采用什么麻醉？

可视情况采用局麻、硬膜外麻醉、全麻。

**150.** 处女膜修补术可采用什么麻醉？

可采用局麻。

**151.** 经阴道后穹隆穿刺术可采用什么麻醉？

可不用麻醉或局麻。

**152. 经阴道后穹隆切开引流术可采取什么麻醉？**

可采用局麻或硬膜外麻醉。

**153. 阴道后穹隆裂伤修补术可采用什么麻醉？**

可采用硬膜外麻醉。

**154. 阴道壁良性肿瘤切除术可采用什么麻醉？**

可采用局麻或硬膜外麻醉。

**155. 单纯阴道瘢痕松解术可采用什么麻醉？**

可采用骶麻或硬膜外麻醉。

**156. 阴道瘢痕切除创面植皮术可采用什么麻醉？**

可采用硬膜外麻醉或骶麻。

**157. 阴道横隔切除术可采用什么麻醉？**

低位横隔可采用局麻,高位横隔可采用骶麻或硬膜外麻醉。

**158. 阴道纵隔切开术可采用什么麻醉？**

可采用硬膜外麻醉或骶麻。

**159. 阴道斜隔切除术可采用什么麻醉？**

可采用硬膜外麻醉。

**160. 会阴切开术可采用什么麻醉？**

可采用阴部神经阻滞或会阴部浸润麻醉。

**161. 尖锐湿疣手术可采用什么麻醉？**

根据手术部位的不同可采用局麻或全麻。

**162. 尿道外口切开术可采用什么麻醉？**

可采用局部浸润麻醉。

**163. 尿道切除术可采用什么麻醉？**

可采用连续硬膜外麻醉或全麻。

**164. 骶管阻滞麻醉有什么特点？**

骶管阻滞麻醉具有操作简单、损伤小、起效迅速、麻醉效果确切等特点。

**165. 骶管阻滞麻醉有哪些注意事项？**

确认骶骨角的正确位置是关键。穿刺中如遇到坚硬的骨质，不宜用暴力，应退针少许，再调整针体倾斜度进针，以免引起剧痛及损伤骶管静脉丛。穿刺中反复抽吸，测试麻醉平面是保障。刺针细短为宜，进针宜浅不宜深。

**166. 骶管阻滞如何用药？**

成人利多卡因浓度以 1％，容量以 20 mL 为宜，可适当添加罗哌卡因延长作用时间。小儿应根据体重减少用药。

**167. 骶管阻滞有哪些并发症？**

严重并发症（误入血管、硬膜外血肿或脓肿、直肠穿孔）较为罕见。较为常见的并发症包括损伤血管和皮下渗入。如果操作不当可能会伤及神经，甚至可能导致颅内感染。如果麻醉药物，流入到其他的局部组织中，可造成局部组织感染发炎或者坏死，还有可能产生疼痛。

**168. 阴茎切除和阴茎假体植入术选用腰麻时如何用药？**

5％利多卡因 50 mg、重比重布比卡因 10 mg。重比重丁卡因 10 mg 加肾上腺素可用于长时间手术。

**169. 阴茎切除和阴茎假体植入术骶麻时怎样用药？**

0.5％布比卡因加肾上腺素 5 μg/mL，15～20 mL。

**170. 阴茎切除和阴茎假体植入术硬膜外麻醉时怎样用药？**

1.5％利多卡因＋肾上腺素 5 μg/mL，15～25 mL，必要时追加 5～10 mL，辅以静脉镇静。

**171. 阴茎切除和阴茎假体植入术全身麻醉时怎样用药？**

常规诱导即可。手术时间短可不插管，考虑使用喉罩。

**172. 阴茎切除和阴茎假体植入术时发生自主性反射亢进有什么表现？**

可表现为严重高血压、心动过缓、心律失常、心搏停止。术中如遇强烈刺激导致自主神经亢进可通过加深麻醉解决。必要时给予降压药，如硝普钠 $0.5 \sim 5 \mu g/kg/min$；拉贝洛尔 $5 \sim 10$ mg；酚妥拉明 $2 \sim 5$ mg。

**173. 阴囊手术可选用什么麻醉？**

局麻加镇静可用于简单手术。较长手术或较复杂手术可用腰麻、硬膜外麻醉或全麻。

**174. 阴囊手术可采用椎管内麻醉时麻醉平面应维持在什么范围？**

最好达到 T10～S4。

**175. 截石位手术时须注意什么？**

需注意腓神经损伤，当出现足下垂或足背感觉丧失等腓神经损伤的症状时，及时请神经科会诊。当截石位恢复成正常体位时可能出现低血压。

**176. 当截石位体位变化出现低血压后怎么处理？**

补液 $200 \sim 500$ mL，必要时使用麻黄碱。

**177. 外阴根治术可采用什么麻醉？**

可采用气管插管全麻、全麻＋局麻、硬膜外麻醉、腰麻。

**178. 外阴根治术全麻诱导时要注意什么？**

患者大多为老年人，用药需注意减小剂量，避免血压波动过大。

**179. 外阴根治术采用硬膜外麻醉时如何给药？**

2％利多卡因或 0.5％的布比卡因＋肾上腺素 1：200 000，首剂量 $10 \sim 20$ mL，持续泵注速度约为 10 mL/h。

**180.** 外阴根治术采用腰麻时如何给药？

可采用丁卡因 12 mg，布比卡因 13～15 mg。

**181.** 外阴根治术采用腰麻时麻醉平面有什么要求？

保持感觉阻滞平面在 T8 水平。

**182.** 外阴根治术术中补液有什么要求？

最好备两组液体。因为术中有可能损伤股部血管，要求迅速输血。大量输液时注意加温。低温会延长住院时间，增加伤口感染、出血。

**183.** 妇科激光治疗可选用什么麻醉？

大多数妇科激光治疗可在局麻下完成，也可选用局麻＋镇静、椎管内麻醉、监测下的麻醉管理技术（monitored anaesthesia care，MAC）。

**184.** 妇科激光治疗 MAC 方案可怎样给药？

采用小剂量丙泊酚＋咪哒唑仑＋芬太尼。

**185.** 妇科激光治疗采用椎管内麻醉时麻醉平面有什么要求？

要求感觉阻滞平面达到 T10。

**186.** 妇科激光治疗采用硬膜外麻醉时如何给药？

2％利多卡因＋肾上腺素 1：200 000 或 0.5％丁卡因 10～15 mL、后续以 10 mL/h 的速度泵注。可辅以静脉镇静剂。可加用吗啡 4 mg 或氢吗啡酮 0.5 mg 用于术后镇痛。

**187.** 妇科激光治疗采用腰麻时如何给药？

给予利多卡因 75 mg 或丁卡因 10 mg 或布比卡因 12 mg。

**188.** 妇科激光治疗术中还须注意什么？

需注意患者眼部应采取保护措施，避免被激光灼伤。还需注意术间失火，应注意防火并了解灭火器位置。此外还需注意湿疣气化后会产生有害的烟雾粒子，需要术间保持适量通风。

**189. 包皮环切可采用什么麻醉?**

可选阴茎根部神经阻滞、阴茎静脉麻醉、阴茎根部环形阻滞、皮下浸润麻醉,阴茎海绵体麻醉、射流式无针式麻醉、全身麻醉、骶麻等。

**190. 怎样实施阴茎根部神经阻滞?**

于阴茎根部 11 点处与阴茎呈约 45°角向耻骨联合下方进针,针头进入皮下后先推少许麻醉剂,再向深部进到阴茎深筋膜与阴茎白膜之间的层面。回抽无回血可推药。再于阴茎根部 1 点处进针。注射完麻醉剂后,用一块小纱布轻压按摩注射部位 10~20 秒,增加麻醉浸润效果。

**191. 阴茎根部神经阻滞失败如何补救?**

注射后 3~5 分钟,患者感觉不痛或有轻度疼痛但可耐受,可开始手术。如患者仍感疼痛,需再等待 2~3 分钟再测试,必要时再追加麻醉剂。如系带缘感到疼痛,可在阴茎腹侧皮下注射 1% 利多卡因 1~3 mL,阻断会阴神经、髂腹股沟神经及生殖股神经的分支。

**192. 怎样实施阴茎静脉麻醉?**

常规消毒铺巾,将止血带扎在阴茎根部。抽取 1% 利多卡因 3 mL,连接在 4.5~6 号静脉输液的软管针头上。手持输液针头穿刺阴茎背浅静脉,有回血后,推入 1% 利多卡因约 2 mL,用小纱布压迫穿刺点片刻,1 分钟左右就可开始手术。待手术结束时再放开止血带。

**193. 阴茎静脉麻醉有何优缺点?**

优点是麻醉剂用量小,麻醉起效快,但阴茎短小、阴茎背浅静脉条件不好的不宜使用。穿刺点可能出现皮下淤血。

**194. 阴茎静脉麻醉怎样产生麻醉效果?**

注入阴茎背浅静脉的麻醉药通过各交通支进入阴茎背深静脉、阴茎深静脉、阴茎海绵体、尿道海绵体。由于阴茎根部被止血带阻断,回流受阻,麻醉药液通过毛细血管渗入组织间,作用于阴茎背神经和会阴神经的各个分支的神经末梢而产生麻醉效果。

**195. 阴茎根部环形阻滞麻醉怎样实施？**

于阴茎根部背侧进针，进入皮下后先注入约 0.1 mL 麻醉剂，针尖向 11 点位置刺进，推入 2～3 mL 麻醉剂。随后针尖在皮下阴茎浅筋膜与深筋膜层面向外侧移动，至 9 点、8 点、7 点甚至 6 点部注入 0.5～1 mL 麻醉剂；退针尖到 12 点皮下，转向 1 点部，分别向 3 点、4 点及 5 点部，注入麻醉剂。

**196. 阴茎根部环形阻滞麻醉起效时间是多久？**

阴茎根部皮下环形一圈均注有麻醉剂后，用一块小纱布轻压按摩 10～20 秒，使麻醉剂向周围组织浸润，3～5 分钟后，即可开始手术。

**197. 实施阴茎根部环形阻滞麻醉时，若不能一针完成怎么办？**

部分患者一次进针不能完成环形注射，可作 2 次注射，即 12 点部退针后，再从 6 点部进针，分别在皮下向 5 点、4 点注射，然后退针向 7 点、8 点注射，从而完成环形阻滞麻醉。

**198. 阴茎根部环形阻滞麻醉有什么优点？**

阴茎根部环形阻滞麻醉是临床常用的包皮环切术的局麻方法，具有操作简单，麻醉效果安全可靠，实用性强等优点。

**199. 阴茎根部环形阻滞与骶麻相比有什么优缺点？**

两者都是安全有效的麻醉方法。阴茎根部环形阻滞镇痛时间更短，成功率稍低，排尿恢复时间更短，不良反应更少。

**200. 阴茎皮下浸润麻醉怎样实施？**

于阴茎皮下环形一圈注射 1％利多卡因 5～10 mL，阻滞包皮的感觉神经末梢而达到麻醉作用。包皮袖套状切除，可采用此麻醉。先设计好需切除包皮的宽度并用记号笔画好两条线，消毒铺巾后在画线下注射 1％利多卡因。

**201. 皮下浸润麻醉有什么优点？**

麻醉药可使需切除的包皮与皮下的血管、淋巴管分开，环形切除包皮时就能尽可能少的切断皮下的血管和淋巴管，减少术后的水肿，有利于切口的愈合。

**202. 包皮环切时阴茎根部环形阻滞、根部神经阻滞、皮下浸润哪种方式更好?**

有研究显示阴茎根部环形阻滞术中术后都更为有效。

**203. 阴茎海绵体麻醉如何实施?**

常规消毒铺巾,将皮止血带扎在阴茎根部,选择阴茎根部无皮下静脉区域,从侧面穿刺突破阴茎海绵体的白膜,可不作回抽血试验,缓慢注入 1% 利多卡因,剂量依阴茎大小而定,成人可注射 10～15 mL。用小纱布按摩阴茎,使麻醉剂均匀分布,1～2 分钟后可开始手术。

**204. 阴茎海绵体麻醉是怎样产生麻醉效果的?**

由于阴茎海绵体与尿道海绵体、阴茎背深静脉之间有交通,因而从阴茎海绵体或从尿道海绵体内注射麻醉剂,同样可通过毛细血管渗入组织间,作用于阴茎背神经和会阴神经的各个分支的神经末梢而产生麻醉效果。

**205. 阴茎外用乳膏表面麻醉如何实施?**

将穿透力强的局麻药涂抹在包皮及阴茎头的表面,麻醉剂透过皮肤和黏膜进而阻滞位于皮肤黏膜下的神经末梢从而产生麻醉效应。术前 1～2 小时将局麻药乳膏涂抹于整个阴茎的皮肤,如包皮能翻开,则在阴茎头和包皮内板表面也涂抹。

**206. 常用阴茎外用乳膏有哪些?**

常用的有 5% 浓度的恩纳霜,含有 2.5% 利多卡因和 2.5% 丙胺卡因。较适用于婴幼儿及 10 岁以内儿童使用包皮套切或套扎器械行包皮环切术,安全有效。但成人割包皮时不推荐使用。

**207. 阴茎外用乳膏表面麻醉有哪些优点?**

因不打针,儿童容易接受。

**208. 阴茎外用乳膏表面麻醉有哪些缺点?**

少数患儿发生短暂一过性的皮肤反应。婴儿如皮肤涂抹的面积过大,可氧化血红蛋白,出现高铁血红蛋白血症。

**209. 什么是射流式无针麻醉？**

无针注射器采用高压射流原理，按下扳机后，通过高压（250 个大气压）产生 344 m/s 的射流（超音速），药物随即通过专用一次性药筒前端的 0.12 mm（比头发丝还要细）的小孔快速（0.25 秒）穿透皮肤，进入皮下并呈雾状分布。

**210. 无针喷射式麻醉如何实施？**

常规消毒铺巾，于阴茎根部环形注射 8～10 个点。每次喷入麻醉剂 0.1 mL，仅需要 1‰利多卡因 0.8～1 mL，即可取得较好的麻醉效果。6 岁以上儿童及成人亦可使用 2‰浓度的利多卡因 1 mL，利多卡因总量仅为 20 mg。

**211. 无针喷射式麻醉有什么优点？**

该注射方法的药物吸收面积是传统注射的 25 倍以上，较传统注射更易吸收，麻醉药起效更快，不会出现硬结，无痛，患者仅有蚊子叮咬的感觉。麻药用量小，麻醉药不良反应少，患者易于接受。

**212. 无针喷射式麻醉有什么缺点？**

需价格较高的无针注射器；注射时要注意避开皮下的血管，正好喷射到血管上可能发生皮下小血肿；若注射阴茎腹侧时正对尿道喷射，可能损伤尿道而发生出血。

**213. 什么情况下切包皮需要全身麻醉？**

6 岁以下儿童局麻时难以配合手术，做包皮环切术时必须考虑使用全身麻醉或基础麻醉加区域神经组织。

**214. 全身麻醉下切包皮有什么缺点？**

全身麻醉费用高，有一定的风险，可能发生呼吸抑制，需要有执照的专科麻醉医生实施，并需在配备有麻醉设备（如麻醉机、气管插管、氧气、血压、心电及血氧饱和度监测仪等）的手术室内进行。外科医生不能实施全身麻醉。

**215. 阴蒂整形术常采用什么麻醉方式？**

常采用局麻。

**216.** 女性尿道周围腺和尿道旁腺切开术可采用什么麻醉?

可采用骶麻、腰麻。

**217.** 阴茎背神经选择性切断术采用哪种麻醉较好?

尽量选择椎管内麻醉,局麻后阴茎系带可能水肿严重。

**218.** 输精管结扎术一般采用什么麻醉?

手术一般在局麻下完成。

**219.** 阴茎再植术选择什么麻醉较好?

一般选择椎管内麻醉。

**220.** 前臂游离皮瓣阴茎再造术选择什么麻醉?

可选择椎管内麻醉加臂丛神经阻滞,也可直接气管插管全麻。

**221.** 睾丸固定术选择什么麻醉?

椎管内麻醉或局部浸润麻均可。小儿用全身麻醉或基础麻醉加骶麻。

**222.** 睾丸扭转可采用什么麻醉方式?

可给根据年龄采用骶麻、全麻、基础麻醉加骶麻等方式。

**223.** 睾丸肿瘤可采用什么麻醉方式?

根据手术方式可选择腰麻、连续硬膜外麻醉、骶麻、全麻。

**224.** 睾丸肿瘤腹膜后淋巴结清除术可采用什么麻醉方式?

腰麻或持续硬膜外麻醉或全身麻醉。

**225.** 鞘膜积液手术选择什么麻醉?

一般成人可选择局麻或腰麻,如果是儿童患者可选全麻。

**226.** 阴囊 Paget 病手术选择什么麻醉方式?

一般选择腰麻即可,也可以全麻。

**227. 阴囊 Paget 病麻醉需注意什么？**

患者一般年龄较大,应注意各系统功能情况,适当减小麻醉药物用量。

**228. 阴囊损伤皮瓣修复术可采用什么麻醉？**

一般采用椎管内麻醉。

**229. 阴囊损伤皮瓣修复术术中须注意什么？**

彻底清创,严密止血,皮瓣应该无张力缝合。对于高龄患者可切除一侧或双侧睾丸以利用阴囊皮肤充分覆盖创面。合并感染时,应在感染控制后再行手术。

**230. 精索静脉曲张手术可采用什么麻醉？**

精索静脉曲张手术麻醉方式包括 3 种:局部麻醉,主要是针对老年人,身体状态较差患者;硬膜外或腰麻,能够充分保证镇痛效果;如手术在腹腔镜介入下进行,则需行气管插管全麻,并发症较少。

**231. 两性畸形中患者先天性肾上腺增生如何处理？**

如果患者肾上腺功能难以抑制,无法避免肾上腺危象,水、电解质丢失严重,极端男性化时。应预防性的实施肾上腺切除术。需注意肾上腺切除后可能会导致 Addison 病。

**232. 两性畸形可选用什么麻醉方式？**

可选骶麻或全麻。

# 第四节　术后注意事项

**233. 阴茎切除术常见并发症有哪些？**

阴茎血肿。

**234. 阴茎切除术后阴茎血肿发生率是多少？**

5%左右。

**235.** 阴茎假体植入术常见并发症有什么?

畸形、水肿、感染和假体脱出。

**236.** 阴茎假体植入后畸形的发生率是多少?

10％左右。

**237.** 阴茎假体植入后水肿发生率是多少?

5％左右。

**238.** 阴茎假体植入后感染发生率是多少?

2％左右。

**239.** 阴茎假体植入后假体脱出发生率是多少?

1％左右。

**240.** 阴茎切除和阴茎假体植入术后疼痛如何处理?

可给予吗啡 0.05～0.1 mg/kg;或芬太尼 25～50 μg 或酮咯酸 30 mg。

**241.** 阴囊手术常见并发症有什么?

阴囊血肿和切口感染。

**242.** 阴囊手术后阴囊血肿的发生率是多少?

2％左右。

**243.** 阴囊手术后阴囊血肿的发生率是多少?

2％左右。

**244.** 尿道成形术有哪些较常见并发症?

较高的复发率:30％～50％;切口感染率:2％。

**245.** 外阴根治术常见并发症有哪些?

伤口感染和裂开:发生率为 40％～80％;阴道口狭窄和性交障碍:发生率

50%；末端淋巴水肿：发生率为 25%～30%；淋巴管炎：发生率为 10%；生殖器脱垂：发生率为 7%；应激失禁：发生率为 5%；血栓性静脉炎：发生率为 3%～5%；疝：发生率为 1%～2%；肺栓塞：发生率为 1%～2%。

### 246. 外阴根治术术后有何镇痛方案？

可硬膜外给予吗啡 2～4 mg。也可局麻药、阿片类或非甾体抗炎药、低剂量氯胺酮联合应用，减小术后疼痛和恶心呕吐。

### 247. 割包皮后的并发症有哪些？

包括术后出血、包皮切除过多或过少、割包皮的切口感染、包皮水肿、阴茎坏死、尿道口狭窄、阴茎头嵌顿、包皮术后切口裂开、心理性并发症、皮桥、囊肿、尿道损伤、下弯畸形、勃起疼痛、包皮粘连等。

### 248. 阴蒂整形手术常见并发症有哪些？

血肿、感染、皮瓣坏死。

### 249. 阴蒂整形手术术后应注意什么？

因为手术部位的特殊性，会阴部容易被大小便污染，同时阴道的潮湿环境，也利于细菌的繁殖。术后除注意保持外阴部清洁干燥外，每天需要用相关药物清洗外阴部，拆线后 2 周内应禁止性生活。

### 250. 阴茎背神经选择性切断术有哪些并发症？

阴茎头麻木、阴茎系带水肿、包皮外形不佳。

### 251. 阴茎再植术术后并发症有哪些？

再植阴茎坏死、再植阴茎皮肤感觉障碍、尿道狭窄。

### 252. 阴茎再植术术后需注意什么？

术后用低分子右旋糖酐静脉滴注，或用丹参及尿激酶滴注。应用女性激素及镇静剂防止阴茎勃起，防治感染。注意观察再植阴茎的色泽，局部温度和肿胀情况。

**253. 前臂游离皮瓣阴茎再造术术后并发症有哪些?**

尿道瘘、尿道狭窄、性交障碍。

**254. 前臂游离皮瓣阴茎再造术术后需注意什么?**

室温 27～32℃,卧床休息 3～5 天。预防感染。少量抗凝,如低分子右旋糖酐。密切观察再造阴茎的血运。2 周后拔除尿道支架管自行排尿,如无异常情况,3 天后拔除膀胱造口管。

**255. 睾丸固定术术后并发症有哪些?**

出血、感染、睾丸萎缩、睾丸回缩。

**256. 睾丸固定术术后要注意什么?**

应用抗菌药物防治感染,卧床休息 7 天,睾丸牵引线根据张力大小可牵引 2～3 周后拆除。阿司匹林类药物会加重伤口出血,应尽量少用。术后 6 小时内禁食禁饮,加强营养,防止便秘,避免食用刺激性食物。

**257. 睾丸扭转术后须注意什么?**

将阴囊托高以利于淋巴回流,可应用止血药减轻血肿、也可局部冷敷止血,术后定期随访以了解睾丸发育情况。

**258. 睾丸肿瘤腹膜后淋巴结清除术有哪些并发症?**

影响射精功能、胃瘫、淋巴瘘、出血、肠感染、肠麻痹、肠坏死、肠梗阻。

**259. 睾丸肿瘤腹膜后淋巴结清除术术后要注意什么?**

卧床休息 7～10 天。注意脉搏、血压及 24 小时尿量和水电解质平衡情况。应防治感染。如有腹膜后引流管,将其连接于负压吸引装置。24～48 小时后无液体吸出,可拔除引流管。如淋巴结有肿瘤转移,伤口痊愈后再行化学药物治疗或放射治疗。

**260. 鞘膜积液术后并发症有哪些?**

最主要是近期的睾丸水肿、阴囊少量血肿,一般可自行吸收或消除。此外精索损伤、复发、伤口感染等。

**261. 阴囊 Paget 病术后并发症有哪些？**

　　复发：病变部位组织切除术后，患者也有可能会复发，但只要及时再切除，预后较好。转移：肿瘤发生转移较晚，主要经淋巴转移，常见腹股沟淋巴结转移，较少通过血行转移。还有皮下积液、血肿、皮瓣坏死、色素沉着等。

**262. 阴囊损伤皮瓣修复术术后并发症有哪些？**

　　伤口感染、皮瓣坏死、皮瓣下血肿、伤口裂开。

**263. 精索静脉手术并发症有哪些？**

　　精索静脉结扎术后常见的并发症主要有鞘膜积液、睾丸动脉损伤、精索静脉曲张持续存在或复发等。其他还有腹腔镜手术导致盆腔、腹腔脏器及血管损伤等严重并发症。

**264. 两性畸形纠正术后并发症有哪些？**

　　男性患者尿道成形术后可能会出现尿道狭窄及尿瘘。某些选择为男性的真两性畸形或混合性腺发育不良的患者，体内残留的中肾旁管可能扩张。引起反复发作的尿路感染和（或）附睾炎。

# 参考文献

[1]　陈孝平，汪建平.外科学[M].北京：人民卫生出版社，2013.

[2]　Balgobin S, Jeppson PC, Wheeler T, 2nd, et al. Standardized terminology of apical structures in the female pelvis based on a structured medical literature review[J]. American journal of obstetrics and gynecology. 2020；222(3)：204-218.

[3]　Dillner J, von Krogh G, Horenblas S, et al. Etiology of squamous cell carcinoma of the penis[J]. Scandinavian journal of urology and nephrology Supplementum. 2000；(205)：189-193.

[4]　Ono M, Harley VR Disorders of sex development: new genes, new concepts[J]. Nature reviews Endocrinology. 2013；9(2)：79-91.

[5]　Dai Y, Ren K, Kurosawa K, et al. The distribution of nerves supplying the testis, epididymis and accessory sex glands of Suncus murinus[J]. Anatomical science international. 2019；94(1)：128-135.

[6]　Feng S, Yang H, Lou Y, et al. Clinical Characteristics of Testicular Torsion and Identification of Predictors of Testicular Salvage in Children: A Retrospective Study in a

Single Institution[J]. Urologia internationalis. 2020；104(11 - 12)：878 - 883.

［7］ Hariharan U GR. Anesthesia for Gynecological and Urological Cancer Surgery：Textbook of Onco-Anesthesiology[M]Springer，2021.

［8］ 郭曲练,姚尚龙.临床麻醉学[M].北京：人民卫生出版社,2016.

［9］ 王天龙,刘进,熊利泽.摩根临床麻醉学[M].北京：北京大学医学出版社,2020.

［10］ RDM.米勒麻醉学·第 7 版[M].北京：北京大学医学出版社,2011.